utb 4788

Eine Arbeitsgemeinschaft der Verlage

Böhlau Verlag · Wien · Köln · Weimar
Verlag Barbara Budrich · Opladen · Toronto
facultas · Wien
Wilhelm Fink · Paderborn
A. Francke Verlag · Tübingen
Haupt Verlag · Bern
Verlag Julius Klinkhardt · Bad Heilbrunn
Mohr Siebeck · Tübingen
Ernst Reinhardt Verlag · München · Basel
Ferdinand Schöningh · Paderborn
Eugen Ulmer Verlag · Stuttgart
UVK Verlagsgesellschaft · Konstanz, mit UVK/Lucius · München
Vandenhoeck & Ruprecht · Göttingen · Bristol
Waxmann · Münster · New York

Einführungsband zur Reihe PSYCHOTHERAPIE: ANSÄTZE UND AKZENTE, herausgegeben von Jürgen Kriz und Thomas Slunecko.

Thomas Slunecko (Hg.)

Psychotherapie

Eine Einführung

2., vollständig überarbeitete Auflage

facultas

Bibliografische Information der Deutschen Nationalbibliothek

Die Deutsche Nationalbibliothek verzeichnet diese Publikation in der Deutschen Nationalbibliografie; detaillierte bibliografische Daten sind im Internet über http://dnb.d-nb.de abrufbar.

2., vollständig überarbeitete Auflage 2017

facultas Universitätsverlag, Stolberggasse 26, 1050 Wien, Österreich

Umschlagbild: Flugschüler © Petra Richar, 2003
Lektorat: Astrid Fischer
Satz: Wandl Multimedia-Agentur
Einbandgestaltung: Atelier Reichert, Stuttgart
Druck und Bindung: CPI – Ebner & Spiegel, Ulm
Printed in Germany
ISBN: 978-3-8252-4788-1 Print
ISBN: 978-3-8385-4788-6 PDF

Inhaltsverzeichnis

Vorwort

Das vorliegende Buch wendet sich an Leser und Leserinnen, die sich in dem weit gespannten Feld der Psychotherapie orientieren wollen – sei es im Rahmen von Ausbildungen, aus Interesse am therapeutischen Beruf oder an einer eigenen Therapie, sei es, dass sie in institutionellen Kontexten mit Psychotherapie zu tun haben, Psychotherapie empfehlen wollen oder einfach dem eigenen Interesse folgen. Sie alle stoßen dabei meist bald auf ein Phänomen, dem sich dieser Band offensiv stellt: Psychotherapie liegt nicht in der Einzahl vor, sondern in einer Vielfalt an Perspektiven, die zu überblicken auch langjährig im Feld Tätigen nicht immer leicht fällt. Diese Vielfalt ist für die gegenwärtige Situation der Psychotherapie ebenso charakteristisch wie unhintergehbar und schlägt auf die Darstellung in diesem Band durch. Zum einen wird das Thema der Schulenvielfalt gleich im einleitenden Beitrag direkt angesteuert und als konstitutives Merkmal von Psychotherapie beschrieben; zum anderen aber muss eine Entscheidung getroffen werden, wie die vorliegende Vielfalt sinnvoll strukturiert werden soll. Im Wesentlichen bieten sich dafür zwei Möglichkeiten an:

Psychotherapie lässt sich zum einen nach ihren *praktischen Anwendungsfeldern* differenzieren, etwa nach problem- bzw. klientelspezifischen Einsatzgebieten (z. B. Psychotherapie bei Essstörungen, bei Depression, Sexualtherapie, Psychosenpsychotherapie, Gerontopsychotherapie, Kinderpsychotherapie usw.), oder auch nach institutionellen Kontexten, in denen sie vorkommt (z. B. Psychotherapie im Zwangskontext, im Krankenhaus, in der freien Praxis). Die andere Möglichkeit besteht darin, den großen *Theorie*traditionen zu folgen, welche die Entwicklung der Psychotherapie geprägt haben und immer noch bestimmen.

Der vorliegende Band hält sich an letztere Darstellungsform zum einen deswegen, weil sich darin auf realistische Weise abbildet, wie ‚die Psychotherapie' meist denjenigen gegenübertritt, die sich für sie zu interessieren beginnen: als ein ganz spezifisches therapeutisches Vorgehen und Ansetzen, verkörpert von einem bestimmten Therapeuten oder einer bestimmten Therapeutin. Für diese Art der Darstellung spricht weiters, dass das Feld der Psychotherapie nach wie vor stark von Ausbildungseinrichtungen, Vereinen, Zeitschriften, Kongressen etc. aufgespannt wird, die sich eben *einem* der verschiedenen therapeutischen

Ansätze verschrieben haben und diesen weiterentwickeln, wiewohl bei näherer Betrachtung natürlich vielfältige Beeinflussungen und Verflechtungen zum Vorschein kommen. Schließlich lässt sich durch die auf Therapieschulen abstellende Gliederung auch eines der Potenziale eines Herausgeberwerkes gut erschließen: dass die Autoren und Autorinnen der einzelnen Beiträge bezüglich ihrer eigenen Schulentraditionen ein höheres Ausmaß an praktischer und theoretischer Expertise besitzen, als dies einem einzelnen Herausgeber möglich ist, der das Gesamtgebiet darzustellen versucht.

Die Reihenfolge der an den einzelnen Therapieschulen orientierten Hauptteile des Buches entspricht der historischen Abfolge, in der diese Strömungen in einander folgenden Wellen die heutige Psychotherapielandschaft geformt haben. Kürzere Darstellungen therapeutischer Methoden, die nicht auf ganz so breite Entwicklungskontexte zurückblicken, aber doch gut als eigenständige Ansätze erkennbar und institutionalisiert sind, finden sich im zweiten Kapitel – eingebettet in einen Überblick über die Geschichte und Paradigmen der Psychotherapie. Dass die Entscheidung, welche therapeutischen Ansätze in welchem Ausmaß in der Darstellung zu berücksichtigen wären, auch anders hätte ausfallen können, sei unbenommen. Sie hängt vom Standpunkt des Beobachters ab und müsste z. B. in Südamerika ganz anders getroffen werden, als ich es hier mit Blick auf den deutschsprachigen Raum getan habe.

Es mag als Zeichen einer die einzelnen Schulen übergreifenden therapeutischen Grundhaltung gelesen werden, dass die Autoren und Autorinnen dieses Bandes durchwegs einen historischen, der eigenen Tradition gegenüber zum Teil auch kritischen Beschreibungswinkel gewählt haben. Alle psychotherapeutischen Theorien haben im Lauf der Zeit Umarbeitungen erfahren: Manche Impulse dafür kommen aus neuen Anforderungen der Praxis, andere sind dem Einfluss umfassender kultureller und historischer Wirkkräfte geschuldet. Die Betrachtung dieses Wandels gibt Auskunft über die innerhalb der einzelnen Schulen verspürten Schwierigkeiten und die für notwendig befundenen Modifikationen. Gerade daraus aber lässt sich die gegenwärtige Lage oft besser verstehen als aus einer ‚flachen' Darstellung des bloßen Ist-Zustandes – ein Prinzip, das im Übrigen auch der Praxis der Psychotherapie entspricht, insofern die Reflexion und Aneignung der eigenen Geschichte und Gewordenheit wichtige Aspekte einer Therapie darstellen können. Die Gefahr der Verunsicherung über das, was im Laufe des Jahrhunderts in der Psychotherapie alles schon überwunden wurde, wird in diesem Band also aufgewogen durch das dokumentierte Bewusstsein darüber, auf Grund welcher Dynamiken und Verwerfungen die einzelnen Methoden ihre gegenwärtige Gestalt angenommen haben. Diese durchgängige Einbeziehung der historischen Perspektive soll ein verbreitetes und bedauerliches Schicksal vieler jener Bücher zu vermeiden helfen, die als ‚Einführungen' betitelt sind: dass sie nämlich auch schon wieder so etwas wie ‚Ausführungen' sind, weil und wenn sie nur den Status quo, den derzeit gültigen Wissensstand(ard) darstellen – und dabei aber die Problemtiefe eines Faches nicht genug entwickeln. Wenn sich Denken aber zunächst als reines Tatsachenwissen etabliert, dann erschöpft es sich auch gern in einem solchen; andere Formen des Verstehens sind dann oft nur mehr schwer zu erzielen – von daher besteht die Gefahr, dass man nach dem ‚Genuss' einer solchen Einführung nie mehr wirklich ‚hineinkommt'. Das vorliegende Buch will demgegenüber gerade dadurch in das Feld der Psychotherapie einführen, dass es keinen ‚Anatomieatlas' des gesicherten psychotherapeutischen Wissens bietet, sondern dieses Wissen und Handeln als ein historisch gewachsenes und durch soziale Kontexte vermitteltes begreift. Es porträtiert die Psychotherapie als ein dynamisches Feld in beständiger Entwicklung, das sich nur in aktiver Bezugnahme durch handelnde Menschen in je konkreten Umständen aktualisiert und realisiert – ein Prinzip, auf das ich im einleitenden Kapitel noch näher eingehen werde.

Vor dem Hintergrund eines derartigen Gegenstandsverständnisses erhellt, dass ich als Herausgeber die einzelnen Texte nicht ohne guten Grund hinsichtlich bestimmter Formalia vereinheitlichen wollte. Dies gilt selbst für eine grundsätzliche terminologische Frage: In der Psychoanalyse und Verhaltenstherapie spricht man nun einmal ganz überwiegend von *Patienten bzw. Patientinnen*, humanistisch orientierte Therapeuten und Therapeutinnen hingegen sprechen von *Klienten* bzw. *Klientinnen*. Dabei handelt es sich nicht um begriffliche Spitzfindigkeiten, sondern diese unterschiedlichen Begriffe sind mit bestimmten Menschen- und Behandlungsbildern verknüpft, verweisen auf ein schulentypisches Verständnis der therapeutischen Rolle und sind also Teil der impliziten Sozialpsychologie der jeweiligen therapeutischen Situation – diese Verweise wollte ich nicht unterschlagen.

Auch die Erzählstrategien der einzelnen Autoren und Autorinnen wurden bewusst belassen, sodass sich keine streng geschlossene Darstellung ergibt, die für jedes Hauptkapitel der gleichen Kapitelstrukturierung folgt. Es handelt sich vielmehr um Darstellungsstile – auch das entspricht dem Geist der Psychotherapie –, die von den einzelnen Autoren und Autorinnen nicht ablösbar sind. Aber weil es eben Autoren und Autorinnen sind, die in bestimmten therapeutischen Schulen ‚aufgewachsen' sind, dokumentiert sich in deren Darstellungen immer auch etwas vom ‚Geist' und vom bevorzugten Narrativ dieser Schulen, wenn auch natürlich in einer je spezifischen individuellen Brechung.

Verbindend ist hingegen der Ort, von dem aus diese Perspektiven auf Psychotherapie geworfen werden: Alle Beteiligten sind – sei es durch Aufwachsen, Ausbildung und/oder Berufstätigkeit – mit Wien eng verbunden, mit jener Stadt, die für die Entwicklung der Psychotherapie besonders bedeutend war und deren kreatives Potenzial in Bezug auf die Psychotherapie sich bis heute nicht erschöpft hat. Der nach wie vor spürbare *genius loci* Wiens mag auch damit zu tun haben, dass Österreich vor über 25 Jahren ein sehr liberales Psychotherapiegesetz beschlossen hat, liberal in dem Sinn, dass die Berufsausübung der Psychotherapie – anders als etwa in Deutschland – nicht an ein psychologisches oder ärztliches Grundstudium, ja nicht einmal zwingend an ein Studium gebunden ist; zudem sind in Österreich mehr als 20 therapeutische Verfahren akkreditiert, d.h. staatlich anerkannt. Daraus ergibt sich, dass Therapeuten und Therapeutinnen mit sehr unterschiedlichen Ausbildungshintergründen zur Ausübung von Psychotherapie berechtigt sind – eine deutlich andere, wesentlich vielfältigere Situation als etwa in Deutschland, eine Situation mit einem entsprechend anderen Chancen- und Risikoprofil, auf das ich im einführenden Kapitel noch eingehen werde. Eine derartig vielgestaltige Psychotherapielandschaft ist wohl auch mit Hintergrund dafür, dass ein so vielstimmiges Buch wie das vorliegende hervorkommen und so lange schon reüssieren konnte.

Der hier vorliegende Band hat nämlich schon eine längere Geschichte: Einige Teile davon stammen in Grundzügen aus jener *Einführung in die Psychotherapie*, die ich 1999, damals noch gemeinsam mit Gernot Sonneck, bei Facultas (UTB) herausgegeben habe. Im Jahr 2009 ging daraus im selben Verlag der Band *Psychotherapie. Eine Einführung* hervor, für den jene Kapitel des Vorgängerbandes, die sich – nicht zuletzt in Ausbildungskontexten – gut bewährt hatten, in Zusammenarbeit mit den jeweiligen Autoren und Autorinnen aktualisiert und weniger charakteristische Abschnitte durch neue Beiträge ersetzt worden waren. Dieses Prinzip wurde auch für die aktuelle Neuauflage beibehalten.

Diese kann als *flagship* einer Reihe verstanden werden, die ich unter dem Titel „Psychotherapie: Ansätze und Akzente" gemeinsam mit Jürgen Kriz bei Facultas (UTB) herausgebe. Bisher sind darin Bände zur Verhaltenstherapie (Parfy/Schuch/Lenz 2003; 2016), Gesprächspsychotherapie (Kriz/Slunecko 2007; 2011), Psychoanalyse (List 2009; 2014) sowie Existenzanalyse und Daseinsanalyse (Längle/Holzhey-Kunz 2008) erschienen, aus letztgenanntem wiederum sind bei Facultas vor kurzem Bände zur Daseinsanalyse (Holzhey-Kunz 2015) und zur Existenzanalyse (Längle 2016) hervorgegangen. Leser und Leserinnen, die sich in diese Ansätze weiter vertiefen wollen, als es in dem vorliegenden Band möglich ist, seien darauf verwiesen.

Trotz zahlreicher Verweise auf weiterführende Literatur und Forschungsergebnisse war es der vordringliche Anspruch, ein für sich gut lesbares, nicht von Referenzen überladenes Werk zu schaffen. Mein Dank geht an alle Autoren und Autorinnen, dass sie dieses Ziel auch zu dem ihren gemacht haben. Er geht darüber hinaus auch an Sigrid Nindl, die mich zu dieser aktualisierten Neuauflage motiviert und alle Unterstützung des Facultas-Verlages dafür mobilisiert hat, und an Astrid Fischer, die die redaktionelle Bearbeitung wesentlich unterstützt hat.

Wien, im Jänner 2017 Thomas Slunecko

Psychotherapie – eine Lagebestimmung

Thomas Slunecko

1 Eine Ausgangsdefinition

An Definitionen für Psychotherapie herrscht wahrlich kein Mangel. Stellvertretend für viele andere und ohne damit eine besondere Auszeichnung nahelegen zu wollen, soll einleitend jene Begriffsbestimmung angeführt und kommentiert werden, die als Ergebnis eines längeren Diskussionsprozesses in das österreichische Psychotherapiegesetz Eingang gefunden hat. Danach ist Psychotherapie „die nach einer allgemeinen und besonderen Ausbildung erlernte, umfassende, bewusste und geplante Behandlung von psychosozial oder auch psychosomatisch bedingten Verhaltensstörungen und Leidenszuständen mit wissenschaftlich-psychotherapeutischen Methoden in einer Interaktion zwischen einem oder mehreren Behandelten und einem oder mehreren Psychotherapeuten mit dem Ziel, bestehende Symptome zu mildern oder zu beseitigen, gestörte Verhaltensweisen und Einstellungen zu ändern und die Reifung, Entwicklung und Gesundheit des Behandelten zu fördern" (BGBl. 361/1990). Mit dieser Definition ist ein Horizont für die Diskussion einiger Elemente eröffnet, die bei Auseinandersetzungen über Psychotherapie regelmäßig auftauchen:

- Psychotherapie wird sowohl bei Verhaltensauffälligkeiten (hier ist die Außensicht derjenigen im Vordergrund, denen ein Verhalten als gestört auffällt) als auch aufgrund eines Leidensdrucks (hier ist es die Innenperspektive des Leidenden, also sein oder ihr subjektives Empfinden) in Anspruch genommen. Dabei handelt es sich um zwei deutlich verschiedene Perspektiven, die auch den Erfolg von Therapie nach entsprechend unterschiedlichen Kriterien bewerten (wir werden darauf unter dem Stichwort Psychotherapieforschung zurückkommen). Am Ende der Definition klingt zudem an, dass Psychotherapie über eine *kurative* Zielsetzung, d. h. über die Behandlung von Störungen und Leiden, hinausgehen kann: etwa dann, wenn „gesunde" Personen (also solche, die weder verhaltensauffällig sind noch sich selbst als besonders leidend empfinden) sich z. B. aus Interesse an Selbsterfahrung, an persönlicher Entwicklung und Reifung, an der Verbesserung ihrer Beziehungs- und Glücksfähigkeit oder an Emanzipation aus familiären, beruflichen oder gesellschaftlichen Machtverhältnissen für eine Psychotherapie interessieren. An letztgenannte Motive sind Sozialversicherungen und Krankenkassen schlecht anschlussfähig. Sie wollen in aller Regel Psychotherapie nur dann finanzieren, wenn eine „krankheitswertige Störung", etwas „Pathologisches" oder eine Beeinträchtigung der Arbeitsfähigkeit vorliegt. In einer Zeit, in welcher der Druck der Verplanung und funktionellen Einvernahme jedes Einzelnen ständig zunimmt, lassen sich für Zielsetzungen jenseits des Krankheitsdiskurses öffentliche Mittel kaum zur Verfügung stellen.

- Die Interaktion und Beziehung zwischen Klient(en) und Psychotherapeut(en) ist von zentraler Bedeutung und stellt einen wesentlichen, wenn nicht überhaupt den wichtigsten Wirkfaktor der Psychotherapie dar. Dies belegen auch eine Reihe von Forschungsergebnissen, welche die Qualität der therapeutischen Beziehung als zentralen Faktor für die Wirksamkeit von Psychotherapie herausstellen (vgl. z.B. Strupp 1993; Grawe et al. 1994). So sind ausbleibende oder negative therapeutische Effekte sehr häufig mit einer wenig geglückten Beziehung zwischen Psychotherapeut und Klient assoziiert. Der Umstand, dass Interaktion und Beziehung in der Psychotherapie so entscheidend sind, begründet ihr spezifisches fachliches Selbstverständnis (eben als Wissen um Interaktion und Beziehung) und verleiht damit auch ihrer wissenschaftlichen Bearbeitung ein charakteristisches Anforderungsprofil.
- Dass es, um Psychotherapeut zu werden, einer *besonderen* Ausbildung, d.h. einer Ausbildung in einem *spezifischen* psychotherapeutischen Verfahren bedarf, man also – auch als Arzt oder Psychologe – nicht einfach zu praktizieren beginnen kann, sobald man sich dazu berufen fühlt, ist als Prinzip wenig umstritten. Die Frage, welcher *allgemeinen* Ausbildung es dazu vorab bedarf, insbesondere ob vor der psychotherapeutischen Ausbildung eine andere *universitäre* Ausbildung stehen muss und welche das zu sein hat, ist seit Freuds Schrift zur Frage der Laienanalyse (1926) Gegenstand kontroverser, im Kern von standespolitischen Interessen beherrschter Diskussionen. Im deutschsprachigen Raum sind die Regelungen dazu sehr unterschiedlich ausgefallen: Seitdem in Deutschland das *Psychotherapeutengesetz* gilt (1999), können neben Ärzten (für die eigene berufsrechtliche Regelungen gelten) nur Psychologen (bzw. für Kinder- und Jugendlichenpsychotherapie auch Pädagogen und Sozialpädagogen) nach erfolgreicher Absolvierung einer staatlich anerkannten Therapieausbildung die *Approbation* erhalten. Ähnlich verhält es sich auch in der Schweiz, wo 2013 das *Psychologieberufegesetz* in Kraft getreten ist, das die bisherigen kantonalen Einzelregelungen vereinheitlicht; auch dort ist der Zugang zur Berufsausübung auf Ärzte und Psychologen fokussiert. In Österreich bestehen deutlich weniger Einschränkungen bezüglich der sogenannten Quellberufe von Psychotherapeuten; auch ein universitärer Abschluss war bislang in Österreich keine zwingende Voraussetzung, um nach Abschluss einer einschlägigen therapeutischen Ausbildung als Psychotherapeut anerkannt zu werden. Der österreichische Gesetzgeber folgte diesbezüglich einer bereits von Freud vorgezeichneten Argumentationslinie und legte diese sogar noch weiter aus: Freud hatte in seiner Schrift zur ‚*Frage der Laienanalyse*' vehement für die Möglichkeit plädiert, dass auch Nicht-Ärzte analytisch behandeln dürfen, wenn sie über die entsprechende therapeutische Spezialausbildung verfügen; er hatte als ‚Laien' dabei allerdings Personen im Sinn, die sehr wohl ein Studium, allerdings eben kein medizinisches abgeschlossen hatten (insbesondere seinen engsten Mitarbeiter Otto Rank).

- Aber auch *welche* besonderen Ausbildungen (z. B. Verhaltenstherapie, Psychoanalyse, systemische Therapie, Gestalttherapie, Musiktherapie usw.) berufs- bzw. sozialrechtlich anerkannt werden, ist in verschiedenen Ländern sehr unterschiedlich geregelt. Auch diesbezüglich ist die Situation in Deutschland auf den ersten Blick deutlich restriktiver als in Österreich oder auch in der Schweiz (für eine Kritik dieses „deutschen Sonderweges" siehe den Beitrag von Kriz in diesem Band, S. 280; für einen orientierenden Überblick über das komplexe Feld anerkannter Therapierichtungen vgl. http://de.wikipedia.org/wiki/Psychotherapie). Dafür gibt es im deutschen Gesundheitssystem eine Besonderheit: das Heilpraktikergesetz, das nach einer im Vergleich zu einem Psychologie- oder Medizinstudium wenig aufwändigen Prüfung eine psychotherapeutische Betätigung auch für Nicht-Akademiker gestattet und dabei auch bezüglich der von diesen angewandten Therapiemethoden keine Einschränkungen macht; die Refundierung von in diesem Rahmen erbrachten therapeutischen Leistungen ist allerdings den gesetzlichen Krankenkassen nicht vorgeschrieben.
- Die einleitend zitierte Definition verweist weiters auf *wissenschaftlich*-psychotherapeutische Methoden, bringt die Psychotherapie also mit Wissenschaft in eine nahe Beziehung. Wissenschaftlich anerkannt zu sein, ist sowohl für das Schicksal einzelner therapeutischer Verfahren (denn wenn nur Therapien mittels bestimmter, eben wissenschaftlich und sozialrechtlich anerkannter Verfahren aus öffentlichen Mitteln refundiert werden, dann haben diese gegenüber anderen Verfahren einen ganz entscheidenden Wettbewerbsvorteil) als auch insgesamt für die Positionierung der Psychotherapie als Disziplin im Kreis der Gesundheits- und helfenden Berufe außerordentlich bedeutsam. Bei der Frage der wissenschaftlichen Anerkennung spielt die personelle Zusammensetzung des Feldes – zumindest implizit – eine wichtige Rolle: Sozialarbeiter, Hebammen oder Heilpraktiker beispielsweise können traditionell in geringerem Ausmaß auf Wissenschaftlichkeit rekurrieren, Ärzte und Psychologen in einem viel höheren Ausmaß. Diese Berufsgruppen sind nun aber recht unterschiedlich über die einzelnen Verfahren verteilt; so etwa sind Ärzte und Psychologen in der Psychoanalyse überrepräsentiert, in humanistischen Verfahren sind sie dagegen unterrepräsentiert (Norcross et al. 1988). Sobald und solange Ärzte und Psychologen das Feld dominieren – und dies gilt für die Psychotherapie insgesamt wie auch für ihre einzelnen Schulen –, fällt es dem *Common Sense* relativ leicht, diese als Wissenschaft zu sehen, und ebenso den Sozialversicherungen bzw. Krankenkassen, sich bei der Refundierung von Psychotherapie an den Maßstäben der Ärzte bzw. Psychologen zu orientieren. Dies ändert sich rasch, sobald sich – wie in Österreich – die Gewichtungen in Richtung anderer Quellberufe bzw. gar in Richtung auf Nichtakademiker verschieben. Allem Anschein nach stellen nicht akademisch ausgewiesene, dennoch selbstständig im Gesundheitswesen tätige Personen für Sozialversicherungsträger ein Grundsatzproblem dar, das umfassende und unkomplizierte Regelungen zur generellen Refundierbarkeit psychotherapeutischer Behandlungen behindert.
- Wissenschaftlich anerkannt zu sein, bedeutet für die Psychotherapie zudem noch nicht, *selbst* als Wissenschaft – d. h. als Wissenschaft in ihrem *eigenen* Recht, mit ihrer *spezifischen* Methodologie – anerkannt zu sein. Die Diskussion über die Art und Eigenständigkeit des wissenschaftlichen Profils der Psychotherapie – um *welche* Art von Wissenschaftlichkeit es sich dabei handelt bzw. ob man Psychotherapie eher als *Profession* verstehen sollte, in deren Umfeld Wissenschaft eine wichtige Rolle spielt – wird weiter unten noch gesondert aufgegriffen.

Aus den letztgenannten Punkten erhellt, dass sich die Lage der Psychotherapie nicht allein über eine Gegenstandsdefinition bestimmen lässt. Sie existiert nicht in einem luftleeren Raum, sondern muss sich ständig mit für sie relevanten gesellschaftlichen Kräften, v. a. aus der Wissenschaft und dem Gesundheitssystem, auseinandersetzen. Mit zuverlässiger Regelmäßigkeit wird dabei ein Umstand zum Thema, der für das Verständnis von Psychotherapie eine ganz besondere Bedeutung hat: dass sie nicht in der Einzahl existiert, sondern als breiter und sich ständig weiter verzweigender Strom von Ansätzen und Modellen.

2 Schulenvielfalt und -integration

Psychotherapie ist kein einheitliches, in sich widerspruchsfreies und an einem gemeinsamen Gegenstandsverständnis ausgerichtetes Wissensfeld. Gerade für Neueinsteiger ist ein Sich-Zurechtfinden in den vielen therapeutischen Angeboten alles andere als leicht. Die Problematik, wie sich mit einer Vielfalt konkurrierender Entwürfe sinnvoll umgehen lässt, ist zwar in vielen wissenschaftlichen wie gesellschaftlichen Bereichen spürbar, für die Psychotherapie wird sie allerdings aus mehreren Gründen besonders brisant: Zum einen ist die Vielfalt therapeutischer Modelle, Schulen und Subschulen mittlerweile selbst für die im Feld langjährig Tätigen schwer überschaubar; zum anderen stellt diese Vielfalt kein Thema für Auseinandersetzungen in einem wissenschaftlichen Elfenbeinturm dar, sondern hat eine ganz lebenspraktische Bedeutung: Klienten, denen eine diesbezügliche Orientierung misslingt, geben möglicherweise an einem Punkt auf, an dem sie die Erfahrung Therapie noch gar nicht gemacht haben. Nicht zuletzt deswegen zählen Orientierungshilfen – sogenannte „Psychoführer" – zu den auflagenstärksten Publikationen der Psychotherapieszene (z. B. Stumm 2014). Zum anderen orientiert sich auch das institutionelle Umfeld der Psychotherapie (Gesetzgeber, Sozialversicherung, Krankenkassen) an einem traditionellen, an die Schulmedizin angelehnten Verständnis, demzufolge eine ernst zu nehmende Disziplin ein verbindliches und also einheitliches und widerspruchsfreies Wissensgebäude vorweisen sollte, und neigt daher dazu, die Vielfalt der Schulen als Zeichen mangelnder Legitimation (miss-) zu verstehen.

Ein Argument, das sich zur Erklärung der Schulenvielfalt anbietet, stützt sich auf die Arbeiten des Wissenschaftshistorikers Thomas Kuhn (1962), der gemeint hat, dass jede Disziplin auf ihrem Weg zur Reife eine charakteristische Abfolge bestimmter Phasen durchlaufen würde. Mit dem Begriff *prä-paradigmatisch* wird in diesem Zusammenhang eine frühe, aber nicht zu überspringende Phase in der Entwicklung einer Disziplin bezeichnet, in der noch keine Einigung über die Natur des Forschungsgegenstandes und die akzeptablen Methoden zu seiner Erschließung, eben keine Einigung über das *Paradigma* besteht. Folgt man dieser Sichtweise, so lässt sich die Schulenvielfalt der Psychotherapie als prä-paradigmatische Übergangsphase akzeptieren; meist ist damit zugleich die Hoffnung verbunden, dass sich dieser „Zustand" einmal ändern und die Psychotherapie sich zu einer reifen und das heißt einheitlicheren Disziplin „auswachsen" wird.

Neuere wissenschaftstheoretische Vorstellungen verstehen die Vielfalt psychotherapeutischer Modellvorstellungen allerdings nicht mehr als etwas notwendigerweise zu Überwindendes und damit auch nicht mehr als ein Zeichen von Unreife; Vielfalt erscheint heute vielmehr als unvermeidliche Bedingung der theoretischen Bearbeitung von sinnhaft verfasster und autopoietischer, d. h. sich selbst laufend weiter erzeugender Realität, wie sie die der Psychotherapie darstellt (Schülein 2002; 2016; Slunecko 1996; 1997; 1999a; 1999b; 2008, S. 37 f.; 2012). Die Dynamik und Vielfältigkeit der Entwicklung psychotherapeutischer Modelle hat zudem mit der in der Psychotherapie besonders exponierten Stellung des erkennenden Subjektes zu seinem Erkenntnisgegenstand zu tun. Denn wenn „in einer Wissenschaft das Erkennende und das Erkannte sich undurchsichtig vermischen", wie das Peter Sloterdijk (1985, S. 294) für die Psychoanalyse diagnostiziert, wenn sich also das Subjekt selbst zum Thema macht und sich Subjekt und Objekt der Erkenntnis gleichsam überschneiden, ergibt sich ein besonderes erkenntnistheoretisches Problem: Es wird ein Realitätsbereich thematisiert, dessen theoretische Modellierung sofort auf das Alltagsbewusstsein und die Lebenswelt „durchschlägt": Ein Mathematiker kann seine Steuererklärung machen, ohne dass dies sein wissenschaftliches Tun sonderlich beeinflusst oder umgekehrt von diesem getragen wird. Im Gegensatz dazu hat Psychotherapie, potenziell zumindest, eine nicht enden wollende Relevanz für das gesamte Alltagsleben und -erleben derer, die sich mit ihr beschäftigen. Die eigene Identität ist dabei viel direkter und stärker angesprochen. Auch kann das Alltagsbewusstsein nicht mehr so eindeutig von der theoretischen Bearbeitung getrennt werden: Beispielsweise ist die theoretische Auseinandersetzung mit problematischen Beziehungsmustern dazu angetan, eigene Muster zu entdecken bzw. die Unmittelbarkeit der eigenen Muster ein Stück weit zu brechen (was natürlich keineswegs bedeutet, dass diese einfach verschwinden). Der Bezug des Psychotherapeuten zu seiner Theorie über Psychotherapie ist also selbstreflexiv, es handelt sich um ein Verhältnis von „Selbstbetroffenheit" (Schülein 1986).

Theoretisches Wissen verändert in diesem Fall die Bedingungen des Alltagsbewusstseins und des lebensweltlichen Umgangs mit sich selbst und anderen. Der Einfluss läuft aber auch in umgekehrter Richtung: Das Alltagsbewusstsein wird nämlich nicht nur von Theorie verformt, es „lädt" seinerseits ständig Theorie auf. Lebensweltliche Erfahrungen und Problemstellungen – und nicht etwa Experimente – stellen für psychotherapeutische Modellvorstellungen die Herausforderung und den eigentlichen Nährboden dar. Ein Austausch zwischen Alltagsbewusstsein und Theorie lässt sich also nicht nur nicht verhindern, es wäre gar nicht wünschenswert, dies zu verhindern, wäre doch damit die Theorie ihres Realitätskontaktes beraubt.

Mit diesem unvermeidlichen Einfließen lebensweltlicher Erfahrungen ist eine wesentliche strukturelle Bedingung für die Vielfalt bzw. auch für die Stabilisierungsprobleme therapeutischer Theorie freigelegt. Denn die einzelnen Theorieschöpfer stehen nun einmal in unterschiedlichen persönlichen, institutionellen, geistesgeschichtlichen, kulturellen, religiösen, medialen etc. Umwelten und Bezügen; mit anderen Worten: Psychotherapeutische Modelle sind notwendigerweise in Resonanz mit dem Orts- und Zeitgeist. Daher ist es auch nicht verwunderlich, dass sich z. B. die französische, amerikanische oder deutsche Tradition der Psychoanalyse in charakteristischer Weise voneinander unterscheiden. Lokal unterschiedliche historische Bezüge, Interessen und gesellschaftlich-institutionelle Verortungen beeinflussen sowohl die Entwicklung von psychotherapeutischen Theorien als auch die Art und Weise, wie vorhandene Theorien jeweils von Therapeuten verwendet und genutzt werden. Aber gerade infolge dieses unauflöslichen Bezuges zu der jeweiligen Lebenswelt und Alltagsstruktur, gerade wegen dieser unabdingbaren „Verstrickung" in das Getriebe der Zeit bleibt die psychotherapeutische Modellbildung lebendig und behält ihre Relevanz für die ebenfalls plastischen Ansprüche, Bedürfnisse und Anforderungen, die an sie herangetragen werden. Gerade deswegen ist sie allerdings auch anfällig für ideologische Aufladungen und Verzweckungen aller Art (Cushman 1990; 1991; 1995; Gergen 1985; 1997; 2006). Um es mit den Worten zweier bekannter Gestalttherapeuten zu sagen: Auch die Wahrheiten der Psychotherapie „wandeln und verändern sich von Generation zu Generation und setzen immer neue Maßstäbe" (Polster/Polster 2002, S. 43).

So ist es also fraglich, ob es sich bei den vielen therapeutischen Zugängen und Ansätzen, die in den letzten mehr als 100 Jahren entwickelt wurden, um die prä-paradigmatische Phase eines Wissensgebietes handelt, das erst zu einem einheitlichen Paradigma ausholt. Eher sind hier strukturelle Kräfte am Werk, die eine Vielfalt an Modellen und Verfahren und eine mehr oder weniger starke Eigenentwicklung innerhalb dieser Modelle *prinzipiell* als unvermeidbar erscheinen lassen. Allerdings sind in den letzten Jahrzehnten auch verstärkte Bemühungen um eine Integration bestehender Modelle zu beobachten, die auch in der Gründung von Fachzeitschriften wie dem „Journal of Psychotherapy Integration" oder dem „Journal of Integrative and Eclectic Psychotherapy" ihren Niederschlag finden und die einen vorsichtigen Optimismus bezüglich einer zukünftigen Psychotherapietheorie und -praxis erlauben, welche die über die verschiedenen Schulen verstreuten (Er-)Kenntnisse wieder mehr integrieren (Fromme 2011; Magnavita/Anchin 2014; Norcross/Goldfried 1992; Parfy 1998; Scaturo 2005; Schneider 2008; Stricker/Gold 2006). Für den deutschen Sprachraum ist in diesem Zusammenhang die von Hilarion Petzold und Charlotte Bühler 1975 begründete „Integrative Therapie – Zeitschrift für vergleichende Psychotherapie und Methodenintegration" zu nennen (der integrative Therapieansatz von Petzold wird auf S. 82f. vorgestellt).

3 Psychotherapieausbildung

Ob sich diese Zentripetalkräfte durchsetzen, wird kurz- bis mittelfristig weder anhand von wissenschaftstheoretischen Kriterien noch durch Ergebnisse aus der Therapieforschung entschieden; entscheidend dafür wird vielmehr die Frage sein, ob sich die bestehenden, an einzelnen Verfahren orientierten Ausbildungsgänge und Approbationsregelungen von bzw. für Psychotherapie in dieser Form halten werden. Neue, auf Psychotherapie spezialisierte Universitätsstudiengänge sind Anzeichen dafür, dass sich die über viele Jahrzehnte von privaten Vereinen und vielfach ohne systematische akademische Anbindung betriebene Psychotherapieausbildung wieder stärker an das akademische System und damit auch an Forschung ankoppelt – eine Entwicklung, die für beide Seiten reizvolle Herausforderungen bietet. Otto Kernberg hat in diesem Zusammenhang, auf der Basis langjähriger Problemerfahrungen in der Psychoanalyseausbildung, einer Kombination von Universität und Kunstakademie das Wort geredet (Kernberg 1986; 1995; 2000). Ein universitärer Rahmen mit dem für ihn typischen polylogen Diskussionsklima würde bewirken, dass sich der diskursarme und von Vorurteilen bzw. Diskreditierungen (die Verhaltenstherapie sei technizistisch, die Psychoanalyse trieborientiert, das Psychodrama aktionistisch, die Gestalttherapie „Gewalttherapie", die Integrative Therapie bloßer Eklektizismus etc.) erfüllte Raum zwischen den Schulen schließen könnte und die in den derzeitigen schulenspezifischen Ausbildungen üblichen Abblendungen anderer Therapietechniken und -entwürfe nicht länger möglich wären; von der Kunstakademie wäre das Prinzip hoch individualisierter Ausbildungsmodelle zu übernehmen, die sowohl langfristige Bindungen (d. h. eine Art Meisterklassenprinzip, wie es in den gegenwärtigen Universitätsstudien nahezu völlig untergegangen ist) als auch kreative Freiräume ermöglichen.

Eine der wichtigsten Diskussionen in puncto Therapieausbildung wird unter dem Stichwort „Direktausbildung" geführt: Sieht man von der weiter oben geschilderten österreichischen Sonderregelung ab, so führt der Weg zu einer Vollapprobation als Psychotherapeut, der dann auch relativ friktionsfrei mit Krankenkassen verrechnen kann, bisher für die allermeisten über ein Medizin- oder Psychologiestudium. In der schon zitierten Schrift zur Laienanalyse hat Freud, selbst Arzt, allerdings ganz unmissverständlich zu Protokoll gegeben, „daß der Arzt in der medizinischen Schule eine Ausbildung erfahren hat, die ungefähr das Gegenteil von dem ist, was er als Vorbereitung zur Psychoanalyse brauchen würde" (Freud 1926, S. 261–262). Die ärztliche Ausbildung erschien ihm als „ein beschwerlicher Umweg zum analytischen Beruf" (Freud 1927, S. 287), sie würde dem Arzt nämlich zu viel aufladen, „was er [dafür] nie verwerten kann", und die Gefahr mit sich bringen, „daß sein Interesse wie seine Denkweise von der Erfassung der psychischen Phänomene abgelenkt wird" (ebda.). Sehr Ähnliches gilt für das Psychologiestudium in seiner heute dominanten Orientierung an den Neuro- und Naturwissenschaften und an der Statistik.

Was läge also näher als ein Studium, das sich von Anbeginn an ganz gezielt an der Psychotherapie orientiert und an angehende Psychotherapeuten wendet, mit einem Unterrichtsplan, der – um nochmals Freud zu zitieren – „geisteswissenschaftlichen Stoff, psychologischen, kulturhistorischen, soziologischen ebenso umfassen [müßte] wie anatomischen, biologischen und entwicklungsgeschichtlichen" (ebda.), aber alles wegließe, was keinen direkten Bezug zur therapeutischen Tätigkeit hätte? Die Vorteile für viele angehende Therapeuten wären beträchtlich: Studierende der Psychologie wissen z.B. meist relativ früh (Laschenko/Slunecko 2006), ob sie eine psychotherapeutische Karriere anstreben; oft ist dies sogar die primäre, in der Folge schwer enttäuschte Motivation für das Psychologiestudium. In diesem Fall wird ein Großteil des Psychologiestudiums – ein Studium, das sich mit Psychotherapie, wenn überhaupt, nur am Rande und dann meist in einem sehr naturwissenschaftlich-experimentellen Zuschnitt befasst – ohne große intrinsische Motivation durchlaufen; es ist dann nur mehr eine Art Pflichtübung, um danach jene Ausbildung beginnen zu können, die man eigentlich anstrebt: diejenige zum Psychotherapeuten. Auch für einige Medizinstudierende mag die Lage nicht unähnlich sein, wiewohl hier der Berufswunsch Psychotherapie für die Studienwahl weniger Bedeutung hat als in der Psychologie. Eine Direktausbildung würde bedeuten, angehenden Therapeuten diese Umwege zu ersparen, die ja nicht zuletzt auf Umwegen verbrachte Lebensjahre sind und die, wie Freud richtig sagt, Gefahren mit sich bringen – nämlich sich einen Handlungs-, Denk- und Wahrnehmungsstil ‚einzuhandeln', der für therapeutisches Handeln inadäquat ist und dieses verstellt.

So stark diese Argumente auch sein mögen: Die Frage der Direktausbildung wird sich nicht in erster Linie an rational vorgebrachten inhaltlichen Argumenten entscheiden. Lobbygruppen, in diesem Fall Ärzte- und Psychologenverbände, verteidigen zunächst und zumeist einmal ihre angestammten Pfründe. Immerhin ist in den letzten Jahren stärkere Bewegung in diese Frage gekommen; nicht zuletzt sind es die neuen europaweit eingeführten Studienmodelle bzw. die generelle Flexibilisierung und Dynamisierung des tertiären Bildungssektors, die für diese zentrale Frage der Psychotherapieausbildung neue Spielräume eröffnen.

4 Psychotherapieforschung

In der einleitenden Diskussion wurde bereits darauf hingewiesen, dass das Etikett „wissenschaftlich" für die Psychotherapie eine wichtige Rolle spielt. Was aber bedeutet Wissenschaftlichkeit in Bezug auf Psychotherapie überhaupt und wie wird Psychotherapie „wissenschaftlich"?

Üblicherweise definiert sich eine Wissenschaft durch den Anspruch auf einen bestimmten Realitätsbereich, den sie wissenschaftlich durchdringen will, und durch die Wahl der Methoden, derer sie sich dazu bedient. Aus der eben diskutierten Vielfaltsproblematik lässt sich jedoch unschwer ermessen, dass eine Einigung darüber, welche Erkenntnismethode dem Gegenstand der Psychotherapie angemessen ist, ebenfalls nicht leicht zu erzielen ist. Denn mit den jeweiligen therapeutischen Modellen sind immer auch Wahlverwandtschaften zu bestimmten Erkenntnismethoden begründet. Die Vielfaltsproblematik findet sich also auch in jener Unternehmung, mit der traditionell der Anspruch auf Wissenschaftlichkeit angemeldet wird: indem nämlich *Forschung* betrieben wird. Dementsprechend war die Psychotherapieforschung die längste Zeit polarisiert und ist es teilweise auch heute noch: auf der einen Seite klinisch-naturalistische Falldarstellungen und *hermeneutische Methodik*; auf der anderen Seite experimentelle, oft an einem pharmakologischen Modell („drug-metaphor-research“, vgl. Russell 1994) Maß nehmende Untersuchungsstrategien mit möglichst großen Fallzahlen und Statistik.

Die frühe, vorwiegend psychoanalytisch geprägte *kasuistische Phase* der Psychotherapieforschung mit ihren retrospektiv gedeuteten Einzelfallgeschichten (klassisch etwa Breuer/Freud 1895; Freud 1909a; 1909b) geriet ab den 1950er-Jahren jedenfalls in Widerspruch zu einem neuen Forschungsprogramm in den Humanwissenschaften, dem inhaltliche Argumente nicht mehr genügten und das seine Hypothesen mathematisch überprüfen wollte. Die Kritik dieses neuen Forschungsprogramms an der Kasuistik betraf im Wesentlichen die unsystematische Datensammlung und -darstellung, die Konfusion von theoretischen Vorannahmen und Interpretation sowie die eingeschränkte Möglichkeit zum interindividuellen Vergleich; sie kulminierte in der provokanten Behauptung von Eysenck (1952), die Wirkung von Psychotherapie sei nicht größer als die Spontanremission.

Damit trat die Psychotherapieforschung in die *Phase der Rechtfertigung* (Meyer 1990) ein – mit dem vordringlichen Bemühen, ihre Wirksamkeit durch den Vergleich mit unbehandelten oder unspezifisch behandelten Vergleichsgruppen, aber auch im Vergleich der einzelnen Schulen untereinander nachzuweisen. In einigen gut kontrollierten Vergleichsstudien (z. B. Elkin et al. 1989; Lambert/Bergin 1994; Sloane et al. 1975) gelang es in der Folge zwar, den prinzipiellen Wirksamkeitsnachweis für Psychotherapie zu erbringen und damit Eysencks Behauptung zu widerlegen (vgl. auch die bei Grawe et al. 1994 zitierten Befunde); hinsichtlich des Wettbewerbes zwischen den Schulen war allerdings kein Sieger auszumachen: „Everyone has won and all must have prizes“, wie Luborsky et al. (1975) in Anlehnung an das Dodo-Verdikt in Carolls „Alice in Wonderland“ formulieren. Für dieses Äquivalenzparadoxon, d. h. für den Umstand, dass sich zumindest bei den gängigen Therapiemodellen annähernd vergleichbare Wirksamkeiten ergeben hatten, wurden (und werden; vgl. Wampold 2001; Laska et al. 2014) v.a. *schulenübergreifende Wirkfaktoren* verantwortlich gemacht. Unterschiedliche Psychotherapiemethoden wirken, so ist hier die Annahme, deswegen in vergleichbarem Ausmaß, weil sie gemeinsame Kernelemente aufweisen (z.B. eine tragfähige therapeutische Beziehung, die es gestattet, korrektive emotionale Erfahrungen zu machen, eigene Ressourcen zu aktivieren etc.), wenn diese Elemente in den einzelnen Schulen auch unterschiedlich, ja vielleicht sogar überhaupt nicht benannt werden. Eine andere Interpretation für das Fehlen von Wirksamkeitsunterschieden zwischen den Therapieformen besagte, dass einzelne Therapien sehr wohl unterschiedliche Effekte auf verschiedene Klienten- oder Diagnosegruppen haben, diese sich jedoch mangels systematischer Zuordnung im Endeffekt ausgleichen.

So beruhigend die Feststellung, dass die meisten Psychotherapiemethoden wirksam sind, unter dem Aspekt der Legitimation war, so unbefriedigend blieb sie im Hinblick auf die Forschung. Im Verein mit den vermuteten störungsspezifischen Wirksamkeitsunterschieden gab dies den Anstoß für einen weiteren Entwicklungsschub im Bereich der Psychotherapieforschung: Am Beginn dieser *differenziellen Effizienzforschung* konzentrierte man sich – nicht zuletzt aus Kostenüberlegungen – auf die Ausgangsbedingungen der Klienten (ihre „Störung“), um dafür das jeweils am besten geeignete bzw. das effizienteste Therapieverfahren zu finden. Beide Voraussetzungen dieser Forschungsstrategie, dass es nämlich einerseits klar abgrenzbare Störungsbilder sowie andererseits klar standardisierbare Interventionen geben müsse, erwiesen sich jedoch zunehmend als „Kuckucksei“ (Revenstorf 2005), d.h. als problematisches Erbe einer noch zu stark an die Substanz-, Eingriffs- und Dosismetaphorik der Pharmakologie angelehnten Effizienzforschung: Die zunächst forschungsleitende Idee, monosymptomatische Beschwerden als Maß zu nehmen, um die Klienten in klar differenzierte und in sich homogene Gruppen einzuteilen, mit deren Hilfe dann die je störungsspezifischen Erfolgsaussichten der einzelnen therapeutischen Verfahren beurteilt werden könnten, musste jedenfalls, wenn auch „schweren Herzens“ (Grawe et al. 1994, S. 72), aufgegeben werden. Gleichzeitig wurde immer deutlicher, dass es auch mit der Feststellung der offiziellen Schulenzugehörigkeit eines Therapeuten nicht getan ist. Zwar ließen sich in einer groß angelegten, mit 2376 Psychotherapeuten durchgeführten Studie im Rahmen des „collaborative network“ der „Society for Psychotherapy Research“ (Ambühl/Orlinsky 1997) neben schulenübergreifend konsensuellen Therapiezielen wie der Stärkung des Selbstwertgefühls oder der Förderung der eigenen Identität des Klienten auch Einflüsse der schulenspezifischen Orientierung auf verschiedene Aspekte der praktischen Tätigkeit, z.B. auf die von den Therapeuten als wichtig erachteten Therapieziele, ausmachen. Die Studie erbrachte jedoch ebenfalls Ergebnisse, die es zweifelhaft erscheinen lassen, ob mit der bloßen Feststellung, in welcher Therapieschule die Ausbildung durchlaufen wurde, auf den Einzelfall bezogen sinnvolle Festlegungen möglich sind. Zu sehr verändern Therapeuten ihr eigenes Therapieverständnis im Lauf ihrer Karriere (Ambühl/Orlinski 1997), zu sehr dürften jeweils die „begabten" Therapeuten jeder Schule für die in den Therapievergleichsstudien festgestellten Wirksamkeiten verantwortlich sein (Crits-Cristoph 1991; Laska et al. 2014), wobei die Begabung nicht zuletzt in der flexiblen Anpassung des eigenen Vorgehens an das Problemverständnis und die Bedürfnisse des jeweiligen Klienten liegen könnte. Eine großangelegte aktuelle Studie zur Wirksamkeit ambulanter Psychotherapie (v. Wyl et al. 2016) hat solche Befunde replizieren und dabei insbesondere belegen können, dass die Schulenzugehörigkeit des Therapeuten eine untergeordnete Rolle spielt.

Damit fällt aber nach der eindeutigen Abgrenzbarkeit der Störungsbilder auch die zweite Prämisse der an der Erstellung differenzieller Indikationen interessierten Psychotherapieforschung: Die Passung von Therapeut und Klient lässt sich offensichtlich nicht so einfach auf eine Relation zwischen Diagnose und Therapiemethode hin abbilden. Dazu gesellten sich schließlich noch Befunde (für eine zusammenfassende Darstellung siehe Bohart/Tallman 1999), die auch für die andere Seite der therapeutischen Gleichung eine beträchtliche Flexibilität feststellten: Klienten nehmen sich offenbar aus einem immer überreichen und polyvalenten therapeutischen „Angebot" bevorzugt jene Elemente heraus, an die sie jeweils anschlussfähig sind (Slunecko 2006). Dieses Prinzip, das heißt, dass der Therapeut nicht bestimmte Techniken „verabreicht", sondern Kontexte schafft, innerhalb derer Klienten ihre Selbstheilungskräfte mobilisieren, ist ebenso vor einem systemtheoretischen wie vor einem humanistischen Theoriehorizont formulierbar.

Allmählich wurde also mit jener dem pharmakologischen Dosis-Wirkungs-Paradigma verpflichteten Forschungstradition gebrochen, die infolge ihrer Orientierung am Erfolg einer bestimmten „Applikationsform und -menge" von Psychotherapie, die der Therapeut „verabreicht", das eigentliche Geschehen – den therapeutischen Prozess – und den Hauptakteur – den Klienten – schlecht fokussieren konnte. Mit dieser Einsicht in die Grenzen traditioneller vergleichender Ergebnisforschung verlagerte sich die Aufmerksamkeit verstärkt auf den *therapeutischen Prozess* bzw. auf die Verschränkung von Prozess und Ergebnis (vgl. Orlinsky et al. 1994). Über weite Strecken bewegte sich allerdings auch die *Prozess-Ergebnis-Forschung* innerhalb einer naturwissenschaftlich-quantifizierenden Forschungstradition – mit der für sie typischen Fixierung auf die Perspektive des „objektiven" Außenbeobachters. Modellvorstellungen wie Ergebnisdarstellungen erreichten hier zudem schnell einen Grad von Komplexität (z.B. Schiepek et al. 1995), der von Praktikern kaum mehr rezipierbar war. Überhaupt wurde die Forderung nach einer praxisbezogenen und praxisgerechten Psychotherapieforschung immer deutlicher erhoben (Rudolf 1990; 1996). Zunehmend wurde offensichtlich, dass zum einen der Binnenperspektive der unmittelbar am „Prozess Psychotherapie" Beteiligten – Praktiker wie Klienten – in einer direkteren Weise Gehör verschafft, zum anderen die über ein halbes Jahrhundert zurückgedrängte hermeneutische Tradition wieder fruchtbar gemacht werden müsste, um nicht an der Natur des psychotherapeutischen Prozesses als eines selbstreflexiven Bedeutungs-, Beziehungs- und Interaktionssystems (Dörner 1983) vorbeizulaufen. An diesem Punkt setzte, verstärkt ab den späten 1980er-Jahren, die *qualitative Psychotherapieforschung* ein (vgl. Faller/Frommer 1994; Frommer/Rennie 2006; Slunecko et al. 2015).

Qualitative Forschungsmethoden erheben den Anspruch, die Polarisierung „hie kasuistische Hermeneutik – da Überprüfung von Wirkungszusammenhängen an großen Fallzahlen" zu überwinden: „In Abhebung zur nur quantifizierenden Empirik sträubt sich qualitative Forschung gegen die Reduzierung des psychischen Lebens auf Maß und Zahl; gegenüber der hermeneutischen Tradition stellt sie die Beweiskraft des Einzelfalles in Frage und will die kasuistische Heuristik, Illustrierung und Exemplifizierung forschungslogisch durchdringen" (Faller 1994, S. 19). Der „Reichtum des Subjektiven" wird in der qualitativen Psychotherapieforschung wesentlich schon damit behalten, dass die Subjekte auch wirklich zu Wort kommen und nicht bloß mit „objektiven" Skalierungs- und Testinstrumenten „vermessen" werden. Damit wird an die Binnenperspektive der am Psychotherapieprozess Beteiligten Anschluss gefunden und die „epistemologische Autorität" oder zumindest der empirische Ausgangspunkt bei den unmittelbar Beteiligten belassen. Charakteristisch für diesen Zugang sind daher auch nicht mehr experimentelle, sondern lebensweltlich verankerte, praxisnahe Forschungsdesigns, die von offenen oder teilstrukturierten Erhebungssituationen ausgehen. Der Unterschied zur klassischen Kasuistik besteht darin, dass diesen Untersuchungen meist mehr als ein einzelner Fall zugrunde liegt oder dieser Einzelfall wesentlich detaillierter, geplanter und methodisch kontrollierter bearbeitet wird, als das auf die klassischen Fallgeschichten am Beginn des 20. Jahrhunderts zutraf. Methodische Kontrolle bedeutet u. a., dass es sich nicht um die Interpretation eines einzelnen Forschers, sondern um eine bereits im Kreis mehrerer Interpreten intersubjektiv validierte oder zumindest um eine prinzipiell validierbare Verständnisleistung handelt, d. h. um eine Interpretation, deren Zustandekommen im Detail nachvollziehbar ist.

Die qualitative Psychotherapieforschung hat sich in den letzten Jahrzehnten enorm ausdifferenziert. Es liegt nahe, dass sie sich zunächst mit dem ‚Subjektiven' auseinandersetzen will, damit also, welchen subjektiv gemeinten Sinn (sensu Mannheim 1980) Klienten mit Therapie verbinden – etwa was sie von einer Therapie überhaupt erwarten, was sie zur Therapie motiviert, welche Therapieziele sie haben etc. (Faller 1997; 1998). Solche subjektiven Krankheitstheorien, Therapieerwartungen, -ziele und -motive und insbesondere deren Passung mit den entsprechenden Theorien, Erwartungen, Angeboten und Zielen von Therapeuten sind für die Begründung einer tragfähigen therapeutischen Beziehung von größter Bedeutung (vgl. Rudolf 1991; Adler et al. 1996). Mit dieser Beziehung aber steht und fällt die ganze Therapie; im Fall nicht geglückter therapeutischer Beziehungen nehmen Therapieabbrüche bzw. (von der Therapeutenseite her gedacht) Überweisungen zu – entscheidende Momente für die „Karriere" von Psychotherapieklienten bzw. für ihr „Schicksal" in Institutionen (Faller/Rudolf 1998; Slunecko et al. 2007).

Theorien über die Ursachen des eigenen Leidens, Erwartungen, Motive und Ziele in Bezug auf Psychotherapie – all das lässt sich von Klienten recht bewusstseinsnah formulieren und dann inhaltsanalytisch auswerten. Qualitative Inhaltsanalysen konzentrieren sich, wie der Begriff nahelegt, auf Inhalte, und zwar so, wie sie von den Sprechern selbst gemeint sind, und verdichten dieses manifest inhaltlich Gesagte oder Geschriebene in der Folge zu inhaltlichen Kategorien oder Clustern, deren Auftreten im Textmaterial dann ausgezählt werden kann, was wiederum leichten Anschluss an quantitative Verfahren ermöglicht. Oft verbleiben qualitative Inhaltsanalysen daher auch noch in der eigentlich für das quantitative Paradigma charakteristischen Forschungslogik des Hypothesentestens mitsamt dem zugehörigen Streben nach großen Fallzahlen (ein paradigmatisches Beispiel für ein derartiges inhaltsanalytisches Forschungsdesign findet sich in Slunecko et al. 2007).

Aber wie steht es um das, was man auf direkte Befragung gar nicht recht anzugeben vermag, was also jenseits des subjektiv gemeinten Sinns liegt, also jenseits der Intentionen, Absichten und guten Gründe, die wir selbst mit unserem Handeln verbinden – oder etwas pointierter gesagt: jenseits dessen, was wir (über uns selbst) zu wissen meinen? Gerade solches implizites, inkorporiertes, habituelles Wissen, das nicht ein Wissen um Fakten ist, sondern um Strukturen der Praxis, lenkt unser Handeln in der Welt doch sehr grundlegend, auch und gerade in für die Psychotherapie relevanten Bereichen. Um Zugang zu diesen Ebenen des Wissens zu finden, braucht es avanciertere Verfahren, die sich nicht allein und nicht vorrangig auf das konzentrieren, *was* (inhaltlich) gesagt wird und wie oft, sondern zusätzlich oder sogar vorrangig auf die *Qualia* abstellen, also darauf, *wie* etwas gesagt oder getan wird: Das Spektrum solcher Verfahren hat sich in den letzten Jahrzehnten erstaunlich erweitert und differenziert. Zum einen haben Methoden der rekonstruktiven Sozialforschung Eingang in die Psychotherapieforschung gefunden (z.B. Kühnlein 2002; Perleberg et al. 2006; Richter 2006; Bakels 2015; Lutz-Kopp 2015), deren Forschungslogik sich vollständig von der des Hypothesentestens emanzipiert hat und die sich methodologisch oft an der Grounded Theory orientieren (Glaser/Strauss 1996; Strauss/Corbin 2010; Mey/Mruck 2007). Zum anderen konnten Methoden, die ihren Ursprung in der Linguistik haben, wie Metaphernanalysen (z.B. Buchholz 2003; Buchholz/von Kleist 1997) oder Konversationsanalysen (für eine allgemeine Einführung in diese siehe Schegloff 2007; für deren grundlegende Bedeutung in der Psychotherapie siehe Labov/Fanshel 1977; Streeck/Streeck 2002; rezente Forschungsbeispiele: Buchholz 2014; Buchholz et al. 2015; Muntigl/Horvath 2014; Weiste/Peräkylä 2014), deutlich machen, dass das *Wie* des Gesagten – Intonation, Akzent, Tempo, Sprecherwechsel oder etwa das plötzliche Eindringen fremdsprachlicher Wörter – oft ›sprechender‹ ist als der manifeste Inhalt. *Was* in der Therapie – und überhaupt – gesagt wird, kann ohne Beachtung dessen, *wie* es gesagt wird, nicht umfassend verstanden werden. Für Psychotherapeuten ist dies zwar ›täglich Brot‹ ihrer Arbeit, doch systematisch ausgebildet werden sie dafür nicht. Abseits von Fragen der Therapieprozessforschung lassen sich aus Konversationsanalysen daher wichtige Impulse für die Psychotherapieausbildung gewinnen, die solche im performativ Sprachlichen liegenden therapeutischen Basic Skills viel gezielter als bisher einbeziehen könnte. Lediglich allgemein gehaltene Hinweise auf eine für Therapeuten „nötige Gesprächskompetenz", die nicht benennen, worin genau diese besteht oder wie sie trainiert werden kann, helfen an diesem Punkt hingegen nicht weiter.

Gegenstandsverständnis wie Methodik der Psychotherapieforschung haben sich also im Laufe der Zeit mehrmals entscheidend verändert: Nach der initialen klassisch-kasuistischen Phase und der mit großen Fallzahlen und Versuchs-/Kontrollgruppenplänen arbeitenden „naturwissenschaftlichen" Phase, in der zunächst die generelle Wirkung von Psychotherapie unterschiedlicher Therapieverfahren und dann der Erfolg spezifischer Interventionen für spezifische Störungen interessierte, sind später das „Subjektive", d.h. die Innensichten von Klienten und Therapeuten, und zuletzt auch z.B. sprachliche Bedingungen für glückende oder misslingende therapeutische Interaktion und Verständigung in das Zentrum der Aufmerksamkeit gerückt und wurden jeweils mit gänzlich anderen Methoden untersucht. Zwar wird die Polarisierung zwischen dem geisteswissenschaftlich-hermeneutischen und dem empirisch-analytischen Ansatz in vielen akademischen Communitys heute zunehmend als unproduktiv erkannt; vollständig überwunden ist sie allerdings noch nicht. In der weit rezipierten Meta-Analyse von Wampold (2001) taucht sie in einer veränderten Form wieder auf: als Gegensatz von „evidenzbasierter" und „kontextbasierter" Psychotherapieforschung.

Der Begriff *„evidenzbasiert"* hatte in den letzten Jahrzehnten eine beispiellose Erfolgsgeschichte in der Medizin zu verzeichnen. Gemeint ist damit, dass nur Verfahren zur Anwendung kommen sollen, deren Wirksamkeit wissenschaftlich nachgewiesen ist – eine Forderung, der an sich kaum jemand widersprechen wollen wird. Allerdings stellt sich auch hier sofort wieder die Frage: wissenschaftlich nach welchen Kriterien? Um wessen Evidenz geht es? Wessen Evidenz zählt? Sobald und solange evidenzbasierte Psychotherapie nur Wirksamkeitsbeweise zulässt, die mit bestimmten, dem quantitativen Paradigma verpflichteten Methoden erbracht werden – und dies ist eindeutig die Erfahrung (vgl. Walach/Loef 2015) –, hat sich an der problematischen Ausgangslage letztlich nur der Name geändert. Evidenz ist heute zu einer Art von Kampfbegriff geworden, mit dem eine bestimmte wissenschaftliche Lobby ihre Forschungsmethoden durchsetzt. Autoren wie Wampold (2001) oder Gergen (2000; 2006) schlagen demgegenüber vor, die Wirksamkeit therapeutischer Prozesse nicht nach Universalkriterien, sondern nach *kontext-* bzw. *dialogbasierten* Kriterien und damit gleichzeitig auch milieu- und kultursensitiv zu ermitteln. Will man wissen, ob und in welchem Ausmaß Therapieziele wie „persönliches Wachstum“ oder „psychische Gesundung“ erreicht worden sind, muss man sich in diesem Fall jeweils darauf einlassen, was Klienten selbst darunter verstehen. Vorab festgelegte, an alle „Fälle“ in gleicher Weise anzulegende Checklisten und Standards – typisch für herkömmliche evidenzbasierte Forschung – sind hierbei nicht zielführend. Es bedarf dann vielmehr eines Verständnisses der lebensweltlichen Gesamtsituation, in der der Klient sich befindet und auf deren Basis er therapieinduzierte Veränderungen versteht und wahrnimmt.

Zum Abschluss der in diesem Rahmen nur skizzenhaften Darstellung der Psychotherapieforschung ist noch eine Klarstellung anzubringen, die gleichzeitig das Stichwort für einige abschließende Überlegungen liefert: Die Ergebnisse von Psychotherapieforschung fließen nämlich alles andere als direkt und unwidersprochen, sondern z. T. mit großer Verzögerung, z. T. auch überhaupt nicht in die psychotherapeutische Praxis ein. Jaeggi (1994) spricht in diesem Zusammenhang von einer „problematischen Beziehung“ und einem „gebrochenen Verhältnis“ zwischen Psychotherapieforschern und Praktikern. Offensichtlich ist Psychotherapieforschung nicht etwas, das therapeutische Theorie und Praxis direkt anleitet, sondern das zu ihr in einem Spannungsverhältnis steht. Es wäre aber verfehlt, die geringe Rezeption der Psychotherapieforschung einfach als Ausdruck der Ignoranz der Praktiker abzutun; das Phänomen verweist vielmehr auf eine umfassendere Krise des Modells von Praxis als angewandter Wissenschaft, demzufolge professionelles Handeln in einer möglichst optimalen Anwendung wissenschaftlicher Erkenntnisse bestünde – ein Modell, das notabene eine Hierarchie zugunsten der mit höherem Prestige ausgestatteten Wissenschaft nahelegt.

5 Die Psychotherapie und ihre Umwelten

Wie verlockend das Etikett „wissenschaftlich“ aus standespolitischen Gründen also auch sein mag – unter Umständen eröffnet sich eine produktivere Perspektive, wenn man Psychotherapie nicht von vorneherein mit Wissenschaft gleichsetzt, sondern sie als eine Profession versteht, in deren Umwelt Wissenschaft – etwa in Form von Psychotherapieforschung – vorkommt und eine gewisse, durchaus nicht unwesentliche Rolle spielt (Reiter/Steiner 1996). Diese These bedarf einiger Erläuterungen, denn sie verweist auf jene Theorie der funktionalen Differenzierung moderner Gesellschaften, die in den letzten drei Jahrzehnten von systemtheoretisch orientierten Soziologen ausgearbeitet worden ist (Alexander 1993; Münch 1995 und v. a. Luhmann 1984; 1990a; 1990b; 1995; 2002). Diese Autoren beschreiben moderne Gesellschaften als aus ausdifferenzierten und verselbstständigten sozialen Teilsystemen zusammengesetzt; diese sind insofern autonom, als sie ihre Funktion für das Gesamtsystem selbstreferenziell, d. h. ausschließlich auf der Basis ihrer eigenen Standards und inneren Kommunikationslogik erfüllen. Dazu bilden sie einen eigenen binären Kode – eine sogenannte „Leitdifferenz" – aus: wahr/unwahr in der Wissenschaft, gesund/krank in der Medizin, recht/unrecht im Rechtssystem. Ob Wissenschaft tatsächlich Wahrheit generiert, Medizin wirklich heilt oder das Rechtssystem Gerechtigkeit durchsetzt, bleibt dabei offen. Dies alles würde einen übergeordneten Beobachterstandpunkt voraussetzen, von dem aus beurteilt werden kann, was der Gesellschaft wozu dient; ein solcher ist aber unerreichbar. Zu beobachten sind nur jene Kodes, an denen sich die einzelnen Funktionssysteme orientieren, die aber bei Luhmann nichts mit den herkömmlichen Begriffen von Wahrheit, Recht oder Gesundheit zu tun haben. Von hier aus werden auch die Verselbstständigungstendenzen in modernen Gesellschaften (Mayntz et al. 1988) verstehbar: Denn aufgrund dieser Selbstreferenzialität bleiben z. B. die Vorgänge innerhalb des Teilsystems Wissenschaft anderen Systemen (etwa dem der Politik) zunächst verschlossen.

Wichtig für die weitere Diskussion ist v. a., dass jedes Funktionssystem zur Umwelt aller anderen gehört. Damit ist zum einen gesagt, dass es sich hier um kein hierarchisches Verhältnis handelt, sondern um „strukturelle Koppelungen" (im Sinne von Luhmann, z. B. 1990b; 2002) autonom funktionierender Teilsysteme. Zum anderen bedeutet Umwelt, auch ohne in die innere Struktur und Funktionslogik der einzelnen Teilsysteme direkt eingreifen zu können, für deren Entwicklungsmöglichkeiten und Leistungen mitentscheidend zu sein. So etwa generiert Wissenschaft Wissen aufgrund ihrer eigenen Entwicklungsdynamik und ohne zunächst auf die Brauchbarkeit dieses Wissens zu achten – das ist erst die Aufgabe anderer Teilsysteme.

Wenn Reiter und Steiner (1996) Psychotherapie als eine Profession verstehen wollen, in deren Umfeld Wissenschaft eine Rolle spielt, gehen sie also davon aus, dass es sich bei Psychotherapie und Wissenschaft um zwei verschiedene, funktional ausdifferenzierte Teilsysteme handelt und dass die Wissenschaft der Psychotherapie wohl Anregungen liefern, sie aber nicht direkt anleiten kann. Damit ist zumindest einmal ausgesagt, dass die gesamtgesellschaftliche Relevanz und Position der Psychotherapie nicht ausschließlich aus einer Diskussion um ihre Wissenschaftlichkeit verstanden werden sollte; genauso wie etwa die Medizin konstituiert sie sich vorwiegend ja nicht aus wissenschaftlichen, sondern großteils aus praktischen Handlungen und Versorgungsleistungen.

Was aber ist eigentlich eine Profession? Schwendenwein (1990) findet folgende Strukturmerkmale einer Profession (von denen die meisten auf entsprechende Rechtsgrundlagen verweisen): das Vorhandensein berufsrelevanter Forschung, die obligatorische Beachtung gesellschaftlicher Zentralwerte und berufsspezifischer Leitziele, einen Berufskodex mit berufsspezifischen Verhaltensregeln, die von allen aktiven Mitgliedern einzuhalten sind, eine berufseigene

Interessenvertretung, die eigenverantwortliche Fortbildung sowie die konkurrenzlose Ausübung einer für die Gesellschaft wichtigen Tätigkeit. In Fortführung der systemtheoretischen Argumentation schlägt Stichweh (1992) vor, von einer Profession nur dann zu sprechen, „wenn *eine Berufsgruppe in ihrem beruflichen Handeln die Anwendungsprobleme der für ein Funktionssystem konstitutiven Wissensbestände verwaltet* und wenn sie dies in entweder *monopolistischer* oder *dominanter* – d. h. den Einsatz der anderen in diesem Funktionssystem tätigen Berufe steuernder oder dirigierender – Weise tut" (S. 40; Herv. i. Orig.). Die Bezeichnungen „konkurrenzlos", „monopolistisch" und „dominant" unterstreichen, wie wichtig es offenbar für eine Profession ist, den beanspruchten Bereich selbstbestimmt gestalten zu können. Für die professionelle Identität der Psychotherapeuten ist bzw. wäre es daher prinzipiell wesentlich, weder nach Verordnung noch unter Aufsicht einer anderen Berufsgruppe tätig zu sein. In der Vernetzung mit anderen Fachbereichen wird aus diesem Grund zumeist von einem „Kooperationsprinzip" ausgegangen, welches eben diese eigenbestimmte Verfügung und Definitionsmacht über die eigentlich therapeutische Tätigkeit beinhaltet; Varianten eines „Delegationsprinzips" (z. B. der Arzt muss die Indikation zur Psychotherapie stellen oder vor einer Psychotherapie vom Patienten konsultiert werden) müssen aber oft als standespolitischer Kompromiss akzeptiert werden.

In der eben angeführten Definition von Stichweh finden wir einen Hinweis darauf, dass eine Berufsgruppe nicht alleine ein Funktionssystem bilden muss. Genau dieser Befund ist für die Psychotherapie zutreffend: In einem Funktionssystem, das wir als Gesundheits- und/oder Helfersystem bezeichnen können, „kämpft" sie in einem Kreis von verschieden gut etablierten Professionen um ihren Platz. Die Dynamik dieser Entwicklung hat sich in den letzten beiden Jahrzehnten, nicht zuletzt durch gesetzliche Vorgaben, beschleunigt; für den Prozess der Professionalisierung ist eine gelungene Koppelung mit dem Rechtssystem nun einmal ein entscheidendes Kriterium. Von besonderer Bedeutung für die Professionalisierung eines Berufsfeldes in einer modernen Gesellschaft ist aber weiters jene Koppelung, mit der wir uns bei dem Streifzug durch die Psychotherapieforschung schon ausführlicher auseinandergesetzt haben: die Beziehung zum System Wissenschaft. Das Etikett „wissenschaftlich" ist insbesondere auch für die Positionierung gegenüber anderen Professionen innerhalb des Gesundheitssystems wichtig, ist es doch wesentlich daran beteiligt, aus einer Profession eine (evtl. auch akademische) „Disziplin" zu machen. Ein nicht psychologisch oder psychotherapeutisch ausgebildeter Eheberater etwa kann in geringerem Ausmaß auf seine Wissenschaftlichkeit verweisen und für seine Berufsgruppe den Status einer Disziplin einfordern, obwohl auch er unbestritten Fachwissen zur Problemlösung einsetzt. Was die Psychotherapie betrifft, gibt es allerdings unterschiedliche Strategien, wie der Anspruch auf Wissenschaftlichkeit erhoben und begründet wird.

Zum einen gibt es Autoren, die davon ausgehen, dass Psychotherapie eine *neue* Wissenschaft vom Menschen ist, wie das Pritz (1996) als Titel eines von ihm herausgegebenen Sammelbandes programmatisch formuliert. Sie ist, so wird argumentiert, deswegen eine Wissenschaft „in ihrem eigenen Recht", weil sie einen spezifischen Gegenstand aufweist: „Psychotherapie befaßt sich [...] in Theorie und Praxis mit der Selbstregulation sowie der wechselseitigen Regulation des Menschen" (Frischenschlager 1996, S. 273). Insofern diese Regulationsprozesse auf psychischer, sozialer und biologischer Ebene stattfinden, reicht die Psychotherapie zwar in die damit angesprochenen Wissenschaften (Psychologie, Medizin, Kommunikationswissenschaften etc.) hinein und mag auf deren Erkenntnisse und Erkenntnismethoden zurückgreifen, doch tut sie das aufgrund des ihr eigenen Problemprofils in einer so spezifischen und selektiven Weise, dass keines dieser Fächer in Bezug auf das genuin Psychotherapeutische irgendeine Autorität beanspruchen kann. Psychotherapie ist also deswegen eine eigenständige Wissenschaft, weil sie ein spezifisches Forschungsprofil bzw. Erkenntnisinteresse aufweist, das sich von dem anderer Fächer unterscheidet.

Eine andere Möglichkeit der (wissenschaftlichen) Legitimierung besteht darin, die Psychotherapie an etablierte Disziplinen anzugliedern, deren Wissenschaftlichkeit außer Frage steht. Beispielsweise traten Grawe et al. (1994) dafür ein, die gesamte psychotherapeutische Theorienlandschaft in einem Begriffsrahmen zu reformulieren, der sich auf die psychologischen Lern- und Schematheorien stützt; Grawe (1998) spricht daher auch von *psychologischer* Therapie. Auch die Medizin, im Speziellen die Psychiatrie, kommt hier als Orientierungspunkt in Betracht. In gewissem Maß sind solche Wahlverwandtschaften für die eine oder andere Disziplin dem Umstand geschuldet, dass die Ausbildung in Psychotherapie oft die zweite Berufsausbildung nach derjenigen zum Mediziner oder Psychologen ist – mit entsprechend vorgeformten Identitäten (es gibt vereinzelt allerdings auch „Anti-Identitäten": Man kann sich z.B. nach einem persönlich frustrierenden Psychologiestudium der Psychotherapie als Hoffnungsfeld zuwenden und will diese dann gerade nicht als Fortsetzung von Psychologie mit anderen Mitteln verstehen).

Es gehört jedenfalls nicht viel Phantasie dazu, die wissenschafts- und berufspolitische Relevanz solcher Berufungen auf andere Fächer zu ermessen; zum einen ist der Status der Psychotherapie als eigenberechtigte Wissenschaft nicht mehr zu rechtfertigen, wenn sie sich auf eine „Führungswissenschaft" beziehen muss. Vor allem aber stellt die Angliederung an etablierte andere Professionen die Selbstständigkeit als Disziplin dann infrage, wenn – wie das von den gut etablierten ärztlichen und den etwas weniger gut etablierten psychologischen Berufsverbänden regelmäßig zu hören ist – Psychotherapie als Teilbereich des jeweils eigenen Faches reklamiert und demnach als eine Form *ärztlicher* oder/und *psychologischer* Behandlung angesehen wird. Auch wenn juristische Regelungen und berufsständische Interessen mancherorts in diese Richtung weisen: Eine Aufsplitterung in berufsständische Psychotherapien (d.h. ärztliche Psychotherapie, psychologische Psychotherapie) erscheint vor dem Hintergrund der tatsächlichen Ausbildungsinhalte wenig angemessen. Die Curricula der Medizin und Psychologie schenken dem psychotherapeutischen Denken und Handeln derzeit de facto einfach zu wenig Beachtung, als dass in deren Rahmen von einer entscheidend relevanten psychotherapeutischen (Vor-)Ausbildung ausgegangen werden könnte.

Ein wichtiger Punkt muss in diesem Zusammenhang noch erwähnt werden: Der Anschluss an eine „Führungswissenschaft" ist nämlich weniger offensichtlich, wenn man meint, bloß ihre Produkte zu verwenden. Im Fall der Psychotherapie sind hier die Diagnosesysteme ICD (International Classification of Diseases) und DSM (Diagnostic and Statistical Manual of Mental Disorders) relevant, die tatsächlich zum Standard einer psychologischen oder ärztlichen Ausbildung und Praxis gehören. Mit diesen Diagnosesystemen wird nun aber eine bestimmte Art von klinisch-psychiatrischem Denken, ein Denken entlang von Symptomen und Krankheitseinheiten transportiert und in die Psychotherapie importiert. In der Regel verpflichten Versicherungen und Krankenkassen Psychotherapeuten, denen sie ihre Leistungen vergüten, zu dieser Art von Diagnose. Sozusagen durch die Hintertür wird damit ein Bestandteil des psychiatrischen Diskurses übernommen, womit sich das gesamte Feld in die Richtung auf ein medizinisches Paradigma und einen Krankheitsdiskurs verschiebt. Dies geschieht nicht unbedingt zur Freude aller: Zum einen nicht zur Freude der „Patienten", für die eine krankheitswertige Diagnose gleich am Beginn ihrer Therapieerfahrung steht. Zum anderen bleibt auch die implizite Sozialpsychologie der therapeutischen Situation von dem Diagnoseereignis im Regelfall nicht unberührt: Sie verschiebt sich in Richtung auf eine klassische Arzt-Patient-Interaktion mit dem ihr inhärenten Wissensgefälle und weg von einem Begegnungsmodell. Gelegentlich werden an den Rändern des Feldes kritische Stimmen laut (Gergen 2000; 2006), die eine vollkommene Abschaffung dieser Form von Psychodiagnostik fordern und den Zugang zu psychotherapeutischer Hilfe von jeglichem „deficit labelling" entkoppeln wollen. Dies geschieht vor dem Hintergrund der Überzeugung, dass die genannten Diagnosesysteme die Weltansicht einer kleinen und privilegierten Gruppe repräsentieren, die kraft dieser Diagnostik ihre Standards und Stereotype allen anderen Gruppen aufoktroyiert und dabei noch wirtschaftlich profitiert (Cosgrove et al. 2006; Cosgrove/Krimsky 2012). Als eine Art Kompromiss lassen sich jene Bestrebungen verstehen, die alternativ zu den ICD- bzw. DSM-Systemen eine *genuin psychotherapeutische* Diagnostik entwickeln wollen, wie dies im deutschen Sprachraum seit Mitte der 1990er-Jahre unter dem Titel „Operationalisierte Psychodynamische Diagnostik" (Arbeitskreis OPD 2006) zu beobachten ist.

6 Fazit

Auf den letzten Seiten ist im Zuge der Diskussion um ihre Wissenschaftlichkeit eine für die gegenwärtige Situation der Psychotherapie charakteristische Spannung freigelegt worden: Auf der einen Seite will sie eine Wissenschaft in ihrem eigenen Recht, eine eigenberechtigte Disziplin sein, auf der anderen Seite beruft sie sich auf wissenschaftliche Diskurse bzw. auf Kriterien anderer Fächer und schließt strategische Allianzen, dies v. a. mit der Medizin und Psychologie, um auf die dort etablierten Mechanismen der Ressourcenverteilung zugreifen zu können – jedes Funktionssystem braucht schließlich eine einigermaßen gelungene Koppelung mit der ökonomischen Realität. Das etablierte Gesundheitswesen tritt an diesem Punkt mit seiner Leitdifferenz von „gesund/krank" an die Psychotherapie heran; wer die Ressourcen dieses Systems nutzen möchte, damit seine Behandlungen über Krankenkassen oder Sozialversicherungen refundiert werden, muss sich dieser Logik unterwerfen, auch wenn mit dem „gesund/krank"-Kode nicht alles abgebildet werden kann, was Psychotherapie zu tun beansprucht und damit – wie einleitend diskutiert – präventive Aufgaben, Persönlichkeitsentwicklung oder gar emanzipative Ambitionen an den Rand gedrängt werden. Innerhalb der Schulenvielfalt der Psychotherapie erhalten dadurch jene Ansätze Aufwind, die sich nicht an den herrschenden Krankheitsdiskursen oder an der gegenwärtigen Praxis der Psychodiagnostik (ICD, DSM) stoßen. Die Widerständigkeit einiger Therapeuten v. a. aus dem humanistischen und psychoanalytischen Lager gegen manche als Vereinnahmung, Verzweckung, Kontrolle und Überregulierung erlebten Forderungen der Gesundheitsbehörden ist allerdings ebenfalls beachtenswert.

Insgesamt ist die Lage der Psychotherapie als die eines Systems mit innerer Dynamik und Vielfalt beschreibbar, das zusätzlich in mannigfacher Spannung zu seinen relevanten Umwelten – allen voran der Wissenschaft und dem Gesundheitssystem – steht. Die Frage, ob und wie sich Psychotherapie als eigene Disziplin, als eigenständiges Funktionssystem innerhalb oder am Rand des bestehenden Gesundheitswesens – oder gar weitgehend von diesem entkoppelt – in Zukunft etablieren wird, wird dabei nicht allein aufgrund wissenschaftlicher Kriterien (d. h. dass sie einen abgrenzbaren Gegenstand und eine spezifische Erkenntnismethode besitzt) entschieden werden. Die Etablierung einer Disziplin bedarf „darüber hinausgehender Prozesse der sozialen Differenzierung, die bestimmte Institutionen hervorbringen, welche von maßgeblichen Vertretern bereits bestehender Disziplinen, von gesetzgebenden Gremien, von politischen Entscheidungsträgern etc. explizit oder implizit anerkannt, mitgetragen und mitgestaltet werden" (Datler/Felt 1996, S. 53). Es handelt sich hier um komplexe Aushandlungsprozesse, die zum gegenwärtigen Zeitpunkt international, ja selbst innerhalb des deutschen Sprachraumes (vgl. die eingangs angeführten unterschiedlichen Regelungen bezüglich der Ausübung des Psychotherapeutenberufs) keineswegs zu gleichlautenden Ergebnissen geführt haben.

Welche Entwicklungen sich in welchen Zeithorizonten und in welchen nationalen Schattierungen realisieren werden, lässt sich natürlich nicht genau voraussehen. Zumindest bezüglich einiger Entwicklungslinien braucht man allerdings kein großer Prophet zu sein: Zum einen werden die Spielräume für Psychotherapeuten ohne akademische Qualifikation mittelfristig wohl eher ab- als zunehmen. Zu erwarten ist auch, dass sich die Bedingungen von psychotherapeutischer Praxis in jenen Bereichen, in denen sie sich mit dem Sozialversicherungswesen koppelt, weiter in Richtung auf die der medizinischen Krankenbehandlung verschieben werden. Eine derart engere Anbindung von (Teilen der) Psychotherapie an das Gesundheitssystem und seine Diskurse geht vorhersehbar mit einer Aufwertung bzw. Aufblähung von Diagnostik, Dokumentations- und Berichtspflichten, Haftpflichtversicherungen, Beschwerdemanagement, Schadenersatzprozessen usw. und umgekehrt mit einer Abblendung aller nichtkurativen, etwa an der allgemeinen sozialen und emotionalen ‚Reifung' der Kulturteilnehmer, an der Vermittlung von sinnhafter persönlicher Orientierung und Lebensphilosophie oder gar an spiritueller Entwicklung orientierten Aspekte von Psychotherapie einher. Verstärkte Abgrenzungsbedürfnisse einer sich als Krankenbehandlung auf wissenschaftlicher Basis verstehenden Psychotherapie gegenüber spirituellen Ambitionen oder auch nur Obertönen von Psychotherapie sind bereits heute spürbar, bisweilen nehmen diese Abgrenzungen selbst schon wieder sektenhafte Züge an (Egger 2015), so wie das Horkheimer und Adorno (1969) in ihrer klassischen Arbeit zur *Dialektik der Aufklärung* vorhergesehen hatten.

Es sieht also ganz so aus, als hätten die Mächte des Bestehenden die idealistischen und emanzipatorisch-gesellschaftsverändernden Potenziale, die für große Teile der Psychotherapie in den „wilden" 1960er- und 1970er-Jahren kennzeichnend waren, weitgehend wieder zurückgedrängt. Nahezu überall haben die Gesetze nach der Psychotherapie gegriffen; nahezu überall ist sie engmaschig berufsständisch organisiert, an Politik und Verwaltung über Institutionen wie Psychotherapiebeiräte oder -kammern angebunden und entsprechend mobilisier- und kontrollierbar. In ihren staatlich approbierten Formen ist Psychotherapie mehr oder weniger Bestandteil der neoliberalen Gouvernementalität geworden. Unter diesem, nur auf den ersten Blick sperrigen Begriff hat Foucault (2003; 2004a; 2004b) eine hoch differenzierte Perspektive darüber entwickelt, wie zeitgenössische Gesellschaften regiert werden: indem nämlich die Selbstführung der Subjekte regiert wird (Bröckling et al. 2000).

‚Psycho-Experten' spielen bei dieser Verschränkung von Herrschafts- und Selbsttechniken eine zentrale Rolle, insofern sie – und dies scheinbar frei von institutionellem Einfluss – vermitteln, wie das „richtige", das „gesunde", das sich selbst steigernde Leben geführt und gestaltet werden soll (Rose 1989; 1998). Denn nur auf diese Weise, d. h. orientiert an einem von staatlichem Einfluss vermeintlich freien – eben wissenschaftlichen, also nicht offensichtlich ideologisch gestützten – Wissen können in der heutigen Weltlage unsere privaten Sphären, auf die doch eigentlich keine öffentliche Macht mehr ausgeübt werden kann, dennoch reg(ul)iert werden. Dann nämlich, wenn wir in den Praxen der ‚Psycho-Experten' in Wissensbestände einwilligen und uns Selbstregimes beibringen lassen, die uns erst recht zu beherrschbaren und wirtschaftlich brauchbaren – flexiblen und in Konkurrenzsituationen aller Art einspannbaren – Subjekten machen.

Mehr denn je zuvor läuft eine von Gesetzen und Krankenkassen „gezähmte" Psychotherapie dieser Tage daher Gefahr, jenen (Macht-)Verhältnissen zuzuarbeiten, die wesentlich für das Leiden der Therapieklienten bzw. für das allgemeine Unbehagen an der kulturellen Situation verantwortlich sind. Dann nämlich, wenn sie lediglich mithilft, diese Verhältnisse so in Formen von Subjektivierung zu transponieren, dass die resultierenden Subjekte sich auch bei seelischen Irritationen in den von diesen Verhältnissen aufgespannten Weltlauf bloß (wieder) geräuschlos einfügen und sich ihm jedenfalls nicht widersetzen oder aus ihm ausscheren wollen.

Glücklicherweise hat jede Generation auch ihre Chancen. Mag sein, dass diese in den neuen Medien liegen, kraft derer sich neue Formen für das Therapeutische und seine De-Institutionalisierung eröffnen, die wir heute noch nicht vorhersehen; mag sein, dass sich die emanzipatorischen, gesellschaftskritischen Kräfte unter einem anderen Etikett neu formieren; mag auch sein, dass bei der Absorption der Psychotherapie in das Gesundheitssystem in dieses „semantische Viren" eingeschleust werden, die es von innen heraus verändern. Neben dem Aushalten interner Vielgestaltigkeit dürfte es ein Charakteristikum von Psychotherapie sein, dass sie dauerhaft solchen im Zuge von gesellschaftlichen Aushandlungsprozessen auftretenden Spannungen ausgesetzt bleiben wird.

Geschichte, Paradigmen und Methoden der Psychotherapie

Gerhard Stumm

Insofern zur Lagebestimmung einer Disziplin auch eine kurze Besinnung auf ihre historischen Wurzeln gehört, werden im vorliegenden Beitrag zunächst einige Stationen in der Entwicklung der Psychotherapie von einer „primitiven Heilkunst“ zu einer wissenschaftlich fundierten Fachdisziplin skizziert. Aufgezeigt wird weiter, dass es die Psychotherapie als eine nach bestimmten Konventionen allgemein anerkannte Einheitslehre – vergleichbar der Schulmedizin –, also eine „Schulpsychotherapie“, nicht gibt. Vielmehr lässt sich im Sinn einer „Schu*len*psychotherapie“ eine Reihe von zum Teil sehr unterschiedlichen Ansätzen erkennen, die sich an jeweils anderen Leitmotiven und Grundsätzen (Paradigmen) orientieren. In der Folge werden überblicksartig jene Faktoren näher beschrieben, die in den einzelnen psychotherapeutischen Schulen jeweils als wirksam und hilfreich erachtet werden. Schließlich werden einzelne Ansätze, denen im vorliegenden Buch keine eigenen Kapitel gewidmet sind, kurz vorgestellt: Individualpsychologie, Analytische Psychologie, Transaktionsanalyse, Katathym-Imaginative Psychotherapie (KIP), Autogene Psychotherapie und Hypnosepsychotherapie, Existenzanalyse und Daseinsanalyse sowie die Integrative Therapie nach Hilarion Petzold und die Neurolinguistische Psychotherapie. Hinweise zur Ausweitung des Settings und des Anwendungsbereiches im Allgemeinen und des Ansatzpunktes in Form körper-, bewegungs- und kreativitätsorientierter Psychotherapie im Besonderen runden den Beitrag ab.

1 Zur Geschichte der Psychotherapie

Vorformen der Psychotherapie sind so alt wie die Menschheit. Priester und Ärzte haben über Jahrhunderte hinweg psychotherapeutische Funktionen übernommen. Beispiele religiös-magischer Heilkunst finden sich etwa bei Frank (1961), eine Kurzzusammenfassung verschiedener Vorfahren der Psychotherapie (Priesterheiler, Philosophie, Ärzte des Mittelalters und der Renaissance, Psychiatrie) gibt Condrau (1989). Aus der arabischen Medizin des 9. und 10. Jahrhunderts berichten Farau und Cohn (2008, S. 58f.) von Rhazes, der den willensschwachen (depressiven) Emir auf drastische Weise mobilisiert, indem er ihm einen Schrecken einjagt, und von Avicenna, der sich auf einfühlsame, aber auch trickreiche Weise in die „verrückte Welt" des Prinzen begibt, der glaubt, eine Kuh zu sein. Hier klingen zum einen provokative, aversive und paradoxe Vorgehensweisen, zum anderen klientenzentrierte Haltungen an, die auch in der modernen Psychotherapie wertvolle Hilfestellungen ermöglichen.

Als systematisch entwickelte, wissenschaftlich fundierte Disziplin ist die Psychotherapie allerdings relativ jung. So taucht der Begriff „Psychotherapie" zum ersten Mal um 1870 in England und den Niederlanden auf. Erst mit der Entwicklung der Psychoanalyse durch Sigmund Freud um die Jahrhundertwende stand eine theoretisch wie praktisch ausgewiesene und wissenschaftlich zu nennende Methode zur Verfügung, die zugleich den Beginn der modernen Psychotherapie markiert.

Mitteleuropa, im Besonderen Österreich (hier Wien; vgl. dazu Frischenschlager 1994), Deutschland, die Schweiz und Ungarn haben aus historischer Sicht überragende Bedeutung für die Entwicklung der modernen Psychotherapie. Dies wird schon daran deutlich, wie viele ihrer Pioniere – zumindest bis vor 1933 bzw. vor dem Zweiten Weltkrieg – in diesem Raum gelebt und gewirkt haben (z.B. Freud, Adler, Jung, Moreno, Reich, Ferenczi, Balint, Rank, Binswanger, Boss und Frankl, um nur einige Namen zu nennen).

Ein historischer Abriss der Psychotherapie kann meines Erachtens an einer Quelle nicht vorbei: an Henry Ellenbergers Opus Magnum (1985), einer bis in kleinste Details dringende Darstellung der Vorläufer und Repräsentanten einer psychodynamischen Denkweise, dabei immer auch mit Bezug zum zeit-, ideen- und wissenschaftsgeschichtlichen, kulturellen und gesellschaftlichen Hintergrund.

Die „primitive Heilkunst"

Ellenberger führt verschiedene Verfahren der primitiven Heilkunst an, die er anhand von Beispielen aus früheren geschichtlichen Epochen wie auch aus anderen Kulturen belegt. Immer wieder lassen sich irrationale, suggestive, autoritäre, kathartisch-krisenhafte Elemente finden, wobei Dämonen und Geister, Seelenverlust sowie Tabuverstöße und unerfüllte Sehnsüchte krankheitserzeugende Funktionen haben. Es lohnt sich, die einzelnen von Ellenberger beschriebenen „Heilverfahren" im Hinblick auf moderne Psychotherapieverfahren und ihre Wirkfaktoren zu erörtern. So lassen sich eine Reihe von Analogien, aber auch Unterschiede zu einem modernen Verständnis von Psychopathologie und psychotherapeutischer Behandlung aufzeigen:

- Die verlorene Seele etwa könnte als ein von sich selbst entfremdeter Zustand verstanden werden, die beim „Besessenen" zur Sprache gebrachten Geister als verdrängte Anteile seines eigenen Selbst, die nach außen projiziert werden.
- Feierliche Rituale, z. B. des Exorzisten, der vom bösen Geist und von den eigenen Fähigkeiten überzeugt ist, sind auch in der Psychotherapie anzutreffen. Zeremonielle Aspekte werden insbesondere in kreativitätsorientierten Psychotherapiemethoden zur Intensivierung des Erlebens und des spontanen Ausdrucks verwertet. Auch die Gegenwart von Stammesmitgliedern in der primitiven Heilkunst findet ihre Parallele in der modernen Gruppenpsychotherapie.
- Die lange Ausbildung, Vorbereitung und Initiation des Heilers hat ihre Entsprechung in der tiefgreifenden Arbeit des in Ausbildung befindlichen Psychotherapeuten an sich selbst im Rahmen der Selbsterfahrung bzw. Lehrtherapie, um sich für eigene blinde Flecken zu sensibilisieren und – psychoanalytisch gesprochen – die Gegenübertragung besser kontrollieren zu können.
- Die Bedeutung der Beziehung zwischen dem Heiler und dem Kranken, speziell zwischen dem Exorzisten und dem „Besessenen", ist wahrscheinlich um nichts weniger wichtig als jene zwischen dem Psychotherapeuten und dem Klienten. Hier wie dort soll jemand bzw. etwas mithilfe der Begleitung und Unterstützung eines anderen Menschen zum Sprechen bzw. zum Ausdruck gebracht werden, wobei das gewaltvolle und direktive Element, das im Exorzismus steckt, in einer dialogischen und um Verstehen bemühten Psychotherapie natürlich fehl am Platz ist. In beiden Fällen aber entfaltet die „Katharsis", die emotionale Entlastung, ihre Wirkung.
- Die Reproduktion des Traumas im Rahmen zeremonieller Prozeduren mobilisiert emotionale Ansprechbarkeit und Erschütterung, aber auch Bewältigungsreserven. Als Schocktherapie ist dies mit Reizüberflutungstechniken aus der Verhaltenstherapie und in Form einer geplanten Inszenierung mit dem Psychodrama verwandt, wo unter Beiziehung von Hilfs-Ichs in der Gruppe eine Integration störender oder ungenützter Anteile der Person angestrebt wird. Auch der Äskulapkult in den Tempeln des alten Griechenland weist Ähnlichkeiten mit Psychotherapie auf: Die Behandlung bestand darin, dass man sich in den Tempel – noch früher in eine Höhle – zurückzog, um sich dort „auf dem Boden liegend" auszuruhen, aber auch dem Erleben der auftauchenden Empfindungen, Phantasien und Visionen, mitunter wohl auch dem damit einhergehenden Entsetzen auszusetzen. Wichtig dabei war sowohl die Vorbereitung, die in Reinigung, Wassertrinken und Gebet bestand, als auch die Existenz eines sozial definierten Ortes, an dem Heilung stattfinden konnte. In der „modernen" Psychotherapie wird die psychotherapeutische Praxis, in der Urschreitherapie z. B. das Hotelzimmer oder ein schalldichter Keller zum Rückzugstempel. Das Erleben, das keiner weiteren Deutung bedarf, als heilende Kraft, ist in vielen, v. a. humanistisch orientierten Psychotherapieansätzen zur Erfolgsformel erklärt worden.
- Die Anleitung im Kampf gegen böse Geister, die Enthüllung des krankmachenden Geheimnisses sowie die Ermutigung zum Geständnis eines Tabuvergehens oder eines verbotenen Wunsches bedürfen – so wie Psychotherapie dies unter dem psychologischen Konzept abgewehrter oder verzerrt symbolisierter Regungen sieht – der Exploration und Empathie. Heute wissen wir, dass dem Psychotherapeuten in der Überwindung von Beschämung und Schuldgefühlen eine wichtige Zeugenfunktion zukommt, die dazu

beiträgt, psychogene Opfer hinsichtlich Lebensqualität und Freiheit – auch auf der somatischen Ebene – aufzugeben.

- Die Anwendung von Vorformen der Psychotherapie war nicht selten von Verschlimmerungen begleitet, im guten Fall Ausdruck von Zuspitzung und Widerstand, im schlechten von einer zusätzlichen iatrogenen, d. h. durch den Heiler bedingten, Schädigung des Patienten; beides ist auch in der Psychotherapie heutigen Datums nicht unbekannt. Hingegen scheint die grundsätzlich autoritäre und drohende bzw. bestrafende Leitlinie der Vorläufer der Psychotherapie, die sich in den Drohungen an den bösen Geist, der im Besessenen als Eindringling bekämpft wurde, aber auch in Beschwörungen und Schuldzuweisungen gegenüber dem (besessenen) Kranken manifestierte, in der heutigen Psychotherapie weitgehend überwunden.

In der Rückschau auf die „primitive Heilkunst" lässt sich v. a. erkennen, dass *der Heiler eine eminent wichtige Person der Gemeinschaft ist. Er und seine Methode sind innerhalb der sozialen Bezugsgruppe bzw. des Stammes anerkannt.* Diese Bedeutung kommt Psychotherapeuten heute zwar vor allem in einzelnen Subkulturen und Gesellschaftsschichten zu (wobei zunehmend von einer grundsätzlichen gesamtgesellschaftlichen Anerkennung von Psychotherapie ausgegangen werden kann); dass *Heilung an einem sozial definierten Ort stattfindet,* gilt aber auch für die moderne psychotherapeutische Praxis.

Ferner ist traditionell die *Person des Heilers von zentraler Bedeutung und nicht die Technik.* Dies gilt auch für die meisten psychotherapeutischen Schulen. Die Prinzipien der „primitiven" Heilkunst, dass der Glaube des Heilers an seine eigene Fähigkeit und der Glaube des Patienten an die Fähigkeiten des Heilers wichtige Voraussetzungen für den Erfolg sind, gelten auch für die Psychotherapie als maßgeblich, weswegen auch großes Augenmerk auf die persönliche Entwicklung des Psychotherapeuten in seiner Ausbildung gelegt wird.

Magnetismus und Hypnose

Heiler und Exorzisten bedienten sich immer schon des Rapports, d. h. der affektiv besetzten Beziehung, sowie der Hypnose und der anweisenden Suggestion, die im Wesentlichen auf einem autoritär-lenkenden Vorgehen und einem interpersonalen Ungleichgewicht basierte. Dass Hilfe suchende Personen oft suggestibel, ansprechbar und lenkbar sind, sich mitunter gerne in Abhängigkeit begeben, wurde und wird auch heute noch aufgegriffen. Ab etwa 1770 begann sich die Hypnose von ihrem mystisch-magischen Kontext zu lösen. Neben dem vorwiegend noch im Rahmen exorzistischer Grundvorstellungen agierenden Schweizer Priester Johann Joseph Gassner (1727–1779) wurde der österreichische Arzt Franz Anton Mesmer (1734–1815) zur Hauptfigur dieses Ablösungsprozesses. Nachdem er Wien nach einer missglückten Behandlung verlassen musste, wurde er im vorrevolutionären Paris zu einer – wenn auch umstrittenen – Kultfigur.

Seine durchwegs aus gehobener sozialer Schicht stammende Klientel – zumeist handelte es sich um Frauen, die von der Ausstrahlung des charismatischen Mesmer und seiner Zeremonie beeindruckt waren – behandelte er in Gruppen, die im Kreis in einem riesigen, *bacquet* genannten Bottich saßen. In Trance versetzt, überkamen sie krisenhafte Krämpfe (s. dazu Farau/Cohn 2008, S. 62; Ellenberger 1985, S. 104f.), die die Erkrankung dokumentierten, aber auch einen Weg zur Gesundung bedeuten konnten. Erklärte Absicht des Magnetiseurs war es, das „animalische Fluidum", jene physikalisch gedachte Lebenskraft, vom Magnetiseur auf die Patienten zu übermitteln bzw. in diesen zu erwecken oder besser zu verteilen. Heute meinen wir zu wissen, dass die Beziehung zwischen Magnetiseur und magnetisierter Person das eigentliche Agens für die Veränderungsprozesse darstellt, nicht aber die Beeinflussung einer physikalischen Größe wie des animalischen Magnetismus. Eine vom französischen König eingesetzte Kommission der Pariser Akademie der Wissenschaften, der u. a. auch Benjamin Franklin angehörte, kam jedenfalls zu dem Schluss, dass das magnetische Fluidum nicht existiere und die Wirkungen der Behandlungsmethode Mesmers folglich nicht darauf, sondern auf die Kraft der Einbildung zurückzuführen seien. Ein psychologisches Phänomen, nämlich der Glaube des Patienten daran (Placebo-Effekt), sei als Erklärung für die Wirkung in Erwägung zu ziehen. So kam es, dass Mesmer die wissenschaftliche Seriosität abgesprochen wurde. Dennoch kann Mesmers animalischer Magnetismus als erster Versuch angesehen werden, hypnotische Phänomene in eine wissenschaftliche Theorie zu bringen.

Ein Schüler Mesmers, der Marquis de Puységur (1751–1825), erkannte den psychologischen Hintergrund der „magnetischen" Kur, indem er die geistigen Kräfte des Magnetismus als Wirkvariable identifizierte. Puységur setzte die Tradition Mesmers fort, führte aber in seiner magnetisch-hypnotischen Methode im Gegensatz zu diesem mit dem „künstlichen Somnambulismus" einen sanfteren Zustand herbei; auch der „posthypnotischen Amnesie", also dem beeinträchtigten Erinnerungsvermögen nach der hypnotischen Prozedur, wurde hier stärkere Beachtung geschenkt (vgl. Peter 1987, S. 337–340).

Den nächsten Schritt in Richtung Suggestionstheorie setzte der portugiesische Priester Abbé Faria (1755–1819) Anfang des 19. Jahrhunderts. Ihm erschien – in paradigmatischer Umkehr der klassischen Sichtweise – die Rolle des Hypnotisierten wichtiger als jene des Hypnotiseurs. Auch begrifflich löste er sich vom Magnetismus und bezeichnete den hypnotischen Schlaf als „concentration" oder „sommeil lucide" („luzider Schlaf"), den er mit Verbalsuggestionen, aber auch sensorischen Reizen (langsames Bewegen der Hand auf die Augen der hypnotisierten Person zu) auslöste.

Der Begriff Hypnose – eigentlich „künstlicher Schlaf" – wurde erst 1843 vom englischen Augenarzt James Braid (1795–1860) eingeführt. Er sah physiologische Phänomene als hauptverantwortlich für den „nervösen Schlaf", den er durch die von ihm zunächst Neurohypnologie, später eben Hypnose genannte

Methode erreichte. Zur Induktion bediente er sich vorwiegend der „Fixationsmethode“, indem er den Hypnotisierten einen in der Höhe der Nasenwurzel gehaltenen glänzenden Gegenstand starr betrachten ließ. Später führte er die dabei auftretenden Trancephänomene nicht mehr auf den nervösen Schlaf zurück, sondern auf eine erhöhte Aufmerksamkeitskonzentration, bei der Imaginationen und Erwartungen sogar viel intensiver wären als im Wachzustand – womit sich in der Folge völlig neue Anwendungsperspektiven eröffneten. Da es sich auch nach heutigem Verständnis bei der Hypnose – eigentlich der Trance, die durch die Hypnose induziert wird – um einen Wachzustand bzw. eine veränderte Bewusstseinslage handelt, ist die allgemein bekannte Bezeichnung Hypnose als unzutreffend zu betrachten.

Zuletzt seien für die zweite Hälfte des 19. Jahrhunderts namhafte Vertreter der Hypnose in Theorie und Praxis genannt: Der an der Pariser Salpêtrière wirkende Jean-Martin Charcot (1825–1893) vertrat die Auffassung, dass Hypnose ein hysterisches Phänomen sei und daher nur bei Hysterikern auszulösen wäre. Die Schule von Nancy mit Liébeault (1823–1904) und Bernheim (1840–1919) hingegen, die auch die Begriffe Suggestion und Suggestibilität einführte, sah die Hypnose als Variante normalen Erlebens, die daher auch bei Gesunden angewendet und ausgelöst werden könne. Von den genannten Männern ließ sich auch Sigmund Freud im Rahmen seiner Frankreichreisen die hypnotischen Techniken vermitteln. Nach anfänglichem Gebrauch der Hypnose durch Freud („Hypnokatharsis“) wurde diese von ihm jedoch in der Folge als „zudeckend“ abgelehnt. Nach Ellenberger lässt sich somit eine Linie zurückverfolgen, die vom Exorzismus über den Magnetismus und Hypnotismus bis zur Psychotherapie reicht. Die Geschichte der dynamischen Tradition der Psychiatrie und damit der Psychotherapie beginnt mit Mesmer und setzt sich über Frankreich mit Puységur, Charcot und Bernheim fort, um über Freud wieder nach Wien zurückzukehren.

2 Paradigmen der modernen Psychotherapie

Eine Reihe von Philosophen, Dichtern und Schriftstellern, die romantische Medizin des 19. Jahrhunderts und die oben erwähnten Vorläufer der dynamischen Psychotherapie und Tiefenpsychologie ließen in ihren Auffassungen anklingen, dass es im Menschen auch irrationale, triebhafte und unbewusste Kräfte gebe. Es blieb Sigmund Freud vorbehalten, mit der Psychoanalyse einen systematischen erfahrungswissenschaftlichen Zugang zu diesen Bereichen zu gewinnen und auf der Basis der Theorie des Unbewussten ein revolutionäres Ideengebäude und eine psychologisch fundierte Neurosenlehre zu entwerfen. Hier wurzelt das tiefenpsychologische Paradigma, dessen ungeheuer reichhaltige Ausdifferenzierung in über hundert Jahren viele Abkömmlinge hervorgebracht hat, die sich zum einen als Entwicklungen innerhalb des Hauptstromes der Psychoanalyse, zum anderen als Abspaltungen und konkurrierende Schulen begreifen. Darüber hinaus haben sich im Verlauf des 20. Jahrhunderts – sei es modifizierend oder im Widerspruch – auch von der Psychoanalyse grundlegend verschiedene Auffassungen und Verfahrensweisen in der Psychotherapie entwickelt (vgl. dazu auch die ausführliche Darstellung von Ruth Cohn in Farau/Cohn 2008; Auszüge aus Originalarbeiten, die historisch und paradigmatisch gesehen von Bedeutung sind, wurden von Toman und Egg 1988 zusammengestellt), die unter Berücksichtigung der historischen Bezüge in ihrem paradigmatischen Grundgehalt im übernächsten Abschnitt gegeneinander abgegrenzt werden. Dazu gilt es vorher jene Aspekte vorzustellen, die für die Charakterisierung der Paradigmen in der Psychotherapie überhaupt von Belang sind.

Gesichtspunkte für paradigmatische Differenzierungen

Inhaltliche Paradigmen können ihre Charakteristika aus recht unterschiedlichen Ebenen und Dimensionen beziehen:

- aus den philosophischen Grundlagen, d. h. aus dem expliziten Menschen- und Weltbild (z. B. humanistisch, existenzphilosophisch, holistisch, spirituell, materialistisch, mechanistisch, deterministisch, triebbestimmt, systemisch) und der erkenntnis- und wissenschaftstheoretischen Position (z. B. Positivismus, kritischer Realismus, Phänomenologie, Hermeneutik, Konstruktivismus);
- aus dem Personverständnis bzw. daraus, welche Bereiche der Person vorrangig betrachtet werden:
  - die *personale* Ebene charakterisiert den autonomen und reflexiven Anteil des existenziell gefragten Menschen,
  - die *intrapersonale* Ebene kennzeichnet die Psychodynamik eines Menschen, allenfalls unter Miteinbeziehung einer *subpersonalen* Ebene, die das Personverständnis auf unbewusste, irrationale Seiten ausdehnt,
  - die *interpersonale* Betrachtung sieht das Individuum in seiner Verbundenheit mit den anderen.
  - Schließlich hebt eine *transpersonale* Annäherung die Person in transzendente Sphären, die den individuellen, aber auch den sozialen Rahmen überschreiten;
- aus den spezifischen theoretischen Grundannahmen (z. B. Unbewusstes, Lernparadigma, konstruktive Aktualisierungstendenz, existenzielle Gegebenheiten, systemtheoretische Vorstellungen);
- aus den als grundlegend erachteten Wirkweisen und Zielsetzungen (z. B. aufdeckend-konfliktorientiert, direktiv-persuasiv, nicht-direktiv, stützend-adaptiv, re-edukativ, problem-, ziel- und lösungsorientiert; vgl. Tabelle 1, S. 47);
- aus der Arbeitsweise in der Praxis, d. h. in welchen Settings (einzeln, dyadisch, als Gruppe, Paar oder Familie; im Sitzen, Liegen auf Couch oder Matte, Stehen, Bewegen, Tanzen, Spielen oder auch in Kombinationen dieser Möglichkeiten), mithilfe welcher Zugangswege, Techniken und Medien (Gespräch, Imaginationen, Körper, Atem, Be-

wegung, kreative Medien) und mit welchen Zielgruppen (z.B. Kinder, Jugendliche, Erwachsene oder ältere und alte Personen) bzw. Indikationen (Personen mit Neurosen, Psychosomatosen, Psychosen, Süchten etc.) gearbeitet wird.

Aus den vorgestellten Betrachtungswinkeln lassen sich unzählige Kategorisierungen bilden, eine gängige ist die grobe Unterscheidung nach vier psychotherapeutischen Grundausrichtungen: *tiefenpsychologisch-klärungsorientiert, humanistisch-erlebnisorientiert, problem- und verhaltensorientiert* sowie *systemisch-lösungsorientiert.*

Die psychodynamisch-tiefenpsychologisch ausgerichteten Therapieformen mit ihrem biografisch-rekonstruktiven Schwerpunkt haben einen konfliktorientierten bzw. klärungsorientierten Fokus.

Demgegenüber betonen die (kathartisch-)erlebnisorientierten Ansätze der humanistischen Bewegung (Psychodrama als Vorläufer, Gestalttherapie, Personzentrierte Psychotherapie, z.T. Körperpsychotherapien) die unmittelbare Erfahrung im Hier und Jetzt der therapeutischen Beziehung bzw. des therapeutischen Geschehens. Beide Strömungen schenken der umfassenden Arbeit an der Persönlichkeitsentwicklung Beachtung und nicht nur einer Symptom-, Problem- oder Verhaltensorientierung.

Problem- bzw. verhaltensorientierte Richtungen dagegen legen eher Wert auf konkrete, aus einer Problem- bzw. Verhaltensanalyse abgeleitete, operationalisierbare Fragestellungen und Zielsetzungen.

Systemisch-lösungsorientierte Vorgehensweisen wiederum haben ihren Akzent auf den Ressourcen und Anregungen zu neuen kreativen Lösungsmöglichkeiten. Problembeschreibungen sind dabei nur Ausgangshypothesen, die nicht weiter vertieft werden, um nicht die „Problemtrance" zu perpetuieren.

Über diese vier traditionellen Paradigmen hinaus und zum Teil mit ihnen überlappend lassen sich noch eine Reihe von paradigmatischen Clustern herausfiltern, auf die in der folgenden Darstellung Bezug genommen wird:

- *existenzielle* Konzepte, mit einer analytischen Ausrichtung wie die Daseinsanalyse oder mit einer Affinität zum humanistischen Paradigma wie die Existenzanalyse;
- Methoden, die sich explizit der *Trance* und der *Suggestion* bedienen, wobei sich die Autogene Psychotherapie tiefenpsychologisch versteht, während sich die Hypnosepsychotherapie in einen tiefenpsychologischen und einen lösungsorientierten (hypno-)systemischen Zweig aufschlüsseln lässt;
- Ansätze, die sich einem *transpersonalen* Paradigma zuordnen lassen;
- *integrative* Methoden, die aber nur vereinzelt systematisch elaboriert sind.

Im Folgenden seien die hier aufgeführten Paradigmen der Psychotherapie noch etwas eingehender erläutert:

Einzelne Paradigmen der Psychotherapie

Tiefenpsychologie

Zunächst als ein Synonym für Psychoanalyse gebraucht, wurde der Begriff Tiefenpsychologie später dafür verwendet, die aus der Psychoanalyse hervorgegangenen psychodynamisch orientierten Schulen unter ein gemeinsames Dach mit der Psychoanalyse stellen zu können. Grundlegend und verbindend ist die Annahme eines Unbewussten, das zur Psychodynamik beiträgt bzw. sie konstituiert. Gemeint ist zumeist das individuell Unbewusste, C. G. Jung hat aber auch das kollektive Unbewusste thematisiert.

Das tiefenpsychologische Paradigma nimmt von seiner historischen Bedeutung, von seinem inhaltlichen Stellenwert und von seiner Verbreitung her einen zentralen Platz in der Psychotherapie ein (vgl. die knappen Darstellungen über Individualpsychologie, Analytische Psychologie, Transaktionsanalyse und Katathym-Imaginative Psychotherapie in diesem Beitrag, S. 56 f.).

Auf Trance und Suggestion beruhende Verfahren

Mittels Hypnose wurde und wird unter Umgehung rationaler Anteile ein direkter Zugang zum Unbewussten gesucht, wobei Übertragungsprozessen eine wichtige Funktion zukommt. Die „zudeckende“ (weil nicht einsichtsorientierte) und manipulativ-autoritäre Ausrichtung war ein Grund dafür, dass die Psychoanalyse von der Anwendung hypnotischer Techniken Abstand genommen hat. In Überwindung einer direktiv-suggestiven Hypnose in den 1930er- bis 1960er-Jahren wurden v. a. von Milton Erickson zusätzlich „natürliche“ Techniken zur Tranceinduktion und -utilisation entwickelt. Indirekte Suggestion führe viel eher zu einer Reorganisation und zur Förderung kreativer innerer (unbewusster) Prozesse unter Beachtung der Autonomie als nur zur Symptombeeinflussung (vgl. die Darstellung über Hypnosepsychotherapie und Autogene Psychotherapie in diesem Beitrag, S. 67 ff.).

Verhaltenstherapie

Die Verhaltenstherapie stellt eine enorm einflussreiche Strömung in der Psychotherapie dar. Sie umfasst eine Reihe von Verfahren, deren lerntheoretische Fundierung bis an den Anfang des vergangenen Jahrhunderts zurückreicht. Dem naturwissenschaftlichen Paradigma bzw. einem empirisch-positivistischen Wissenschaftsverständnis verpflichtet, standen zunächst – mit großer Nähe zur akademischen Psychologie – das beobachtbare Verhalten (Behaviorismus) bzw.

seine Veränderung unter kontrollierten Bedingungen im Zentrum. Zentral ist die Annahme, dass jedes Verhalten gelernt ist und wieder verlernt werden kann und ebenso dass eine Veränderung des Verhaltens auch veränderte Einstellungen bewirkt. Die praktische therapeutische Anwendung setzte ab den 1950er-Jahren ein und hat sich seit damals weitreichend ausdifferenziert und systematisiert. Zusätzlich zur Verhaltens-, Problem- und Lernorientierung sind dabei auch interne Prozesse (Kognitionen, Emotionen und Motive) in das Blickfeld geraten, was die „kognitive Wende" in der Verhaltenstherapie markiert (s. den Beitrag von Parfy in diesem Band).

Humanistische Psychotherapie

Das humanistische Paradigma zeichnet sich – so wie das existenzielle – durch seinen expliziten philosophischen Anspruch (v. a. bezüglich des Menschenbildes) aus. In der therapeutischen Arbeit werden die Gegenwärtigkeit unseres Seins sowie emotionales Erleben einer realen, von Verständnis getragenen zwischenmenschlichen Beziehung zwischen dem Psychotherapeuten und dem Klienten im Hier und Jetzt als vorrangig erachtet (s. den Beitrag von Schmid in diesem Band, den kompakten Überblick über das Psychodrama in diesem Beitrag, S. 72 ff., sowie Quitmann 1996; Hutterer 1998; Cain et al. 2015; Eberwein 2009).

Als eine Reaktion auf Psychoanalyse und Behaviorismus in den 1950er- und 1960er-Jahren in den USA entstanden, betont diese auch als „dritte Kraft" (Bugental 1964) bezeichnete Richtung die Einzigartigkeit, Autonomie, Freiheit, Selbstverantwortung und Ganzheitlichkeit jedes Menschen als Schöpfer und Gestalter der Welt und seiner selbst. Im Gegensatz zur klassischen Psychoanalyse wird die Entwicklung gesunder und schöpferischer Anteile hervorgehoben, die aus einer Tendenz zur Selbstverwirklichung entspringt (einen eindrucksvollen Vergleich zwischen psychoanalytischer und existenziell-humanistischer Grundhaltung gibt Ruth Cohn anhand ihrer eigenen (lehr-)therapeutischen Erfahrungen, Farau/Cohn 2008). In ihrem Optimismus in Bezug auf die konstruktive Entwicklungsfähigkeit des Menschen weist die humanistische Richtung eine Verwandtschaft zum Behaviorismus auf. In diese Tradition reiht sich auch eine relativ aktuelle Richtung der humanistischen Bewegung ein: die Positive Psychologie mit ihrer Betonung von Potenzialen, konstruktiven Ressourcen und Motiven wie Glück, Courage oder „im Fluss sein" (Lopez/Snyder 2009).

Existenzielle Psychotherapie

Unter dieses Paradigma fallen all jene Verfahren, die sich in erster Linie existenziellen Fragen zuwenden und psychische Probleme unter diesem Gesichtspunkt beleuchten. Unter existenziellen Themen sind universelle Grundkonflikte und allgemein menschliche Fragen zu verstehen. Im Zentrum steht der Begriff der „Existenz", ein erfülltes, „in Besitz genommenes" und sinnvolles Dasein, das sich auch durch die anerkennende Bejahung menschlicher Bedingungen und Dilemmata (wie z. B. Tod, Vergänglichkeit, Krankheit und Leiden, immanente Entscheidungsmöglichkeit, aber auch nicht mehr rückgängig zu machende Entscheidungen, Freiheit, Verantwortung und Angst, Einsamkeit und Streben nach interpersonalem Kontakt sowie die Suche nach Sinn) sowie aus Grenzsituationen (z. B. Zusammenbruch eines sinngebenden Konzepts) erschließt (vgl. Yalom 2005; Cooper 2003).

Existenzielle Psychotherapie bedeutet eine philosophisch inspirierte Ausrichtung auf jene Probleme, die unumgänglich mit menschlicher Existenz verbunden sind. Das spezifisch Existenzielle an einer Psychotherapie ist nicht das „Neurotische", das individuell Psychopathologische, sondern das allgemein Problematische am menschlichen Dasein („Leiden am Sein"), das, wenn es nicht anerkannt wird, pathologische Folgen nach sich ziehen kann. Diese Richtung befasst sich also in erster Linie mit überindividuellen Fragen der menschlichen Existenz, wobei biografisch oder im engeren Sinn traumatisch bedingte Konflikte aber mit zu berücksichtigen sind. Die Zeitperspektive des existenziellen Ansatzes ist, was die Entstehung von (psychischem) Leiden anlangt, in gewissem Sinn ahistorisch, weil es dabei um grundlegende Bedingungen geht, die zu allen Zeiten die menschliche Existenz ausrichten und stimmen. Zugleich wird im existenziellen Denken die Bedeutung der Zukunft für die Gegenwart betont; das heißt, wir sind stark von der Zukunft motiviert, diese ragt gewissermaßen in die Gegenwart hinein.

Eine solche Ausrichtung ist mit fast allen anderen Paradigmen der Psychotherapie kompatibel, wenn auch die biografische Dimension als ätiologischer Faktor in den Hintergrund tritt, die therapeutische Haltung die Perspektive einer existenziellen Begegnung nahelegt und insofern dem Modell des abstinenten Therapeuten entgegengesetzt ist (vgl. die Darstellungen der Daseinsanalyse und der Existenzanalyse in diesem Beitrag, S. 76 ff., sowie Längle/Holzhey-Kunz 2008 bzw. Längle 2016 und Holzhey-Kunz 2014).

Transpersonale Psychotherapie

Als Bewegung Ende der 1960er-Jahre entstanden, trägt diese nach Maslow auch als „vierte Kraft" bezeichnete Strömung in vielem deren Aufbruchsstimmung: Höchste (veränderte) Bewusstseinszustände (Gipfelerfahrungen) werden als leitende Erfahrungen für einen „spirituellen Pfad" angesehen, der über Geburt, Tod und die Begrenzungen der Körperlichkeit hinausweist. In geringerem Ausmaß als bei den anderen Paradigmen ist in der transpersonalen Psychologie die

Ausrichtung auf eine herkömmlich-wissenschaftlich begründbare Rationalität erkennbar, wenn sie auch versucht, die Wissenschaft mit den alten Weisheitslehren (philosophia perennis) zu versöhnen (Walch 2013).

Therapieziele sind die Öffnung für spirituelle Erfahrungen und Werte, die Überwindung der Isolation und Begrenztheit menschlichen Seins, die „tägliche Erfahrung jenes Zustandes, der [...] Befreiung, Erleuchtung, Individuation, Gewissheit oder Gnosis genannt wird" (Boorstein 1988, S. 9). Anstelle der Entwicklung eines starken, auf Selbstbehauptung ausgerichteten Ego steht als Ziel die Ich-Transzendenz, die aber nicht Ich-Auflösung, Entindividualisierung durch Symbiose oder Uniformität bedeutet, sondern Bezugnahme auf einen gemeinsamen Urgrund (kosmisches Einssein mit dem Universum) unter Achtung der Individualität und die das Loslassen und Hinter-sich-Lassen von Bindungen und überkommenen Vorstellungen einschließt. In der Praxis geschieht dies v.a. durch Meditation, Kontemplation, Hyperventilation, Musik, Tanz bzw. traditionelle schamanistische und mystische Ekstasetechniken.

Systemischer Ansatz

Eine eminent wichtige Rolle spielt in der Psychotherapie der Gegenwart die systemische Psychotherapie in ihren unterschiedlichen Ausrichtungen. Aus der Praxis der Familientherapie entstanden, geht es darum, in relativ kurzer Zeit neue, hilfreichere Sichtweisen hinsichtlich eines Problems zu kreieren. Das systemische Paradigma beinhaltet mehrere Formen und Ausprägungen von Psychotherapie, die in hohem Ausmaß von verschiedenen Spielarten konstruktivistischer Wissenschafts- und Erkenntnistheorie geprägt sind. Gemeinsam ist ihnen zum einen ein Vorbehalt gegenüber einer statischen Diagnostik, weil damit ein Problemstatus festgeschrieben wird, statt alternative Perspektiven zu eröffnen bzw. zu aktualisieren, und weil eine individualisierte und nicht kontextbezogene, nicht „ökologische" Perspektive erzeugt wird. Systemische Ansätze gehen von einer Autonomie des zu behandelnden Systems (d.h. der Klienten) aus, angesichts dessen Selbstorganisations- und -regulationskräfte und dessen Eigendynamik der Versuch einer gezielten Außensteuerung durch den Therapeuten wenig sinnvoll erscheint. Vielmehr geht es darum, durch kleine Anstöße und durch die Destabilisierung eingefahrener Muster („Verstörung") Veränderungen zu ermöglichen („Prinzip der minimalen Intervention"; „kleine Veränderungen bewirken große"). Insofern systemische Modelle von einem wechselseitigen Bezug zwischen Problem und interpersoneller Kommunikation ausgehen, besteht das Ziel der Therapie nicht zuletzt darin, die Kommunikation(smuster) zu verändern. Die Bedeutung eines Problems wird im sozialen Kontext (z.B. welche Funktion hat der Symptomträger bzw. designierte Patient für das Familiensystem?), nicht in einer unbewussten Dynamik gesehen; die tendenziell kürzeren

Therapien sind demgemäß nicht klärungs-, sondern lösungs-, ressourcen- und zukunftsorientiert (vgl. den Beitrag von Kriz in diesem Band).

Integrative Ansätze

Integrative Therapieansätze werden vielfach als *die* Zukunftsperspektive der Psychotherapie angesehen, mitunter mit dem Anspruch, die bestehende Schulenbildung erster Ordnung zu überwinden. Allgemein anerkannte Prinzipien und Praxeologien verschiedener Ansätze sollen u.a. aufgrund empirischer Bestätigung zu einer neuen Qualität „veredelt" werden – bisweilen in der Absicht, das Konglomerat zu einer neuen, reichhaltigeren und letztlich eigenständigen Therapieform zu erheben. Zu unterscheiden sind dabei einerseits Entwürfe, die eine theoretisch elaborierte und konsistente Integration von Elementen aus schon bestehenden Ansätzen – angereichert um innovative Elemente – für sich beanspruchen können. Dazu zählen etwa die Integrative Therapie (s. S. 82ff.) sowie der relativ junge Ansatz der Pluralistischen Psychotherapie (Cooper/McLeod 2011; Cooper/Dryden 2016). Demgegenüber finden sich (theorieärmere) Methoden, die Elemente aus verschiedenen Ansätzen relativ unverbunden in ihr praxisbezogenes Repertoire aufnehmen, was in einen mehr oder weniger unsystematischen bzw. rein technischen oder pragmatischen Eklektizismus wie in der Neurolinguistischen Psychotherapie (s. S. 84ff.) oder auch bei der Emotionsfokussierten Therapie (Greenberg 2011) mündet. Diese Methoden legen relativ wenig Wert auf die theoretische Vereinbarkeit bzw. systematische Fundierung ihrer Teile.

3 Prinzipien, Ziele und Wirkfaktoren in der Psychotherapie

Die soeben skizzierten Paradigmen werden im folgenden Vergleich auf die in ihnen vorherrschenden und sie leitenden Ziel- und Wirkvorstellungen hin untersucht. Andere und teilweise ähnliche Unterteilungen finden sich z.B. bei Jaeggi (1995), Senf und Broda (2000), Reimer et al. (2007), Kriz (2014) sowie Stumm (2014).

Zielperspektiven in der Psychotherapie

Die in einer Psychotherapie intendierten Ziele sind zwar grundsätzlich immer auch Sache der Klienten, erhalten aber doch in den verschiedenen Therapieschulen aufgrund prinzipieller Annahmen und Überzeugungen eine je spezifische Prägung. Schon in der einleitenden Begriffsbestimmung von Psychotherapie (vgl. den Beitrag von Slunecko in diesem Band) ist deutlich geworden, dass diese sowohl als Heilverfahren zum Zwecke der Krankenbehandlung als auch als Mittel zur Persönlichkeitsentwicklung (Erweiterung persönlicher Möglichkeiten, Selbstverwirklichung) verstanden werden kann. Insbesondere die analytischen Ansätze betonen ausdrücklich über die therapeutische Zielsetzung hinausreichende Perspektiven, nämlich die Förderung von Erkenntnis, Gesundheit und Kreativität sowie die Entwicklung emanzipatorischer Potenziale, d.h. die Entwicklung von Autonomie und Reife. Auch ist es wohl nicht unangemessen, die Erkundung der persönlichen Wahrheit als Therapieziel zu formulieren. Dies kann auch Zuspitzung und Verschärfung des Leidensdrucks bedeuten – ebenso wie Krankheit bzw. „Krank-Sein" als Antwort der Person und ihres Organismus auf äußere wie verinnerlichte Belastungen zu verstehen ist, die aber als für die Person spürbare oder spürbar werdende Bedeutung in weiterer Folge zur (Selbst-)Heilung führen kann („Krise als Chance").

Auch im Falle einer Psychotherapie als Krankenbehandlung kann die Perspektive recht unterschiedlich gelagert sein. So kann eher symptomorientiert oder eher persönlichkeitsbezogen vorgegangen werden. Auf einem Kontinuum von „Lösungsorientierung" über „Symptomorientierung" bis zu „Prozessorientierung" zeichnen sich eine Reihe von verschiedenen Einstellungen ab. Ob die Sichtweise eher zielorientiert auf Lösungen abstellt („lösungszentriert") oder ob die Bearbeitung der Probleme („problemzentriert") mit nachfolgenden Lösungen oder eine offene Beschäftigung mit der Vielfältigkeit unseres Seins („prozessorientiert", „personorientiert", „sinnzentriert") im Vordergrund stehen, all das sind schon sehr divergente Weichenstellungen.

Zu den Methoden, die sich auf die gezielte Auflösung von Problemen/Symptomen durch das Erarbeiten neuer Handlungs- und Erlebnisweisen konzentrieren, zählen der systemische Ansatz, die Verhaltenstherapie, z.T. Elemente der Autogenen Psychotherapie und der Hypnotherapie.

Alle tiefenpsychologischen Konzepte wie die Psychoanalyse, die Individualpsychologie, die Analytische Psychologie nach C. G. Jung, aber auch die Katathym-Imaginative Psychotherapie, die Autogene Psychotherapie und die analytisch orientierte Hypnosetherapie, die Transaktionsanalytische Psychotherapie, die Bioenergetische Analyse, die Reich'sche Charakteranalyse und die Gestaltanalyse arbeiten dagegen eher oder vorwiegend aufdeckend-analytisch bzw. ganzheitlich-verstehend und weisen in der Regel längere Behandlungszeiten auf als die symptom- bzw. problemorientierten Ansätze. Vor dem Hintergrund tiefenpsychologischer Modellvorstellungen haben sich aber auch Konzepte für kurzfristige(re) Therapien entwickelt (für die Psychoanalyse vgl. den Beitrag von Blüml und Doering in diesem Band); umgekehrt sind auch in nicht-tiefenpsychologischen Ansätzen längerfristige Therapien mit eher aufdeckend-verstehendem Charakter keinesfalls ausgeschlossen.

Tabelle 1: Zusammenfassender Vergleich der wichtigsten Paradigmen in der Psychotherapie

	Orientierungen/Ziele	**Wirkweisen**
Tiefenpsychologie	• problemaktualisierend/ konfliktorientiert • biografisch/ vergangenheitsorientiert • klärungsorientiert • Selbstreflexion (intrapersonal) • interpersonal	wenig direktiv rekonstruktiv Unbewusstes deutend imaginativ (in KIP) Übertragung-Gegenübertragung
Auf Trance und Suggestion beruhende Verfahren	• konfliktorientiert • ziel-/lösungsorientiert • Ich-stärkend • ressourcenorientiert	aufdeckend-analytisch Trance, Regression stützend direktiv-suggestiv entspannend-übend meditativ
Verhaltenstherapie	• ziel-/problemorientiert • verhaltensorientiert • problembewältigend • technikorientiert	rational-kognitiv übend-lernend
Humanistische Psychotherapie	• erlebnisorientiert • konfliktorientiert • entwicklungsorientiert • gegenwartsorientiert • personal-interpersonal (Selbstaktualisierung, Begegnung)	kathartisch aktivierend empathisches und dialogisches Fördern von Selbstexploration und Kontakt
Existenzielle Psychotherapie	• sinn- und wertorientiert • zukunftsorientiert • personal-existenziell (Freiheit angesichts existenzieller Fragen)	rational-persuasiv appellativ-konfrontativ dialogisch
Transpersonale Psychotherapie	• transpersonal • spirituell, kosmisch (Einheit mit Universum, Überwindung des Ego)	veränderte Bewusstseinszustände Atemarbeit Meditation Musik
Systemische Ansätze	• lösungsorientiert • ressourcenorientiert • zukunftsorientiert	anregend-anstiftend „verstörend"
Integrative Ansätze	• verschränken Ziele und Techniken, auch aus verschiedenen Paradigmen	multimodal pragmatisch

Entsprechend den Grundannahmen der einzelnen Therapieschulen finden sich bei der Formulierung von Zielen der Psychotherapie so verschiedene Perspektiven wie das Erreichen von Arbeits-, Liebes- und Genussfähigkeit, die Integration von Unbewusstem („Wo Es war, soll Ich werden") bzw. Neuem, Stärkung des Erwachsenen-Ichs, genitale Reife, Erfüllung der Lebensaufgaben, Individuation (Selbstwerdung), der (Wieder-)Eintritt in den Fluss des Erlebens, Kongruenz, Kreativität und Spontaneität, Sinnfindung, Selbstkontrolle und Problemlösungskompetenz sowie die Re-Definition von „Wirklichkeiten". Hinsichtlich der Erreichung der verschiedenen Ziele stoßen wir aber wieder auf einen gemeinsamen Gedanken fast aller psychotherapeutischen Methoden: Sie gehen davon aus, dass der Psychotherapeut ein Experte für den Prozess, nicht aber für die Lösungen ist. Die inhaltlichen Ziele sollten letztlich vom Klienten bestimmt werden, wenn dies auch in einem wechselseitigen Prozess mit dem von seinem Ansatz beeinflussten Psychotherapeuten geschieht.

Allgemeine und methodenspezifische Wirkprinzipien der Psychotherapie

Den psychotherapeutischen Ansätzen und dem daraus abgeleiteten Handeln liegen explizite oder implizite Annahmen zugrunde, was als hilfreich, wirksam und beabsichtigt angesehen wird. Dieses Verständnis ist zum Teil sehr unterschiedlich, zum Teil gerade bei erfahrenen Psychotherapeuten verschiedener Schulen recht ähnlich. Grundsätzlich scheint sich bei zunehmender Erfahrung eine Orientierung zu entwickeln, die man als „Patientenzentrierung" bezeichnen könnte (vgl. Toman/Egg 1988, S. 1–5). Abhängig von der spezifischen Störung bzw. Eigenheit des Klienten wird, ausgehend von der Beziehung zwischen Klient und Psychotherapeut, eine Änderung angestrebt. Meist erfolgt dies weniger über Techniken als über das „Instrument" Psychotherapeut, d. h. auch über seine Beobachtungen, Wahrnehmungen, sein Erleben und die von ihm geleistete und beigesteuerte Einfühlung, seine Bilder und Deutungen. Besonders Rogers (z. B. 1951; 1957) hat betont, dass nicht spezifische Techniken für den Erfolg von Therapie verantwortlich sind, sondern eine bestimmte Art von therapeutischer Haltung und Beziehung, in der Veränderung oder „Selbstaktualisierung" möglich wird (vgl. den Beitrag von Schmid in diesem Band).

Allgemein scheinen die „gleichschwebende Aufmerksamkeit", die ungerichtete Bewusstheit („awareness") und das wohlwollende Zuschauen und aktive Zuhören des Psychotherapeuten förderlich für die Entwicklungen des Klienten zu sein. Für viele Richtungen gilt auch, dass der Beziehungserfahrung und der Form des Ausdrucks (also dem „Wie") Vorrang vor dem inhaltlich Präsentierten (dem „Was") zugesprochen wird. Unmittelbares (Beziehungs-)Erleben und allfällige Widerstände sind oft vor dem vom Klienten als Thema angebotenen „Material" zu erörtern.

Solche wahrnehmbaren Gemeinsamkeiten entsprechen auch der grundlegenden These von Frank (1961, S. 16), dass „die Wirksamkeit von Psychotherapie großenteils auf Eigenschaften beruht, die allen ihren Formen gemeinsam sind". Frank stellt dabei vier allgemeine Elemente heraus: die (vertrauensvolle und von Einfühlung getragene) Beziehung zwischen Patient und Helfer, die gesellschaftliche Anerkennung und der Rahmen, eine optimistische Sichtweise hinsichtlich der Natur des Menschen und eine Verfahrenstechnik, die darauf abzielt, dass der Patient einen aktiven Beitrag zu seiner Genesung leistet (Frank 1961, S. 444–451).

Franks These ist nicht neu; schon Rosenzweig (1936) hebt die Fähigkeit des Therapeuten hervor, Hoffnung zu vermitteln und den Klienten alternative bzw. plausiblere Welt- und Selbstsichten zur Verfügung zu stellen. Etwas später küren Alexander und French die „korrektive emotionale Erfahrung" (was bedeutet, die Klienten „unter günstigeren Umständen erneut emotionalen Erfahrungen auszusetzen, die sie in der Vergangenheit nicht hatten bewältigen können"; Alexander/French 1946, S. 66) zu *dem* therapeutischen Basisfaktor.

Der bekannte Psychotherapieforscher Lambert (1992) legte einen vielbeachteten Übersichtsbefund zu Wirksamkeitsfaktoren vor, worin weiter oben schon getroffene Aussagen unterstrichen werden: Einerseits verdeutlicht dieser, dass methodenübergreifende Aspekte – also allgemeine Faktoren wie Empathie, Wärme, akzeptierende Haltung, Ermunterung zu Aktivität – mit 30% an erklärter Therapiewirkung doppelt so bedeutsam sind wie einzelne (methodenspezifische) Techniken (15%). Dies relativiert die von manchen psychotherapeutischen Schulen so betonte Einmaligkeit ihres Ansatzes, zumindest was die Wirksamkeit des Verfahrens anlangt. Zusammen mit dem Ergebnis, dass über die Hälfte des Therapieerfolgs von Klientenvariablen abhängt (Eigenschaften der Klienten und deren Umfeld mit 40% sowie die Erwartung in Bezug auf einen Therapieerfolg, also ein Placebo-Effekt, mit 15%), wird auch das sogenannte Äquivalenzparadoxon plausibel. Es besagt, dass trotz der zum Teil beachtlichen Unterschiede in den theoretischen Grundlagen und in der Anwendungspraxis die Erfolgsquoten der verschiedenen Psychotherapieformen kaum variieren (vgl. S. 19 f.). Diese Be-funde sollten u. a. in Hinblick auf die psychotherapeutische Ausbildung zu denken geben.

Auch Strupp (1993, S. 2) betont allgemeine Faktoren wie „Unterstützung, Bestätigung, Ratschläge, Aufmerksamkeit, Respekt, Empathie, Wärme, positive Beachtung des Patienten, Interesse und das Engagement des Therapeuten zur therapeutischen Arbeit"; ebenso ist wohl dessen Kenntnis der eigenen Persönlichkeit von unschätzbarem Wert. Umgekehrt sind globale Variablen wie „Nichtmögen, geringe Empathie, kein Respekt und vielleicht vor allem subtile herabsetzende Mitteilungen" (Strupp 1993, S. 2) für den Mangel an Verbesserungen oder sogar für Verschlimmerungen im Behandlungsprozess verantwortlich zu machen.

Für den deutschen Sprachraum ist in diesem Zusammenhang Grawe (1995; 1998) zu nennen, der die Perspektiven der *Problembewältigung* (aktive Hilfe zur Bewältigung konkreter Probleme), der *Klärung* (Einsicht in die Natur des Problems, Analyse von Motiven und Handlungszielen), der *Ressourcenaktivierung* (das heißt, an die positiven Möglichkeiten und Fähigkeiten des Klienten anzuknüpfen, bereits vorhandene Ressourcen auszubauen) und der *Problemaktualisierung* (das heißt, das Problem in der Therapie real erfahrbar zu machen) als allgemeine therapeutische Wirkfaktoren identifiziert. Klärung und Problembewältigung bzw. Ressourcenaktivierung und Problemaktualisierung sind dabei als jeweils komplementäre Perspektiven gedacht, die in der konkreten therapeutischen Situation gegenläufig oder sogar ausschließend sind. Einzelne therapeutische Ansätze verwirklichen die genannten Prinzipien auf unterschiedliche Weise und in durchaus unterschiedlichem Ausmaß: Beispielsweise legt die Psychoanalyse das Hauptaugenmerk eindeutig auf den Klärungsaspekt und aktualisiert das Problem in der therapeutischen Beziehung (Übertragung); hingegen dominiert in der klassischen Verhaltenstherapie der Aspekt der Problembewältigung und die Probleme werden auf der Verhaltensebene aktualisiert und therapeutisch bearbeitet. Vor allem die Systemische, z. T. auch die Personzentrierte Psychotherapie betonen hingegen stärker den Aspekt der Ressourcenaktivierung.

Es lassen sich aber auch andere Einteilungen für Therapiemethoden nach den in ihnen jeweils gesetzten Schwerpunkten finden. Swildens (2015) etwa differenziert psychotherapeutische Methoden bezüglich ihrer Präferenz für die kognitive, emotionale oder Verhaltensebene sowie bezüglich des vorherrschenden interaktionellen Moments (ein Aspekt, der auch bei Grawe anklingt) und gelangt zu folgendem Schema:

Tabelle 2: Schema psychotherapeutischer Ansatzpunkte nach Swildens 2015, S. 149

	kognitiver Schwerpunkt	**Schwerpunkt auf Erleben**	**Schwerpunkt auf Verhalten**
intrapsychischer Schwerpunkt	(klassische) Psychoanalyse	Katathym-Imaginative Psychotherapie Focusing	Verhaltenstherapie
interpersonaler Schwerpunkt	Existenzanalyse	Personzentrierte Psychotherapie Gestalttherapie Psychodrama	
systemischer Schwerpunkt		entwicklungsorientierte Familientherapie	lösungsorientiert konstruktivistisch-narrativer Ansatz

Derartige Einteilungen sind natürlich unscharf (insbesondere sollte man den Erlebensbezug und die Interpersonalität der Psychoanalyse nicht unterschätzen), da wohl jede Strömung Beziehungs- und Systemaspekte sowie intrapsychische Bedeutungs- und Erlebensmuster und die Dimensionen des Denkens, Fühlens und Verhaltens beachtet, diesbezüglich erstrebenswerte Veränderungen fördern möchte und sich die Schwerpunkte auch im Lauf ein und derselben Therapie verändern können. Trotz dieser Einschränkungen haben sie für eine einführende Orientierung einen gewissen didaktischen Wert, v.a. verweisen sie auf einen Umstand, dem auch in der Psychotherapieforschung Beachtung geschenkt wird: Der Passung der von den Klienten erwarteten und von den Therapeuten angebotenen Schwerpunkte dürfte eine wesentliche Rolle für das Zustandekommen und den Erfolg von Therapien zukommen (Reimer et al. 2000).

Zweifellos ist die Wirkung von Psychotherapie auch in Abhängigkeit von Klientenvariablen zu sehen: So ist z.B. eine grundsätzlich psychologische Denkweise („psychological mindedness“) der Klienten ein wesentliches Kriterium für viele Formen psychotherapeutischer Arbeit. Diese muss nicht von vornherein gegeben sein, sondern kann sich auch erst über eine grundsätzliche Ansprechbarkeit des Klienten entwickeln. Vor allem aber ist wahrscheinlich nicht für alle Störungen und Probleme die gleiche Methode und Vorgangsweise gleich gut anzuwenden. Hier auf die Störungsspezifität, die daraus resultierenden Modifikationen der Interventionslehren und die Frage nach der Möglichkeit von differenzieller Indikation einzugehen, d.h. auf die Frage der gezielten Zuordnung von Klienten mit definierten Problemlagen zu bestimmten Therapeuten oder bestimmten Therapierichtungen, um die Behandlung möglichst effektiv – und kostengünstig! – zu gestalten, würde aber den Rahmen einer einführenden Darstellung überschreiten. Einige prinzipielle Unterscheidungsmöglichkeiten für psychotherapeutische Interventionsformen sollen allerdings noch vorgestellt werden, bevor dann im folgenden Abschnitt und in den weiteren Kapiteln des Buches im Detail von ausgewählten methodenspezifischen Ansätzen die Rede sein wird.

Der Grad der Aktivität und Strukturierung

Jeder Psychotherapeut – gleich welcher Richtung – gibt Strukturen vor und setzt Aktivitäten. Doch bestehen in den verschiedenen Methoden Unterschiede im Ausmaß der Strukturierung und des aktiven Handelns. So wird ein analytisch orientierter, aber auch der Personzentrierte Psychotherapeut nur wenig vorgeben und kaum Anforderungen stellen oder gar Anweisungen treffen. Hingegen ist es in übenden, suggestiven und aktivierenden Methoden wie in der systemischen Richtung, in der Autogenen Psychotherapie, in der Verhaltenstherapie und auch in der Gestalttherapie und teilweise in der Katathym-Imaginativen

Psychotherapie üblich, dass der Therapeut aktiv eingreift, Vorschläge macht, Interventionen setzt oder auch Hausaufgaben gibt. Auch in der Körpertherapie sind übende und entspannende Elemente sowie weiters das Berühren des Klienten durch den Psychotherapeuten gebräuchlich. Wie aktiv und herausfordernd oder auch zurückhaltend-passiv sich der Psychotherapeut verhält, hängt einerseits natürlich vom psychotherapeutischen Verfahren ab, in dem er ausgebildet ist, andererseits auch von seiner Persönlichkeit. Ein Zusammenhang zwischen der vom Psychotherapeuten gewählten Methode und seinen persönlichen Präferenzen erscheint gesichert – etwas überspitzt ließe sich in Anlehnung an ein berühmtes Diktum Freuds formulieren: „Die Methodenwahl ist primärprozesshaft", d.h. stark von unbewussten Motiven mitbestimmt (von denen allerdings nicht ausgeschlossen ist, dass sie im Lauf einer therapeutischen Ausbildung und Karriere dem Bewusstsein zugänglich werden).

Die Bedeutung des Verbalen

Zwar wird in allen Richtungen die Sprache und in fast allen Schulen die Körpersprache einbezogen, doch gibt es psychotherapeutische Methoden, in denen v.a. gesprochen wird (wie in der Psychoanalyse, Individualpsychologie, Logotherapie, Transaktionsanalyse und im Personzentrierten Ansatz), und andere, in denen Klienten etwa angeregt werden, auf ein Kissen zu schlagen (wie z.B. in der Gestalttherapie, in der Bioenergetik), den eigenen Vater nachzuahmen und zu spielen (wie in der Gestalttherapie und im Psychodrama), Familienskulpturen zu stellen (wie in der Systemischen Familientherapie), Träume oder Phantasiebilder zu malen (wie in der Jung'schen Analyse), sich auf Vorstellungsbilder einzustimmen (wie in der Katathym-Imaginativen Psychotherapie), bestimmte Körperempfindungen anzustreben (wie im Autogenen Training oder auch in anderen Entspannungsmethoden), sich körperlich berühren zu lassen (wie z.B. in der Biodynamischen Körpertherapie), sich im Raum zu bewegen (wie in der Konzentrativen Bewegungstherapie), zu tanzen (wie in der Tanztherapie) oder ein Musikinstrument zu betätigen (wie in der Musiktherapie).

Die Verwendung von Deutungen, rationalen Appellen, Verschreibungen und Suggestionen

Während Deutungen in der analytischen Arbeit das zentrale Medium der Vermittlung von Einsichten darstellen (wobei beispielsweise auch Träume gedeutet werden), lehnt etwa der Personzentrierte Ansatz, aber auch die Gestalttherapie, die Verhaltenstherapie, der systemische Ansatz oder auch die Katathym-Imaginative Psychotherapie Deutungen weitgehend mit der Begründung ab, dass sich die Evidenz von relevanten Zusammenhängen aus der Erfahrung des Klienten ergebe und keiner externen Zuschreibung bedürfe. Dagegen sind direkte Appelle an die Selbstverantwortung des Klienten in der Existenzanalyse oder an die Vernunft in der Verhaltenstherapie durchaus üblich – therapeutische Interventionen, die ein Analytiker ebenso zurückweisen würde wie das suggerierende Erzählen von Geschichten eines Hypnotherapeuten. Hingegen könnte ein Individualpsychologe ebenso wie ein Verhaltenstherapeut den ermutigenden Interventionen eines Hypnotherapeuten einiges abgewinnen. Symptome zu verschreiben, wie im Rahmen der paradoxen Intervention in bestimmten systemischen Ansätzen, ist z. B. einem an den Ressourcen und dem Erleben des Klienten orientierten Personzentrierten Psychotherapeuten wenig naheliegend. Viele weitere Antagonismen ließen sich noch auflisten.

Die therapeutische Beziehung

Hinsichtlich der Selbsteinbringung des Psychotherapeuten lässt sich ein Kontinuum zeichnen, das von neutraler Abstinenz (d. h. der völligen Zurückhaltung des Psychotherapeuten bezüglich persönlicher Äußerungen) über die partizipierende Beobachtung zu echter Teilnahme im Sinne einer existenziellen Beziehung reicht. Eines der wesentlichsten Merkmale der therapeutischen Beziehung ist darin zu sehen, ob die Übertragung im Vordergrund der Psychotherapie steht. Unter Übertragung versteht man Gefühle, Einstellungen und Verhaltensweisen dem Psychotherapeuten (oder anderen Personen) gegenüber, die ursprünglich früheren Bezugspersonen galten und in der therapeutischen Beziehung unbewusst und im Sinne einer Verschiebung wieder auftreten. Vor allem in der Psychoanalyse wird der Übertragung großes Gewicht beigemessen, wobei Qualität und Ursprung dieser Gefühle, Einstellungen und Verhaltensweisen über die Beziehung zum Therapeuten bewusst gemacht werden sollen. Da die Übertragung und die *Übertragungsbeziehung* durch die Abstinenz des Psychotherapeuten sehr gefördert wird, ist bei einer analytisch orientierten Psychotherapie damit zu rechnen, dass der Psychotherapeut seine eigenen Gefühle nicht äußern bzw. über seine Lebensweise keine Auskünfte geben wird. In humanistischen, verhaltenstherapeutischen oder systemischen Ansätzen wird dagegen die therapeutische Beziehung als „reale" (und nicht „übertragene") Beziehung angesehen und dementsprechend offener und transparent gestaltet, wobei in humanistischen Ansätzen die *Alter-Ego-Beziehung* und die *Dialogbeziehung*, in systemischen Ansätzen eher die Prozessexpertise des Psychotherapeuten und in der Verhaltenstherapie die funktionale *Arbeitsbeziehung* im Vordergrund stehen (vgl. Petzold 1980; Paul/Charura 2014a; 2014b).

Rahmenmerkmale

Neben inhaltlich-methodischen Schwerpunktsetzungen beeinflusst natürlich auch der äußere Rahmen den therapeutischen Prozess entscheidend. Sowohl in Bezug auf das therapeutische Setting als auch auf die Häufigkeit (Frequenz) der Sitzungen und die Dauer der Psychotherapie sind hier extreme Unterschiede zu beobachten. Die entspannende und regressionsfördernde Wirkung des Liegens auf der Couch bzw. auf der Matte mag als ein Beispiel veranschaulichen, in welch unterschiedlichem Setting hier im Vergleich etwa zur „erwachsenen" Sitzposition dem Psychotherapeuten gegenüber gearbeitet wird. Die Frequenz und Gesamtzahl therapeutischer Sitzungen reicht von mehrwöchigen Abständen zwischen den einzelnen Stunden bis hin zur hochfrequenten Psychoanalyse mit vier oder fünf Wochenstunden, von der dezidiert auf einige wenige Sitzungen festgelegten systemischen Kurzzeittherapie bis hin zu einer nach oben hin offenen klassischen Psychoanalyse mit bis zu über tausend Stunden.

4 Methodenspezifische Ansätze im Überblick

Die bisherigen Ausführungen zeigten, dass die Psychotherapie nicht auf einheitlichen theoretischen und methodischen Grundsätzen fußt. Selbst innerhalb einzelner Schulen gibt es zumeist verschiedene Strömungen, die erheblich voneinander abweichen. Neben dieser Tendenz zur Divergenz sind auch Trends zur Konvergenz zu verzeichnen. Einerseits haben fast alle Ansätze Konzepte von Vorläufern aufgegriffen, andererseits wurden Versuche unternommen, bereits bestehende Konzepte in umspannende Neugebilde zu integrieren. Dies hat zu einem Aufkommen von integrativem Denken und pluralistischen Konzeptionen geführt, was sich insbesondere auch in der Praxis, z.T. in Form eines unreflektierten Eklektizismus, niedergeschlagen hat (vgl. die Einleitung des Herausgebers in diesem Buch).

Die Aufstellung auf S. 55 versucht, die wichtigsten Einflüsse und historischen Bezüge psychotherapeutischer Strömungen sichtbar zu machen. Sie folgt dabei im Wesentlichen jener Paradigmeneinteilung, die auch den vorigen Abschnitt strukturiert hat. Wie jede Einteilung muss sie vereinfachen und kann der Lebendigkeit des Gegenstandes nur beschränkt gerecht werden. Die daran anschließende Darstellung einzelner Psychotherapiemethoden weist ein starkes Ungleichgewicht bezüglich des ihnen eingeräumten Platzes auf. Dies resultiert einerseits aus dem Aufbau des Buches, in dem die am meisten verbreiteten Psychotherapiemethoden in sehr ausführlichen eigenen Beiträgen behandelt und daher an dieser Stelle nicht noch einmal im Detail angeführt werden, andererseits aus der unterschiedlichen Verbreitung und Bedeutung der behandelten psychotherapeutischen Ansätze.

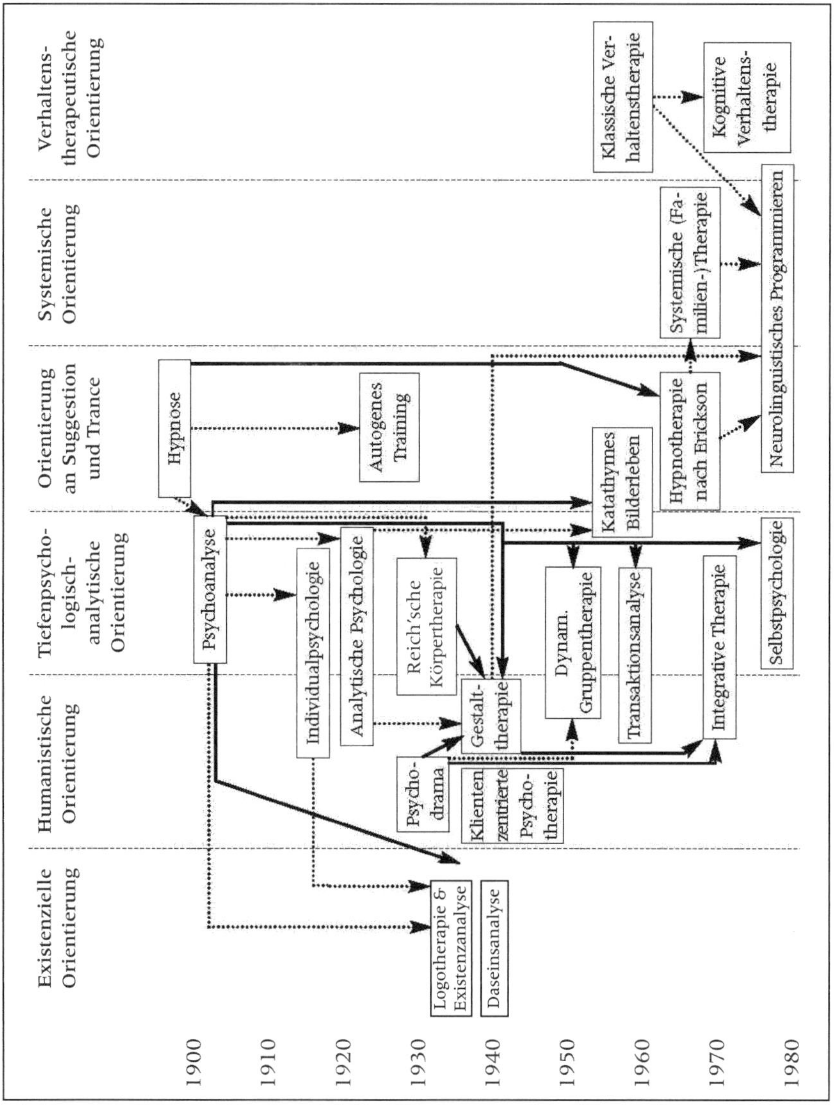

Abbildung 1: Der Stammbaum der Psychotherapie (vgl. Stumm 2014)

Tiefenpsychologische Methoden

Das Hauptaugenmerk dieser Methoden liegt auf Übertragungs-Gegenübertragungs-Prozessen, auf der Widerstandsanalyse sowie der Deutungskunst des Analytikers (Mertens 1992/1993; Thomä/Kächele 1986/1992). Gerade die Psychoanalyse ist kein monolithisches Konstrukt, sondern in ihren theoretischen Grundlagen höchst differenziert und auch in ihrer praktischen Ausformung vielgesichtig (vgl. den Beitrag von Blüml und Doering in diesem Band). Während man der klassischen Psychoanalyse viele Elemente einer triebtheoretisch fundierten „Einpersonenpsychologie" attestieren kann, betonen spätere Entwicklungen innerhalb der Psychoanalyse (z. B. Ferenczi, Balint, Winnicott) den mutuellen Charakter der analytischen Beziehung und machen sich diese Perspektive in Form einer „Zweipersonenpsychologie" (Balint) in der praktischen Arbeit zunutze (vgl. Cremerius 1984). Klußmann (1993) spricht gar von „drei Psychologien der Psychoanalyse", wenn er Triebmodell, *Ich-Psychologie* sowie *Selbst- und Objektbeziehungstheorien* (z. B. Mahler, Kernberg) als zum Teil beträchtlich divergierende Auffassungen nebeneinanderstellt. Cremerius (1984, S. 187–209) wiederum unterscheidet zwei psychoanalytische Paradigmen, die er mit „Einsichtstherapie" und „Therapie der emotionalen Erfahrung" umschreibt. Vielfach dem Hauptstrom der Psychoanalyse zugeordnet, sehen sich Vertreter der *Selbstpsychologie nach Heinz Kohut* selbst bereits mehr als eigenständige Richtung in der Psychotherapie, die mit vielen Grundsätzen der Psychoanalyse wie z. B. Triebtheorie und Deutungsarbeit gebrochen hat (Kohut 1979; Wolf 1996) und an einer Theorie der Intersubjektivität ausgerichtet ist (Stolorow/Brandchaft/Atwood 1996). Die *„relationale Psychoanalyse"* in ihren verschiedenen Ausprägungen ließe sich ferner als vierte Strömung der Psychoanalyse kennzeichnen (Altmeyer/Thomä 2006).

Individualpsychologie

Der Gründer dieses Ansatzes, der Wiener Arzt Alfred Adler (1870–1937), war Mitglied der legendären „Psychologischen Mittwoch-Gesellschaft", jenes Kreises also, den Sigmund Freud seit 1902 um sich versammelt hatte. Im Jahre 1910 noch zum Obmann der „Wiener Psychoanalytischen Vereinigung" gewählt, hatte er jedoch schon davor inhaltliche Positionen entwickelt, die in einen immer schärferen Gegensatz zu Freuds Ansichten gerieten. Im Zentrum stand dabei die Auffassung von *Minderwertigkeitsgefühlen* bzw. deren *Kompensation* und *Überkompensation* als dem Hauptmotor menschlicher Entwicklung, somit auch der Entstehung neurotischer Züge. Dies aber bedeutete eine Ablehnung der psychoanalytischen Libidotheorie, des Ödipuskomplexes und der sexuellen Ätiologie von Neurosen (vgl. Handlbauer 1984; 1990; Bruder-Bezzel 1999).

Hatte Adler in seiner Schrift über (angeborene) „Organminderwertigkeit“ (1907) und mit dem von ihm konzipierten „Aggressionstrieb“ noch eine von Freud abweichende biologische Ausrichtung erkennen lassen, so rückte er von dieser mit der Einführung der Konzepte des Minderwertigkeitsgefühls und des (leicht misszuverstehenden) *„männlichen Protests“* zugunsten einer psychologischen Sichtweise ab. Nunmehr standen das Erleben des Individuums und in weiterer Folge die Bewältigung der „subjektiv erlebten Mangellagen“ im Brennpunkt der Betrachtung. Unter „männlichem Protest“ verstand Adler zunächst noch eine Männern und Frauen gleichermaßen zuzuschreibende Haltung trügerischer „männlicher“ Allmacht, die dazu diente, eine als minderwertig empfundene Weiblichkeit abzuwehren – gewissermaßen ein Männlichkeitswahn, den er später nur mehr auf Frauen bezog. Die dem männlichen Protest zugrunde liegende Dynamik wird noch klarer, wenn sie in Zusammenhang mit den Konzepten der Sicherungstendenz und des Lebensstils gestellt wird (s. u.; s. auch Ansbacher/Ansbacher 2004; Brunner/Titze 1995).

Adlers Ausstieg aus der psychoanalytischen Vereinigung im Jahre 1911 markierte die erste große Krise der noch am Anfang stehenden Bewegung. Weitere „Schismen“ und Abspaltungen aufgrund inhaltlicher Diskrepanzen, wie sie u. a. durch C. G. Jung (Analytische Psychologie), Otto Rank (Willenstherapie), Wilhelm Reich (Körperpsychotherapie), Fritz und Laura Perls (Gestalttherapie) oder Heinz Kohut (Selbstpsychologie) verkörpert sind, sollten folgen. Für Freud war der Bruch mit Adler eine Kränkung, die ihn zeit seines Lebens unversöhnlich bleiben ließ. Erst die Ereignisse nach der Machtergreifung der Nationalsozialisten, als beide Gruppen einem existenzbedrohenden Außenfeind ausgesetzt waren, trugen zu einem gelasseneren Neben- und fallweisen Miteinander ihrer Nachfolger bei. In den letzten beiden Jahrzehnten hat dies zu einer bemerkenswerten Annäherung der Individualpsychologie an die Psychoanalyse geführt (s. u.).

Mit der Bezeichnung „Individualpsychologie“ für die von ihm begründete Strömung, die oft auch als „zweite Wiener Schule“ der Psychotherapie bezeichnet wird, wollte Adler die Ganzheit und Einheit der Person unterstreichen, heißt „Individuum“ doch „das Unteilbare“. Im Gegensatz zu der als zu mechanistisch empfundenen Konzeption von Freuds topografischem (bewusst, vorbewusst und unbewusst) und später Strukturmodell (Ich, Es, Über-Ich) des „psychischen Apparates“ sollte eine holistische Sicht der Persönlichkeit transportiert werden. Adler wandte sich damit explizit gegen theoretische Vorstellungen, die von verschiedenen Instanzen oder Kräften und also von einer in sich unhintergehbar zersplitterten und konflikthaften psychischen Struktur ausgingen. Zugleich wurde der Es-psychologischen Gewichtung der klassischen Psychoanalyse eine Ich-Psychologie entgegengestellt, die den Leistungen des Individuums und der ganzen Person als handlungssteuerndem Zentrum größte Beachtung schenkte – doch ohne dabei das Ich als eine Instanz zu konzeptualisieren. Um einem verbreiteten Missverständnis vorzubeugen, sei darauf hingewiesen, dass der Name des Ansatzes keineswegs eine individualistische Note belegen soll. Der herausragende Stellenwert, welcher der sozialen Natur des Menschen in der Individualpsychologie zugeschrieben wird, belegt gerade das Gegenteil.

Dem kausalen Denken Freuds setzt die Individualpsychologie eine *finale* Orientierung entgegen. Demnach sind wir von unbewussten Plänen, von Leitideen beseelt, kurz: von einem *Lebensstil*, der bestimmten Zwecken dient, nämlich ein fiktives Persönlichkeitsideal der Stärke aufrechterhalten zu können. Der Lebensstil einer Person wird dabei von *Sicherungstendenzen* bzw. von Versuchen konstituiert, „Mangellagen" (Organminderwertigkeit, Minderwertigkeitsgefühle, Minderwertigkeitskomplexe) zu überwinden bzw. gar nicht erst entstehen zu lassen. Denn biografische und aktuelle Bedrohungen und Verunsicherungen führen zu kompensatorischen (unbewusst gewählten) Abwehrprozessen, die von Vermeidung und *„tendenziöser Apperzeption"* charakterisiert sind. Mit Letzterem ist eine Wahrnehmungs- und Erlebnisverarbeitung gemeint, die mit dem Persönlichkeitsideal und damit verbundenen Werten insofern vereinbar ist, als Wahrnehmungsinhalte gleichsam selektiv nur so weit zugelassen bzw. dahingehend ausgelegt werden, als sie dem Sicherungsstreben einer Person gelegen kommen, d.h. eine Steigerung des Selbstwertgefühls ermöglichen. Psychische Symptome und Störungen verweisen auf einen problematischen Lebensstil bzw. auf damit verbundene Konflikte *(„neurotisches Arrangement")*. Menschen streben auf ein Ziel hin (Intentionalität, Finalität), sie folgen einem Bewegungsprinzip („Wozu"), einer Leitlinie, einem Leitbild, das im Wesentlichen als Streben nach Überlegenheit *(„Machtstreben")* als kompensatorische Bemühung angesichts des Gefühls von Unterlegenheit, nach Aktivität (auf der Basis der menschlichen Grundtendenz der Selbsterhaltung) und nach Gemeinschaft gesehen werden kann.

Adlers Menschenbild und Persönlichkeitstheorie weichen deutlich von der triebtheoretischen Bestimmung des Menschen bei Freud ab. Der Mensch wird demnach als unteilbare Ganzheit gesehen, die aktiv die Welt (bewusst und unbewusst) erlebt und gestaltet. Das *„Gemeinschaftsgefühl"* und die Mitmenschlichkeit sind Gradmesser der psychischen Gesundheit. Gerade die Entfaltung des Gemeinschaftsgefühls im Sinne der „Nützlichkeit für die Allgemeinheit" stellt eine soziale Forderung und Zielsetzung dar, die bei entsprechender Förderung auch als erfüllbar bzw. erreichbar angesehen wird, wenn sie vom Individuum als universelle Logik („common sense") anerkannt wird und nicht einer privaten Logik unterliegt. Dies stand übrigens in weitgehendem Einklang mit der sozialdemokratischen Ideologie und Politik, der Adler nahestand. Umgekehrt erfuhr er von dieser Seite aufgrund der pädagogischen Implikationen seines Ansatzes Anerkennung, sind darin doch die sozial- und kulturpsychologischen Aspekte des Menschseins betont. Die sozialdemokratische Bildungspolitik griff die optimistische Perspektive auf, der zufolge die Entfaltung menschlicher Potenziale durch liebevolle Erziehung und Bildung (psychologische Aufklärung und Prävention auch im Rahmen von Erziehungsberatungsstellen) günstig zu beeinflussen wäre. Das dem Menschen innewohnende schöpferische Potenzial und die ihm zukommende Verantwortung bei der Bewältigung der *Lebensaufgaben* (Kooperation mit anderen, berufliche Tätigkeit, Liebe) nehmen in gewissem Sinn die existenzphilosophischen Werte und Positionen der erst fünf Jahrzehnte nach der Individualpsychologie entstandenen humanistischen Psychologie vorweg: Demnach ist der Mensch auf Wachstum und Gemeinschaft hin angelegt. Destruktive Aggressionen werden als reaktiv, also als Reaktionen auf frustrierende Bedingungen und nicht als Ausdruck eines primären Triebs verstanden.

Die Therapieziele liegen, der Ätiologiekonzeption folgend, in einer Aufdeckung des von unbewussten Sicherungstendenzen dominierten Lebensplanes, der psychische Probleme bedingt. Wünschenswert ist die Korrektur eines Lebensstils, der vom Ziel der Überlegenheit gespeist ist. Dies schließt eine Stärkung des Gemeinschaftsgefühls ein und läuft auf ein Realisieren der „Lebensaufgaben" Arbeit, Liebe und Mitmenschlichkeit hinaus.

Die psychotherapeutische Praxis kennt die Arbeit im Liegen (hochfrequente „individualpsychologische Analyse" von Erwachsenen im „Sessel-Couch-Setting" mit zwei bis vier Therapiesitzungen pro Woche über mehrere Jahre hinweg) oder im Sitzen („Sessel-Sessel-Setting") sowie in verschiedenen Settings (Einzel-, Gruppen-, Familien- und Paartherapie) und mit unterschiedlichen Zielgruppen (oft auch mit Kindern und Jugendlichen). Sie zielt grundsätzlich auf das Bewusstwerden von Unbewusstem ab. Die therapeutische Haltung ist in erster Linie verstehend und sollte von Wohlwollen getragen sein, wobei Ermutigung, aber auch Strukturierung, Konfrontation und – auf der Grundlage einer biografischen Perspektive – Deutungen ihren Platz haben. Aus der einschlägigen Persönlichkeitstheorie wird abgeleitet, dass jede Lebensäußerung einen Hinweis auf zugrundeliegende psychodynamische Prozesse liefern kann, in denen der persönliche Lebensstil zum Ausdruck kommt. Aus Ausschnitten und scheinbaren Nebensächlichkeiten könnten daher Rückschlüsse auf die Grundproblematik gezogen werden.

Obwohl die Individualpsychologie bei aller Unterschiedlichkeit immer schon gewisse Gemeinsamkeiten mit der Psychoanalyse teilte, v.a. die Annahme unbewusster psychischer Prozesse, die Bedeutung der frühen Kindheit für die Entstehung von persönlichen Mustern und psychischen Störungen sowie die Beachtung der Übertragungs-Gegenübertragungs-Dynamik in der therapeutischen Arbeit, greifen neuere Entwicklungen in der Individualpsychologie eine Reihe von psychoanalytischen Konzepten (wieder) stärker auf. Gewisse kognitiv-appellative Tönungen treten dabei zugunsten einer „tieferen" analytischen Aufarbeitung in den Hintergrund. Insgesamt ist die Arbeitsweise individualpsychologischer Analytiker heute zurückhaltender – weniger konfrontierend, strukturierend und „pädagogisch" –, als dies bei Adler vorgesehen war, und sie bedient sich auch der freien Assoziation. Dazu kommt, dass in der zeitgenössischen Literatur unter Mangellagen auch libidinös konstituierte Regungen (z. B. Lust-, Scham- und Schuldgefühle) subsumiert werden. All dies rechtfertigt die Ansicht, die moderne Individualpsychologie mit ihrer spezifischen Färbung *innerhalb* des Gesamtgefüges psychoanalytisch-psychodynamischer Theorie und Praxis anzusiedeln (Presslich-Titscher 2008).

Analytische Psychologie

Auch der Begründer dieser Richtung, der Schweizer Psychiater C. G. Jung (1875–1961), war zunächst ein hoch angesehenes Mitglied der psychoanalytischen „Community“. Freud und Jung pflegten ab 1906 einen dichten Briefverkehr (359 Briefe). Jung hatte in Freud zunächst einen väterlichen Freund und begleitete ihn 1909 gemeinsam mit Sándor Ferenczi auf seine USA-Reise. Er wurde von Freud als „Kronprinz“ forciert, zum einen, weil er kein Jude war, zum anderen, weil Jung aus der angesehenen akademischen Psychiatrie kam und die Psychoanalyse in diesem Feld zu etablieren trachtete. Jung fungierte auch als erster Präsident der 1910 ins Leben gerufenen „Internationalen Psychoanalytischen Vereinigung“.

Doch ähnlich wie bei Adler waren die inhaltlichen Differenzen zu groß, um seine Positionen auf Dauer innerhalb der Psychoanalyse verorten zu können. Kurz nach dem Erscheinen von Jungs zentralem Buch „Wandlungen und Symbole der Libido“ (Jung 1912) kam es zum endgültigen Zerwürfnis. Jung wollte das Primat der kindlichen Sexualität, den Ödipuskomplex und die psychoanalytische Libidotheorie nicht anerkennen. Demgegenüber vertrat er eine insgesamt spirituelle Perspektive, die dem naturwissenschaftlichen Anspruch Freuds diametral entgegengesetzt war:

- das Konzept des *kollektiven Unbewussten* und der *Seele als selbstorganisierendes System;*
- ein Verständnis der *Libido als allgemeiner Lebensenergie*, wonach der sexuelle Gehalt nicht als primär angesehen wird;
- die Betonung der *gesunden Anteile* und des *Menschen als Ganzem* und
- die aus seinen frühesten assoziationspsychologischen Arbeiten (Jung 1906) hervorgegangene *Theorie der Komplexe* (vgl. Kast 2007).

Als Psychiater an der Züricher Nervenklinik Burghölzli war Jung nicht nur viel stärker als Freud mit psychotischen Patienten konfrontiert, er hatte auch von Beginn seiner Karriere an eine besondere Affinität zu Phänomenen im Grenzbereich von Psychologie, Pathologie und übersinnlichen Phänomenen. In seiner Dissertation (Jung 1902) befasste er sich mit den medialen Fähigkeiten seiner Cousine Helene Preiswerk. Später waren es Wahnvorstellungen von psychotischen Patienten, die ihn auf die Spur des kollektiven Unbewussten brachten bzw.

ihm halfen, diese Konzeption zu konkretisieren und zu bestätigen (etwa beobachtete Jung, dass Vorstellungen eines seiner Patienten am Burghölzli mit der Mithrasliturgie übereinstimmten).

Während des Ersten Weltkrieges durchlebte Jung selbst eine schwere seelische Krise, die im Rahmen seiner eigenen Theorie als „schöpferische Krankheit" aufgefasst werden kann. Er befasste sich in dieser Zeit intensiv mit dem eigenen Unbewussten und gab diesem in kreativen Medien Ausdruck. Diese Lebensphase war für die Entwicklung seiner eigenen Lehre und Praxis sehr wesentlich. Aus ihr schöpfte Jung u.a. die Einsicht in die zentrale Bedeutung von Selbsterfahrung und Lehranalyse sowie von Imagination als therapeutischem Mittel. Ab den 1920er-Jahren beschäftigte er sich intensiv mit außereuropäischen Kulturen und reiste u.a. nach Kenia, Mexiko und Indien, was zu einer Vertiefung seiner Studien über Mythen und Symbole führte. Als zeitlebens reger Geist setzte er sich auch sonst mit einer Vielzahl von Disziplinen auseinander, darunter Mythologie, Philosophie, Religion, Medizin, Psychologie, Kunst, Ethnologie und Ethologie.

Diese Fülle an Interessen floss in Jungs Theoriebildung ein und prägte seine Konzeptualisierung der menschlichen Seele, insbesondere seine der Freud'schen Ansicht entgegengesetzte Vorstellung, dass ein kollektives, d.h. überindividuelles Unbewusstes dem persönlichen Unbewussten zugrunde liegt, die individuelle Psyche also auf dem kollektiven Unbewussten aufbaut. Ab 1919 erweiterte Jung diese Grundeinsicht um das Konzept der *Archetypen* – neuropsychologische Strukturen, die den Emotionen und Kognitionen zugrunde liegen – bzw. um das der archetypischen, d.h. zeit- und kulturübergreifenden Urbilder der Seele. Dazu zählt z.B. der Held, der Weise, der Schelm, der Märchenprinz, die Urmutter, der Urvater, die Persona (schützende „Maske", die den angepassten Funktionstypus der Außenpersönlichkeit symbolisiert), der Schatten (hier ist der archetypische Schatten, wie er z.B. in der Gestalt des Teufels anzutreffen ist, vom persönlichen Schatten, der dunkle, abgelehnte, verdrängte oder unbeachtete Seiten der Persönlichkeit bezeichnet, zu unterscheiden), der Animus (das Männliche in der Frau), die Anima (das Weibliche im Mann), das Selbst (als Zentrum der Persönlichkeit). Die Archetypen in ihrer Gesamtheit machen das kollektive Unbewusste aus. Als vererbte Disposition evozieren sie u.a. auch Mythen und Märchen; auch in der Kunst, in Tagträumen und Träumen, aber ebenso in der Psychose kommen sie zum Vorschein.

Auch der Libidobegriff wird von Jung in einer von Freud stark differierenden Weise verwendet. Libido ist für Jung eine nicht messbare, nur subjektiv in Form von psychischen Phänomenen erfahrbare *psychische Energie*, die sich sowohl kausal (ursächlich) wie – und darin liegt eine weitere Pionierleistung Jungs – final (zweckbestimmt) begreifen lässt. Letzteres bedeutet, dass die Psyche sozusagen Absichten verfolgt, die das jeweilige Bewusstsein des Menschen übersteigen. Ausgehend von einer derart *zukunftsorientierten Betrachtung der Psy-*

che erhält auch die Behandlungspraxis in weiterer Folge eine Abwandlung: So wird u. a. der Traum besonders in seiner prospektiven Bedeutung ausgelegt, d. h. dahingehend, welche Entwicklungsrichtung damit gewiesen werde. Im Bereich der Traumanalyse führt Jung zudem die Traumdeutung auf der Subjektstufe ein. Diese bedeutet, dass sämtliche Traumphänomene als eigene seelische Anteile des Träumers interpretiert werden können, die abgewiesene, d. h. dem Bewusstsein unzugängliche Eigenschaften, aber auch noch unentwickelte Potenziale zum Ausdruck bringen.

Komplexe werden als affektiv relevante Grundelemente (Gefühle, Bilder, Ideen, Erwartungen, Verhaltensweisen) der psychischen Organisation angesehen. Sie werden unbewusst aus Interaktionserfahrungen gebildet und verfestigt und verdichten sich um einen Komplexkern herum (z. B. Neid). Jung (1948a; 1948b) hat seinen Ansatz dementsprechend auch als „komplexe Psychologie" bezeichnet. Analog zur tendenziösen Apperzeption der Individualpsychologie oder zu den Schemata der Kognitiven Therapie werden Situationen dermaßen wahrgenommen, dass daraus eine Bestätigung des Komplexes bzw. der aus diesem resultierenden seelischen Muster entsteht. Die vergangenheitsbedingte Voreingenommenheit beeinflusst also das Vorstellungsbild. Daher rührt auch die Tendenz zur zunehmenden Ausdehnung des Komplexes, weil sich immer mehr seelisches Material um den Kern konstituiert. Ein negativer Mutter- oder Vaterkomplex beispielsweise umschreibt eine affektgeladene Beziehung, die die Individuation, also die Entwicklung in Richtung Autonomie und Selbstgestaltung schmälert. Auf die Idee der Komplexe stieß Jung bereits bei seinen Assoziationsexperimenten (Jung 1906), bei deren Analyse er für die verzögerte Reaktion auf bestimmte Reizwörter eine von diesen Wörtern ausgelöste affektive Dynamik verantwortlich machte.

Ziel der analytischen Therapie nach C. G. Jung ist die bewusste Erkundung möglichst großer Anteile des Unbewussten, im Besonderen die Integration von Potenzialen und abgespaltenen Persönlichkeitsanteilen, wie sie z. B. im Schatten zu Tage treten. Insbesondere gehe es um die Freisetzung des andersgeschlechtlichen innerseelischen Kontraparts – beim Mann um die der Anima, bei der Frau um die des Animus – bzw. um die Balance dieses Gegensatzpaares in jedem von uns. Derartige Versöhnungen von Polaritäten sind für den von Jung begründeten therapeutischen Ansatz typisch und finden sich auch bezüglich der Gegensätze von unbewusst/bewusst, Extraversion/Introversion, denken/fühlen oder empfinden/intuieren. Sie stellen entscheidende Schritte auf dem lebenslangen Weg der *Individuation* (Selbstwerdung oder Ganzwerdung) dar, einem seelischen Reifungsprozess, der sich in der ersten Lebenshälfte um die Anpassung an die äußere Realität in Form der Ablösung von den Eltern und des Aufbaus einer Existenz konstelliert; in der zweiten Lebenshälfte steht hingegen die Anpassung an die innere Realität als Selbst- und Sinnfindung im Vordergrund.

Der therapeutische Prozess ähnelt einer „Reise in das Unbewusste“, die der produktiven Veränderung und Selbstverwirklichung zugute kommen soll. Wichtige Aufgaben des Analytikers dabei sind die *dialogische Begleitung* und die Funktion des *kreativen Mittlers* zu den Heilungskräften des Unbewussten. Die *Arbeit mit Träumen, Phantasien bzw. Symbolhaftem* und der kreative Umgang mit dem Unbewussten spielen eine zentrale Rolle. Gerne wird dabei auf Kunstwerke wie Theaterstücke, Opern, Filme, Romane, Gedichte, Malerei und Zeichnungen (eigene wie vorgefundene) zurückgegriffen, um die therapeutischen Prozesse zu amplifizieren. Während die *Amplifikation* auf eine Erweiterung von in der Analyse vorgebrachten, traumassoziierten Inhalten durch die Verbindung mit Symbolhaftem abzielt, wie es z. B. in Märchen, Kunstwerken, aber etwa auch im Tarot enthalten ist, dient die *aktive Imagination* der Auseinandersetzung mit im Wachzustand produzierten Bildern, z. B. im Zuge der Fortsetzung der Bearbeitung eines Traumbildes.

Neben dem klassischen Jung'schen Ansatz haben sich heute die Archetypische Psychologie (um Autoren wie Hillman und Giegerich) mit einem amplifizierenden Fokus und eine entwicklungsorientierte Schule (Fordham), die ihren Schwerpunkt in einem Interesse an der kindlichen Entwicklung und in klinisch-praktischen Fragen hat, ausdifferenziert (Samuels 1989). Für all diese Spezifikationen gilt, dass die psychotherapeutische Arbeit meist im Einander-Gegenübersitzen stattfindet. Die Stundenfrequenz liegt in der Regel bei ein bis zwei Sitzungen pro Woche. Aus dem Gesagten ergibt sich, dass es von Vorteil ist, wenn Klienten ein grundsätzliches Interesse an Symbolen und eine gewisse Affinität zu der über sie erfolgenden Erschließung des Unbewussten mitbringen.

Transaktionsanalyse

Beeinflusst von psychoanalytischen Konzepten (Federns wechselnde Ich-Zustände und Eriksons Urvertrauen), aber auch von Positionen der Lerntheorie (frühe Konditionierungen und „Einschärfungen“) sowie der humanistischen Psychologie, entwickelte der amerikanische Psychiater Eric Berne (1910–1970) in den 1950er-Jahren einen pragmatischen, sozialpsychiatrisch orientierten Ansatz mit Nähe zur Ich-Psychologie. Kennzeichen der Transaktionsanalyse sind die einfache, bisweilen an Alltagsbegriffe angelehnte Sprache (z. B. „Spiele“, „Gewinner“, „Skript“, „kleiner Faschist in uns“; vgl. Schlegel 1993) und – in behavioristischer Tradition – ein therapeutischer Optimismus auch hinsichtlich schwerer psychischer Störungen. Es lassen sich vier Hauptkonzepte beschreiben, wobei diese in der tiefenpsychologisch orientierten Transaktionsanalyse und der verhaltensorientierten Transaktionsanalyse zum Teil anders aufgefasst werden:

1. Ausgangspunkt der *Strukturanalyse* ist ein Persönlichkeitsmodell, in dem drei verschiedene Ich-Zustände (Kind-Ich, Eltern-Ich, Erwachsenen-Ich) als je zusammenhängende und durchgehende Erlebens- und Verhaltensmuster begriffen werden. In der klassischen Transaktionsanalyse repräsentiert das Kind(heits)-Ich das spontane, unkontrollierte, kreative, freie Kind bzw. das rebellisch-abhängige und angepasst-abhängige Kind. Das Eltern-Ich stellt die verinnerlichten Normen und Werte dar, wobei zwischen einem fürsorglich-nährenden und einem kritischen Eltern-Ich differenziert wird. Das Erwachsenen-Ich steht für die kognitive, vernünftige, abstimmende Realitätsprüfung und Problemlösungsperspektive.
   Die „gesunde" Persönlichkeit zeigt nach Auffassung der klassischen Transaktionsanalyse eine gute, jedoch keine starre Abgrenzung der drei Ich-Zustände. Die gestörte Persönlichkeit ist dadurch gekennzeichnet, dass sie getrübte, vermischte Ich-Zustände (bei Neurosen) oder starre, abgespaltene Ich-Zustände (bei Psychosen) aufweist. Die tiefenpsychologisch orientierte Transaktionsanalyse vertritt dagegen unter Bezugnahme auf das ursprüngliche Ich-Zustandsmodell des frühen Berne den Standpunkt, dass angemessen umgesetzte Erfahrungen dem Erwachsenen-Ich-Zustand entsprechen, hingegen Kind-Ich-Zustände (Fixierungen) und Eltern-Ich-Zustände (Introjektionen) unangemessene Zustände bedeuten. Die Gefährdung („Trübung") des aktuellen Erwachsenen-Ich-Zustandes durch das Eltern- bzw. Kind-Ich wird als Pathologie und Desintegration verstanden.
2. *Transaktionsanalyse (im engeren Sinn):* Diese beschreibt in Form eines Kommunikations- und Austauschmodells Transaktionen zwischen Personen bzw. Ich-Zuständen, in denen sich diese Personen befinden:
   - parallele oder komplementäre Transaktion (reziproke Kommunikation, d. h. ich antworte mit dem Ich-Zustand, in dem ich angesprochen werde);
   - überkreuzte (gekreuzte) Transaktion: Es wird asymmetrisch mit einem anderen Ich-Zustand geantwortet – d. h. nicht mit dem, mit dem man angesprochen wurde – bzw. wird die andere Person in einem anderen Ich-Zustand angesprochen als jenem, aus dem sie kommuniziert hat.
     Neben den manifesten Transaktionen mit ihrem vordergründigen Anteil wird von verdeckten (unbewussten, latenten) Beziehungsbotschaften ausgegangen, die den Übertragungs- und Gegenübertragungsanteil bilden. Wesentlich sind die Transaktionsmuster als Ausdruck von „Spielen" und diese wiederum als Ausdruck des Skripts.
3. *Spiel- und Racketanalyse:* Spiel ist in der Transaktionsanalyse definiert als fortlaufende Folge verdeckter (nichtbewusster) komplementärer Transaktionen („manipulativer Operationen") mit dem Ziel emotionalen Gewinns und verbunden mit Ersatzgefühlen („Racket-Gefühlen") mit deutlicher Nähe zum Wiederholungszwang. Die manipulativen Operationen (z. B. Ausbeutungstransaktionen in Form von „Erpressungsmanövern") und Ersatzgefühle sind Notlösungen und dienen als Mittel dazu, Zuwendung zu erlangen bzw. schmerzliche Erfahrungen zu vermeiden.
4. *Skriptanalyse:* Das Skript ist ein unbewusster bzw. vorbewusster Lebensplan. Die Person kreiert wie in einem Drehbuch auf der Grundlage von Entscheidungen in der Kindheit – durchaus auch mit Abwehrcharakter – ein relativ konstantes Gefüge von Überzeugungen und Glaubenssätzen über sich selbst, andere und die Welt. Diese Überzeugungen werden als kreative Leistung und Schlussfolgerungen aufgefasst, zum Zwecke des „Überlebens". Daher geht es auch nicht um die Auflösung des Skripts, sondern um

die Stärkung positiver Seiten. Als geschlossenes und sich selbst verstärkendes System weist das Skript auch eine Nähe zum Konzept des „Wiederholungszwanges" auf. Die Entwürfe folgen den vier von Berne benannten Grundeinstellungen (s. u.), weiter den Indoktrinationen (impliziten Botschaften), Handlungsanweisungen/Rezepten (modellhaftes Vormachen, direkte Anleitungen, kognitiv-verbale Lebensregeln) und dem Modellverhalten der Bezugspersonen. Im Vergleich zu Adlers Begriff des Lebensplans ist Bernes „Skript" bewusstseinsnäher und auch in seiner Zielgerichtetheit vorhersagbarer.

Der jeweilige Grundeinstellungstypus entwickelt sich in der Kindheit, ausgehend vom „Hunger nach Zuwendung" und den Reaktionen bzw. der „familientypischen" Befriedigung des Bedürfnisses nach „Streicheleinheiten"; Berne unterscheidet vier Typen:

1. „Ich bin ok, du bist ok": einerseits primär als Urvertrauen, andererseits als bewusste, realistische Einstellung des Erwachsenen-Ich;
2. „Ich bin nicht ok, du bist ok": Position der Unterlegenheit, „depressive" Position;
3. „Ich bin nicht ok, du bist nicht ok": Resignation, Verzweiflung;
4. „Ich bin ok, du bist nicht ok": Überlegenheit, Egoismus, Verachtung, psychopathische Struktur.

Die *Praxis* der Transaktionsanalyse erfolgt in erster Linie im Sitzen und reicht von eher fokaltherapeutischen Interventionen bis zu hochfrequenten und längerfristigen Angeboten (im Liegen) der tiefenpsychologisch orientierten Schule. Neben der analytischen Tiefenarbeit (Exploration des inneren Kindes, Aufdecken z. B. von „Spielen", Enttrübung von verschiedenen Ich-Zuständen bzw. von angemessenen und unangemessenen Ich-Zuständen, Skriptarbeit) ist die Verantwortung für Neuentscheidung, alternatives Erleben und Handeln stark gewichtet, insbesondere als Umlernen und konkrete Verhaltensänderungen in der verhaltensorientierten Richtung. Folgende Richtungen der Transaktionsanalyse lassen sich voneinander abheben:

1. *Klassisch verhaltensorientierte Schule:* Im Mittelpunkt steht die Stärkung des Erwachsenen-Ich mithilfe der sogenannten Basistechniken, z. B. der Befragung, Klarstellungen von Klientenaussagen, Konfrontationen, Interpretationen, Erklärungen, Illustrationen, Überzeugen oder dem „therapeutischen Imperativ" an das Erwachsenen-Ich des Klienten. Das Vorgehen basiert auf den Prinzipien der Protektion (Schutz des Klienten), Potenz (Stärke des Psychotherapeuten und Glaube des Klienten an den Psychotherapeuten) und Permission (z. B. Erlaubnis zur Auflehnung).
2. *Cathexis-Schule:* Kognitiv-behavioristische Abwandlung der klassischen Schule, die bei der Arbeit mit psychotisch kranken Personen die „Neu-Beelterung" und somit die spezielle Überarbeitung und das allmähliche Ersetzen des destruktiven Eltern-Ich akzentuiert.

3. *Neuentscheidungsschule* (nach M. und R. Goulding): Hier werden – ebenfalls auf einer verhaltensorientierten Linie – unter Fokussierung auf den Kind-Ich-Zustand die als Kind getroffenen Entscheidungen dahingehend bearbeitet, dass der Mensch sich neu entscheiden kann, wobei weniger die Skriptanalyse, sondern die gezielte Neustrukturierung und Korrekturen des Skripts im Vordergrund stehen.
4. *Tiefenpsychologische Transaktionsanalyse:* Neben den erwähnten Basistechniken liegt hier der Schwerpunkt – unter Bezugnahme auf die frühen Publikationen Bernes sowie auf Übertragungs- und Gegenübertragungsprozesse – in der Beziehungsgestaltung und der Skriptanalyse, somit auf einer aufdeckend-einsichtsorientierten, strukturverändernden Arbeitsweise. Vertrag und Setting entsprechen der psychoanalytischen Arbeitsweise.

Katathym-Imaginative Psychotherapie

Ende der 1950er-Jahre hat der deutsche Psychiater Hans Carl Leuner (1919–1996) aus seinen psychoanalytischen und psycholytischen Therapieerfahrungen das Katathyme Bilderleben (Symboldrama) abgeleitet, das nunmehr als Katathym-Imaginative Psychotherapie bezeichnet wird. Als verwandte Vorläufer sind „die inneren Bilder“ bei Breuer und Freud, die Imaginationen beim Einschlafen bei Silberer, die aktive Imagination bei Jung, das Bildstreifendenken bei Kretschmer, Farben und Bilder in der Oberstufe des Autogenen Trainings bei Schultz und der Einsatz von Imaginationen (Tagträumen) zu therapeutischen Zwecken bei Happich zu sehen. Schwerpunkt ist die Arbeit mit bildhaftem, affektgeladenem Material als primärprozessgeleitetes Erleben (Regression im Dienste des Ich) mit nachfolgender bzw. impliziter Reflexion und Bearbeitung (kata = gemäß, thymos = Seele, Gefühle). Genützt wird die Fähigkeit zu Imaginationen im Zwischenbereich von bewussten Reflexionen im Wachzustand und aufsteigenden unbewussten Regungen und Phantasien. Die bildhaften Symbole werden als Widerspiegelung der psychischen Dynamik bzw. vor- und unbewusster Konstellationen und Konflikte verstanden. Darin kommt auch ein Kompromiss zwischen Impulsen, Abwehr und Regression zum Ausdruck. Als Wirkweisen und Ziele des Verfahrens führt Leuner (1994) die Bearbeitung und Auflösung der unbewussten pathogenen Psychodynamik, das Auffüllen früherer Defizite (Bedürfnisbefriedigung) bzw. die korrigierende emotionale Erfahrung, kathartische Effekte, eine (strukturelle Nach-)Reifung der Persönlichkeit sowie die Förderung der imaginativen Kreativität (Erweiterung der Ich-Grenzen) an.

In einer typischen Sitzung der Katathym-Imaginativen Psychotherapie wird meist nach einem kurzen Vorgespräch, das an die letzte Stunde oder an Hausübungen, an Ereignisse in der Zwischenzeit oder an Nachtträume anknüpft, mit Imaginationen gearbeitet (ca. 20 bis 30 Minuten). Dem Klienten werden in der Regel in einer entspannten Körperhaltung (im Sitzen oder im Liegen, eventuell mit geschlossenen Augen) angeregte Imaginationen (Motive) vorgegeben, wobei Entspannungstiefe, Konfliktthema bzw. Ausgestaltung – ohne Leistungsanspruch –

und Auslegung der Bilder in der Freiheit des Klienten liegen. Der Psychotherapeut hat dabei eine dialogische Funktion: Verstehen, Führen, Nachempfinden; Konfrontation mit Symbolen und begleitendes Nachfragen („Wie sieht das Bild aus?“, „Wie fühlen sich die Objekte in diesem Bild an?“, „Was ist intakt?“), dabei unter Einbeziehung aller Sinnesmodalitäten und -qualitäten (optisch, akustisch, Geruch, Geschmack, taktil). Dem sogenannten „Bildern“ folgt – in der zweiten Hälfte der Sitzung – eine (sekundärprozessorientierte) Nachbesprechung, ein Gespräch über das emotionale Erleben und damit verbundene Assoziationen. Gegebenenfalls werden Motive durch ein Nacharbeiten außerhalb der Stunden („Hausarbeiten“), z.B. in Form von konkretem Zeichnen oder Gestalten der Bilder, weiterverfolgt.

Grundsätzlich lässt sich die Grundstufe von der Mittel- und Oberstufe unterscheiden: Die Standardmotive der Grundstufe, die in der Regel schrittweise induziert werden und jeweils andere Themen und Dynamiken ansprechen, sind: Blume, Wiese, Bach (v.a. Entwicklungsmotiv), Berg (u.a. Leistungsmotiv), Haus (als Identitätsmotiv), Waldrand (Bezug zur Bewusstseinsschwelle). Dabei liegt die Beachtung immer auf der emotionalen Tönung der Bilder bzw. auf den begleitenden Empfindungen sowie dem Ausdruck des Klienten bei der Beschreibung. Während die Grundstufe kreatives Vorgehen, Entfaltung und Differenzierung einerseits und Begleitung, Stützung und Förderung andererseits beinhaltet, werden in der Mittel- und Oberstufe verbale Assoziation, Konfliktbearbeitung, Erkenntnis und Integration angestrebt.

Trance und Suggestion

Autogene Psychotherapie

Dabei handelt es sich um ein autosuggestives Verfahren („Selbsthypnose“; autogen meint „aus sich selbst heraus entstehend“), das von Johannes Heinrich Schultz (1884–1970), einem Berliner Nervenarzt, zunächst als „autogene Organübungen“ vorgestellt, in den 1920er-Jahren (nach langer Erfahrung mit Hypnose) mit dem Untertitel „konzentrative Selbstentspannung“ entwickelt wurde (Schultz 1970). Auf einem tiefenpsychologischen Fundament beruhend, ist die Autogene Psychotherapie v.a. in ihrer Unter- und Mittelstufe eine aktive autosuggestive Entspannungsmethode mit übenden Elementen auf physiologischer und Verhaltensebene. Gefördert wird über die hypnoide, bewusstseinsverändernde Wirkung der einzelnen Übungen ein Entspannungszustand, ein allgemeiner, organismischer (reflektorischer, automatisierter) Umschaltprozess von sympathikotoner (ergotroper) auf parasympathikotone (trophotrope) Aktivierungslage, d.h. von Leistungssteigerung und -bereitstellung auf Erholung und Schonung des Organismus. Leitvorstellung ist die „Ent-Ichung“, die Distanz zum – bewusst kontrollierenden – Ich. Die Übungen des Autogenen Trainings (in der Unterstufe) bewirken eine systematische Einflussnahme auf unwillkürliche, autonome, vegetative Funktionen, einerseits begünstigt durch das Vertrauen in diese Regulation, andererseits als Lernprozess im Sinne einer Entfaltung dieses Vertrauens. Deutlich wird das Korrelat von vegetativen und psychischen Phänomenen: Muskel- und Gefäßentspannung, Abnahme von Ängstlichkeit, Deprimiertheit, Müdigkeit und Erregtheit, Zunahme von Aktivität und neuen, adäquaten Verhaltensweisen (Eigenkompetenz), Selbstsicherheit und Extrovertiertheit (Ich-Stärkung), schließlich in der Oberstufe im Sinne einer rekonstruktiven und strukturverändernden Autogenen Psychotherapie die analytische Einsicht und Selbstverwirklichung.

In der *Unterstufe* werden durch eine entspannte Körperhaltung (im Liegen, in Droschkenkutscher-Haltung, Sitzhaltung oder Flegelhaltung, die Augen am besten geschlossen) die Drosselung der Reizaufnahme und die organismische Gesamtumschaltung erleichtert. Der Reihe nach sind folgende Übungen mit den entsprechenden Formeln Mittel zum Erreichen des förderlichen Versenkungszustandes bzw. der Generalisierung der suggerierten Empfindungen:

- Schwere-Übung („der rechte [oder linke] Arm ist [ganz] schwer");
- ggf. ergänzend eine Ruheformel („Ich bin ganz ruhig") als Zielformel;
- Wärme-Übung („der rechte Arm [oder der linke Arm] ist warm");
- Atem-Übung („die Atmung ist ruhig und gleichmäßig" bzw. in weiterer Folge, sofern es so erlebt wird: „Es atmet mich");
- Organ-Übungen (Herz: „Das Herz schlägt ruhig und kräftig"; Bauch: „Sonnengeflecht, Leib oder Bauch ist strömend warm").

Sehr wichtig ist – außer vor dem Einschlafen – die sogenannte „Rücknahme" des hypnoiden Zustandes („Arme fest anziehen!", „Tief ein- und ausatmen!", „Augen auf!"), um Müdigkeit und Benommenheit abzulegen. In der Unterstufe kann die Anleitung durch einen erfahrenen Kenner des Autogenen Trainings zunehmend durch Selbstinstruktion ersetzt werden. Ein Tonband führt allerdings zu unerwünschter Abhängigkeit, es bedeutet Heterosuggestion statt Autosuggestion. Auch Heterosuggestion vonseiten des Leiters ist während des Trainings selbst unbedingt zu vermeiden.

Die *Mittelstufe* besteht aus der Bildung und Anwendung individueller Formeln je nach Problem („formelhafte Vorsatzbildung"), organspezifisch oder intentional im Sinne von Verhaltensänderungen, jedoch nicht befehlend oder bemühend und auch nicht in Bezug auf Gefühle (z. B. „Alkohol ist gleichgültig", „Ich bin ganz ruhig, freundlich und gelassen"). Dabei sollen aufsteigende Probleme und Zustände mit Gelassenheit beobachtet werden („Problemdistanzierung"). Zentral sind Angst- und Spannungsreduzierung sowie eine unterstützende und zukunftsgerichtete Orientierung, allerdings (noch) ohne Ursachenbearbeitung.

Die *Oberstufe* ist charakterisiert durch eine meditative Imagination (Versenkungs- und Vorstellungstechniken) mit dem Ziel der Persönlichkeitsentfaltung. Im Vordergrund steht das Sammeln und Bearbeiten von Bildern, Gefühlen und Gedanken in ihrem (traumähnlichen) Symbolgehalt. Hier kommt eine biografische und konfliktaufdeckende Orientierung zum Tragen. Suggestive Elemente sind in dieser Phase minimal.

Kennzeichen der Methode ist ein gestuftes Heranführen an die Bearbeitung psychischer Probleme (vgl. Kraft 1996). Erstes Ziel ist die organismische Gesamtumschaltung als Ausgangsbasis für Entspannung, Lockerung, Angstreduzierung und Problemdistanzierung. Die formelhafte Vorsatzbildung soll dazu dienen, intendierte Änderungen gleichsam vegetativ zu verfestigen. Die analytische Oberstufe arbeitet mit meditativer, bildhafter Versenkung mit dem Ziel, konflikthaftes Material zu bearbeiten.

Hypnosetherapie

Hypnose bedeutet sowohl einen veränderten, tranceartigen Bewusstseinszustand, der durch Suggestion bewirkt wird, als auch die mithilfe von Suggestion und bestimmten Techniken herbeigeführte Induktion dieses Zustandes. Als klinisches Verfahren wird Hypnose in Form der Hypno- oder Hypnosetherapie als eigenständige psychotherapeutische Methode (Kossak 1993; Revenstorf 1993), in Kombination mit anderen Psychotherapiemethoden (z. B. Verhaltenstherapie) oder zur Entspannung und Schmerzkontrolle (z. B. im Rahmen der zahnärztlichen Praxis) eingesetzt.

Hypnose und Trance zählen zu archaischen Phänomenen. Der animalische Magnetismus nach Mesmer, der künstliche Somnambulismus nach Puységur, der luzide Schlaf nach Abbé Faria, die Schulen von Nancy (Liébeault und Bernheim) und der Pariser Salpêtrière (Charcot) markieren Vorformen der Hypnosetherapie (s. dazu den Abschnitt zur Geschichte der Psychotherapie). Bereits hier werden Suggestibilität, Wachsuggestion und Autosuggestion, Hypnose als Wachzustand mit veränderter Bewusstseinslage, die „Fixationsmethode" oder auch das Bestreichen des Körpers mit Händen zur Induktion von Trance erörtert. Mit Freud, der von der Hypnose nach anfänglichem Gebrauch zunehmend Abstand genommen hat und sie zuletzt ablehnte, erfährt die Hypnose eine Neubewertung. Eine Reaktivierung wird von Schultz über das Autogene Training und von Kretschmer über die „gestufte Aktivhypnose" (Autogenes Training als Vorstufe und Motor der hypnoiden Umschaltung) vorgenommen. Milton Erickson modernisiert das Verfahren durch den Einsatz „natürlicher" Techniken zur Tranceinduktion und -utilisation (Peter 1987).

Das Spektrum der Hypnose reicht auch heute noch von der klassischen Form, die eher direktiv anleitend, bestimmend und anweisend operiert und dem Klienten eher eine passive und reagierende Rolle zuweist, bis zu einer indirekten, u. a. von Erickson inspirierten Form, die eine unmerkliche Suggestion bevorzugt und auf Autonomie, Ressourcen und Problemlösungen der Klienten baut. Hole (1997) weist auf die Bedeutung beider Vorgangsweisen im Rahmen einer modernen Hypnosetherapie hin.

Neben der tiefenpsychologisch orientierten Variante (mit mehr oder weniger Einbezug lösungsorientierter Ansätze), meist als *Hypnosetherapie* bezeichnet, hat sich ein eher ressourcen- und lösungsorientiertes Kurzzeitverfahren, vielfach *Hypnotherapie* genannt, herausgebildet, das sich auch mit anderen psychotherapeutischen Ansätzen kombinieren lässt. Ausrichtung und Setting reichen von lösungsorientierter Kurztherapie (im Sitzen; Einzel- oder Gruppensetting) bis zu längerfristiger, analytisch orientierter Behandlung (auch im Liegen), zumeist einmal die Woche.

Kanitschar (2000) beschreibt drei Interventionsmodi:

1. Ich-stärkend-übender Modus: zum Aufbau und zwecks Zunahme von Stabilität und Ressourcenstärkung, u. a. Arbeit mit Teilen und Imaginationen;
2. zukunfts- und lösungsorientierter Modus (für gefestigtere Personen): Anregen von Suchprozessen, Nutzbarmachung von Trance, Arbeit mit Metaphern, humorvolle Relativierungen, Einstreutechniken;
3. aufdeckend-analytischer Modus: unbewusste Inhalte, biografische Ebene, u. a. mit Altersregression und posthypnotischer Suggestion; dabei ist auch an die Methodenkombination in Form der Hypnoanalyse zu denken.

Suggestibilität und Hypnotisierbarkeit als ein Sonderfall der Ersteren sind eine Voraussetzung, dass bzw. in welcher Tiefe Suggestionen Trancezustände herbeiführen. Sie sind eher mit Reaktionsbereitschaft und Flexibilität zu assoziieren als mit Abhängigkeit und beruhen auf affektiver Resonanz. Suggestion impliziert eine eingebende – mehr oder weniger invasive – Beeinflussung einer anderen Person und dient der Herstellung der Empfänglichkeit, die die „Trance" und die mit ihr einhergehende Bewusstseinssenkung auszeichnet. In diesem Zustand können auch „posthypnotische Befehle" erteilt werden. Der Trancezustand bedeutet aber nicht eine unbedingte Annahme der Suggestion des Hypnotiseurs, sondern hängt vom „Rapport", d. h. von der emotionalen Dichte in der therapeutischen Beziehung, also auch von Präsenz und Prestige des Hypnosetherapeuten ab. Dabei wird angenommen, dass das Gesamt-Ich auch während der Hypnose bzw. Trance die übergeordnete Kontrolle behält. Nur ein Subsystem innerhalb des Ich hat die Kontrolle an den Therapeuten delegiert. Hypnose kann daher auch als eine „Regression im Dienste des Ich" betrachtet werden. Trotz einer tendenziellen Passivität des Klienten ist der Kontakt zwischen Klient und Therapeut aufrecht. Dieser orientiert sich an der Autonomie und den Bedürfnissen des Klienten, der wiederum seinerseits Verantwortung, Kontrolle und einen gewissen Grad an Beobachtung behält, was keinen Nachteil darstellt, solange die

Beobachtung nicht Distanzierung und Bewertung mit sich bringt und spontane unbewusste Prozesse behindert. Dementsprechend wird argumentiert, dass indirekte Suggestion viel eher zu einer Reorganisation, zur Förderung kreativer innerer (unbewusster) Prozesse unter Beachtung der Autonomie führt als nur zu Symptombeeinflussung. Trance (nach Erickson) ist aktives unbewusstes Lernen „von selbst". Das Unbewusste kennt keine Zeit, keine Negation, keinen Konjunktiv. Es geht um direkte Kommunikation mit dem Unbewussten (z. B. durch Metaphern, Bilder, Geschichten) und das Anregen der latenten Ressourcen zur Erzielung von konstruktiven Lösungen.

Die Hypnosetherapie beruft sich auf eine Reihe von übergreifenden Prinzipien: „Im Mittelpunkt steht die Person und nicht die Störung"; „Mit dem Widerstand arbeiten, diesen benützen (utilisieren)"; „Verhaltensänderung vor Einsicht"; „Die Wahrnehmung der Vergangenheit ändern". Diese Prinzipien finden in einzelnen Haltungen und Techniken ihren Niederschlag:

- *Pacing*: dem Klienten auf der Spur bleiben, z. B. an Atemrhythmus, Körperhaltung und -ausdruck, sprachliche Artikulation, Bildersprache, Repräsentationssystem (visuell, auditiv, kinästhetisch, olfaktorisch) anpassen;
- *Leading*: d. h. Leiten und Führen im Hinblick auf den nächsten Schritt, v. a. im Sinne eines Anregens latenter Ressourcen;
- Erzeugen einer *Ja-Haltung* beim Klienten, d. h. der inneren Zustimmung durch Geschehenlassen statt Wissen und Tun;
- *Einleitungstechniken* wie Augenfixierung, monotone Geräusche und Stimm-Modulation oder auch Bezugnahme auf das Körpererleben;
- *latente Potenziale* durch Implikationen und positive Konnotation fördern;
- *Ich-stärkende Regression* genehmigen;
- *Utilisation*: Nutzbarmachen der Eigenheiten des Klienten, z. B. des Widerstands durch Akzeptieren oder durch Umdeuten („Reframing");
- über *Dissoziation Fähigkeiten fördern*; dazu dient u. a. die Altersregression und -progression, d. h. das Erleben auf früheren Altersstufen oder das Antizipieren der möglichen Zukunft sowie die Kommunikation mit Persönlichkeitsteilen;
- *Formeln*, die auf das unerwünschte Verhalten abzielen („Positivformulierungen");
- *posthypnotische Aufträge;*
- *Einstreu- und Verwirrtechnik*: Betonungen und Bahnungen von Reaktionen, Umgehen des Bewusstseins durch Ablenken, Langweilen, Faszinieren;
- *Erzählen* von Witzen, Gleichnissen, Märchen, Träumen oder Geschichten von anderen, denen etwas gelungen ist;
- *Rücknahme* der induzierten Trance, um Sinnesbeeinträchtigungen und Dösigkeit auszublenden.

Humanistische Ansätze

In den humanistischen Ansätzen, deren geistesgeschichtliche Wurzeln v.a. in der Phänomenologie und in der Existenzphilosophie liegen, werden neben dem wählenden Individuum das Prinzip der Selbstorganisation und Selbstverwirklichung sowie gegenwärtige Erfahrung und Begegnung unterstrichen (Hutterer 1998; Cain et al. 2015; Eberwein 2009). Während die *Klientenzentrierte bzw. Personzentrierte Psychotherapie* (vgl. den Beitrag von Schmid in diesem Band) in geradezu minimalistischer Weise Echtheit, nicht an Bedingungen geknüpfte Wertschätzung und einfühlendes Verstehen auf der Einstellungsebene als ausreichendes therapeutisches Instrumentarium ansieht, hat die *Gestalttherapie* (vgl. den Beitrag von Hutterer-Krisch, Klampfl und Stadler in diesem Band), die sich aus der Psychoanalyse herausgelöst hat, eine Fülle von Übungen und strukturierenden Interventionen in ihrem Repertoire. Die Arbeit im Hier und Jetzt ist in der Gestalttherapie in der radikalsten, z.T. auch stark konfrontierenden Weise verwirklicht. Bereits zu einem Zeitpunkt entwickelt, als die humanistische Bewegung noch nicht formiert war, weist das *Psychodrama* Affinitäten zu humanistischen Prinzipien auf.

Psychodrama

Die heilsame Wirkung des Spiels hat der charismatische Psychiater Jacob Levi Moreno (1889–1974) in Form des inszenierten Rollenspiels und der Theaterarbeit erschlossen und nutzbar gemacht. Moreno experimentierte bereits in jungen Jahren in Wien mit dem Stegreiftheater. 1925 übersiedelte er in die USA, arbeitete dort zunächst als Gefängnispsychiater und führte später eine eigene Klinik in Beacon, New York, in der nach psychodramatischen Grundsätzen behandelt wurde. Er ist nicht nur Urheber des Psychodramas, sondern auch der Soziometrie sowie Pionier der Gruppenpsychotherapie, Inspirator der Gruppendynamik und in vielen Aspekten als ein Vorläufer der humanistischen Psychologie anzusehen (Moreno 1988).

Im Psychodrama dient die (spielerische) Handlung zur Intensivierung des Erlebens. Aktives Darstellen von problembesetzten Situationen und Konflikten soll kathartische Wirkung entfalten und über ergänzende reflexive Prozesse Blockaden und Defizite abbauen sowie Spontaneität, Kreativität und flexible Rollengestaltungen fördern und freisetzen. Mit dem handlungsorientierten Element wird eine Ausdrucksebene betont, die in den gesprächsorientierten Therapieformen vernachlässigt oder sogar abgelehnt wird. Im Gegensatz zur Sichtweise der klassischen Psychoanalyse, die hier die Gefahr des wiederholenden „Agierens“ wähnt, das der erlebenden und Einsicht erzeugenden Aufdeckung abträglich ist, ist bewusstes Handeln bzw. Wiederholen im Psychodrama intendiert.

Die psychodramatische Inszenierung ist ein Mittel zur Konkretisierung und zur Bewusstmachung von ansonsten im Leben unbewusst inszenierten Konstellationen mit weit größerer Tragweite. Auf der Basis des „szenischen Spiels" mit affektiver Beteiligung geht es für die Klienten darum, sich in der je eigenen Weise – anderen gegenüber – „ins Spiel zu bringen", eine (authentische und nicht von außen vorgeschriebene) „Rolle zu spielen", sich in einem Akt der „Selbstheilung" neu zu erschaffen. Wie das kindliche Spiel auch, findet das Psychodrama in einer zwischen Realität und Phantasie gelagerten Semi-Realität statt, in der (Neu-)Gestaltung und kreative Exploration möglich werden.

Vorläufer des Psychodramas sind im Theater der Antike, in Ritualen von Naturvölkern oder in der Heilung durch Katharsis zu finden, die auch bei „Zuschauern" über Identifikationsprozesse angefacht werden kann. Die Entwicklung des Psychodramas im eigentlichen Sinn beginnt mit dem vom Expressionismus und der phänomenologischen Methode Husserls beeinflussten Stegreiftheater Morenos, das der Intuition und dem inneren Erfassen einer Szene, einer Begegnung, eines spezifischen Zustandes große Bedeutung beimisst. Bereits hier waren die therapeutischen Aspekte der Theaterarbeit antizipiert.

Moreno hat den Menschen als improvisierenden Rollenspieler im Leben selbst betrachtet, dessen Selbst aus Rollenspielen entsteht. Eine wünschenswerte Rolle entspricht nie bloß den Erwartungen anderer („role-taking") oder einer starren „Rollenkonserve", sondern dem kreativen und flexiblen Einsatz des je eigenen Rollenrepertoires („role-playing"). Dies ist neben Spontaneität und der Fähigkeit zur Begegnung im Hier und Jetzt ein Teil des psychodramatischen Gesundheitsbegriffs. Als pathologische Phänomene werden dagegen fehlgeleitete Spontaneität bzw. Kreativität oder falsche bzw. falsch gelernte Rollen gewertet, z. B. Depression (Lähmung der Spontaneität), Manie (Überschuss der Spontaneität), aggressive Gespanntheit (Stau), Ziellosigkeit, Einengung und Fixierung („Konserve").

Therapieziele sind, dass die Macht der alten Szene und der Hang zur Wiederholung abnehmen. Der therapeutische Prozess lässt sich etwa folgendermaßen skizzieren: Katharsis → Einsicht → Integration → Neugestaltung; umgekehrt ist damit angezeigt, dass weder logisches Verstehen (Reflexion) noch psychologisches Verstehen (Affekt, Vorstellung) die volle Heilkraft entfalten, sondern szenisches Verstehen (Involvierung, autonome Körperreaktionen) Boden für eine auch organismisch fundierte Reorganisation ist. Diese Perspektive mündet in folgender Überzeugung: „Jedes wahre zweite Mal führt zur Befreiung vom missglückten ersten Mal", z. B. zur Abkehr von einer durch Traumatisierung bedingten eingeengten Rollengestaltung. Dementsprechend ist die Erweiterung des Rollenrepertoires ein zentrales Anliegen (Petzold 1985a).

Die Elemente für die Durchführung des Psychodramas sind: die Bühne, der Protagonist (Hauptdarsteller), der Psychodrama-Therapeut, Hilfs-Ichs (sie spielen andere Personen oder andere Teile der Person nach dem Rollenentwurf durch den Protagonisten) und die Gruppe. Alle, auch die „Zuschauer", sind letztlich „Mitspieler".

Der Psychodramatherapeut strukturiert wie ein Regisseur den Ablauf einer Sitzung. Als ein „Requisit" wird zumeist eine imaginäre Bühne angedeutet, die den Spielraum vom Zuschauerraum bzw. vom Raum, in dem nicht gespielt wird, abgrenzt. Drei Phasen kennzeichnen eine Psychodramasitzung (Yablonski 1992; Fürst/Ottomeyer/Pruckner 2004):

1. In der *Initialphase* wird über das „Warming-up" erleichtert, dass die Gruppenteilnehmer „ankommen" und „auftauen" (z. B. unterstützt durch Tanz, Musik, ruhiges Sitzen oder Meditation). Im weiteren Verlauf wird in einem gemeinsamen Gruppenprozess ein Protagonist bzw. eine auf mehrere Personen oder auch auf die ganze Gruppe bezogene Thematik bzw. Spielszene ausgewählt. Im Fall einer protagonistenzentrierten Sitzung wird die Szene über die „Interviewstufe" entwickelt und den anderen Gruppenteilnehmern nähergebracht sowie der Spielablauf konzipiert. Dabei kann es sich um einen aktuellen Konflikt oder auch eine lebensgeschichtlich bedeutsame Situation handeln. Der Spielentwurf, das Drehbuch, stammt somit von der leidenden bzw. aktiv an einem Problem arbeitenden Person, die zumeist auch Hauptdarsteller ist.
2. Die *Aktions-* oder *Spielphase* hat einen gefühlsverdichtenden Handlungsablauf, der unter Umständen auch durch äußere Effekte wie Licht und Musik unterstützt werden kann. Andere Gruppenteilnehmer, seltener auch ausgebildete Mitglieder, übernehmen als „Hilfs-Ichs" Rollen, die ihnen vom Protagonisten zugedacht werden, um die Interaktion mit abwesenden Personen zu ermöglichen, die in der dargestellten Situation bedeutsam sind. Die gesamte Inszenierung ist darauf gerichtet, den Protagonisten in die Lage zu versetzen, seine persönlichen Themen, Probleme und Konflikte zwischen einer Wiederholung alter, unangemessener Muster und einer Neugestaltung seiner Rolle – oft im Sinne einer Schlüsselszene – erleben zu können. In dieser Handlungsphase gibt es verschiedene Techniken, um den Prozess zu unterstützen:
   - *Spiegeln:* Als konfrontierendes Mittel der Bewusstmachung und zur Wahrnehmung von außen wird dem Protagonisten sein Verhalten imitierend von einem Mitspieler (Hilfs-Ich) dargeboten.
   - Ein Hilfs-Ich kann auch als *Doppelgänger* auftreten, um die Gefühle des Protagonisten durch sogenanntes Doppeln zu „verbreitern" oder mittels (evtl. auch provozierender) Fragen zu „durchsuchen".
   - Zum besseren Verständnis der anderen Person bei interpersonalen Konflikten kann weiters ein *Rollentausch* angezeigt sein: Der Sohn spielt auf Anweisung des Therapeuten z. B. den Vater, um diesen besser zu verstehen, und nimmt dazu dessen Haltung, Stimme etc. an; ein Hilfs-Ich übernimmt dann die Rolle des Sohnes. Für den Fall, dass kein Hilfs-Ich eine bestimmte – antagonistische – Rolle übernehmen kann, lässt sich eine abwesende Person auch durch einen leeren Stuhl symbolisieren: Der Klient kann aber auch – wie in einem Selbstgespräch – alle Rollen selbst spielen (Selbstdarstellung).
3. In der *Reflexions-* bzw. *Integrationsphase* (Phase des Sharings), die eine Art Nachbereitung der Aktionsphase ist, erfolgt zunächst das Rollenfeedback durch den Protagonisten und die Hilfs-Ichs: Wie ist es den einzelnen Personen in ihrer Rolle im vorangegangenen

Abschnitt ergangen? Was haben diese in bestimmten Sequenzen bzw. Interaktionen erlebt? Daran schließt das Identifikationsfeedback durch die Mitspieler und die Gruppe der nicht aktiv Beteiligten, der „Zuschauer" an: Was habe ich als Außenstehender wahrgenommen, beim Protagonisten, in der Szene, bezüglich Interaktionen und v. a. an und bei mir selbst? Im weiteren Prozess des „Sharings" werden Bezüge zur Lebenswelt und zur Biografie des Protagonisten hergestellt. Durch die Anteilnahme der anderen Personen und das Einbringen ihrer Erfahrungen werden Solidarität, Vertrauen und Geborgenheit gefördert. Gegebenenfalls kann im Sinne einer Neuorientierung eine auf Verhaltensänderung abzielende Phase folgen. Der Psychodrama-Therapeut hat in allen Phasen eine strukturierende und anregende bis anleitende Funktion, die der Inszenierung dient sowie den Spielfluss und die Reflexion intensiviert. In den ersten beiden Phasen verhält er sich weitestgehend abstinent, im Sharing ist er ein existenzieller Partner und damit selektiv transparent.

Je nach methodischer Orientierung und je nach Zielsetzung gibt es unterschiedliche Schwerpunktausprägungen, die auch kombiniert anzutreffen sind: Die *konfliktzentrierte* Spielart hat traumatische Szenen im Auge; die *erlebniszentrierte* fokussiert auf die Vitalität, die aus der kathartischen Wirkung der Involvierung erwächst; die *verhaltenszentrierte* ist auf konkrete Verhaltensmodifikationen angelegt. Abwandlungen und verwandte Verfahren des klassischen Ansatzes sind das Monodrama als Arbeit im Einzelsetting (Erlacher-Farkas/Jorda 1996), die Theaterarbeit nach Iljine (vgl. Petzold 1982), die verhaltensorientierte Ausrichtung (Behaviordrama; „Assertiveness-Training") sowie ab ca. 1945 (v. a. in Frankreich) das analytische Psychodrama.

Im Monodrama werden z. B. der innere Monolog, aber auch Rollenwechsel und Doppeltechnik verwendet, hier auch unter Beteiligung des Psychotherapeuten. Die szenische Gestaltung innerer Rollenanteile, von Impulsen und auch von antagonistischen Rollen wird unter Einbezug von Hilfsobjekten wie Gegenständen und Symbolen angeregt.

Das Psychodrama hat einen nicht unbedeutenden Einfluss auf die Gestalttherapie ausgeübt (vgl. den Beitrag von Hutterer-Krisch, Klampfl und Stadler in diesem Band): Perls war zwar kein Schüler Morenos, aber er hat ihn aufgesucht und viele Impulse aus dem Psychodrama bezogen. Das Psychodrama zählt auch zu jenen Elementen, die in die Integrative Therapie nach Petzold (s. u.) einbezogen wurden.

Existenzielle Psychotherapie

In Anlehnung an die Existenzphilosophie stehen in diesem psychotherapeutischen Paradigma existenzielle Dimensionen des Menschseins im Mittelpunkt (Yalom 2005; Cooper 2003), unter anderem:

- Freiheit und Wahlmöglichkeiten, aber auch die damit einhergehende Angst und Verantwortung;
- Begrenzungen unserer Existenz wie Vergänglichkeit, Leid, Schuld und Tod;
- Sinnstreben sowie
- Selbstfindung, Authentizität und Überwindung der Einsamkeit durch Begegnung.

Damit steht die Bewältigung grundsätzlicher menschlicher Themen zur Disposition. Während die Daseinsanalyse v.a. die Weltoffenheit im Blick hat, die gerade auch angesichts der Bodenlosigkeit der menschlichen Existenz und einer Hellhörigkeit dafür nicht immer leicht durchzuhalten ist, steht in der klassischen Existenzanalyse die Sinnfrage im Zentrum der (logo-)therapeutischen Bemühungen. In der Existenzanalyse nach Längle wiederum steht das Selbst-Sein (Person-Sein) vermittels dialogischem Austausch mit sich und der Welt im Vordergrund (Längle/Holzhey 2008; Längle 2016).

Daseinsanalyse

In analytischer Tradition (v. Weizsäcker, Straus, v. Gebsattel) sowie von Edmund Husserls Phänomenologie und v.a. von Martin Heideggers Existenzphilosophie und Daseinsanalytik beeinflusst, wurde diese Richtung von Ludwig Binswanger (1881–1966), der ihr auch den Namen gab, Medard Boss (1903–1990) – in direkter Zusammenarbeit mit Heidegger – und dessen Schüler Gion Condrau (1919–2006) geprägt. Während Binswanger eine eigene „wissenschaftliche" Theorie entwickelte und sich zunehmend aus der Anwendung der philosophischen Positionen auf Psychotherapie und Psychiatrie zurückzog, verzichtete Boss im Gegensatz zu Binswanger und Freud auf eine eigene theoretische Grundlegung und orientierte sich an Heideggers philosophischem Entwurf und an der therapeutischen Praxis (u.a. Neurosenlehre, Psychosomatik und Traumlehre).

Die von der naturwissenschaftlichen Psychologie vorgenommene Zersplitterung menschlichen Daseins in eine Psyche, einen Körper und eine Außenwelt stellt sich der daseinsanalytischen Betrachtung als erkenntnistheoretischer Willkürakt dar; im Zentrum steht somit auch konsequent anstelle des Begriffs „Psyche" der Heidegger'sche Terminus „Da-Sein". Das „Da" bezeichnet die Weise, wie sich der Mensch als Ganzer zur Welt verhält, insbesondere zur sozialen Umwelt, wie er das im Rahmen des Da-Seins Begegnende bewältigt. Die wesentlichen Themen der Daseinsanalyse sind Schuld und Gewissen, Geburt und Tod, psychosomatische Phänomene, Träume, allgemein: Stimmung, Verstehen, Sprache und Lebensgeschichte. Die Phänomene des Da-Seins enthüllen sich in phänomenologischer Einfühlung und werden dadurch von der „Verstellung" befreit. Sie bedürfen – einer phänomenologisch-hermeneutischen Ausrichtung folgend – weitgehend keiner Rückführung auf dahinterliegende, kausal-genetische Motive, sondern enthüllen sich unmittelbar. Das daseinsanalytische Krankheitsverständnis verzichtet daher auch auf jegliche, aus seiner Sicht spekulative Modellvorstellung etwa von Neurosen als Störungen des Trieb- und Affektlebens und auf die psychoanalytische Leithypothese vom Unbewussten. „Zeigen sich jedoch Mitmenschen und Dinge im bedeutungserscheinenden Lichte unseres Daseins als das, was sie sind, so wird auch die Annahme eines ‚Unbewußten' überflüssig" (Condreau 1989, S. 218f.). Ähnliches gilt für andere Zentralbegriffe des psychodynamischen Verstehens wie Verdrängung oder Regression. Demgegenüber geht es in der existenziellen Psychotherapie um den verstehenden Vollzug des „In-der-Welt-Seins", im Besonderen innerhalb der therapeutischen Beziehung. Dementsprechend stehen der Einblick in die Grundbestimmungen des „Da-Seins", in seine „Existenzialien" (v.a. Offensein und Freisein, Zeitlichkeit und Räumlichkeit des Daseins, Geschichtlichkeit und Gestimmtheit, Mit-Sein, Leiblich-Sein und Sterblich-Sein) bzw. wie diese innerhalb der Beziehung zum Analytiker realisiert werden, im Mittelpunkt. Die dabei auftretenden Beziehungsmomente werden nicht als Übertragungen, sondern als aktuelle, dem Analytiker selbst geltende Phänomene verstanden, in denen aber zurückgebliebene Verhaltensweisen deutlich werden. Schuld wird im Sinne von nicht gelebten Möglichkeiten und nicht im Sinne von unbewussten Schuldgefühlen gesehen. Angst wird als Angst vor der Existenz verstanden. Der Traum ist therapeutisch äußerst bedeutsam, doch wird er ebenfalls als unmittelbar zugängliches Phänomen gewertet, das keiner Unterscheidung in manifest und latent und keiner Deutung des dahinterstehenden Wunsches bedarf.

Seelisches Leiden repräsentiere Weisen *unfreien* Existierens und habe einen Sinn. Die Klärung des Leidens führe letztlich die Person zu sich selbst (dem eigentlichen „Selbst-Sein") und zu ihren konkreten Seinsmöglichkeiten. Das Wesen des gesunden Menschen kann als das freie Verfügenkönnen über sämtliche ihm mitgegebenen Beziehungsmöglichkeiten gegenüber dem Offenen seines Weltbereiches verstanden werden. Ziel ist die Genesung von Beeinträchtigungen menschlichen Daseins, die Freisetzung der eigenen Vollzugsmöglichkeiten dem gegenüber, was sich aus der Welt zeigt. Es geht um eine Umstimmung im Selbstverständnis, um die Befreiung des Menschen zu optimaler (nicht maximaler) Offenheit und Weite im Sich-Verhalten allem Begegnenden gegenüber, das v.a. die Mitwelt (das zwischenmenschliche Bezogensein) einschließt, und um die Selbstverantwortlichkeit in der Lebensführung.

Im Zentrum der Praxis steht das *analytische Gespräch*, in dem es um die Freilegung verborgener und noch verschlossener Seinsmöglichkeiten geht, wobei der *Lebensgeschichte* des Analysanden (die Vergegenwärtigung der eigenen Vergangenheit) sowie der *Beziehung* zwischen Analytiker und Analysanden große Beachtung geschenkt wird. So gesehen ist die Daseinsanalyse eine „Weiterentwicklung" der klassischen Psychoanalyse, wobei deren Grundelemente (Setting, analytische Beziehung, Übertragung, Widerstands- und v.a. Traumanalyse usw.)

daseinsgemäß verstanden werden. Die philosophische Ausgangsposition und die damit einhergehenden deutlichen konzeptuellen Unterschiede rechtfertigen aber ihre Einordnung in das existenzielle Paradigma (vgl. Holzhey 2008; Holzhey-Kunz 2014).

Existenzanalyse und Logotherapie

Diese vom Wiener Psychiater Viktor Frankl (1905–1997) begründete Strömung steht für die Aufwertung der personal-geistigen Ebene in der Psychotherapie. Ausgangspunkt der Entwicklung waren die Sinnkrise des Begründers in der Zwischenkriegszeit und seine Erfahrungen in verschiedenen Konzentrationslagern während des Zweiten Weltkrieges (Längle 1998). In Abgrenzung zu Freud und Adler schuf Frankl nach 1945 die „dritte Wiener Schule" der Psychotherapie, die v.a. in den USA große Popularität erlangte. Ins Zentrum der Aufmerksamkeit rückt dabei das Verlangen nach der sinnvollen Gestaltung des eigenen Lebens im Bezug zur Welt (Frankl 1994). Auf existenzphilosophischer Grundlage werden Themen wie Sinn und Werte, Freiheit und Verantwortung, Leiden und Tod sowie Schuld und Angst nicht in erster Linie als lebensgeschichtlich bedingte, sondern als dem menschlichen Dasein innewohnende Herausforderungen begriffen. Sich diesen Lebensfragen zu stellen und darauf Antworten zu finden, ist aus der Sicht einer existenziell orientierten Psychotherapie die vorrangige Aufgabe.

Die Existenzanalyse ist eine Psychotherapieform, die sich gegen psychologistische und mechanistische Reduktionismen und Determinismen wendet. Sie hat ihre Wurzeln in der Phänomenologie und Existenzphilosophie (Jaspers, Heidegger, Wertephilosophie Max Schelers, Buber, Bergson) und unterstreicht in ihrer Ethik die Verantwortlichkeit und den Freiraum der Person sowie existenzielle Fragen wie Leiden, Tod und Schuld („tragische Trias"). Das „geistig Unbewusste" (Gewissen, Liebe, Ästhetik) wird dem „triebhaft Unbewussten" entgegengestellt.

In der Existenzanalyse geht es im Wesentlichen um „die ‚Analyse' – besser ‚Erhellung, Klärung' – der Lebensumstände auf lebenswerte Möglichkeiten hin" (Längle 1994, S. 188). Denn in einer sinnvollen, erfüllten Existenz wird das „existenzielle Vakuum" verhindert (Motto: „Ja zum Leben sagen"). Dies ist erreicht, wenn der Mensch das, was er tut, mit Entschiedenheit macht, d.h. innere Zustimmung gibt. Eine Methode, die aus der Existenzanalyse folgt, ist die Logotherapie, die einen konkreten Beistand zur Sinnfindung und Sinnrealisierung leisten, d.h. Hilfe zur sinnvollen Lebensgestaltung bei der Bewältigung schwieriger Lebenssituationen sein will bzw. Hilfe dazu, bei unabänderlichen Gegebenheiten das Schicksal in Würde zu (er-)tragen (Motto wiederum: „Trotzdem ja zum Leben sagen").

Grundlegende Motivationskraft bzw. primärer Antrieb des Menschen ist nach Frankl seine immanente Suche nach Sinn. Plakativ hat er den „Willen zum Sinn" dem „Willen zur Lust" (in der Psychoanalyse Freuds) und dem „Willen zur

Macht“ (in der Individualpsychologie Adlers) gegenübergestellt. Anstelle intrapsychischer Antriebe wird postuliert, dass wir uns von „Werten der Welt“ anziehen und berühren lassen.

In der Weiterentwicklung der Existenzanalyse nach Längle ist das Sinntheorem eines, das auf drei anderen Grundmotiven aufbaut, nämlich „Dasein-Können“ (Beziehung zur Welt), „Leben-Mögen“ (Beziehung zum Leben und zu anderen) und „So-Sein“/„Selbst-Sein-Dürfen“ (Beziehung zu sich selbst) (Längle/Holzhey-Kunz 2006, S. 33 f.).

Das Menschenbild und die Persönlichkeitstheorie des Ansatzes beruhen auf der „Dimensionalontologie“, die die biologische, psychologische (kognitiv-emotionale) und geistige (sozial-noetische) Dimension im Menschen unterscheidet. Das Primat hat dabei die Dimension des Geistigen als eigentlich personale Dimension. Sie ist „Trotzmacht“, Boden für die Freiheit „zu etwas“ und damit konträr zur Persönlichkeit des Menschen, die eine verfestigte Struktur meint: „Person ist das, was sich frei verhalten kann, Persönlichkeit das Statische“. Person bedeutet in der Existenzanalyse eine „geistige Kraft, die den Menschen sowohl auf Welt hin öffnet, zugleich aber auch von dieser abgrenzt“ (Längle 1994). Frankls Personbegriff schließt Widerstandskräfte ein, die sich gerade auch in Selbst-Distanzierung und Selbst-Transzendenz manifestieren. In der Weiterentwicklung der Existenzanalyse nach Längle hingegen kommt es zu einer Aufwertung der Emotionalität des Menschen und ihrer Berücksichtigung im Rahmen der Psychotherapie.

Selbst-Distanzierung wird als die Fähigkeit der Selbstbetrachtung von außen, als „Mit-sich-selber-Sprechen“ verstanden und damit als Möglichkeit der Relativierung u. a. mithilfe von Humor. *Selbst-Transzendenz* dagegen äußert sich im „Über-sich-hinaus-Sein“, in einem Aufgehen und Hingeben an eine Aufgabe, eine andere Person, an die Mitwelt, an Gott oder an das Unabänderliche wie z. B. den Tod. Sie verkörpert die Relativierung des unmittelbaren Selbstbezugs.

Personsein ist das auf sich und auf andere Bezogensein und mit einer grundsätzlichen Dialogfähigkeit verbunden. Allerdings steht nicht Selbsterfahrung im Zentrum des Interesses, sondern Sinnerfahrung. Hier erweist sich die Existenzanalyse z. T. in diametraler Position zu den Ansätzen der humanistischen Psychologie: Dem „So-Sein“ des Individuums wird das „bestmögliche Sein“, dem „Mut zum Selbst“ und der „Selbstverwirklichung“ werden das Herstellen eines sinnvollen, über das Ich hinausreichenden Weltbezugs sowie das Bewusstmachen der Verantwortlichkeit, somit das Sinntheorem und die Selbst-Transzendenz gegenübergestellt. Erwähnt sei auch das Spannungsverhältnis Frankls zur Psychotherapie allgemein, die er mitunter auch im Gegensatz zur Logotherapie sieht. Gerade auch den weithin anerkannten Stellenwert von Selbsterfahrung als Ausbildungsbestandteil hat Frankl mit Skepsis bedacht.

Aus dem Personbegriff leitet sich der Krankheitsbegriff dergestalt ab, dass nur Körper und Psyche, nicht aber der Geist, die noetische Dimension, erkranken können. Der Geist kann nur zwischen „sinnvoll“ und „sinnlos“ bzw. „richtig“ und „falsch“ orientiert sein, er kann nur seinen Sinn finden oder verfehlen (Frankl 1994). Die „Trotzmacht des Geistes“ impliziert in ihrer Freiheit auch die Freiheit zum Versäumen und Scheitern beim Existenzvollzug, was sich im Sinne einer Korrektur nachgerade als psychotherapeutische Aufgabe stellt. Ein Mangel an „Willen zum Sinn“ und partielle Isolierung, d.h. ein gestörter Dialog und Austausch mit der Mitwelt, konstituieren unerwünschte Entwicklungen, die zur Verfälschung des menschlichen Wesens, zum Verzicht auf Personalität und Existenzialität und zum Fehlen von Stellungnahmen und Expressivität führen. Daraus ergeben sich folgende Therapieziele: sinnvolle Gestaltung und Vollzug der eigenen Existenz mit Bezug auf die auf Zukunft gerichtete gegenwärtige Realität sowie Personsein in dialogischer Verbindung, in Verantwortung und Freiheit im Gegensatz zu Zwang und Pflicht; dies bedeutet, mit innerer Zustimmung zum eigenen Dasein zu leben.

Existenz meint vollzogenes, ganzes Leben, das als existenzielle Anfrage an den Menschen ergeht. Dieser habe „Antworten auf die Lebensfragen“ zu geben und dem Aufruf zu Wahl und Entscheidung zu folgen. Sinn ist die wertvollste Möglichkeit in der jeweils gegebenen Situation. Als Hauptwege zur Sinnverwirklichung gelten schöpferische Werte (Werke, Taten), Erlebniswerte (Natur, Kunst, Liebe) und Einstellungswerte (Haltungen, Umgang mit Leid). Eine Prämisse ist, dass jede Situation zumindest eine Sinnmöglichkeit bietet. Hier besteht eine gewisse Gefahr der philosophischen Überhöhung und abgehobenen Geistigkeit, die der Schule Frankls auch den Vorwurf eingetragen hat, eine „Über-Ich-Psychologie“ bzw. „Höhenpsychologie“ zu vertreten.

Das praktische therapeutische Vorgehen ist von einer prinzipiellen phänomenologischen Offenheit getragen, das heißt, der Therapeut soll nicht nach vorgefertigten Methoden vorgehen; das dialogische Prinzip fördert Qualitäten des Bei-Seins (Verweilens), Verstehens und In-Beziehung-Tretens (auch des Klienten mit sich selbst). Frankl hat zwei von ihm angewandte Interventionstechniken herausgehoben, eine dritte wurde von Lukas (1980) hinzugefügt.

1. Die *paradoxe Intention* dient bei Angst- und Zwangsneurosen der Förderung der Selbstdistanzierungsfähigkeit durch humorvolle Übertreibung, die aber bereits Relativierung impliziert; weiter der Behandlung von Erwartungsängsten, von Ängsten vor der Angst, wobei immer der Gegenstand der Angst intendiert werden soll. Die paradoxe Intention ist in Abweichung zur Symptomverschreibung bei Watzlawick und zur paradoxen Intervention in der Verhaltenstherapie und der systemischen Richtung zu sehen, die sich mit ihrem Konzept auf Verhaltensweisen und Symptome beziehen. Freilich ist vielfach der Gegenstand der Angst identisch mit dem jeweiligen Symptom; dies trifft allerdings nicht auf Zwänge zu. Etwa ist eine zwanghafte Symptomatik, z.B. der Kontrollzwang, sich x-fach zu vergewissern, ob denn die Wohnungstür abgeschlossen ist, nicht Gegenstand der Angst. Dieser ist vordergründig wohl eher darin zu vermuten, dass ein Einbruch befürchtet wird. Die paradoxe Intention soll so humorvoll wie möglich formuliert

werden, z. B. wird ein Patient mit Angst vor Kreislaufkollaps aufgefordert, längere Fahrten mit der Straßenbahn zu unternehmen, mit dem Vorsatz: „Jetzt werde ich es denen einmal zeigen, wie gut ich kollabieren kann" (vgl. Frankl 1982).

2. Vor allem bei Sexualneurosen und psychosomatischen Störungen (z. B. Schlafstörungen) kommt es darauf an, dem Problem nicht übermäßige Aufmerksamkeit („Hyperreflexion") zu schenken und es dadurch wie in einem Teufelskreis immer stärker zu erzeugen. Bei der *Dereflexion* wird die Aufmerksamkeit zu einem sinngebenden Vorstellungsinhalt hingelenkt und so automatisch vom Problem abgezogen, z. B. wird bei Schlafstörungen geraten, sich nicht um den Schlaf zu kümmern, sondern den nächsten Wochenendausflug zu planen (vgl. Lukas 1984, S. 490).
3. Ergänzt wurde von Lukas (1980; 1984) im Kontext der logotherapeutischen Technik die *„Einstellungsmodulation"*, die als Oberbegriff verschiedene Interventionsformen subsumiert. Sie zielt ab auf die Einstellungsverbesserung zu (unveränderbaren) leidvoll erfahrenen Ereignissen, d. h. auf die Bewältigung von Traumata (Schicksalsschlägen, Krankheiten) sowie auf die Einstellungsverbesserung zur Bewältigung von Sinnkrisen durch Förderung von zukunftsorientierten Einstellungen; Ersteres entspricht der „Trotzmacht des Geistes", Letzteres der Förderung des „Willens zum Sinn".

In der Weiterentwicklung zu einer personorientierten Existenzanalyse durch Längle wird ausgehend von den vier oben genannten Grundmotivationen auch noch eine Reihe anderer Methoden als nur logotherapeutische (wie Dereflexion, paradoxe Intention oder Einstellungsänderung) eingesetzt, u. a. die *personale Existenzanalyse, personale Positionsfindung, Willensstärkungsmethode* und die *Arbeit an den Grundmotivationen* inklusive biografischer Aufarbeitung (Längle/Holzhey-Kunz 2008, S. 155–166).

Existenzanalyse findet aufgrund ihrer dialogischen, auch zur Stellungnahme auffordernden Haltung durchwegs im einander gegenübersitzenden Gespräch, in der Regel einmal wöchentlich oder auch in größeren Abständen, als kurz- und mittelfristige Begleitung statt. Stundenkontingente von 100 Stunden werden nur bei schweren Störungen (Personen mit Persönlichkeitsstörungen oder Psychosen) überschritten. Regressive Tendenzen werden nicht unterstützt; an die Stelle der „Vergangenheitsbewältigung" in psychodynamischen Ansätzen tritt in der Existenzanalyse „Vergänglichkeitsbewältigung", Existenzvollzug in Authentizität, Entschiedenheit und Zukunftsorientierung und schließlich Sinnfindung. Ein persuasives und appellatives Element mit rational-kognitiver Ausrichtung und Nähe zur verhaltensorientierten Psychotherapie (die ihrerseits v. a. die Technik der paradoxen Intention aufgegriffen hat) ist in der traditionellen Logotherapie nicht zu übersehen (Lukas 2002).

Die auf Alfried Längle zurückgehende Weiterentwicklung der Existenzanalyse (seit etwa 1990) hat diese Ausrichtung modifiziert. Damit ist die Existenzanalyse nicht mehr bloß Vorbedingung der sinngebenden Logotherapie, sondern eine vollständig entfaltete psychotherapeutische Methodik; allenfalls bezieht sie auch Sinnfragen und die Logotherapie ein, die sich nach Längle allerdings mehr für

Beratung und Begleitung (z. B. Sterbebegleitung) eignet. Daraus resultieren auch praktische Vorgangsweisen und Settings, die weit über logotherapeutische Interventionen hinausreichen; auch die Vorbehalte gegen die Selbsterfahrung des Psychotherapeuten wurden aufgegeben.

Integrative Ansätze

Integrative Therapie (nach Hilarion Petzold)

Dieser Entwurf trachtet unter Berufung auf empirische Ergebnisse, den Menschen in seiner körperlichen, emotionalen, kognitiven und sozialen Dimension einzubeziehen: der Mensch als *„bio-psycho-soziales Wesen"*, das in seinem sozioökologischen *Kontext* und zeitlichen *Kontinuum* zu sehen ist. Hilarion Petzold (*1944) hat seinen Ansatz seit den 1970er-Jahren – unterstützt u. a. von Hildegund Heinl, Johanna Sieper und Ilse Orth – entwickelt und dafür ab den 1990er-Jahren die philosophischen Grundlagen (1991), die theoretische Fundierung in der klinischen Praxis (1992) sowie praxeologische Konzepte (1993/2003) vorgestellt. Petzold verdankt der Rezeption u. a. von Merleau-Ponty, Marcel, Ricoeur und Foucault wesentliche metatheoretische Bausteine für die anthropologische und ethische Basis seines Ansatzes, die daher phänomenologisch (Merleau-Ponty und H. Schmitz), hermeneutisch (Ricoeur), aber auch – mit Bezugnahme auf Gabriel Marcels Intersubjektivitätsverständnis sowie auf Levinas, Buber und Bachtin – existenzphilosophisch fundiert ist. Der Mensch wird hier als Mit-Sein, als in Intersubjektivität „Eingeborener" gefasst; seine *„Ko-existenz"* und *„Ko-respondenz"* während der gesamten Lebenszeit sowie seine „Leiblichkeit" (als *„Leibsubjekt"* bzw. *„informierter Leib"*; vgl. Petzold 2009) stellen Kernbegriffe der Theorie dar. Darüber hinaus bezog Petzold wertvolle Impulse aus diversen eigentherapeutischen Erfahrungen und Ausbildungen wie klassische Psychoanalyse, Analyse bei V. Iljine in der Tradition Ferenczis, Psychodrama (bei J. Moreno), Gestalttherapie (bei F. Perls und Price), Verhaltenstherapie und Körpertherapie (u. a. bei Ola Raknes, einem Anhänger Wilhelm Reichs).

Das Hauptanliegen besteht in einer schulenübergreifenden, dabei nicht eklektischen Konzeptualisierung und konsistenten Vernetzung von unterschiedlichen (klinischen) Theorien (real-explikative Theorien, z. B. Persönlichkeits- und Entwicklungstheorie, ätiologische Modelle) und – darauf aufbauend – von Praxeologien, deren Nützlichkeit sich auch empirisch belegen lässt. Petzold sieht sich – neben z. B. Lazarus, Norcross oder Grawe – als wesentlichen Vertreter eines *„neuen Integrationsparadigmas"* (demgegenüber das „alte Integrationsparadigma", z. B. Reil, P. Janet, Iljine, French und Alexander), jedoch nicht als Begründer einer neuen Schule! Sein Ansatz stellt eine disziplinenüberschreitende (transversale, polylogische), mehrperspektivische *Orientierung* dar – mit sehr gut ausgewiesener philosophischer Grundlegung und einer übergreifenden Therapietheorie im Rahmen bzw. auf dem Boden von (klinischer) Psychologie, Neuropsychologie und -physiologie (Letztere in Anlehnung an die russische Schule von Bernstejn und Lurija), aber auch informiert von den Erkenntnissen der Bio-, Sozial- und modernen Neurowissenschaften (vgl. Petzold/Michailowa 2008).

In der Integrativen Therapie wird der Mensch als schöpferisches, gestaltendes Wesen gesehen, das zur Entwicklung von personaler Identität, „Ko-respondenzprozessen“ und „Polylogen“, d.h. Gesprächen und Narrationen in sozialen Netzwerken bzw. Konvois, fähig ist. Auf diesen anthropologischen Grundformeln fußt ein Theorienfundament für die Anwendung in der klinischen Praxis unter Einschluss tiefen- und entwicklungspsychologischer (Säuglingsforschung) sowie kognitions-, emotions-, volitions- und handlungstheoretischer Konzepte: So wird die interpersonale Beziehung als Ko-existenz und soziale Angewiesenheit verstanden und die Eingebundenheit in das soziale und ökologische Gefüge als Kontext beachtet. Mit dem Konzept der „Lebensspanne“ („life span developmental approach“) wird die Bedeutung des gesamten Lebensverlaufes, aller Altersstufen (nicht nur der Kindheit) und der verschiedenen Zeitperspektiven (Vergangenheit, Gegenwart und Zukunft) hervorgehoben.

Als pathogenetische Faktoren werden Entwicklungsschädigungen (Traumata als Überstimulierung, Defizite als Unterstimulierung, Störungen als unbeständige Stimulierung und Konflikte als gegenläufige Stimulierung), belastungskumulierende Ereignisketten sowie die Repression der Expression erachtet. Demgegenüber wird auch der Einfluss protektiver Faktoren in ihrer Funktion als „Schutzschilder“ (Resilienz) akzentuiert, die eine Verminderung des Risikos durch schädigende Belastungen bewirken, sowie die Salutogenese, d.h. die gesundheitsfördernde Perspektive.

In der praktischen Ausrichtung werden die „elastische Psychoanalyse“ nach Ferenczi, kognitiv-behaviorale, erlebnisaktivierende Verfahren (Psychodrama, Gestalttherapie) und Arbeit mit kreativen Medien (Kunst- und Musiktherapie), Bewegung (Integrative Leib- und Bewegungstherapie) und Entspannung verbunden angewandt. So ist Petzold zu den Pionieren der „neuen Körpertherapien“ in Europa zu zählen.

Zentrale Leit- und Zielrichtungen sind die Beziehungsperspektive, Problemlösung und Verhaltensänderung, Sinnstiftung sowie persönliche Souveränität. Therapeutisch sind insbesondere vier „Wege der Heilung und Förderung“ zu beschreiten:

1. Der konfliktzentriert-aufdeckende Weg ist auf Einsicht in bzw. Bewusstmachung (Arbeit an kognitiven Schemata) und Sinnhaftigkeit der Probleme ausgerichtet.
2. Vertrauensbildung und korrigierende emotionale Erfahrung im Rahmen der therapeutischen Beziehung fördern emotionale Differenzierung und Nachsozialisation (konflikt- bzw. erlebniszentriert).

3. Die therapeutische Arbeit und Beziehung als Experimentier- und Übungsfeld zielt über Erlebnisaktivierung, z. B. im Rollenspiel, und über kreative Medien darauf ab, neue Erfahrungen, den Erwerb von Handlungsalternativen und die Entwicklung von Ressourcen (z. B. kreatives Potenzial) zu ermöglichen.
4. Über die therapeutische Situation hinaus rücken über die Beachtung des sozialen Netzwerkes der Klienten auch systemisch-gesellschaftliche Perspektiven in den Blick.

Als methodenintegrativer und mehrperspektivischer Ansatz beansprucht die Integrative Therapie ein weites Anwendungsspektrum in Bezug auf Störungsformen, Zielgruppen, Setting und Ausformung (z. B. Kinder-, Gruppen-, Bewegungs-, Kreativtherapie).

Neurolinguistische Psychotherapie (NLPt)

Ausgehend von der Frage, welche Fähigkeiten und Begabungen in der psychotherapeutischen Arbeit von anerkannt wirkungsvollen Therapeuten den Ausschlag geben, wurden von den Amerikanern Richard Bandler und John Grinder (Bandler/Grinder 1988) so berühmte und „begnadete" Therapeutenpersönlichkeiten wie die Familientherapeutin Virginia Satir, der Hypnotherapeut Milton Erickson und der Begründer der Gestalttherapie Fritz Perls beobachtet, um die Struktur ihrer subjektiven Erfahrungen zu erfassen. Die daraus abgeleiteten Erkenntnisse wurden, bereichert um neurologische, linguistische und verhaltenstherapeutische Konzepte, zu einem integrativen Ansatz erweitert, der neben anderen Einsatzbereichen (z. B. Kommunikationstrainings, Beratungssektor) auch in der Psychotherapie zur Anwendung gelangt. Im Vordergrund stehen – in Affinität zu den anthropologischen Prämissen der lösungsorientiert-systemischen und lösungsorientiert-hypnotherapeutischen Richtung – konstruktivistische Grundannahmen: die Annahme von individuellen Weltbildern, die sich auch auf subjektive sinnesbezogene, *neurologische* Wahrnehmungs- und *linguistische* (Sprach-) Muster zurückführen lassen; weiter die Annahme, dass jedem Symptom eine „gute Absicht" zugrunde liegt und dass dieses, wenngleich oft einschränkend, störend und unerwünscht, eine sinnvolle Bedeutung hat und mit innerer Wertschätzung als Ressource genützt werden kann; schließlich die Überzeugung, dass konstruktive Lösungen ohne „tiefes" analytisches Auf- und Durcharbeiten und ohne kathartische Erlebnisintensivierung möglich sind. Es werden zielorientierte Wege gesucht, die unter Nutzung von Trance und Imagination sowie linguistischen und kognitiven Interventionen im Sinne von Erweiterungen des Wahrnehmungs- und Sprachrepertoires die Wahrscheinlichkeit erhöhen, dass neue Wahlmöglichkeiten ausgeschöpft und geeignetere Lösungsstrategien eingeschlagen, d. h. alternative *„Programme"* (als Landkarten und Muster) entworfen bzw. aktiviert werden.

Die therapeutische Beziehung ist dabei auf den „Rapport“ angewiesen, jene wechselseitige, emotional geprägte Verbindung auf sprachlicher wie nichtsprachlicher Ebene, die sich zwischen den beiden Interaktionspartnern einstellt. Dazu ist es wesentlich, mit dem geeigneten Repräsentationssystem zu arbeiten: Die Theorie des Neurolinguistischen Programmierens geht davon aus, dass die Wahrnehmung der Welt mittels verschiedener Sinneskanäle (visuell, auditiv, taktil, olfaktorisch, gustatorisch) erfolgt und über das Sprachsystem repräsentiert wird. In der therapeutischen Arbeit stimmt sich der Psychotherapeut auf das jeweils beim Klienten vorherrschende (primäre) bzw. aktuelle Repräsentationssystem ein, indem er z. B. den verbal-sprachlichen (etwa eine visuell-bildhafte Schilderung) oder körpersprachlichen Ausdrucksmodus (z. B. sich vor- oder zurücklehnen) aufgreift. Dies kann zugleich Ausdruck des Rapports sein wie auch diesen verstärken. Der Klient kann sich seiner jeweiligen Ressource bedienen, der Psychotherapeut mag dadurch die Erfahrungsebene des Klienten besser nachvollziehen können.

Für die Praxis ergeben sich einige spezielle Interventionsstrategien:

1. *Ankertechnik:* Nach dem Prinzip der klassischen Konditionierung wird ein sinnesspezifischer, positiv besetzter Reiz, etwa ein sprachlicher Begriff oder ein leiblicher „Anker“ (in Form einer spürbaren Druckempfindung), mit einem als problematisch definierten Denk- bzw. Verhaltenselement verknüpft. So können im Sinne eines bedingten Reflexes Ressourcen – mitunter sehr komplexe Erinnerungen und Zustände – aktiviert und in den Problemkontext eingebracht werden, wodurch sich die als Problem erlebte Situation verändern kann und brauchbare Alternativen entstehen können. Umgekehrt können Anker aktiviert werden, um den Problemzustand gleichsam absichtlich herbeizurufen und dann gezielt zu bearbeiten.
2. *Parts:* Unter der Annahme, dass einzelne Verhaltensweisen von einem Teil (Subsystem) der Gesamtperson gesteuert werden, können innere Konflikte und Ambivalenzen als Widerstreit und Lösungsversuche verschiedener „Teilpersönlichkeiten“ interpretiert werden. Auch hier geht es darum, die verschiedenen Strebungen als Ausdruck innerer Ressourcen in wertschätzender Haltung mit dem Ziel einer ökologischen Integration aufzugreifen.
3. *Reframing* (Umdeutung): Über das Umschalten zu einem neuen Bezugsrahmen, z. B. die Umwertung „negativer“ Erinnerungen, oder auch durch das Einbringen von Metaphern können neue Sichtweisen (etwa Probleme als Ressourcen zu sehen) oder passendere Alternativen erzeugt werden.
4. *Strategiearbeit:* Spezifische Denkmuster (innere Repräsentationen) werden formal und sequenziell dargestellt und nach Kriterien der Nützlichkeit umstrukturiert. Ähnlich der Arbeit am „Skript“ in der Transaktionsanalyse bzw. an irrationalen Annahmen („kognitiven Fehlern“) in der verhaltensorientierten rational-emotiven Therapie wird dabei v. a. Bezug auf jene die eigene Identität betreffenden (Wert-)Annahmen und Glaubenssätze (Belief-System) genommen, die sich als unpassend und wenig produktiv bzw. wenig konstruktiv erweisen können.

Ursprünglich eher für kurzfristige Interventionen bei klar umschriebener Symptomatik gedacht, ist eine auf dem Neurolinguistischen Programmieren basierende Psychotherapie zunehmend auf längerfristige therapeutische Prozesse eingestellt.

Ausweitungen des Settings, der Anwendungsbereiche und der Art der Symbolisierung und Medien

Neben dem Einzelsetting wurde Psychotherapie auch als Arbeit in der Gruppe, mit Paaren und Familien und – im stationären Zusammenhang – auch in Form von therapeutischen Gemeinschaften entwickelt. All diese Settings können auf der Basis einer Vielzahl von paradigmatischen und methodischen Grundorientierungen angewendet werden. Mit der bahnbrechenden Arbeit Morenos und der Konzeptualisierung des Psychodramas wurde Mitte der 1930er-Jahre eine erste Form von theoretisch ausgewiesener Gruppenpsychotherapie ins Leben gerufen. Psychoanalytisch fundierte Modelle führten bereits in den 1940er-Jahren zu ersten Modellen der Gruppenpsychoanalyse. Über die Arbeit Lewins, des Begründers der Gruppendynamik, und andere Einflüsse wurde später die Dynamische Gruppenpsychotherapie konstituiert. Mittlerweile haben fast alle etablierten psychotherapeutischen Ansätze gruppentherapeutische Modelle konzipiert (vgl. dazu Petzold/Frühmann 1986). Im Besonderen sei auf die Gestalttherapie mit ihrem Schwerpunkt auf Gruppenarbeit und auf personzentrierte Encountergruppen verwiesen (Schmid 1994; 1996).

Auch die Familientherapie und Paartherapie kennen verschiedene methodische Varianten, die sich etwa ab 1950, beginnend mit der *analytischen* Familientherapie (vertreten z. B. durch Boszormenyi-Nagy, Richter und Stierlin) entfaltet haben: die *entwicklungsorientierte* Familientherapie, hier v. a. Virginia Satir, mit einer Mischung aus humanistischen und systemischen Sichtweisen, die *behaviorale* Familientherapie, eine Kombination von systemischen und verhaltensorientierten Methoden, und insbesondere die *systemische* Familientherapie mit ihren verschiedenen Ausprägungen (strategische, paradoxe, strukturelle, ökosystemische und konstruktivistisch-narrative Konzeption) (v. Schlippe 1989; vgl. den Beitrag von Kriz in diesem Band). In der Paartherapie können relativ analog dazu psychodynamische, kognitiv-behaviorale, systemisch-konstruktivistische und integrative Ansätze voneinander abgehoben werden.

Der Einsatz von Psychotherapie mit bestimmten Zielgruppen hat spezifische Eigenheiten und Modifikationen der Standardtechniken z. B. im Rahmen der Kinderpsychotherapie, Gerontopsychotherapie, Sexualtherapie, Psychosenpsychotherapie oder Drogentherapie mit sich gebracht. Unabhängig von der jeweils methodischen Ausrichtung ergeben sich vielfach methodenübergreifende

Schwerpunkte, die durch die Eigenart der Personengruppe, mit der gearbeitet wird, bedingt sind.

Körperpsychotherapie und Bewegungstherapie

Die Einbeziehung des Körpers in die psychotherapeutische Arbeit findet grundsätzlich seit den Anfängen der Psychotherapie und in allen Richtungen mehr oder weniger Beachtung. Im engeren Sinn sind aber unter Körperpsychotherapien jene Ansätze gemeint, die das körperliche Empfinden und den körperlichen Ausdruck der Klienten absichtlich durch gezielte Anstöße in Form von Wahrnehmungs- und Sensibilisierungshinweisen in den Mittelpunkt des Interesses rücken oder am Körper in Form von mehr oder weniger systematischem Körperkontakt intervenieren (Maul 1991).

Die Pionierzeit der Körpertherapie fällt in die 30er-Jahre des 20. Jahrhunderts: Jacob Moreno (vgl. den Abschnitt über Psychodrama) sprach damals als erster explizit von „body therapy", entlehnte dafür Körpertechniken aus der *Stanislawsky*-Tradition des Theaters und entwickelte eigene Körper-warm-up-Techniken; er hat damit insbesondere auch die Tanztherapie beeinflusst.

Für den Psychoanalytiker Sándor *Ferenczi* waren Relaxation und Neokatharsis, besonders aber die natürliche Gestik, Mimik und Prosodik liebevoller, zuweilen zärtlicher Zuwendung zentral – Techniken, die sich nicht mit der Abstinenzregel der klassischen Psychoanalyse vereinbaren ließen.

Wilhelm Reich, ebenfalls ursprünglich Psychoanalytiker, wandte seine Aufmerksamkeit ab etwa Mitte der 1930er-Jahre körperlichen Phänomenen zu, im Besonderen muskulären Verspannungen, die er als Körperpanzer in enger Verflechtung mit charakterlichen Strukturen ansah. Mit der Beachtung der körperlichen und funktionellen Ebene, insbesondere des Atems, mit der Einbeziehung körperlicher Kontaktnahme als therapeutisches Mittel und dem Wechsel von der Couch auf die Matte wurde Wilhelm Reich, der auch umfangreiche Forschungen zum Nachweis einer von ihm angenommenen Lebensenergie (Orgon) betrieb, zum Urvater der Körperpsychotherapie, innerhalb derer sich heute vier Hauptströmungen erkennen lassen:

- ein (neo-)reichianischer Zweig, der sich am Reich'schen Energiemodell orientiert und den Energiefluss, die vegetative Lebendigkeit sowie muskuläre Spannungen in den Mittelpunkt des Interesses rückt; hier sind die charakteranalytische Vegetotherapie (nach Reich), die bioenergetische Analyse (nach Lowen) und die biodynamische Psychotherapie (nach Boyesen) sowie Radix (nach Kelly) und Core-Energetik (nach Pierrakos) einzureihen;
- die Ausrichtung auf Körpererkundung und Körperbewusstheit, wie sie – in der Nachfolge von Elsa Gindler – in bewegungsorientierten Ansätzen wie der Konzentrativen

Bewegungstherapie und der Integrativen Bewegungs- und Leibtherapie (Petzold 2009) betont wird;
- die analytisch orientierte Körperpsychotherapie mit ihrem Fokus auf der Beziehungsebene, d.h. auf der Übertragungs-Gegenübertragungs-Dynamik unter Verweis auf Pioniere einer Körperorientierung innerhalb der psychoanalytischen Bewegung (Ferenczi, Balint, Winnicott), wie sie z.B. von Heisterkamp, Moser und Berliner vertreten wird (Geissler 2009; Geissler/Heisterkamp 2008; 2013);
- die psycho- und neuromotorischen sowie sporttherapeutischen Ansätze, die in der Tradition der angloamerikanischen, niederländischen und deutschen Psychomotorik und der russischen Neuromotorik stehen und sehr gute Behandlungserfolge insbesondere in der Therapie von schweren Depressionen und Drogenabhängigen zeigen (Mei/Petzold/Bosscher 1997; Waibel/Petzold 2009; Schay/Petzold/Jakob-Krieger/Wagner 2004).

Das Aufkommen der Bewegungstherapien in den 1940er- und 1950er-Jahren bezeichnet einen weiteren Ansatzpunkt für psychotherapeutisches Wirken. In erster Linie sind darunter die Konzentrative Bewegungstherapie und die Integrative Bewegungstherapie sowie die Bewegungsanalyse (nach Rick) und die Tanztherapie zu nennen:

Die *Konzentrative Bewegungstherapie* geht auf die Arbeit des Münchner Psychiaters Helmut Stolze in den 1950er-Jahren zurück und speist sich aus tiefenpsychologischen und entwicklungspsychologischen Quellen (Stolze 2002). Die therapeutische Arbeit bezieht sich v.a. auf das leibliche Erleben und Wahrnehmen in handelnder (bewegter) Verdichtung („Konzentration") früherer (präverbaler) Erfahrungen. Dabei ist die therapeutische Beziehung auch als Handlungs- und Körperdialog konzipiert, der das Körperbild ausleuchtet, und schließt die körperliche Berührung unter Beachtung des Übertragungs-Gegenübertragungs-Modells ein. Ein Merkmal der Arbeit ist die Verwendung von Gegenständen wie Stab, Ball, Seil und Tüchern sowie von Steinen, Muscheln und dergleichen zur Symbolisierung von (Kontakt-)Erfahrungen, die Klienten mit diesen (Übergangs-)Objekten machen, die auch Symbole für Personen oder Gefühle und Mittel zur szenischen Gestaltung sein können (Pokorny/Hochgerner/Cserny 1996).

Die *Integrative Bewegungstherapie* ist im Rahmen der Integrativen Therapie (s. dort) entwickelt worden und findet u.a. in Psychiatrie und Psychosomatik Anwendung.

Tanztherapie ist ein Überbegriff für verschiedene Versuche (z.B. von Chace, Schoop, Whitehouse, Espenak, um einige Pioniere zu nennen), Tanz mit seinen Ausdrucksqualitäten als therapeutisches Mittel einzusetzen. Auch hier kann einerseits die Erfahrung als solche bereits heilsame Wirkung entfalten, darüber hinaus eignet sich dieses Medium aufgrund der damit verbundenen Bewegungs- und Körpererfahrung zur vertiefenden Selbsterfahrung und v.a. auch in seiner Kommunikationsfunktion für Beziehungsarbeit. Tanztherapie wird u.a. in psychiatrischen Kliniken und in sonderpädagogischen Einrichtungen angeboten und kann ergänzend zu einzelnen psychotherapeutischen Ansätzen Einsatz finden (Willke/Hölter/Petzold 1999; Willke 2007).

Die von Cary Rick (1996) ausgehend von tanztherapeutischen Ansätzen begründete *Bewegungsanalyse* stellt – auf psychoanalytischer und bindungstheoretischer Grundlage – auf das Körperkonzept des sich bewegenden Klienten ab, wobei Bewegung in ihren vielfältigen Formen als Medium der Symbolisierung betrachtet wird. Von musikalischer oder rhythmischer Untermalung bzw. Impulsgebung wird im Gegensatz zur Tanztherapie aber abgesehen, weil die Eigenrhythmik der Klienten nicht überspielt bzw. verzerrt werden soll.

Kreativitätsorientierte Ansätze

Das Phänomen „Kreativität" hat die Aufmerksamkeit einiger Gründerpersönlichkeiten der Psychotherapie sowohl in theoretischer wie in praktischer Hinsicht erweckt (z.B. Jung, Moreno, Rogers, Winnicott). In der psychotherapeutischen Praxis bedeutet Kreativitätsorientierung in erster Linie den Einsatz von kreativen Medien (vgl. Petzold/Orth 2007), was in Verbindung mit mehr oder weniger allen bekannten psychotherapeutischen Verfahren erfolgen kann. So hat C. G. Jung das Zeichnen oder Malen von Bildern als ergänzende Technik eingesetzt und auch in der Katathym-Imaginativen Psychotherapie und in der Autogenen Imagination, einer Variante der Oberstufe des Autogenen Trainings, wird von diesen Möglichkeiten Gebrauch gemacht. Im engeren Sinn erfolgt das Ansprechen des kreativen Potenzials v.a. im Rahmen der *Kunsttherapie* und *Musiktherapie* – mit jeweiligem methodentheoretischen Hintergrund. Hier ist es v.a. das Nützen des kreativen und aktiven Ausdrucks beim Musikmachen, Malen, Zeichnen oder bei der Materialgestaltung. Als besonders hilfreich hat sich dabei der intermediale Transfer erwiesen, d.h. die vom Therapeuten angeleitete Verlagerung z.B. eines Stimmungs- oder Emotionsausdrucks von einem Medium in ein anderes (*intermediale Kunsttherapie* im Sinne von Knill 1979; 2005). Der gestalterische Ausdruck bleibt bei dieser Arbeitsweise über die unterschiedlichen Medien (Tanz, Musik, Malen, plastisches Gestalten) im freien Fluss, eine verbale Reflexion findet wenn, dann zumeist erst am Ende des gesamten Prozesses statt. Mit unterschiedlichen Medien zu experimentieren, bedeutet auch eine sinn- und medienspezifische Selbsterfahrung (z.B. sind beim Tanzen interaktive Elemente oder auch das Thema Scham meist präsenter als beim Malen). Durch den Medienwechsel wird außerdem das Empfinden für Übergänge und das Verbinden von Unterschieden, die in ihrer Eigenart bestehen bleiben, gefördert. Daneben kann das kreative Medium aber auch dahingehend genützt werden, dass es Eindruck beim „passiven" Klienten erzeugt und damit wertvolle Anstöße für therapeutische Prozesse geben kann (*Rezeptive Musik-* bzw. *Kunsttherapie*).

Je nach Zielsetzung und Aufgabenverständnis ergeben sich unterschiedliche Perspektiven: Kreative Gestaltung kann eine diagnostische, entspannende oder auch übende und verhaltensfördernde Funktion haben, aber auch eine Ich-stärkende, erlebnisaktivierende und kathartische Wirkung. Schließlich kann die Ebene des kreativen Vollzugs als aufdeckende Symbolbetrachtung des Entstehungsprozesses wie auch der Produkte im Kontext der therapeutischen Beziehung – gerade durch die vorsprachliche Qualität – unbewusste Prozesse erschließen.

Psychoanalyse

Victor Blüml und Stephan Doering

1 Einleitung

Wie kaum eine andere wissenschaftliche Disziplin hat die Psychoanalyse die geistigen Strömungen des 20. und des beginnenden 21. Jahrhunderts geprägt, obwohl ihre Erkenntnisse von Anfang an starke Widerstände hervorgerufen haben. So vergeht kaum ein Tag, an dem sie nicht als unwissenschaftlich oder überholt dargestellt wird. Die Psychoanalyse ist so auch über 100 Jahre nach ihrer Entstehung immer noch Gegenstand leidenschaftlicher Debatten. Diese teils heftigen Ablehnungen der Psychoanalyse verwundern kaum, schließlich beschäftigt sich die Psychoanalyse als Wissenschaft vom Unbewussten vorrangig mit jenen Bereichen des Seelenlebens, die vom autonomen und selbstbewussten modernen Subjekt nur zu gerne verdrängt werden. Schon der Begründer der Psychoanalyse, Sigmund Freud, hatte seine an der Universität Wien gehaltene Vorlesung zur Einführung in die Psychoanalyse mit der Warnung an die Studierenden begonnen, dass „die ganze Richtung ihrer Vorbildung und alle Ihre Denkgewohnheiten Sie unvermeidlich zu Gegnern der Psychoanalyse machen müßten [...]" (Freud 1916–17, S. 8). Diese Beobachtung gilt auch heute noch, obwohl mittlerweile psychoanalytische Begrifflichkeiten allerorten Einzug in den kulturellen Mainstream gefunden haben, wobei oftmals eine Verflachung und Entleerung der ursprünglichen Konzepte beobachtet werden kann. In ihrer Bemühung um Desillusionierung und Aufdeckung von individuellen und kollektiven Selbsttäuschungen bleibt die Psychoanalyse eine unbequeme Disziplin, deren originäre Erkenntnisse jedoch nichts von ihrer Faszination verloren haben.

Die Psychoanalyse ist die historisch erste wissenschaftliche psychotherapeutische Methode und wurde in ihren wesentlichen Grundzügen bereits Ende des 19. Jahrhunderts durch Freud entwickelt. Dieser hatte die Psychoanalyse einmal folgendermaßen charakterisiert: „PSYCHOANALYSE ist der Name 1) eines Verfahrens zur Untersuchung seelischer Vorgänge, welche sonst kaum zugänglich sind; 2) einer Behandlungsmethode neurotischer Störungen, die sich auf diese

Untersuchung gründet; 3) einer Reihe von psychologischen, auf solchem Wege gewonnenen Einsichten, die allmählich zu einer neuen wissenschaftlichen Disziplin zusammenwachsen" (Freud 1923a, S. 211).

Im Laufe der letzten über hundert Jahre kam es zu vielfältigen Weiterentwicklungen und Ausdifferenzierungen der psychoanalytischen Therapien und auch viele angrenzende Psychotherapierichtungen wurden maßgeblich von psychoanalytischen Überlegungen beeinflusst. Die Diversität der bestehenden psychoanalytischen Schulen stellt die einführende Beschreibung *der* Psychoanalyse vor einige Schwierigkeiten (Wallerstein 1989). Dennoch soll im Folgenden versucht werden, zentrale Elemente der Psychoanalyse vorzustellen, wobei jedoch auch unterschiedliche Sichtweisen sowie wissenschaftliche Kontroversen innerhalb der psychoanalytischen Community Beachtung finden sollen.

Historische Entwicklung

„Man versteht die Psychoanalyse immer noch am besten, wenn man ihre Entstehung und Entwicklung verfolgt."
(Freud 1923a, S. 211)

Die Entwicklung der Psychoanalyse ist untrennbar mit der Person Sigmund Freuds verbunden (eine empfehlenswerte Biographie Freuds stammt von Peter Gay aus dem Jahr 1989). Freud wurde als ältester Sohn von Jacob und Amalie Freud 1856 in Freiberg in Mähren (damals Teil von Österreich-Ungarn) in eine jüdische Mittelklassefamilie geboren, die dem aufstrebenden liberalen Bildungsbürgertum angehörte und in der Religion eine untergeordnete Rolle spielte. Als Freud drei Jahre alt war, übersiedelte die Familie aufgrund von ökonomischen Schwierigkeiten nach Wien. Dort studierte Freud Medizin und beschäftigte sich zunächst mit der Anatomie und Physiologie des Zentralnervensystems unter der Leitung der führenden Wissenschaftler seiner Zeit – zuerst im Labor von Ernst Wilhelm Ritter von Brücke und später bei Theodor Meynert. Er veröffentlichte mehrere neuroanatomische bzw. -physiologische wissenschaftliche Artikel und qualifizierte sich dadurch 1885 für eine Dozentur für Neuropathologie. In diesen Jahren beschäftigte sich Freud auch intensiv mit den klinischen Wirkungen von Kokain, dessen lokalanästhetische Wirksamkeit kurze Zeit später Eingang in die klinische Verwendung fand. Im Jahr 1886 heiratete Freud seine langjährige Verlobte Martha Bernays, mit der er sechs Kinder hatte (darunter Anna Freud, selbst in späteren Jahren eine bedeutende Psychoanalytikerin). Kurz zuvor, 1885, hatte Freud dank eines Stipendiums der Wiener Universität ein Forschungssemester an der Pariser Psychiatrischen Klinik Salpêtrière bei Jean-Martin Charcot verbracht. Charcot war der führende Neurologe seiner Zeit auf dem Gebiet der Behandlung der Hysterien, eines der großen Mysterien der Neurologie des

19. Jahrhunderts. Ebenso erlernte Freud in Nancy bei Hippolyte Bernheim die Grundlagen der Hypnose. Bald nach seiner Rückkehr nach Wien ließ sich Freud als Neurologe und Psychiater nieder und eröffnete 1891 seine Praxis in der Berggasse 19, wo er bis zu seiner erzwungenen Flucht vor den Nationalsozialisten 1938 lebte und ordinierte.

In den 1890er-Jahren entwickelte Freud in Zusammenarbeit mit Josef Breuer, einem bekannten Wiener Internisten, sein psychologisches Verständnis für die Ätiologie der Hysterie. Entgegen der damals herrschenden Auffassung von einer rein hereditär bzw. biologisch bedingten Genese der Hysterie entdeckte Freud die große Bedeutung der Lebensgeschichte und traumatischer Ereignisse für die Entstehung hysterischer Erkrankungen. Er erkannte eine versteckte Bedeutung in den scheinbar sinnlosen hysterischen Phänomenen – z.B. Lähmungserscheinungen, Schmerzsymptome, Ohnmachtsanfälle – und lernte diese als Ausdruck unbewusster seelischer Konflikte zu verstehen. Anfänglich nutzte Freud die Mittel der Hypnose und der Suggestion, um die hysterischen Symptome seiner PatientInnen zum Verschwinden zu bringen, so wie er es in Frankreich bei Charcot und Bernheim gelernt hatte. Doch musste er zunehmend erkennen, dass durch den Einsatz der Hypnose keine dauerhafte Heilung der Symptome erzielt werden konnte, und so verzichtete er schließlich auf das Mittel der Hypnose und entwickelte eine Form der reinen Gesprächstherapie – dies war die Geburtsstunde der Psychoanalyse als Psychotherapie. Als unmittelbarer Vorläufer bzw. als erste Anwendung der „psychoanalytischen Gesprächstherapie" zur Krankenbehandlung wird die Behandlung von Bertha Pappenheim durch Josef Breuer im Jahr 1882 angesehen. Unter dem Pseudonym „Anna O." als erste Patientin in die Geschichte der Psychoanalyse eingegangen, litt sie unter Angstzuständen, Neuralgien, Lähmungserscheinungen und Essstörungen, nachdem ihr Vater schwer erkrankt war und schließlich bald verstarb. Bei der Behandlung der Patientin machte Breuer die Erfahrung, dass sich ihre Symptome besserten, wenn sie über belastende Ereignisse sprechen konnte, die mit der Entstehung der Symptome (z.B. durch den Zeitpunkt des Auftretens) in Zusammenhang standen. Er entwickelte die Theorie, dass die hysterischen Symptome von „eingeklemmten" Affekten herrührten, die in der ursprünglichen, traumatischen Situation nicht adäquat abgeführt werden konnten, wobei oftmals das Ereignis selbst nicht mehr bewusst erinnerlich war. Ziel der Behandlung war es von daher, diesen Affekten die Abfuhr zu ermöglichen und die unbewussten, verdrängten Erlebnisse wieder dem Bewusstsein zugänglich zu machen. Breuer nannte die Methode „kathartisch", Anna O. selbst sprach von „chimney sweeping" und bezeichnete das Verfahren als „talking cure". Freud bemerkte später zu dieser ersten „psychoanalytischen" Behandlung: „Der Breuersche Fund ist noch heute die Grundlage der psychoanalytischen Therapie. Der Satz, daß die Symptome verschwinden, wenn man ihre unbewußten Vorbedingungen bewußtgemacht hat, ist durch alle weitere Forschung bestätigt worden […]" (Freud 1916–17, S. 289).

Die aus der Behandlung von Anna O. sowie vieler anderer hysterischer PatientInnen gewonnenen Einsichten veröffentlichte Freud gemeinsam mit Breuer 1895 in den *Studien über Hysterie*. Diese werden gemeinhin als die erste wissenschaftliche psychoanalytische Abhandlung angesehen. Breuer selbst verfolgte diesen Weg der psychologischen Behandlung von psychischen Erkrankungen nicht weiter und so lag es an Freud, die Erkenntnisse daraus weiterzuentwickeln und zu systematisieren. Die ersten Veröffentlichungen Freuds zur Ätiologie der Hysterie und insbesondere zur Bedeutung der Sexualität in diesem Zusammenhang stießen auf entschiedene Ablehnung innerhalb der damaligen Ärzteschaft und Freud fand sich über viele Jahre wissenschaftlich marginalisiert und isoliert. Von der Fruchtbarkeit und Richtigkeit seiner Entdeckungen überzeugt, verfolgte Freud seine Studien jedoch unbeirrt weiter. In seinem Brieffreund Wilhelm Fließ, einem Berliner HNO-Spezialisten, fand er seinen einzigen Verbündeten in dieser frühen Phase der Entwicklung der psychoanalytischen Theorie und Methode. Nach einer langen Phase der „Selbstanalyse" Freuds, während der er in systematischer Weise sein eigenes Seelenleben erforschte und dabei vor allem die Bedeutung der Träume für die Entschlüsselung unbewusster Motive und Konflikte erkannte (Anzieu 1990), veröffentlichte er 1899 sein wohl berühmtestes Buch „Die Traumdeutung" (datiert ist die Erstausgabe mit dem Jahr 1900). Darin präsentierte Freud die Ergebnisse seiner Forschungen über die Mechanismen der Entstehung und Bedeutung von Träumen, wobei die Kernthese darin bestand, dass der manifeste Traum die entstellte Version einer unbewussten Wunscherfüllung darstellte. Der Traum stellte für Freud die „via regia", den „Königsweg", zur Erforschung des Unbewussten dar und auch im allgemeinen Bewusstsein ist die „Traumdeutung" das wohl markanteste Freudsche Œuvre. Freud fand nun zunehmend interessierte Anhänger und ab 1902 kam regelmäßig die „Psychologische Mittwochgesellschaft" in Freuds Praxis in der Berggasse zusammen, die 1908 in „Wiener Psychoanalytische Vereinigung" umbenannt wurde. Zunehmend erweckten Freuds Theorien nun auch internationales Interesse: 1910 wurde die „Internationale Psychoanalytische Vereinigung" gegründet und ab diesem Zeitpunkt etablierten sich auch internationale psychoanalytische Zeitschriften. Nach einem vorübergehenden Stillstand während des Ersten Weltkriegs erlangten die Psychoanalyse und Freud schließlich in der Zwischenkriegszeit hohes internationales Renommee. Die Psychoanalyse entwickelte sich weit über das Feld der Psychotherapie hinaus zu einer der zentralen intellektuellen Strömungen des 20. Jahrhunderts, deren Einfluss auf die verschiedensten sozialen und kulturellen Phänomene kaum hoch genug eingeschätzt werden kann (Zaretsky 2006). Freud selbst erhielt 1920 schon in hohem Alter eine bis dato versagte ordentliche Professur an der Universität Wien, ferner, neben zahllosen weiteren Anerkennungen, 1930 den Goethe-Preis der Stadt Frankfurt. Seit vielen Jahren unter einem Kieferkarzinom leidend erlebte Freud gegen Ende seines Lebens den Aufstieg des Nationalsozialismus zunächst in Deutschland und schließlich den Anschluss Österreichs, woraufhin er im Juni 1938 schließlich Wien verlassen und ins Londoner Exil emigrieren musste. Dort verstarb er wenige Wochen nach Ausbruch des Zweiten Weltkriegs am 23. September 1939.

Entwicklungslinien der Psychoanalyse nach Freud

Seit ihrer Geburtsstunde war die Psychoanalyse nicht nur oftmals vehementer äußerer Kritik ausgesetzt, sondern auch innerhalb der psychoanalytischen Bewegung kam es wiederholt zu teils heftigen Konflikten, die gerade in der Frühzeit der Psychoanalyse auch zu mehreren Abspaltungsprozessen führten. So trennte sich zuerst Alfred Adler, einer der frühesten Anhänger der Psychoanalyse, von Freud und entwickelte seine eigenen Theorien weiter zur Individualpsychologie (s. den Beitrag von Stumm in diesem Band, S. 56ff.). Kurze Zeit später kam es zum Bruch zwischen Freud und Jung, den Freud ursprünglich als seinen „Kronprinzen" auserkoren hatte und der daraufhin die Analytische Psychologie (s. S. 60ff.) begründete. Aber auch Freuds eigenes Denken war wiederholt starken Entwicklungen und Veränderungen unterworfen. Entgegen der geläufigen Kritik an einem gewissen Dogmatismus seiner Ideen zeigte Freud selbst eine große Bereitschaft, eigene Theorien aufgrund von neu gewonnenen Erkenntnissen zu adaptieren oder zu verwerfen. Seine persönliche und wissenschaftliche Autorität diente der weitläufigen internationalen psychoanalytischen Bewegung als stabiler Anker und gemeinsamer Referenzpunkt. Noch zu Lebzeiten Freuds, beschleunigt aber nach seinem Tod, bildeten sich in den verschiedenen Ländern unterschiedliche und teilweise divergierende psychoanalytische Schulen. Diese Entwicklung war nicht zuletzt den verheerenden Auswirkungen der nationalsozialistischen Herrschaft und des Grauens des Zweiten Weltkriegs auf die internationale Psychoanalyse geschuldet. So war die Psychoanalyse von allem Anfang an Ziel antisemitischer Verschmähungen gewesen und der nationalsozialistische Terror zwang die große Mehrheit der AnalytikerInnen in Zentraleuropa ins Exil – nach Großbritannien, in die USA oder nach Südamerika.

Mit der erzwungenen Emigration Freuds wurde in vieler Hinsicht London das Zentrum der internationalen Psychoanalyse und noch heute befindet sich dort das Hauptquartier der Internationalen Psychoanalytischen Vereinigung (International Psychoanalytical Association – IPA). Viele der bedeutendsten PsychoanalytikerInnen der zweiten und dritten Generation nach Freud lebten und wirkten in Großbritannien, darunter Melanie Klein, Donald Winnicott und Wilfred Bion. In den USA, wohin besonders viele der deutschen und österreichischen AnalytikerInnen emigrierten, wurde die Psychoanalyse in der Nachkriegszeit zur einflussreichsten Kraft innerhalb der Psychiatrie und auch der gesellschaftliche und kulturelle Einfluss der Psychoanalyse war in den USA sehr ausgeprägt. Kritische Stimmen (z. B. Parin 1990) konstatieren in diesem Zusammenhang einen Verlust des subversiven und emanzipatorischen Charakters der Psychoanalyse in der in den USA dominierenden psychoanalytischen Schule der Ich-Psychologie (wichtigster Vertreter: Heinz Hartmann). In Frankreich entwickelte sich ein sehr lebendiges psychoanalytisches Feld, wobei insbesondere die Theorien von Jacques Lacan einen wesentlichen Einfluss auch über die Grenzen Frankreichs hinaus ausübten. Bedeutende psychoanalytische Gesellschaften etablierten sich auch in vielen weiteren Ländern Europas, aber auch in Südamerika und in neuester Zeit auch in Asien.

Gegenwärtig sieht sich die Psychoanalyse mit vielfältigen Herausforderungen konfrontiert. So haben sich mittlerweile eine Vielzahl an verschiedenen psychotherapeutischen Zugängen etabliert, die zum Teil stark von der Psychoanalyse beeinflusst wurden (vgl. das weite Feld der psychodynamischen Therapien), zum Teil aber auch in expliziter Abgrenzung zu dieser entwickelt wurden (Verhaltenstherapie). Ebenso führten die Fortschritte der medikamentösen Therapieoptionen und der neurobiologischen Grundlagenforschung zur Dominanz einer biologischen Sichtweise in weiten Teilen des psychiatrischen Felds. Doch führten diese Entwicklungen auch zu neuen Impulsen für die psychoanalytische Forschung und zu gegenseitigen Bereicherungen der verschiedenen Disziplinen. So wurden z. B. in den letzten Jahrzehnten umfassende, modernen wissenschaftlichen Standards entsprechende Studien zur Wirksamkeit der Psychoanalyse durchgeführt (s. u., Abschnitt 5). Ebenso kam es zu bedeutenden Weiterentwicklungen der psychoanalytischen Behandlungstechnik, wodurch ursprünglich als nicht-analysierbar geltende Störungsbilder heute erfolgreich psychoanalytisch behandelt werden können (s. u., Abschnitt 4). Im Folgenden sollen nun einige der zentralen psychoanalytischen Konzepte und Modelle der Psyche vorgestellt werden.

2 Modelle der Psyche

Freud, der zeitlebens eine besondere Faszination für die Archäologie hegte und auch ein begeisterter Sammler von antiken Objekten war, war davon überzeugt, dass in der menschlichen Psyche nichts, was einmal gespeichert wurde, verloren geht. In diesem Sinne verglich er die menschliche Psyche mit der „Ewigen Stadt“, Rom, in der die verschiedensten historischen Zeiten durch ihre Bauwerke weiterhin präsent sind (Freud 1930, S. 426–429). „Alles Wesentliche ist erhalten, selbst was vollkommen vergessen scheint, ist noch irgendwie und irgendwo vorhanden, nur verschüttet, der Verfügung des Individuums unzugänglich gemacht“ (Freud 1933a, S. 46). In analoger Weise lassen sich die verschiedenen psychoanalytischen Theorien zu den Funktionsweisen und zur Organisation der Psyche verstehen. Auch diese gleichen einem geschichteten Raum aus Neuerungen und Altbewährtem, wobei neue Entwicklungen auf alten Erkenntnissen aufbauen und diese oftmals revidieren und erweitern, selten aber gänzlich ersetzen und obsolet machen. Dies führt zeitweise zu einem Nebeneinander verschiedener, z. T. auch widersprüchlicher Sichtweisen, welche schon in Freuds Denken selbst erkennbar werden. Doch zeugt wohl gerade dies von wissenschaftlicher Redlichkeit im Angesicht der ungeheuren Komplexität des Untersuchungsgegenstands der menschlichen Psyche. In diesem Sinne formulierte Adorno: „Die Größe Freuds besteht wie die aller radikalen bürgerlichen Denker darin, daß er solche Widersprüche unaufgelöst stehen läßt und es verschmäht, systematische Harmonie zu prätendieren, wo die Sache selber, in sich, zerrissen ist" (Adorno 1952, S. 111).

Das Unbewusste

„Das Unbewußte ist das eigentlich reale Psychische, uns nach seiner inneren Natur so unbekannt wie das Reale der Außenwelt, und uns durch die Daten des Bewußtseins ebenso unvollständig gegeben wie die Außenwelt durch die Angaben unserer Sinnesorgane."
(Freud 1900, S. 617–618)

Die Psychoanalyse kann mit gutem Recht als die Wissenschaft vom Unbewussten bezeichnet werden (vgl. Leuzinger-Bohleber/Weiß 2014). Während der Begriff des Unbewussten spätestens seit der Romantik in diversen philosophischen, aber auch literarischen Strömungen eine bedeutsame Rolle spielte (vgl. Ellenberger 1985), so war es doch Freud vorbehalten, das Unbewusste in systematischer Weise zum Gegenstand der Forschung zu machen. Dass wesentliche Bereiche des menschlichen Handelns, Fühlens und Denkens dem willentlichen und bewussten Zugriff entzogen sind, stellt Freuds zentrale Erkenntnis dar. In diesem Zusammenhang sprach er auch von einer dritten narzisstischen Kränkung des modernen Menschen durch die Psychoanalyse. Nachdem das menschliche Selbstbild zuvor schon durch die Entdeckungen des heliozentrischen Weltbilds durch Kopernikus sowie der Abstammung des Menschen vom Tier durch Darwin in seiner Grandiosität erschüttert worden war (insofern der Mensch danach weder als im Zentrum des Universums stehend noch als Krone der Schöpfung zu denken war), versetzte Freuds „Entdeckung" des Unbewussten auch der Souveränität über die eigene Psyche einen entscheidenden Schlag. Der Mensch musste erkennen, „daß das Ich nicht Herr [ist] in seinem eigenen Haus" (Freud 1917, S. 11).

Der Begriff des Unbewussten im psychoanalytischen Sinne umfasst mehrere Aspekte. Rein deskriptiv wird all das als ‚unbewusst' bezeichnet, was dem gegenwärtigen Bewusstsein nicht präsent ist. Doch von größerem Interesse für die Psychoanalyse sind die „dynamischen" Gesichtspunkte des Unbewussten. Damit soll angezeigt werden, dass es gewisse psychische Inhalte gibt, die dem Bewusstwerden einen Widerstand entgegensetzen, die aber gleichwohl Wirkungen und

Effekte zeitigen. Dies war die ursprüngliche Entdeckung Freuds in der Arbeit mit den hysterischen PatientInnen gewesen. Die Ursache ihrer Symptome, z.B. traumatische Erfahrungen oder auch verpönte (Trieb-)Regungen wie Todeswünsche dem allem bewussten Bekennen nach aufrichtig geliebten Vater gegenüber, waren vom bewussten Erleben dieser PatientInnen abgeschnitten. Diese Inhalte waren verdrängt, aus dem Bewusstsein verbannt worden. Wiederholt zitierte Freud in diesem Zusammenhang einen Aphorismus Nietzsches: „Das habe ich getan, sagt mein ‚Gedächtnis'. Das kann ich nicht getan haben, sagt mein Stolz und bleibt unerbittlich. Endlich gibt das Gedächtnis nach" (Freud 1901, S. 162). Nur gegen einen Widerstand konnte in der psychoanalytischen Kur diese Verdrängung aufgehoben und somit wieder dem bewussten Erleben zugeführt werden. Im Zuge der Weiterentwicklung und Pluralisierung der psychoanalytischen Theorie kam es allerdings zu unterschiedlichen Auffassungen über die Genese und Struktur des Unbewussten. Neben dem „klassischen" Begriff des Unbewussten als Ort der verdrängten Triebregungen umfassen neuere Konzeptionen insbesondere auch nicht-verdrängte, weil nie symbolisch repräsentierte primitive Selbst- und Objektinteraktionen (vgl. Bohleber 2013; Leuzinger-Bohleber/Weiß 2014). Dennoch stellt die Bewusstmachung von Unbewusstem noch heute den zentralen Mechanismus der psychoanalytischen Behandlung dar.

Die Verführungstheorie oder das Affekt-Trauma-Modell

In der ersten Phase seiner Theorieentwicklung war Freud von der dominierenden Bedeutung externer Traumatisierungen für die Entstehung psychischer Störungen ausgegangen. Als Beispiele hierfür dienten einerseits Kriegstraumatisierungen, die zu psychischen Folgestörungen führten („Kriegsneurosen", heutzutage „Posttraumatische Belastungsstörungen"), andererseits (sexuelle) Missbrauchserfahrungen in der Kindheit. Die Häufigkeit, mit der seine PatientInnen ihm von sexuellen Übergriffen berichteten, veranlasste Freud zunächst dazu, diese als wichtigsten ätiologischen Faktor für die Entstehung der Neurosen anzusehen. Diese unter dem Begriff der „Verführungstheorie" bekanntgewordene Hypothese hat Freud in dieser spezifischen Form allerdings bald wieder verworfen.[1] Zunehmend gewann für ihn die innere Welt des Subjekts an Bedeutung und der Fokus verlagerte sich auf innerpsychische Konflikte unterschiedlicher triebhafter Regungen und der damit verbundenen Phantasietätigkeiten. Doch stellt die Auseinandersetzung mit den psychischen Folgen von Gewalt, Destruktion und Traumatisierung sowie die Erarbeitung eines umfassenden Verständnisses der

---

[1] Die „Allgemeine Verführungstheorie" von Jean Laplanche (2011) setzt allerdings genau an diesem Punkt wieder an. Sie geht dabei von einer anthropologischen Grundsituation aus, in welcher der Säugling mit dem unbewussten sexuellen Begehren der Erwachsenen konfrontiert ist, eine Situation, die Laplanche als „Urverführung" bezeichnet.

dabei involvierten Prozesse weiterhin eine der Kernaufgaben der Psychoanalyse dar. Von daher kommt dem Affekt-Trauma-Modell noch immer eine bedeutende Rolle als Anknüpfungspunkt für die moderne Entwicklung der psychoanalytischen Theorie und Behandlungspraxis zu (Bohleber 2000). Im Kern rückt dieses Modell die traumatisch wirkende affektive Betroffenheit des Subjekts in den Fokus. Die traumatische Affektüberflutung hat eine exzessive Qualität, sie erschüttert das psychische Gleichgewicht und die psychische Integrität des Subjekts und führt so zu einem Zustand elementarer Schutz- und Hilflosigkeit. Ob es sich dabei mehr um externe Faktoren wie Krieg, Verfolgung oder Flucht oder um unbeherrschbare innere Affektzustände wie übermäßige Aggression oder Erregung handelt, ist unter diesem Gesichtspunkt nicht von entscheidender Bedeutung. Nicht zuletzt ist die Psychoanalyse darum bemüht, diese Dichotomie von interner und externer Kausalität zu überwinden und die jeweils individuellen, hochkomplexen Interaktionen aus innerer Verarbeitung und externem Geschehen zu analysieren.

Topographisches Modell

> *„Wir setzen also das System des Unbewußten einem großen Vorraum gleich, in dem sich die seelischen Regungen wie Einzelwesen tummeln. An diesen Vorraum schließe sich ein zweiter, engerer, eine Art Salon, in welchem auch das Bewußtsein verweilt. Aber an der Schwelle zwischen beiden Räumlichkeiten walte ein Wächter seines Amtes, der die einzelnen Seelenregungen mustert, zensuriert und sie nicht in den Salon einläßt, wenn sie sein Mißfallen erregen."*
> (Freud 1916–17, S. 305)

Im sogenannten topographischen Modell systematisierte Freud seine Überlegungen über unterschiedliche Funktionsweisen der Psyche und ordnete diese verschiedenen Systemen mit je spezifischen Charakteristika zu. Er unterschied dabei zwischen Bewusst (Bw), Vorbewusst (Vbw) und Unbewusst (Ubw). Mit „vorbewusst" kennzeichnete Freud momentan nicht bewusste psychische Elemente, die aber leicht wieder ins Bewusstsein gebracht werden können, d.h. Inhalte, die schon bewusstseinsnah sind. Die wichtigste Unterscheidung ergibt sich von daher zwischen dem System Ubw einerseits und andererseits den Systemen Bw und Vbw.

Primärprozess und Sekundärprozess

Die zwei Systeme (Ubw/Bw-Vbw) sind durch besondere Funktionsweisen gekennzeichnet, die Freud respektive „Primärprozess" oder „Primärvorgang" und „Sekundärprozess" oder „Sekundärvorgang" nannte. Während der Sekundärprozess dem bewussten, rationalen Denken entspricht und den Gesetzen der

Logik bzw. den Bedingungen von Raum und Zeit folgt, ist der Primärprozess durch völlig andere Mechanismen charakterisiert. Primärprozesshafte Vorgänge sind in Phänomenen wie dem Traum, der Phantasie, in neurotischen Symptombildungen sowie allgemein im infantilen Erleben am Werk. Dabei kommen die Gesetze von Raum, Zeit und Logik nicht zur Anwendung. Im Traum fließen die verschiedenen Zeitebenen von Gegenwart, Vergangenheit und Zukunft ineinander, mehrere Ereignisse können zugleich am selben Ort stattfinden oder ein Element kann zugleich die verschiedensten und teilweise auch widersprüchliche oder, unter rationalen Gesichtspunkten, sich ausschließende Bedeutungen haben. Jedoch lassen sich auch in den scheinbar so regellosen Vorgängen des Primärprozesses gewisse Mechanismen beobachten, welche ihre Analyse und Deutung möglich machen. Diese Mechanismen hatte Freud vor allem in seiner „Traumdeutung“ (1900) analysiert und deren bedeutendste als „Verschiebung“ und „Verdichtung“ gekennzeichnet.[2] In der manifesten Traumerzählung (also so, wie man den Traum erinnert, wobei diese Erinnerung durch die Logik des Erzählens einem Sekundärvorgang, einer ‚sekundären Bearbeitung‘, unterworfen wurde) finden sich z. B. Elemente, in denen verschiedenste Objekte verdichtet dargestellt werden. So können mehrere Personen in einer Figur zusammenfließen, wobei einzelne Elemente – eine bestimmte Brille, die Form der Ohren … – bei genauerer Betrachtung die ursprünglichen Personen verraten. Ebenso kann ein Element aus einem zusammengehörigen Gefüge gelöst und an einen anderen Platz „verschoben“ werden, z. B. wenn ein an und für sich affektiv bedeutsamer Vorgang plötzlich seiner Bedeutung entkleidet und eine zuvor unscheinbare Gegebenheit mit eben jenem Affekt aufgeladen wird. Dies trifft u. a. auf Formen der Phobie zu, wo z. B. die ursprüngliche Angst vor einem strafenden und bedrohlichen Vater auf an sich ungefährliche Objekte oder – wie in der bekannten Krankengeschichte des „kleinen Hans“ (Freud 1909a) – auf Pferde verschoben werden kann.

Lustprinzip – Realitätsprinzip

Parallel zu der Unterscheidung zwischen den beiden Funktionsmechanismen des Psychischen – Primär- und Sekundärprozess – lassen sich auch zwei fundamentale Regulationsprinzipien des Psychischen gegenüberstellen: Lustprinzip und Realitätsprinzip. Beeinflusst von den Theorien von Gustav Theodor Fechner hatte Freud schon früh die Tendenz zur Lustvermehrung und vor allem der Unlustvermeidung als das wesentliche Regulationsprinzip des Psychischen erkannt. Freud

---

[2] Diese Mechanismen wurden später von Jacques Lacan in Anschluss an die linguistischen Forschungen von Ferdinand de Saussure als Metonymie (Verschiebung) und Metapher (Verdichtung) charakterisiert. In der strukturalen Psychoanalyse nach Lacan ist das Unbewusste strukturiert wie eine Sprache (Lacan 2015; Ruhs 2010).

steht damit weniger in einer epikuräischen Tradition des Strebens nach Lust, vielmehr sieht er das Lustprinzip durch „ökonomische" Beweggründe motiviert: Unlust war für Freud an erhöhte Erregungsquanten geknüpft, wohingegen deren Abfuhr Lust verschafft. Das Ziel des Lustprinzips besteht von daher stets in der Spannungsabfuhr, in der Reduktion von (psychischer) Erregung. Entwicklungsgeschichtlich ist das Lustprinzip das erste – das infantile Leben steht noch vollständig unter der Herrschaft des Lustprinzips. Dies beinhaltet auch einen Mangel an Rücksicht auf die Außenwelt und auf längerfristige Konsequenzen des eigenen Tuns. Das Baby kann nur deshalb überleben, weil Bezugspersonen die überlebensnotwendigen Aufgaben übernehmen. Erst allmählich erlernt das Kleinkind, Befriedigungen aufzuschieben und Frustrationen zumindest kurzfristig zu tolerieren. Diese Modifizierung des ursprünglichen Lustprinzips bezeichnet Freud als Realitätsprinzip. Der mögliche Aufschub des Befriedigungserlebnisses eröffnet den Raum für die sich entwickelnde Denkfähigkeit, die in elementarer Weise als Probehandeln anzusehen ist. Wilfred Bion (1897–1979), ein englischer Analytiker in der Tradition Melanie Kleins, hatte in diesem Sinne „keine Brust" als den ersten Gedanken eines Säuglings gekennzeichnet, insofern es im Denken wesentlich um die Symbolisierung einer Abwesenheit geht (Bion 1963). Die Ablösung des Lustprinzips durch das Realitätsprinzip geschieht keinesfalls vollständig und bleibt stets prekär. Viele Bereiche des menschlichen Lebens, insbesondere Traum- und Phantasietätigkeit, bleiben generell dem Lustprinzip unterstellt.

Triebe

„Die Trieblehre ist sozusagen unsere Mythologie. Die Triebe sind mythische Wesen, großartig in ihrer Unbestimmtheit. Wir können in unserer Arbeit keinen Augenblick von ihnen absehen und sind dabei nie sicher, sie scharf zu sehen."
(Freud 1933a, S. 101)

Nach der Beschäftigung mit den Funktionsmechanismen und -prinzipien des Psychischen gilt es in einem nächsten Schritt, die Inhalte insbesondere des Systems Ubw näher zu erläutern. Für Freud war das Unbewusste im Kern aus „Triebrepräsentanzen" aufgebaut, d. h. aus Vorstellungen, die sich in elementarster Form als rudimentärer Wunsch oder Phantasie darstellen. „Trieb" stellte für Freud einen „Grenzbegriff" zwischen dem Somatischen und dem Psychischen dar: „Unter einem ‚Trieb' können wir zunächst nichts anderes verstehen als die psychische Repräsentanz einer kontinuierlich fließenden, innersomatischen Reizquelle […] Trieb ist so einer der Begriffe der Abgrenzung des Seelischen vom Körperlichen" (Freud 1905a, S. 67). Der Trieb stellt die „Arbeitsanforderung" des Somatischen an die Psyche dar, er ist durch seine Qualität des Drängens und durch sein Ziel im Sinne der Aufhebung des Drangs bzw. der Spannung charakterisiert. Er ist somit klar zu unterscheiden von einem rein biologischen

Instinkt, der immer einem bestimmten Reiz-Reaktions-Schema folgen würde. Freud unterschied anfänglich zwischen Selbsterhaltungstrieben und Sexualtrieben („Hunger und Liebe"), die aufgrund ihrer oftmals antagonistischen Ziele Ursache von psychischen Konflikten und Störungen werden konnten. Unter Beibehaltung eines fundamentalen Triebdualismus revidierte Freud in späteren Jahren seine ursprüngliche Konzeptualisierung und formulierte ab 1920 (*Jenseits des Lustprinzips*) seine finale Triebtheorie von einem Widerstreit zwischen Lebens- bzw. Sexualtrieben („Eros") und Todes- bzw. Aggressionstrieben („Thanatos"): „Wir nehmen an, daß die Triebe des Menschen nur von zweierlei Art sind, entweder solche, die erhalten und vereinigen wollen – wir heißen sie erotische, ganz im Sinne des Eros im Symposion Platos, oder sexuelle mit bewußter Überdehnung des populären Begriffs von Sexualität, – und andere, die zerstören und töten wollen; wir fassen diese als Aggressionstrieb oder Destruktionstrieb zusammen" (Freud 1933b, S. 20). Das Konzept des Todestriebs wurde innerhalb der psychoanalytischen Community kontrovers diskutiert und anfänglich lehnten viele den Begriff als zu spekulativ ab. Doch zunehmend wurde die Idee eines auf Desintegration und Zersetzung zielenden Todestriebs in seinen unterschiedlichen Manifestationsformen zu einem unverzichtbaren Referenzpunkt für das Verständnis von destruktiven klinischen Phänomenen wie ausgeprägtem Sadismus, schweren Suchterkrankungen oder massiven Selbstverletzungen bzw. Suiziden ebenso wie von gesellschaftlichen und historischen Phänomenen wie der Shoah (vgl. Danckwardt 2014; Green 2001; Rosenfeld 1971).

Strukturmodell

Aufgrund des Anwachsens der klinischen Erfahrung sowie theoretischer Weiterentwicklungen kam Freud gegen Ende seiner wissenschaftlichen Karriere zu einer neuen Konzeption des psychischen Apparats in Form des sogenannten Strukturmodells. Die Heterogenität der menschlichen Psyche wurde darin beibehalten, die Unterscheidung von Ubw-Vbw-Bw jedoch um ein Instanzenmodell ergänzt – die mittlerweile in die Alltagssprache übergegangen Entitäten von Ich, Es und Über-Ich (Freud 1923b). Hierbei repräsentiert das Es den im Wesentlichen unbewussten Trieb-Pol der Persönlichkeit, das Über-Ich die Moral- und Idealvorstellungen und das Ich die Mittlerfunktion zwischen den beiden anderen Instanzen und der Außenwelt. Das Ich entwickelte sich ursprünglich aus dem Es heraus, es ist wesentlich geprägt durch die frühen Objektbeziehungen. Freud ging so weit, das Ich als aus lauter Niederschlägen von früheren Beziehungen zu Objekten (Identifizierungen) aufgebaut anzusehen.[3] Dem Ich kommen viele

[3] Hier klingt Rimbauds berühmte Formel „Ich ist ein anderer" an. Der Kern der Identität selbst ist durchdrungen vom Anderen (vgl. Warsitz 2004).

für die psychische Stabilität bedeutsame Aufgaben und Funktionen zu, wie die Urteilsfunktion, die Realitätsprüfung, die Beherrschung der Willkürmotorik usw. Doch ist die Rolle des Ichs stets prekär: „Es gleicht […] im Verhältnis zum Es dem Reiter, der die überlegene Kraft des Pferdes zügeln soll, mit dem Unterschied, daß der Reiter dies mit eigenen Kräften versucht, das Ich mit geborgten. […] Wie dem Reiter, will er sich nicht vom Pferd trennen, oft nichts anderes übrigbleibt, als es dahin zu führen, wohin es gehen will, so pflegt auch das Ich den Willen des Es in Handlung umzusetzen, als ob es der eigene wäre" (Freud 1923b, S. 294).

Das unbewusste Es, der Ort der libidinösen und aggressiven Triebrepräsentanzen, ist die Quelle aller psychischen Energie und funktioniert gänzlich nach den Mechanismen des Primärprozesses. Schließlich ist das Über-Ich die psychische Verkörperung der moralischen Instanz, des Gewissens und der Idealbildungen des Individuums. In der klassischen Freudschen Theorie wird das Über-Ich als Erbe des Ödipuskomplexes angesehen (s. u., S. 106). Es markiert die Internalisierung der elterlichen Verbote und Ideale, richtet diese externen Figuren im Inneren der Psyche auf und ermöglicht so den Verzicht auf die Versuchung der realen Umsetzung der ödipalen libidinösen und destruktiven Bestrebungen. Wesentlich an der Genese des Über-Ichs erscheint, dass weniger die realen bzw. objektiven Eltern internalisiert werden, sondern vielmehr die durch die eigenen, kindlichen Phantasien überlagerten Beziehungen zu diesen. Insbesondere die Untersuchungen Melanie Kleins über archaische Formen des Über-Ichs in Zusammenhang mit infantilen, unbewussten Phantasien von aggressiv-sadistischen Angriffen auf die frühkindlichen Objekte waren hier wegweisend (Klein 1928). So lässt sich die häufig beobachtbare Unerbittlichkeit und Grausamkeit des Über-Ichs, besonders auffallend z. B. bei Zwangserkrankungen, in diesem Sinne auch als Rückwendung der eigenen aggressiven Triebimpulse gegen das Selbst verstehen.

Objektbeziehungsmodelle

Von einigen Freud nachfolgenden AnalytikerInnen wurde der Vorwurf erhoben, seine Theorien würden im Wesentlichen eine „Ein-Personen"-Psychologie beschreiben. Obwohl diese Vorhaltungen einem genaueren Studium der Freudschen Werke nicht standhalten (vgl. die beschriebene Genese von Ich und Über-Ich), blieb es doch späteren AnalytikerInnen vorbehalten, die Bedeutung von Objektbeziehungen bzw. der Interaktion mit Anderen für die Konstitution der menschlichen Psyche detaillierter zu untersuchen. Diese Entwicklung ist neben anderen besonders mit den Namen Melanie Klein, Wiliam Fairbairn, Donald Winnicott, Wilfred Bion oder Edith Jacobson verknüpft. Melanie Klein (1882–1960) ging z. B. davon aus, dass schon das Neugeborene eine rudimentäre, unbewusste Vorstellung von Objekten hat (Segal 2013). Sie erweiterte Freuds Triebtheorie, indem sie betonte, dass jede Triebrepräsentanz konstitutiv an ein Objekt gebunden ist. Diese Verbindung von Triebrepräsentanz und Objektvorstellung bezeichnete sie als (unbewusste) Phantasien, die in ihrem Verständnis den Kern des psychischen Lebens eines Menschen ausmachen. So ist z. B. das Gefühl Hunger in der Psyche des Neugeborenen immer schon mit der Vorstellung eines Objekts verbunden, das nun entweder ein gutes Objekt ist und den Hunger stillt oder aber ein schlechtes bzw. böses Objekt, das abwesend ist, keine Nahrung spendet, ja vielmehr als ein solches erlebt wird, das den Hunger zuerst verursacht hatte (s. u., S. 107 ff.). Für Klein war die innere Welt des Subjekts mit „inneren Objekten“ bevölkert, die als Spiegelung und Internalisierung der äußeren Objektbeziehungen verstanden werden können, wobei diese wiederum stets schon durch die unbewusste Phantasietätigkeit überlagert sind (Hinshelwood 1993). In diesem Sinne wurde die innere Welt eines Subjekts auch als Bühne beschrieben, auf welcher die unterschiedlichen Charaktere verschiedene Selbst- und Objektanteile verkörpern und auf die verschiedensten Arten miteinander in Beziehung treten (vgl. Sandler/Sandler 1999). Unter dem Gesichtspunkt der Bedeutung des Objekts für die psychische Welt kommt der genetischen bzw. entwicklungspsychologischen Perspektive eine besondere Bedeutung zu, deren Grundlagen in der Folge skizziert werden sollen.

3 Psychoanalytische Entwicklungspsychologie

"The Child is the father of the Man."
(William Wordsworth)

Die psychoanalytische Entwicklungspsychologie ist eines der Fundamente der psychoanalytischen Theorie und Praxis. Schon in ihren Anfängen bemerkte Freud die überragende Bedeutung der frühkindlichen Entwicklung für das spätere Leben. Während Freud dies ursprünglich vor allem in Bezug auf reale kindliche Traumata (Missbrauch, Vernachlässigung ...) konstatierte, entwickelte die Psychoanalyse zunehmend ein umfangreicheres Verständnis für die Entwicklung der menschlichen Psyche. Die ersten diesbezüglichen Erkenntnisse wurden Freud durch die Analyse von Erwachsenen vermittelt, in welchen die infantilen Wurzeln von Symptomen und Charakterzügen deutlich wurden. Später erweiterten die Analysen von Kindern sowie die systematische Beobachtung von Kleinkindern die diesbezüglichen Überlegungen.

Triebentwicklung

Eine erste Etappe in der Geschichte der psychoanalytischen Entwicklungspsychologie markieren die Beobachtungen Freuds zu den psychosexuellen Entwicklungsstufen der Libido bzw. der Triebentwicklung. Durch seine Arbeit mit erwachsenen PatientInnen war Freud von der Bedeutung der Sexualität für die Genese neurotischer Erkrankungen überzeugt. Wiederholt wurde gegen die Psychoanalyse der Vorwurf eines „Pansexualismus" vorgebracht, wobei jedoch zumeist übersehen wird, dass der Begriff Sexualität in der Psychoanalyse eine spezifische Verwendung findet. So wird der psychischen Dimension der Sexualität im Gegensatz zu ihren biologisch-anatomischen Aspekten besondere Bedeutung beigemessen. Ebenso kommt es zu einer Ausweitung des Umfangs des Begriffs, der nicht mehr auf Erregungen der Genitalien beschränkt wird, sondern in umfassenderer Weise das basale, lustorientierte Motivationssystem des Menschen kennzeichnet, wobei die dem Sexualtrieb zugehörige Energie als „Libido" bezeichnet wird. In diesem Sinne hatte Freud schon 1905 in seinen „Drei Abhandlungen zur Sexualtheorie" dem Phänomen der infantilen Sexualität einen besonderen Stellenwert zuerkannt. Freud ging von einer grundsätzlich „polymorph-perversen" Konstitution und einer prinzipiellen Bisexualität des menschlichen Säuglings aus. „Pervers" ist hier nicht als wertend-moralischer Begriff zu verstehen, sondern wird von Freud deskriptiv verwendet, um alle Formen der sexuellen Befriedigung zu bezeichnen, die nicht im Dienste der Fortpflanzung stehen. Der ganze Körper des Säuglings ist potenzielle Quelle der Lust; der Triebbefriedigung sind noch keine kulturell vermittelten Scham- und Ekelgrenzen gesetzt. Für Freud gibt es beim Menschen keine angeborene Verbindung zwischen dem Trieb und seinem Objekt, die Vermittlung ist stets Ergebnis der individuellen Biographie. In diesem Sinne ist für die Psychoanalyse die Ausbildung einer heterosexuellen Orientierung genauso aufklärungsbedürftig wie die Entwicklung zur Homosexualität (Freud 1905a, S. 44). Die infantile Sexualität ist um verschiedene dominante erogene Zonen strukturiert, die in unterschiedlichen Entwicklungsphasen in den Vordergrund treten.

Als erste Entwicklungsphase beschrieb Freud die *orale Phase*. Diese steht unter dem Primat der Lustgewinnung durch den Bereich des Mundes (Mund, Lippen, Zunge ...). Der sexuell-lustvolle Charakter dieser Aktivitäten lehnt sich an rein biologische Funktionen, wie z. B. die Nahrungsaufnahme, an. Der Mund stellt für das Baby anfänglich das wichtigste Kontaktorgan mit der Umwelt dar. Die gute, nährende Milch wird aufgenommen, die schlechte, unbekömmliche ausgespuckt. Obwohl damit durchaus reale, beobachtbare Abläufe beschrieben werden, legt die Psychoanalyse das Augenmerk auf die mit diesen Prozessen verbundenen Phantasien und Bedeutungen. So sind mit der oralen Phase Phantasien des Einverleibens bzw. Ausstoßens verbunden, die nach den Kriterien lustvoll/gut bzw. Unlust erregend/schlecht strukturiert sind. In diesem Sinne fungieren diese Vorgänge als Vorlage für die psychischen Mechanismen von Introjektion und Projektion, wo auf der einen Seite etwas Gutes, Nachahmenswertes, ins Ich aufgenommen wird (man identifiziert sich damit), auf der anderen Seite etwas Schlechtes, Unliebsames, aus dem Ich in die Außenwelt verbannt wird.

Als nächste psychosexuelle Entwicklungsstufe beschrieb Freud die *anale Phase*. Der Mund wird vom After als Leitorgan dieser Entwicklungsstufe abgelöst, die Reizung der Darmschleimhaut ist Quelle lustvoller Erregung. Defäkation und Zurückhaltung des Kots sind eingebettet in die Dynamik der Reinlichkeitserziehung durch die primären Bezugspersonen und sind auf psychischer Ebene mit den Bedeutungen von Gehorchen und Folge leisten bzw. trotzigem Widerstand verbunden. Fragen des Umgangs mit dem Verlust eines ursprünglich zum eigenen Körper gehörenden Teils (Kot) sowie die beginnende Beherrschung der eigenen Körperfunktionen sind zentrale Themen. Ebenso kann die Ausscheidung von Kot als eine Form des sadistischen Angriffs auf die Außenwelt und die Bezugspersonen verstanden werden, wohingegen in einer späteren Zeit die Bedeutung des Kots als Geschenk an den Anderen und die damit verknüpfte Sorge um das Objekt in den Vordergrund rückt.

Auf die anale Phase folgt zunächst die frühkindliche *phallische Phase*, welche ihrerseits, nach einer Phase der Latenz, in der Pubertät von der *reifen genitalen Phase* abgelöst wird. In diesen Stadien werden der Phallus bzw. das Genitale zum primären, die psychosexuelle Aktivität bestimmenden Organ. Gleichzeitig markiert die phallische Phase, von Freud zwischen dem 4. und dem 6. Lebensjahr verortet, auch den Höhepunkt des Ödipuskomplexes. Dieser psychoanalytische Grundbegriff charakterisiert die Gesamtheit der phantasierten und oft unbewussten Liebes- und Hassgefühle des Kindes den Eltern gegenüber. Er umfasst in seiner vollständigen Form sowohl die aus der antiken Ödipussage bekannte „positive" Form im Sinne der libidinösen Strebungen dem gegengeschlechtlichen und der eifersüchtig-feindseligen Impulse dem gleichgeschlechtlichen Elternteil gegenüber, als auch die „negative" Variante mit genau umgekehrten Rollen. Freud bezeichnete ihn auch als „Kern der Neurosen" (Freud 1916–17, S. 349) und machte aus ihm eine der Hauptbezugsachsen für die psychopathologische Beurteilung. Denn die Art und Weise der Bewältigung der in dieser Phase vorherrschenden Entwicklungsaufgaben spielen eine entscheidende Rolle sowohl bei der Strukturierung der Persönlichkeit (Über-Ich-Bildung) als auch bei der Ausbildung der psychischen Geschlechtsidentität sowie der sexuellen Orientierung.[4] Spätere TheoretikerInnen der Psychoanalyse haben insbesondere auch den Aspekt der Triangulierung, d. h. der Einführung eines Dritten in die ursprüngliche dyadische Beziehung des Kindes mit der Mutter, hervorgehoben (Britton et al. 1998).

Neuere Forschungen im Bereich der Säuglingsbeobachtung und der Kinderanalyse haben zwar wesentliche Aspekte der beschriebenen psychosexuellen

---

[4] Es ist an dieser Stelle nicht möglich, einerseits der Komplexität der Freudschen Theorie der Geschlechtsidentität und der sexuellen Orientierung gerecht zu werden, andererseits auf die umfangreichen und teilweise sehr kritischen Auseinandersetzungen mit den Freudschen Überlegungen einzugehen. Diesbezüglich sei auf entsprechende Publikationen verwiesen – einen Überblick bieten etwa Minsky (2014) oder Quindeau (2008).

Entwicklungsstufen bestätigt (Dannecker/Katzenbach 2005; Quindeau/Sigusch 2005). Andererseits kam es jedoch auch zu bedeutsamen Adaptierungen bzw. Erweiterungen der klassischen psychoanalytischen Entwicklungstheorie. So wird die Idee einer schematisch ablaufenden, stadienhaften Entwicklung, die sich primär an der individuellen Triebentwicklung orientiert, in vielen Bereichen als einseitig angesehen. Daher versteht man heute die Begriffe von Oralität, Analität oder Phallizität eher als unterschiedliche Modalitäten der Lust- und Befriedigungsgewinnung, die in unterschiedlichen Phasen des Lebens in unterschiedlicher Intensität hervortreten, aber zeitlebens nebeneinander bestehen bleiben (Quindeau 2008). In dieser Perspektive wird auch betont, dass die „infantile" Sexualität sich keinesfalls auf die Zeit der Kindheit beschränkt, sondern ebenso den Kern der „erwachsenen" Sexualität darstellt. Weitere Neuerungen der psychoanalytischen Entwicklungspsychologie in der Nachfolge Freuds führten ferner zu einer stärkeren Berücksichtigung der Bedeutung des Objekts, d. h. der primären Bezugspersonen, und damit der (frühkindlichen) Beziehungserfahrungen für die psychische Entwicklung. Ebenso erweiterte sich der Fokus der psychoanalytischen Entwicklungspsychologie und nahm zunehmend auch frühere, archaische Elemente der psychischen Entwicklung in den Blick. Nachdem zunächst Freud das Kind im Erwachsenen aufgefunden hatte, wurde nun, vor allem durch und im Anschluss an Melanie Klein, der Säugling im Kind entdeckt. Die zunehmende Erforschung der prä-ödipalen bzw. prä-genitalen Entwicklungsphasen und der zu dieser Zeit vorherrschenden psychischen Prozesse, die primär dem nonverbalen bzw. vorsymbolischen Bereich zuzuordnen sind, führten zu bedeutenden Weiterentwicklungen der psychoanalytischen Theorie und Behandlungstechnik (Bott Spillius 1990; 1991).

Entwicklung der Objektbeziehungen

Die psychische Entwicklung des Menschen ist wesentlich geprägt durch seine Beziehungserfahrungen mit den primären Bezugspersonen. Es muss von einer prinzipiellen Offenheit des Säuglings für diese Objektbeziehungen ausgegangen werden. In diesem Sinne wurde der Mensch auch als „Mängelwesen" bezeichnet, der für sein sowohl physisches als auch psychisches Überleben notwendig auf andere angewiesen ist. Uranfänglich besitzt der Säugling noch keine festen Vorstellungen von sich oder von den Objekten, auch die Grenzen zwischen Selbst und Umwelt sind noch nicht gefestigt. In einer heuristischen Abstraktion wird davon ausgegangen, dass die ersten Bausteine der inneren Welt des Säuglings aus internalisierten Objektbeziehungserfahrungen bestehen. Es handelt sich hierbei zunächst um primitive, bruchstückhafte Vorstellungen von Verbindungen zwischen Teilen des Selbst und Teilobjekten, z. B. Mund und Brustwarze. Diese primitiven Objektbeziehungserfahrungen sind sehr körpernahe, stark affektiv getönte Vorgänge. In diesem undifferenzierten Stadium gruppieren sich die Interaktionserfahrungen um die affektiven Pole von gut bzw. lustvoll und schlecht bzw. Unlust erzeugend. Dadurch entsteht eine erste primitive Form der inneren psychischen Organisation, in welcher auf der einen Seite Vorstellungen von einem „guten" Selbst in Interaktion mit einem „guten" Objekt", auf der anderen Seite Beziehungen eines „bösen" Selbst zu einem „bösen" Objekt vorhanden sind. Als Beispiel für eine Form der positiven Beziehungserfahrung kann der gestillte, zufriedene Säugling im Arm der liebevollen und fürsorglichen Mutter dienen. Den Gegensatz dazu markiert der angstüberflutete und verzweifelte Säugling, der hungrig nach Nahrung und Aufmerksamkeit schreit, aber in seiner Not nicht erhört oder wahrgenommen wird. Es ist wichtig zu beachten, dass derartige negative Beziehungserfahrungen nicht nur in Fällen von gravierender Vernachlässigung eines Kindes zu beobachten sind, sondern vielmehr als unvermeidlich in jeder Entwicklung auftretende Frustrationserlebnisse anzusehen sind. Durch Wiederholung dieser Interaktionsmuster kommt es zu einer schrittweisen Stabilisierung der psychischen Organisationsform; auch lernt der Säugling zwischen Innen und Außen, Selbst und Objekt zu differenzieren. Gerade durch die Erfahrungen des Mangels und der Frustration erfährt der Säugling, dass es Bereiche der Welt gibt, die nicht unter seiner Kontrolle und somit außerhalb seiner selbst liegen.

Zunehmend gelingt es dem Säugling, ein erstes Stück rudimentärer Unabhängigkeit von seinen primären Bezugspersonen zu gewinnen, die bis dahin absolut unentbehrlich für die Aufrechterhaltung und Regulation auch seines inneren psychischen Gleichgewichts waren. In diesem Sinne kommt es unter hinreichend geeigneten („good enough"[5]) Bedingungen zur Ausbildung einer minimalen Frustrationstoleranz und erster innerpsychischer Mechanismen zur Affektregulation. Von besonderer Bedeutung in diesem Zusammenhang sind die sich entwickelnden Fähigkeiten des primitiven Ichs des Säuglings, mit dem Affekt der Angst umzugehen bzw. Aktivitäten einzusetzen, um die Angstentwicklung zu minimieren oder zu verhindern. In diesem Sinne kann die Trennung der Selbst- und Objektvorstellungen bzw. der Objektbeziehungserfahrungen in gute und böse auch als aktive, wenn auch in diesem Stadium nicht als bewusst wahrgenommene, Leistung des primitiven Ichs verstanden werden. Motiviert wird diese Spaltung durch die Angst, die der Säugling erlebt, wenn die zwei Vorstellungen zu nahe aneinander kommen. Dabei würde die Zerstörung der positiven Vorstellungen des Objekts (und damit verknüpft des Selbst) drohen, was für den Säugling in dieser Phase noch unerträglich ist. Die Spaltung stellt so einen wesentlichen Schutz- bzw. Abwehrmechanismus zur Sicherung des psychischen Überlebens dar. Eine andere Form des Umgangs mit angstauslösenden

---

[5] Ein von Winnicott geprägter Ausdruck zur Kennzeichnung einer ausreichend guten primären Bezugsperson (Winnicott 1953).

inneren Zuständen auf diesem primitiven Funktionsniveau stellt die Ausstoßung aus dem Ich bzw. die Externalisierung oder Projektion dar. Hierbei werden z. B. eigene unerträgliche Affektzustände wie unbändige Wut oder Aggression in der kindlichen Phantasie auf das Objekt projiziert und beeinflussen dadurch wiederum das kindliche Erleben der Interaktion mit diesem Objekt in dem Sinne, dass nun z. B. das Objekt als böse oder verfolgend wahrgenommen wird. Diesen Vorgang nennt man „projektive Identifizierung" und ihm wird eine große Bedeutung in der psychischen Entwicklung zugeschrieben. Denn es ist nun von entscheidender Bedeutung, inwiefern die Bezugsperson, die zum Ziel dieser projektiven Identifizierungen geworden ist, die darin transportierten negativen Affekte gewissermaßen verdauen, d. h. bearbeiten und transformieren kann, um sie anschließend in einer nun erträglicheren Form dem Säugling wieder zurückzugeben. Als Beispiel hierfür kann wiederum eine zunächst für den Säugling überwältigende, katastrophale und noch namenlose Angst dienen, die durch einfühlendes und fürsorgliches Verhalten der Bezugspersonen gelindert und somit „contained", d. h. gehalten und verarbeitet, werden kann (s. u., S. 117 f.). Im Gegensatz dazu könnte die Bezugsperson auch von der Angst des Babys überwältigt werden und dann mit aggressivem oder agitiertem Verhalten reagieren, wodurch wiederum die Angst des Babys verstärkt werden würde.

Die beschriebenen Abwehrmechanismen von Spaltung und projektiver Identifizierung stellen primär „normale" Aktivitäten der sich entwickelnden menschlichen Psyche dar. Unter hinreichend günstigen („good enough") Bedingungen kommt es zu einer weiteren schrittweisen Integration und gleichzeitigen Differenzierung sowohl des Ichs als auch der Vorstellungen vom Objekt. Unter verschiedenen hinderlichen Umständen kann es jedoch zu einer Störung dieser Entwicklung kommen und die innere psychische Welt bleibt gespalten bzw. fragmentiert. Dies kann einerseits durch konstitutive Faktoren – übermäßige angeborene Aggression oder andere genetische Faktoren –, andererseits aber wesentlich auch durch gestörte frühkindliche Objektbeziehungen verursacht werden. Dies ist der entwicklungspsychologische Hintergrund für die Ausbildung einer Borderline-Persönlichkeitsstruktur (Kernberg 1978; 1985), bei der es zu einem fortgesetzten exzessiven Einsatz der beschriebenen primitiven Abwehrmechanismen kommt. Unter ausreichend guten Bedingungen erfolgt hingegen eine zunehmende Synthese und Integration der zuvor fragmentierten und gespaltenen Selbst- und Objektanteile. So werden Bezugspersonen schrittweise nicht mehr als abwechselnd nur gut oder nur schlecht wahrgenommen, sondern als komplexe Persönlichkeiten mit guten und schlechten Anteilen. Analoges gilt für die Entwicklung des eigenen Selbst, wobei sich eine zunehmend realistische Sicht auf die eigenen positiven und negativen Eigenschaften herausbildet. Dies geht einher mit einer zunehmenden Ausdifferenzierung der Wahrnehmung und affektiven Verarbeitung von Erfahrungen. Dem Ich stehen immer komplexere Fähigkeiten zur Regulation des inneren Zustands zur Verfügung und die Beziehungen in der Außenwelt werden immer differenzierter und realitätsnäher, da weniger intensiv von entstellenden Abwehrmechanismen Gebrauch gemacht werden muss.

Paranoid-schizoid und depressive Position

Die eben skizzierte Entwicklungslinie beschreibt einerseits eine Theorie der psychischen Reifung des Säuglings und ist in diesem Sinne mit bestimmten Lebensaltern assoziiert. So ist die Aufrichtung der Selbst-Objekt-Grenzen im Alter von 18 Monaten zumeist sicher abgeschlossen, die sich anschließende Phase der Integration der zuvor gespaltenen Selbst- und Objektvorstellungen dauert bis zum 36. Lebensmonat an. Andererseits dienen die dargestellten Stadien auch als modellhafte Beschreibung verschiedener Modi der psychischen Organisation und der damit korrespondierenden Wahrnehmung der Welt der Objekte. In diesem Sinne sprach Melanie Klein (1935; 1940; 1946) respektive von einer paranoid-schizoiden Position und von einer depressiven Position. Unter der paranoid-schizoiden Position versteht man einen Zustand, der einer inneren Verfolgungssituation gleicht. Innere und äußere Objekte werden als feindlich und verfolgend erlebt, potenziell katastrophale Ängste vor Vernichtung, Fragmentierung und Zerstückelung drohen. Es gilt, um jeden Preis das eigene psychische Überleben zu sichern, wofür auf die primitiven Mechanismen der Spaltung und projektiven Identifizierung zurückgegriffen wird. Die psychische Welt besteht auf diesem Niveau nur aus feindlichen Verfolgern einerseits und unrealistisch idealisierten, absolut guten Rettern andererseits. Gelingt es, durch die Hilfe eines ausreichend guten Objekts (entweder ein äußeres oder ein internalisiertes) diese Phase zu überwinden, werden wieder andere Formen der Objektbeziehungen möglich. Nun treten insbesondere Schuldgefühle ob der in der Phantasie während des Vorherrschens der paranoid-schizoiden Position angerichteten Schäden am Objekt in den Vordergrund – die depressive Position. Nur wenn es gelingt, diese Schuldgefühle auszuhalten und ein Gefühl der Dankbarkeit für das Objekt, das ja die Rettung aus der paranoid-schizoiden Welt war, entstehen zu lassen, ist eine weitere Entwicklung möglich. Ein Übermaß an Aggression und Destruktion oder starker Neid auf das gute Objekt, dem nicht zugestanden werden kann, dass es eine zum (psychischen) Überleben notwendige Funktion erfüllt, führen zu Entwicklungsstillstand oder zu einer Regression auf primitivere Formen des psychischen Funktionierens.

Der Begriff der Position zeigt an, dass es sich hierbei nicht mehr um ein linear stadienhaft ablaufendes Entwicklungsmodell handelt, sondern um Zustandsbeschreibungen der inneren Welt von Subjekten. Es wird davon ausgegangen, dass es während des gesamten Lebens eines Individuums immer wieder zu einem Oszillieren zwischen den beiden Polen der paranoid-schizoiden und der depressiven Position kommt (Britton 2001). So kann in Phasen von vermehrtem Druck oder allgemein von Veränderungen eine Mobilisierung entsprechender Ängste stattfinden und das psychische Erleben sich einem paranoid-schizoiden Funktionsmodus annähern. Das Ausmaß der dabei zum Tragen kommenden primitiven Mechanismen und Ängste wird wesentlich von der Qualität der früheren Entwicklungserfahrungen abhängen. Bei ausreichend guten Erfahrungen erfolgt nach einer vorübergehenden Phase der Verunsicherung rasch eine erneute Integration und es wird wieder ein Zustand erreicht, der der depressiven Position entspricht. Andernfalls kann es zum Vermeiden von allen möglichen Formen der psychischen Entwicklung und somit zu Stillstand und psychischer Verarmung kommen. Dieses Modell eines Oszillierens zwischen paranoid-schizoiden und depressiven Modi des psychischen Funktionierens wurde auch für die psychoanalytische Behandlungspraxis fruchtbar gemacht, wobei davon ausgegangen wird, dass AnalytikerInnen eine wesentliche Aufgabe bei der Durcharbeitung bzw. dem Containment der jeweils vorherrschenden Ängste und der dadurch möglichen schrittweisen psychischen Integration zukommt (Joseph 1978).

Persönlichkeitsstruktur

Aufbauend auf den beschriebenen Entwicklungsschritten definierte Otto Kernberg (*1928) ein einflussreiches Modell der Persönlichkeitsorganisation, mit welchem das Ausmaß der Stabilität und Reife einer Persönlichkeitsstruktur beurteilt werden kann (Kernberg 1978; 1985). Er unterschied dabei drei Strukturniveaus: (1) normale/neurotische Persönlichkeitsorganisation, (2) Borderline-Persönlichkeitsorganisation, (3) psychotische Persönlichkeitsorganisation. Als wichtigste Kriterien zur Differenzierung der Strukturniveaus definierte Kernberg drei Funktionen: (1) Identitätsintegration, (2) Abwehrmechanismen, (3) Realitätsprüfung. Eine neurotische Persönlichkeitsstruktur ist durch eine integrierte Identität, d. h. eine stabile, auch Widersprüche aushaltende Vorstellung von sich selbst und von wichtigen anderen, den Einsatz von reifen Abwehrmechanismen, z. B. Verdrängung und Sublimierung, sowie eine funktionierende Realitätsprüfung im Sinne einer klaren Getrenntheit von Selbst und Objekt charakterisiert. Demgegenüber beschrieb Kernberg bei der Borderline-Persönlichkeitsstruktur das Phänomen der Identitätsdiffusion bzw. -spaltung, wobei eine fehlende Integration von guten und schlechten Aspekten von Selbst und Objekt beobachtet werden kann (s. o.). Ebenso kommt es beim Borderline-Strukturniveau zum übermäßigen Einsatz primitiver Abwehrmechanismen wie Spaltung und projektive Identifizierung (s. o.), wobei jedoch die Realitätsprüfung erhalten bleibt. Schließlich ist das psychotische Organisationsniveau durch einen noch stärker fragmentierten Zustand der Identitätsorganisation charakterisiert, wobei auch die Unterscheidung von Selbst und Objekt oftmals nicht sicher gelingt und primitive Abwehrmechanismen oft exzessiv eingesetzt werden. Der Ansatz Kernbergs stellt eine Integration verschiedener objektbeziehungs- und triebtheoretischer Konzeptionen dar und die Bedeutung von strukturellen Aspekten für die Beurteilung insbesondere von Persönlichkeitsstörungen wurde zuletzt auch durch deren Berücksichtigung in Sektion III des DSM-5 (American Psychiatric Association 2014) unterstrichen.

4 Psychoanalyse als Behandlungsform

„Wo Es war, soll Ich werden. Es ist Kulturarbeit etwa wie die Trockenlegung der Zuydersee."
(Freud 1933a, S. 86)

Die Psychoanalyse als Behandlungsmethode hat sich seit ihren ersten Anwendungen durch Freud und Breuer beständig weiterentwickelt und ausdifferenziert. Heute gibt es eine Vielzahl an Therapieformen, die sich mehr oder weniger explizit auf die Psychoanalyse berufen (s. u., S. 118 ff.). Doch was macht eigentlich den Kern der Psychoanalyse als Behandlungsmethode für psychische Störungen aus? Eine erste Annäherung ergibt sich aus der schon erwähnten Charakterisierung der Behandlung als „talking cure" durch Anna O., die historisch erste „psychoanalytische" Patientin. Freud selbst fasste das Wesen der psychoanalytischen Kur an einer Stelle derart zusammen: „In der analytischen Behandlung geht nichts anderes vor als ein Austausch von Worten zwischen dem Analysierten und dem Arzt. Der Patient spricht, erzählt von vergangenen Erlebnissen und gegenwärtigen Eindrücken, klagt, bekennt seine Wünsche und Gefühlsregungen. Der Arzt hört zu [...]" (Freud 1916–17, S. 9). In dieser Passage verdichten sich zwei Kernpunkte der psychoanalytischen Therapie – einerseits die Betonung des gesprochenen Wortes, andererseits auch der Hinweis auf die Bedeutung des „Austausches", d. h. auf die Beziehung zwischen AnalytikerIn und PatientIn. Zwar wird in der modernen Psychoanalyse auch ein besonderes Augenmerk auf die non-verbalen, nicht symbolisierten Phänomene während einer Behandlung gelegt, aber die Psychoanalyse bleibt im Kern stets eine Sprech-Therapie. In Zeiten einer zunehmenden Dominanz von biologischen bzw. psychopharmakologischen Zugängen zu seelischem Leid kommt der Betonung des Wortes bzw. der stets subjektiven Bedeutung einer Erfahrung, die es zu erfragen bzw. zu verstehen gilt, durch die Psychoanalyse ein besonderer Stellenwert zu. Bezugnehmend auf eine allgemein beobachtbare Geringschätzung der Sprache hatte schon Freud bemerkt: „Worte waren ursprünglich Zauber und das Wort hat noch heute viel von seiner alten Zauberkraft bewahrt" (Freud 1916–17, S. 10).

Psychoanalytisches Setting

Der „Austausch von Worten" in der Psychoanalyse findet in einem speziellen Rahmen statt, dem psychoanalytischen Setting. Dieses steht im Dienste der Ziele und Zwecke der psychoanalytischen Behandlung und soll den möglichst erfolgreichen Ablauf des therapeutischen Prozesses ermöglichen. In der „klassischen" Psychoanalyse besteht dieser Rahmen aus drei bis fünf Sitzungen von 45 bis 50 Minuten Dauer pro Woche (Varianten davon s. u., S. 118 ff.). Während dieser Zeit liegen die PatientInnen auf der Couch und der/die AnalytikerIn sitzt dahinter, außerhalb des Sichtfelds der PatientInnen. Das Couch-Setting soll durch den Wegfall des direkten Blickkontakts eine möglichst freie Hingabe an das assoziative Material und die auftauchenden unbewussten Aspekte ermöglichen. Die hohe Frequenz dient dazu, die Ausbildung einer Übertragungssituation (s. u., S. 115) zu erleichtern und die notwendige Intensität in der therapeutischen Arbeit zu erreichen, um die oftmals tief verwurzelten Konflikte und Probleme der PatientInnen bearbeiten zu können. Durch die hohe Frequenz erlangt auch der Wechsel von kontinuierlicher Präsenz unter der Woche und Abwesenheit am Wochenende (und während längerer Pausen) einen besonderen Stellenwert. Die therapeutische Situation ermöglicht so das Wiederaufleben infantiler Erfahrungen von An- und Abwesenheit wichtiger Bezugspersonen und schafft so die Möglichkeit, die Elemente von Abhängigkeit und Autonomie neu zu bearbeiten.

Freie Assoziation

In der analytischen Einheit sind die PatientInnen aufgefordert, alles zu sagen, was ihnen durch den Kopf geht, ohne Selektion, etwa, weil etwas als anstößig oder auch nur als unbedeutend oder irrelevant erachtet wird. Dieses Gebot zur „freien Assoziation" wird auch als die „Grundregel" der psychoanalytischen Behandlung bezeichnet. Es soll damit eine traumähnliche Situation geschaffen werden, in der das Auftauchen von unbewusstem, verdrängtem Material möglich wird, da normalerweise herrschende Zensurvorgänge ausgesetzt werden. Es handelt sich bei der Regel der „freien Assoziation" allerdings weniger um eine Vorschrift, von der erwartet wird, dass PatientInnen diese gleich zu Beginn einer Analyse umzusetzen wüssten, sondern es wird mehr als ein Angebot für einen freien Raum des Sprechens angesehen und die verschiedenen Umgangsformen der PatientInnen mit diesem Gebot werden wiederum zu verstehen versucht und werden somit Teil des analytischen Prozesses.

Therapeutische Haltung

Das Pendant auf Seiten der Analytikerin/des Analytikers wird die „gleichschwebende Aufmerksamkeit“ genannt, worunter verstanden wird, dass der/die AnalytikerIn einen bestimmten mentalen Zustand einnimmt, der sie/ihn besonders rezeptiv für die inneren Zustände der PatientInnen und die oftmals unbewussten Elemente während der analytischen Sitzung machen soll. Dabei versucht sie/er in einem ersten Moment, sämtliche bewusste Erwartungshaltungen wie eigene Neugier oder auch theoretische Vorannahmen beiseite zu lassen und sich ganz auf den (unbewussten) Austausch mit den PatientInnen einzulassen. Bion (2006) bezeichnete diesen Zustand als einen „without memory or desire“, der Fokus richtet sich gänzlich auf die sich entfaltende Dynamik des Hier und Jetzt. Ein damit zusammenhängender Begriff ist jener der therapeutischen Neutralität. Darunter wird eine therapeutische Haltung verstanden, die eigene Werturteile, Vorlieben und Einstellungen suspendiert und das, was von den PatientInnen kommt, wertfrei aufnimmt. Es wird auch davon Abstand genommen, die PatientInnen in eine bestimmte Richtung direktiv zu beeinflussen. Das Primat gilt dem Verstehen der großteils unbewussten konflikthaften Vorgänge in der psychischen Welt der PatientInnen. Ein anderer Aspekt der therapeutischen Neutralität wird durch den Begriff der Abstinenz gekennzeichnet, worunter verstanden wird, dass der/die AnalytikerIn generell der direkten Befriedigung der Wünsche der PatientInnen nicht nachkommen sollte, sondern diese ebenfalls zunächst zu verstehen und anschließend zu deuten suchen sollte. Nicht zuletzt verweist die „Abstinenzregel“ darauf, dass der/die AnalytikerIn auch erotischen Wünschen der PatientInnen, die an sie/ihn adressiert werden, nicht nachgibt, sondern sie als Teil des therapeutischen Prozesses verstehbar werden lässt. Denn einer der wesentlichen Grundeinsichten der Psychoanalyse liegt die Erfahrung zugrunde, dass die während einer Analyse auftauchenden Gefühle und Einstellungen dem/r AnalytikerIn gegenüber immer auch Teil der Re-Inszenierung eines oftmals unbewussten Geschehens bzw. früherer Beziehungserfahrungen sind. In diesem Sinne sind sie als Übertragungen zu verstehen.

Übertragung

„Auf diesem Felde muß der Sieg gewonnen werden […]. Es ist unleugbar, daß die Bezwingung der Übertragungsphänomene dem Psychoanalytiker die größten Schwierigkeiten bereitet, aber man darf nicht vergessen, daß gerade sie uns den unschätzbaren Dienst erweisen, die verborgenen und vergessenen Liebesregungen der Kranken aktuell und manifest zu machen, denn schließlich kann niemand in absentia oder in effigie erschlagen werden.“

(Freud 1912, S. 374)

Die Übertragung und der korrespondierende Begriff der Gegenübertragung sind für das Verständnis des psychoanalytischen Prozesses von kaum zu überschätzender Bedeutung. Mit Fug und Recht lässt sich die Frage der Übertragung als Dreh- und Angelpunkt der psychoanalytischen Behandlungstechnik bezeichnen. Das Augenmerk, das die Psychoanalyse in der Behandlung auf die Übertragungssituation legt, und insbesondere ihr deutender Umgang mit dieser stellen auch das wohl zentrale Unterscheidungsmerkmal zu anderen Psychotherapieverfahren dar. Nachdem Freud in seinen ersten therapeutischen Bemühungen ganz auf die Aufdeckung verdrängter und damit unbewusster Lebensereignisse fokussiert hatte und darin den Schlüssel für die Behandlung der Neurose erkannt hatte, musste er bald bemerken, dass die rein intellektuelle Erinnerung bzw. Bewusstmachung früherer Ereignisse keinen dauerhaften Erfolg erzielen konnte. Scheinbar als Nebenprodukt seiner Therapieversuche bemerkte er bald, dass seine PatientInnen ihn in einer eigentümlich verzerrten Perspektive wahrnahmen und auch mit seinen Ratschlägen und Deutungen nicht so verfuhren, wie er es sich zunächst als Arzt von ihnen erwartet hatte. Schrittweise lernte er diese Formen der Beziehungsgestaltung auf frühere, oft frühkindliche Beziehungserfahrungen der PatientInnen zurückzuführen und bezeichnete sie hernach als „Übertragungen“: „Was sind die Übertragungen? Es sind Neuauflagen, Nachbildungen von den Regungen und Phantasien, die während des Vordringens der Analyse erweckt und bewußt gemacht werden sollen, mit einer […] charakteristischen Ersetzung einer früheren Person durch die Person des Arztes. […] eine ganze Reihe früherer psychischer Erlebnisse wird nicht als vergangen, sondern als aktuelle Beziehung zur Person des Arztes wieder lebendig“ (Freud 1905b, S. 279–280).

Zunächst erachtete Freud diese Übertragungsphänomene als störend und für den therapeutischen Erfolg hinderlich. Doch zunehmend wurde Freud der therapeutischen Potenziale dieser Entdeckung gewahr. Denn durch das Phänomen der Übertragung hat man es in der Analyse nicht mehr nur mit der Aufarbeitung vergangener Ereignisse zu tun, die oftmals eher intellektualisierende und rationalisierende Züge annimmt, sondern die pathogenen Erfahrungen werden im Hier und Jetzt der analytischen Situation bzw. in der therapeutischen Beziehung selbst aktiv und erleben dadurch auch eine intensivierte affektive Aufladung (Joseph 2013). Ungelöste Konflikte müssen so nicht mehr „in absentia erschlagen werden“, sondern das Eisen kann nunmehr geschmiedet werden, solange es heiß ist. Aus einem Widerstand gegen die Analyse war gewissermaßen die Grundvoraussetzung für die psychoanalytische Behandlung geworden. Die Deutung der zunächst unbewussten Übertragungsdynamik rückt so ins Zentrum der analytischen Technik: „Diese Übertragung, welche sowohl in ihrer positiven wie in ihrer negativen Form in den Dienst des Widerstandes tritt, wird in den Händen des Arztes zum mächtigsten Hilfsmittel der Behandlung und spielt in der Dynamik des Heilungsvorganges eine kaum zu überschätzende Rolle“ (Freud 1923a, S. 223).

Deutung

Die Deutung ist die zentrale Intervention der Psychoanalyse und das wichtigste Mittel für psychische Veränderung (Strachey 1935). In den Anfängen der Psychoanalyse fand sie paradigmatisch ihre Anwendung in der Traumdeutung, wobei die latenten Bedeutungen hinter den manifesten Traumerzählungen aufgedeckt werden sollten. Doch ganz allgemein steht die Deutung im Dienste der Bewusstmachung von verdrängten oder abgespaltenen Inhalten und soll den PatientInnen dadurch bei der Lösung ihrer unbewussten Konflikte helfen. Den wichtigsten Stellenwert in dieser Hinsicht nehmen in der modernen Psychoanalyse Übertragungsdeutungen ein. Der/Die AnalytikerIn tritt im Zuge der analytischen Behandlung im Unbewussten der PatientInnen an die Stelle der wichtigen früheren Bezugspersonen und die Übertragungsbeziehung wird so auch zum Austragungsort der pathogenen, unbewussten Konflikte (Joseph 1985). Die Aufgabe der Analytikerin/des Analytikers besteht nun darin, diese sich in der Übertragung aktualisierenden unbewussten Konfliktdynamiken wahrzunehmen, zu verstehen und den PatientInnen in einer für sie annehmbaren Form mitzuteilen. Diese Deutungsarbeit erschöpft sich zumeist nicht in einer einzelnen verbalen Mitteilung, sondern gestaltet sich als mehrgliedriger und kontinuierlicher Prozess, der dem sich stetig ändernden Übertragungsgeschehen Rechnung zu tragen hat. Dabei kommt der Selbstbeobachtung der Gegenübertragung der Analytikerin/des Analytikers eine entscheidende Bedeutung zu.

Gegenübertragung

Im Sinne der zunehmenden Beachtung des Beziehungsaspekts in der psychoanalytischen Behandlung kommt auch dem mit Übertragung korrespondierenden Begriff der Gegenübertragung eine bedeutsame Rolle in der psychoanalytischen Behandlungstechnik zu. Unter Gegenübertragung versteht man die Gesamtheit der primär unbewussten Reaktionen der Analytikerin/des Analytikers auf die PatientInnen und insbesondere auf deren Übertragung. Historisch kann bezüglich der Gegenübertragung eine ähnliche Entwicklungslinie beobachtet werden, wie sie bereits bei der Übertragung beschrieben wurde. So wurde die Gegenübertragung lange Zeit als störender Einfluss der ungelösten Konflikte der Analytikerin/des Analytikers auf das therapeutische Geschehen aufgefasst. Daraus folgte, dass es die Aufgabe der Analytikerin/des Analytikers war, in ihrer/seiner eigenen Lehranalyse im Zuge der Ausbildung diese Konflikte möglichst zu bearbeiten, um anschließend als „blanker Spiegel" unverzerrt die Konflikte der PatientInnen zur Darstellung bringen zu können. Obwohl nun der persönlichen Analyse als Ort der intensiven Auseinandersetzung mit der eigenen psychischen Realität weiterhin ein zentraler Stellenwert im Rahmen der psychoanalytischen

Ausbildung zukommt, hat sich das Bild der Gegenübertragung stark gewandelt (Gabbard 1995). So haben unter anderen die Arbeiten von Paula Heimann (1964) und Heinrich Racker (1970) dazu geführt, in der Gegenübertragung ein wertvolles Instrument für das Verstehen der unbewussten psychischen Welt der PatientInnen zu erkennen. Man könnte sagen, dass diese Autoren in der Gegenübertragung jenes Instrument sahen, von dem Freud festgestellt hatte, „daß jeder Mensch in seinem eigenen Unbewußten ein Instrument besitzt, mit dem er die Äußerungen des Unbewußten beim anderen zu deuten vermag" (Freud 1913, S. 445).

Dieses Gegenübertragungskonzept impliziert auch ein verändertes Verständnis des psychoanalytischen Prozesses. Der/Die PsychoanalytikerIn ist nun nicht mehr der distanzierte und unnahbare Spiegel, sondern er ist notwendigerweise auch in das analytische Geschehen verwickelt. Man spricht in diesem Zusammenhang von einer therapeutischen Ich-Spaltung der Analytikerin/des Analytikers, die/der einerseits einfühlend-responsiv den PatientInnen zugewandt ist, andererseits jedoch auch eine gewisse Unabhängigkeit bewahrt, um dieses Geschehen deuten und so den PatientInnen mitteilen zu können. Einen ähnlichen Ansatz verfolgte Sandler (1976), der von den AnalytikerInnen in Adaptierung der „gleichschwebenden Aufmerksamkeit" eine „freischwebende Rollenübernahmebereitschaft" verlangte. Der/Die AnalytikerIn muss bis zu einem gewissen Grad innerlich bereit sein, die unbewussten Übertragungswünsche der PatientInnen anzunehmen und sich ein Stück weit auf die ihr/ihm zugewiesene Rolle in diesem Beziehungsgeschehen einzulassen. Erst dies führt dazu, dass sich der/die PatientIn verstanden fühlt, und ermöglicht so schrittweise die Bearbeitung und Integration von bis dahin unerträglichen und somit abgewehrten Persönlichkeitsanteilen.

Containment

Dieser Aspekt einer intensiven Beziehungserfahrung im Rahmen einer psychoanalytischen Therapie wurde insbesondere von W. Bion beschrieben. Er entwickelte diesbezüglich das „Container-Contained"-Modell des psychischen Funktionierens, welches davon ausgeht, dass schon von Geburt an ein intensiver, v. a. affektiver Austausch zwischen Kleinkind und primärer Bezugsperson, in der Regel die Mutter, besteht (Bion 1992). Das Baby entledigt sich seiner inneren, für seine primitive Psyche nicht bewältigbaren, unerträglichen Zustände und verlagert diese mittels des Mechanismus der projektiven Identifizierung (s. o., S. 109) in die Mutter. Im ausreichend guten Fall versteht die Mutter die Ängste und Qualen des Babys, kann diese also aufnehmen und verarbeiten – sie stellt somit einen passenden Container dar. Nach der Verarbeitung gibt die Mutter dem Baby gewissermaßen eine verdaute und mit psychischer Bedeutung versehene Form des zuvor projizierten Inhalts wieder zurück und ermöglicht so eine schrittweise Integration.

Ausgehend von der analytischen Arbeit mit psychotischen PatientInnen erkannte Bion in diesem Konzept auch eine der wesentlichen Grundlagen der psychoanalytischen Arbeit. Der/Die AnalytikerIn ist empfänglich für die unverdauten, abgespaltenen, oft primitiven Ängste und Persönlichkeitsanteile, die der/die PatientIn bei sich selbst nicht aushält und von daher loszuwerden trachtet. Sie/Er nimmt diese oft von jeglicher spezifischen psychischen Bedeutung entkleideten Elemente – von Bion Beta-Elemente genannt – auf, versucht, sie zu verstehen und zu transformieren („metabolisieren"), um sie anschließend in Form einer Deutung der Patientin/dem Patienten in einer für diese/n annehmbaren Form (Alpha-Elemente) wieder zurückzugeben. Dieses Modell des psychoanalytischen Prozesses erlangte insbesondere für die Arbeit mit schwer psychotischen oder Borderline-PatientInnen, die bis dahin als für eine psychoanalytische Behandlung nicht geeignet erschienen, große Bedeutung. Es ermöglichte, einen Zugang zur oftmals chaotischen und fragmentierten inneren Welt dieser PatientInnen zu finden, die häufig unter ausgeprägten Störungen der Symbolisierungsfähigkeit leiden, und somit Veränderung und Entwicklung möglich zu machen (Rosenfeld 1990).

Varianten der klassischen Analyse

Die Psychoanalyse in ihrer „klassischen" Form kann als Urmutter einer großen Familie von psychoanalytischen und psychodynamischen[6] Psychotherapien angesehen werden. Dabei ist sie nicht nur weit entfernte Ahnin, sondern immer noch sehr lebendig und sie speist durch ihre theoretischen und klinischen Weiterentwicklungen beständig konzeptuelle Anregungen in ihre „Abkömmlinge" ein.

Freud selbst wandte noch – aus heutiger Sicht – recht unkonventionelle Settings an, so „vermietete" er eine Stunde des Tages an seine PatientInnen, sah sie also inklusive Samstag sechsmal pro Woche. Dies aber unter Umständen nur für einige Wochen oder Monate, gelegentlich auch länger. Auch kam es vor, dass er besondere PatientInnen auf Spaziergängen analysierte. Erst mit der Zeit entwickelte sich ein strengeres Setting, das Behandlungen außerhalb der Praxis

---

6 Die Adjektive psychoanalytisch bzw. psychodynamisch werden in Bezug auf die Psychotherapien oft synonym verwendet oder unscharf definiert. Die als psychoanalytisch bezeichneten Therapien zeigen in der Regel eine größere Verwandtschaft zur Psychoanalyse, psychodynamische Therapien können stärker abweichen. So werden heute z. B. Formen der Hypnosepsychotherapie oder die Katathym-imaginative Psychotherapie als psychodynamische oder auch – wie bei Stumm in diesem Band – als tiefenpsychologische, nicht aber als psychoanalytische Methoden bezeichnet.

nicht mehr umfasste und mit vier bis fünf Stunden pro Woche (in einigen Ländern auch nur drei) mehrjährige Verläufe vorsieht. Dort, wo keine Restriktionen durch das Gesundheitssystem bestehen oder für die Therapie keine Rolle spielen, sind Analysen von vier bis sechs Jahren oder länger bei PatientInnen mit ausgeprägten Persönlichkeitspathologien durchaus üblich.

Zu jener Zeit, als die Psychoanalyse die einzige psychotherapeutische Behandlungsform darstellte, war es möglich, hinsichtlich der Indikationsstellung lediglich nach der Eignung der PatientInnen für die Psychoanalyse zu fragen – so z. B. eine gewisse Einsichtsfähigkeit und Frustrationstoleranz. Heute, da es eine fast unüberschaubare Vielzahl von Therapien gibt, ist diese Frage umgekehrt zu stellen: Welche Behandlungsform ist für die Patientin/den Patienten am besten geeignet? Die Indikation für eine mehrjährige hochfrequente Psychoanalyse wird heute primär bei PatientInnen mit Persönlichkeitsstörungen bzw. Beeinträchtigung der Persönlichkeitsfunktion („strukturelle Störung") gestellt; darüber hinaus auch bei chronifizierten und therapieresistenten Störungsbildern. Weniger schwer gestörte PatientInnen erhalten kürzere Psychotherapien, die weniger auf Persönlichkeitsveränderungen und mehr auf Konfliktbewältigung und Symptomreduktion zielen. Dabei steht wie bereits erwähnt im Bereich der psychoanalytischen bzw. psychodynamischen Therapien eine Reihe von Modifikationen des klassischen psychoanalytischen Settings zur Verfügung (s. Abbildung 2).

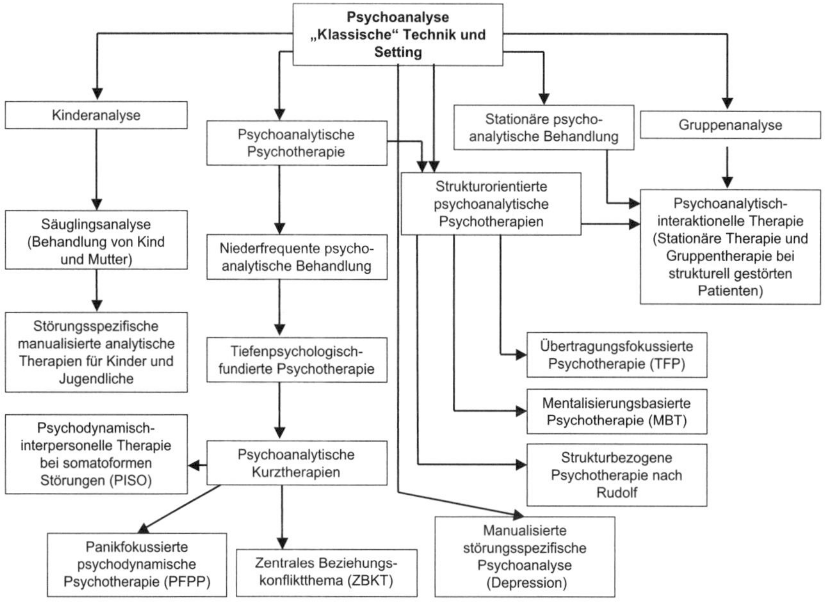

Abbildung 2: Die „Familie" der psychoanalytischen/psychodynamischen Therapien

Schon früh begannen PsychoanalytikerInnen die Psychoanalyse für die Behandlung von Kindern zu adaptieren, wobei Sigmund Freuds Tochter Anna Freud eine der Vorreiterinnen war. Eine Art Gegenspielerin wurde Melanie Klein, die ebenfalls kinderanalytische Zugänge entwickelte, aber in theoretischen und behandlungstechnischen Fragen andere Auffassungen als Anna Freud vertrat. Inzwischen ist die Kinderanalyse fest etabliert, wobei sie je nach Alter des Kindes mehr oder weniger spieltherapeutische Ansätze einsetzt.

Eines der größten Hindernisse für eine flächendeckende Implementierung der Psychoanalyse in Gesundheitssystemen ist der mit ihr verbundene zeitliche und ökonomische Aufwand. Um eine weitere Verbreitung psychoanalytischer Therapien zu ermöglichen, wurden sowohl die wöchentliche Stundenfrequenz als auch die Therapiedauer und das technische Vorgehen modifiziert. Allen diesen Therapien ist eine Limitierung der Stundenzahl bzw. Dauer der Behandlung gemeinsam, was im Unterschied zur (idealerweise) zeitlich nicht begrenzten Psychoanalyse eine Fokusformulierung nötig macht. Es kann nicht mehr alles behandelt werden, sondern es müssen bestimmte Problembereiche eingegrenzt werden, die in der Behandlung bearbeitet werden sollen.

Unter dem Begriff psychoanalytische Psychotherapie werden der Psychoanalyse nah verwandte Therapien zusammengefasst, die mit einer reduzierten Stundenfrequenz von ein bis zwei (selten drei) Stunden pro Woche arbeiten, in der Regel zeitlich auf ein bis zwei (gelegentlich auch mehr) Jahre begrenzt sind und im Couch-Setting oder aber face-to-face im Sitzen stattfinden. Eine Fokussierung auf Therapieziele und -schwerpunkte erfolgt eher weit gefasst, um Raum für eine Veränderung im Prozess der Therapie zu lassen. Eine Sonderform stellt die niederfrequente psychoanalytische Behandlung dar, in der lediglich die Stundenfrequenz reduziert wird (am häufigsten einmal pro Woche, u. U. aber auch weniger), das Couch-Setting und die psychoanalytische Behandlungstechnik aber weitgehend dem klassischen Verfahren entsprechen. Im deutschen Kassensystem hat sich die tiefenpsychologisch-fundierte Psychotherapie etabliert, die in der Regel einstündig (d. h. einmal pro Woche) im Sitzen über 50–80 (in Ausnahmefällen 100) Sitzungen durchgeführt wird. Diese ein- bis zweijährigen Psychotherapien arbeiten eher konfliktorientiert und mit Therapiezielen. Zudem wird die psychoanalytische Haltung der technischen Neutralität zugunsten eines mehr unterstützenden Vorgehens (supportive Therapie) gelockert. Im Unterschied zur hochfrequenten Psychoanalyse zielt die tiefenpsychologisch-fundierte Psychotherapie nicht auf eine strukturelle Veränderung, sondern auf eine Konfliktlösung ab.

Eine weitere Verkürzung und Fokussierung der Therapien findet sich bei den psychoanalytischen bzw. psychodynamischen Kurztherapien. Diese umfassen ca. 15–40 Sitzungen und sind in der Regel spezifisch auf eine bestimmte Problemkonstellation oder ein bestimmtes Störungsbild zugeschnitten. Oft handelt es sich um manualisierte Verfahren, die auch empirisch validiert wurden (s. u.,

Abschnitt 5). Es gibt eine große Anzahl derartiger Kurztherapien, von denen hier beispielhaft nur einige wenige angeführt werden. Luborsky (Luborsky/Crits-Christoph 1990) konzeptualisierte das Zentrale Beziehungskonfliktthema (ZBKT) als eine allgemeine Methode, auf deren Basis eine Reihe von störungsspezifischen Anwendungen entstanden sind, die unter dem Namen Supportiv-Expressive Therapie (SET, Luborsky 2000) bekannt geworden sind. Beispiele sind die psychodynamischen Therapien der sozialen Phobie und der generalisierten Angststörung, wie sie von Leichsenring und Kollegen manualisiert und empirisch überprüft wurden (Leichsenring et al. 2015a; Leichsenring/Salzer 2014). Ein weiteres Beispiel stellt die Panikfokussierte Psychodynamische Psychotherapie (PFPP) dar, die auf Barbara Milrod (Milrod et al. 1997) zurückgeht und von Subic-Wrana et al. (2012) manualisiert und empirisch validiert wurde. Noch kürzer und primär symptomorientiert wurde die Psychodynamisch-interpersonelle Therapie bei somatoformen Störungen (PISO, Arbeitskreis PISO 2012) konzipiert. Diese Intervention fokussiert mit psychodynamischem Hintergrund interpersonelle Probleme und beinhaltet dabei auch psychoedukative Elemente.

Lange Zeit wurde davon ausgegangen, dass eine Manualisierung des psychoanalytischen Standardverfahrens nicht möglich und sinnvoll sei. Unter dem Druck der Notwendigkeit einer empirischen Validierung sind in jüngerer Zeit doch erste Manuale verfasst und in randomisiert-kontrollierten Studien eingesetzt worden. Beispiele sind das Manual zur psychoanalytischen Behandlung der (chronischen) Depression von Taylor (2015) sowie das Behandlungsmanual für Panikstörung mit komorbider Persönlichkeitsstörung von Benecke (Benecke et al. 2016).

Eine Domäne der Psychoanalyse war von Beginn an die Behandlung von Persönlichkeitsstörungen, da sie nicht primär auf eine Symptomreduktion, sondern vielmehr auf eine Veränderung und Reifung der Persönlichkeit abzielte. Freud sprach in diesem Sinne von der „Leistungs- und Genussfähigkeit" (Freud 1904), deren Restitution das Ziel der Psychoanalyse sei. Allerdings zeigte sich, dass das unstrukturierte Setting der Psychoanalyse bei bestimmten Typen der Persönlichkeitsstörungen, die zu einem starken Agieren neigen (zum Beispiel die Borderline-Persönlichkeitsstörung), an seine Grenzen stieß. Otto Kernberg war der Erste, der speziell für diese Indikation eine eigene Modifikation der Psychoanalyse entwickelte und manualisierte. Seine Übertragungsfokussierte Psychotherapie (TFP, s. Yeomans et al. 2016; Doering 2016) verwendet psychoanalytische Techniken, findet jedoch im Sitzen zweimal wöchentlich statt, beinhaltet einen Therapievertrag und setzt aktiv Grenzen, wo das Leben der PatientInnen oder der Fortgang der Therapie gefährdet sind. Weitere strukturorientierte psychoanalytische Therapien sind die Mentalisierungsbasierte Therapie (MBT, Bateman/Fonagy 2008; 2014) sowie die Strukturbezogene Psychotherapie (Rudolf 2012) und die von Heigl-Evers und Heigl entwickelte Psychoanalytisch-interaktionelle Methode (PiM, Streeck/Leichsenring 2015). Im Unterschied zur TFP nutzen die drei letztgenannten Therapien explizit stützende Elemente und verzichten eher auf Übertragungsdeutungen.

Eine lange Tradition hat die Psychoanalyse im Gruppensetting. Diese birgt die besondere Möglichkeit, Übertragungen verschiedener Art auf den Therapeuten und die anderen Gruppenmitglieder zu beobachten und unmittelbar zu bearbeiten. Darüber hinaus geben die Gruppenmitglieder einander direktes Feedback, das für sich genommen wertvoll ist und zudem ebenfalls analysiert werden kann.

Auch im stationären Setting wird die Psychoanalyse eingesetzt, entweder als umfassende therapeutische Haltung in einem allgemeinen Behandlungskonzept oder aber als manualisierte störungs- oder syndromspezifische Anwendung, so zum Beispiel bei der Psychoanalytisch-interaktionellen Methode, die v.a. zur Behandlung von schweren Persönlichkeitsstörungen bzw. strukturellen Störungen entwickelt wurde und psychoanalytisches Verstehen mit einem Fokus auf zwischenmenschliche Beziehungen kombiniert.

5 Psychoanalytische Forschung

Die Psychoanalyse hat sich traditionell schwergetan mit der Anpassung an empirische Forschungsparadigmen, was ihr oft als Versagen vorgehalten wurde; dies ist jedoch nur zu einem geringeren (wenn auch nicht zu verleugnenden) Teil angemessen. Tatsache ist, dass die Psychoanalyse von Beginn an ein eigenes Forschungsparadigma entwickelt hat, das kein objektives, von außen beobachtendes, sondern ein teilnehmendes und subjektives ist. Freud ging davon aus, dass der psychoanalytische Prozess und die Veränderungen in den PatientInnen primär durch eine teilnehmende und verstehende Haltung der Forscherin/des Forschers zu erkennen und zu erforschen sind, was bedeutet, dass der/die ForscherIn eben auch PsychoanalytikerIn sein muss. Er prägte das Diktum eines Junktims von Forschen und Heilen (Freud 1927, S. 293), das aussagt, dass zentrale Erkenntnisse der Psychoanalyse nur während des psychoanalytischen Therapieprozesses gewonnen werden können, ja dieser eigentlich durchgehend auch Forschung bedeutet.

Dazu kommt, dass die Psychoanalyse nicht primär (nur) auf eine Symptomreduktion zielt, die ja relativ gut beobachtbar und messbar ist. Vielmehr geht es ihr um eine umfassendere Reifung der Persönlichkeit, die eine größere Leistungs- und Genussfähigkeit – anders ausgedrückt: Liebes- und Arbeitsfähigkeit – ermöglicht. Diese ist nun deutlich schwieriger zu objektivieren, wobei in den letzten Jahren Instrumente zur Strukturdiagnostik entwickelt und validiert wurden, die dies ermöglichen (Doering/Hörz 2012). Ebenso dürften derartige Überlegungen zur Bedeutung der Persönlichkeitsstruktur auch die Aufnahme einer Skala der Persönlichkeitsfunktion in das DSM-5 (American Psychiatric Association 2014) stimuliert haben.

Vereinfacht ausgedrückt sind PsychoanalytikerInnen mehr an einer verstehend-hermeneutischen Forschung interessiert, die ihnen unmittelbar bei ihrer Arbeit mit PatientInnen hilft, und betrachten empirische Forschungsansätze, die Veränderungen (teilweise) quantifizieren, aber eben nicht verstehend erklären können, mit einem Anflug von Argwohn. Nur langsam verbreitet sich auch in der Psychoanalyse die Überzeugung, dass beide Forschungsparadigmen – das hermeneutische und das empirische – einander nicht entgegenstehen oder gar ausschließen, sondern ergänzen können. Es gibt inzwischen weltweit sehr aktive psychoanalytische Forschergruppen, die einerseits empirische Wirksamkeitsnachweise für psychoanalytische und psychodynamische Therapien erbringen (Bateman/Fonagy 2008; Doering et al. 2010; Levy et al. 2006) und sich andererseits um eine Verknüpfung von empirischer mit qualitativer und hermeneutischer Forschung bemühen (Fonagy/Target 2007; Leuzinger-Bohleber et al. 2015). Besonders interessant ist, dass jüngst gerade aus den Neurowissenschaften ein vermehrtes Interesse an psychoanalytischen Konzepten signalisiert wird, da diese ihnen helfen, ihre empirisch gewonnenen Befunde zu verstehen und innovative Konzeptualisierungen vorzunehmen. Die Neuropsychoanalyse existiert als Bindeglied zwischen Neurowissenschaften einerseits und Psychoanalyse andererseits schon einige Jahre mit eigener internationaler Fachgesellschaft und einem Fachjournal (s. Solms/Turnbull 2011).

Inzwischen liegt eine Vielzahl von empirischen Wirksamkeitsnachweisen für die psychoanalytischen und psychodynamischen Therapien vor, die auch höchsten methodischen Standards standhalten (s. Abbass et al. 2014; Leichsenring et al. 2015b). Zum einen geht es hierbei um die Gleichwertigkeit mit den bereits früher evaluierten kognitiv-verhaltenstherapeutischen Ansätzen, die für viele – wenn auch nicht für alle – Störungsbilder demonstriert werden konnte. Zum anderen ist natürlich von besonderem Interesse, ob die längeren psychoanalytischen Behandlungen tatsächlich einen Mehrwert gegenüber kürzeren Therapien bringen. Für einen zusätzlichen Nutzen längerer Therapien gibt es bereits empirische Belege: Leichsenring und Rabung (2011) konnten in ihrer Metaanalyse zeigen, dass diese deutlich höhere Effektstärken erbringen als kürzere. Hinsichtlich der Wirksamkeit der Psychoanalyse in ihrem klassischen Setting gibt es zwar eine Vielzahl von Beobachtungs- und Feldstudien, die bedeutsame Effekte demonstrieren (de Maat et al. 2013), aber nach wie vor liegen noch nicht genügend randomisiert-kontrollierte Studien (RCT) nach strengen methodischen Kriterien vor. Eine erste RCT von Huber et al. (2012; 2013) konnte jedoch schon beträchtliche Effekte der Psychoanalyse bei depressiven PatientInnen zeigen. Zwei methodisch sehr hochwertige RCTs zur Psychoanalyse bei chronischer Depression (Beutel et al. 2012) und Panikstörung mit komorbider Depression (Benecke et al. 2016) befinden sich in einem fortgeschrittenen Stadium und werden demnächst erste Ergebnisse hervorbringen.

So mehren sich in den letzten Jahren die evidenzbasierten Nachweise für die Wirksamkeit der psychoanalytischen Behandlungen. Auch über die unmittelbaren therapeutischen Anwendungen hinaus zeigt sich die Psychoanalyse heute als lebendige und dynamische Wissenschaft. In Zeiten sich stetig beschleunigender Veränderungen von lebensweltlichen und familiären Strukturen bleibt die psychoanalytische Erforschung der damit assoziierten unbewussten Prozesse auf individueller und kollektiver Ebene hochaktuell. Nachdem sie bereits die sozialen, kulturellen und intellektuellen Strömungen des 20. Jahrhunderts entscheidend mitprägte, hat sie auch im 21. Jahrhundert nichts von ihrer Faszination und Anziehungskraft verloren. In diesem Sinne stellte der Nobelpreisträger Eric Kandel fest, dass die Psychoanalyse „immer noch die schlüssigste und intellektuell am meisten befriedigende Perspektive" auf die menschliche Psyche darstelle (Kandel 1999, S. 505).

Verhaltenstherapie

Erwin Parfy

1 Historischer Überblick

Wenn wir die zentralen Theorien und Methoden der heutigen Verhaltenstherapie bis zu ihren geschichtlichen Wurzeln zurückverfolgen, so fällt auf, dass bereits von Beginn an weder eine einzelne Gründerfigur noch ein geschlossenes Erklärungsmodell für die Entstehung und Aufrechterhaltung psychischer Probleme auszumachen sind. Das später unter dem Begriff der „behavioural therapy" (im amerikanischen Sprachraum: „behavioral therapy") zusammengefasste Ideengut entstammt vielmehr den Bemühungen zahlreicher Einzelpersonen, die sich in unterschiedlichen Ländern und als Vertreter verschiedener Berufsgruppen dazu verpflichtet fühlten, Behandlungsangebote für psychisch leidende Menschen auf eine Basis zu stellen, welche mit dem jeweiligen Stand wissenschaftlichen Wissens korrespondierte. Dementsprechend stellt sich die Geschichte der Verhaltenstherapie als eine Abfolge von Konzepten dar, die therapeutisches Handeln anleiteten und beständig empirischer Prüfung und der damit einhergehenden Kritik unterlagen. Denn dies mag – falls eine solche Mutmaßung erlaubt ist – eines der wesentlichen verbindenden Momente sowohl der beteiligten Grundlagenforscher als auch der unmittelbar mit den Patienten arbeitenden Therapeuten gewesen sein: Sie waren bestrebt, die praktischen Auswirkungen ihres Denkens und Tuns im Rahmen konkreter Experimente und Therapien anhand systematischer Beobachtungen zu reflektieren und gegebenenfalls ihre Modelle zu verändern. Die Entwicklung erfolgte dabei durchaus nicht immer kontinuierlich, vielmehr verloren einige für längere Zeit zentrale Vorstellungen nahezu gänzlich ihre Bedeutung – ein Umstand, den es im Folgenden zu illustrieren gilt und der für die Offenheit des verhaltenstherapeutischen Ansatzes selbst in den grundlegendsten Fragen der Gegenstandsauffassung spricht.

Von der Reflexologie zu den Lerntheorien

Die beiden Ausgangspunkte der Verhaltenstherapie finden sich zu Beginn des 20. Jahrhunderts in sehr unterschiedlichen kulturellen Umwelten: Einerseits regten die im russischen St. Petersburg zur Reflexologie durchgeführten Tierstudien von Ivan Petrovic Pawlow (dem 1904 der Nobelpreis für Medizin verliehen wurde) Psychiater wie Vladimir Bechterev dazu an, die dort beispielhaft verwendeten exakten Beobachtungsmethoden auch auf den Bereich psychiatrischer Phänomene auszudehnen (Bechterev 1923). Problematisierte Verhaltenssequenzen wurden ähnlich wie physiologische Reflexe betrachtet, nämlich als spezifische Reaktionen des Organismus auf bestimmte Reize, und die Therapie setzte folgerichtig am veränderten Umgang mit diesen auslösenden Reizen an (Bechterev 1913). Die darauf aufbauenden Theorien sind später unter dem Begriff der klassischen oder respondenten (reizbeantwortenden) Konditionierung bekannt geworden.

Andererseits musste sich die junge Wissenschaft der Psychologie in Amerika neben der Beschäftigung mit Tierexperimenten auch als nutzbringend für die Arbeit in psychiatrischen Kliniken legitimieren (Schorr 1984). Psychologen wie John Watson (1913) stellten sich diesem Anspruch, wobei allerdings in Abgrenzung zur damals noch wenig etablierten Psychoanalyse mit naturwissenschaftlichem Selbstverständnis nur Forschungsmethoden zugelassen wurden, welche die Wiederholbarkeit und Objektivität des Herangehens zu gewährleisten versprachen. Die in der akademischen Psychologie bis dahin übliche Untersuchung von psychischen Phänomenen mittels Introspektion wurde programmatisch ersetzt durch die genaue Beobachtung von intersubjektiv zugänglichem Verhalten. Vertreter dieser als Behaviorismus bekannt gewordenen Orientierung demonstrierten eindrucksvoll den möglichen Aufbau von „experimentellen Neurosen" und folgerten aus diesem Vorgehen auch kraft eines Umkehrschlusses, welchen Weg therapeutische Ansätze einzuschlagen hätten. Initiale Anregungen bezogen sie von den russischen Kollegen, indem sie deren Auffassung von psychischer Krankheit als einer reflexartigen Verbindung von spezifischen Reizen mit belastenden Reaktionen übernahmen (Schorr 1984).

Erst in der Zeit zwischen den Weltkriegen wurden die Forschungsergebnisse systematisiert und zu den sogenannten Lerntheorien verdichtet. Als führende Autoren sind u.a. Clark Hull (1937), Edwin Guthrie (1935) und Burrhus Fred Skinner (1938) zu nennen. Im Rahmen von Therapien wurde das problematisierte Verhalten als Produkt einer individuellen Lerngeschichte aufgefasst, welches nicht nur den postulierten Gesetzmäßigkeiten entsprechend erlernt, sondern unter therapeutischer Anleitung auch wieder verändert werden konnte. Somit übten die Lerntheorien einen immer stärkeren Einfluss auf die therapeutische Praxis aus, wo sich unter Berücksichtigung lerntheoretischer Prinzipien beispielsweise Mary Cover Jones (1924) dem Abbau von Angst bei Kindern sowie Simon Fleischmann (1930) und auch Edwin Guthrie (1938) der Arbeit mit erwachsenen Angstpatienten widmeten.

Nach dem Zweiten Weltkrieg entstanden an mehreren Orten neue Entwicklungsimpulse: In Südafrika erweiterte Joseph Wolpe (1958) mit der Technik der systematischen Desensibilisierung die bisherigen Behandlungsmöglichkeiten, indem er den Angstzuständen seiner Patienten den physiologisch damit inkompatiblen Zustand der Entspannung entgegensetzte, welcher mittels progressiver Muskelrelaxation nach Jacobson (1929) trainiert werden konnte. Erst wurde gemeinsam mit den Patienten eine Angsthierarchie erstellt, dann erfolgte die Präsentation eines zunächst wenig angstmachenden Reizes so lange, bis er unter begleitender Entspannung sein Erregungspotenzial verloren hatte. Daraufhin wurden schrittweise Situationen hergestellt, die als immer bedrohlicher eingestuft worden waren, und nach demselben Prinzip behandelt – bis schließlich die ganze Hierarchie angstfrei durchwandert werden konnte.

In Amerika initiierte Skinner (1953) umfangreiche Forschungsprogramme, die sich mit dem Zusammenhang von Verhalten und seinen Konsequenzen befassten. Die daraus hervorgegangenen Theorien der operanten Konditionierung beeinflussten die verhaltenstherapeutische Praxis insofern nachhaltig, als nun auch die dem problematisierten Verhalten nachfolgenden Bedingungen in die therapeutischen Überlegungen einbezogen wurden. Umgebungsbedingungen wurden gezielt dahingehend verändert, dass das Auftreten adaptiverer Verhaltensweisen wahrscheinlicher und jenes von destruktiven Verhaltensweisen unwahrscheinlicher werden sollte. In diesem Sinn bemühte sich in England die Gruppe um Hans Eysenck (1959), eine differenziertere Analyse der auslösenden und aufrechterhaltenden Bedingungen von problematischem Verhalten am klinischen Fall zum Standard zu erheben.

Erweiterungen und kognitive Wende

Die anfängliche Behandlungseuphorie der Verhaltenstherapeuten, hervorgerufen durch erste, optimistisch stimmende Wirksamkeitsstudien, wich jedoch allmählich einer kritischen Selbstreflexion, da sich in der zunehmenden Konfrontation mit schwereren und komplexeren klinischen Bildern die ursprünglich meist auf die Therapie von monosymptomatischen Ängsten konzentrierten Ansätze als unzulänglich erwiesen hatten (Schorr 1984). In der Folge kam es zu einer deutlichen konzeptuellen Ausweitung verhaltenstherapeutischer Grundlagen (Yates 1970) und zur stärkeren Hinwendung zu konkreten Anforderungen der Praxis (Lazarus 1967).

Statt der ursprünglichen Beschränkung auf die lerntheoretische Erklärung und die stringent daraus abgeleitete Therapie klar umschriebener Symptome rückte nun die Person des Patienten vor dem Hintergrund des gesamten Lebenskontextes in den Blickpunkt. Das therapeutische Vorgehen wurde um eine Vielzahl neuer Methoden erweitert und schöpfte aus einem zunehmenden Pluralismus von Theorien, die der inzwischen stattgefundenen Entwicklung in der akademischen Psychologie Rechnung trugen. Arnold Lazarus (1971; 1973) führte zur Kennzeichnung dieser von ihm mitgetragenen Strömung den Begriff der multimodalen Verhaltenstherapie ein – übrigens das erste Mal, dass offiziell der Terminus „Verhaltenstherapie“ für die lerntheoretisch fundierten Therapieansätze verwendet wurde.

Bereits im Vorfeld dieser Erweiterung wurde einigen bisher vernachlässigten Faktoren vermehrte Aufmerksamkeit geschenkt, so etwa den gedanklich vermittelnden Prozessen (sogenannten kognitiven Variablen) im Konzept des Modelllernens von Albert Bandura (1962) oder dem Phänomen der Selbstkontrolle, das Frederick Kanfer untersuchte (Kanfer/Marston 1963). Aber erst im Zuge einer nun allgemein eintretenden konzeptuellen Liberalisierung in den Reihen der Verhaltenstherapeuten gerieten diese ursprünglich mit dem „Verdacht der Introspektion“ behafteten, weil ja nicht als Verhalten direkt beobachtbaren Bereiche des menschlichen Erlebens in den Vordergrund der theoretischen Auseinandersetzung und erhielten in der Folge auch für die Praxis zentrale Bedeutung. Mit konkreten kognitiven Techniken, welche die zu einem Leidensdruck führenden individuellen Denkgewohnheiten auf dem Weg der Selbstbeobachtung, des anschließenden Hinterfragens sowie des Trainings gegengerichteter Selbstverbalisationen zu verändern trachteten, sind beispielsweise die Namen Donald Meichenbaum (1977) oder Aaron T. Beck (1976) verbunden.

Dass dieser erweiterte Zugang zum menschlichen Erleben nicht nur rein pragmatisch zu begründen sei, sondern sehr wohl auch mit einem mittlerweile aktualisierungsbedürftigen Wissenschaftsverständnis in Einklang zu bringen wäre, wurde von Michael Mahoney (1974) stringent argumentiert. Damit wurden auch wieder die theoretischen Grundlagen zusammengeführt und konsistent auf ein Menschenbild zugeschnitten, welches den Menschen als prinzipiell selbstbestimmt und das Therapiegeschehen als ein Unternehmen der Selbsterforschung und der daraus resultierenden Selbstregulation skizzierte. Im Gegensatz zu der in den Lerntheorien bestehenden Dominanz des Einflusses von vorausgehenden und nachfolgenden Bedingungen auf unser Verhalten stellte dies eine deutliche Umkehrung der Gewichtungen dar.

Das wissenschaftlich verdichtete Kernstück dieser „kognitiven Wende“ besteht in der Einsicht in die Natur selbstregulativer Prozesse, welche bereits im Rahmen von Untersuchungen zur Selbstkontrolle in Form von Rückkoppelungsschleifen zwischen Selbstbeobachtung, Selbstbewertung und Selbstverstärkung hervortrat (Kanfer/Karoly 1972). Zur Veranschaulichung dieser Modellvorstellung wurde der Begriff des Schemas von der neu entstandenen akademischen Teildisziplin der „kognitiven Psychologie“ entlehnt, wo er zur Beschreibung der Funktionsweisen von Gedächtnis und gedanklicher Verarbeitung Verwendung fand (Neisser 1967; 1976). Der Schemabegriff war jedoch schon viel früher in den Arbeiten von Frederic Bartlett (1932) und Jean Piaget (1936) erstmals aufgetaucht. Er impliziert, dass der Organismus gemäß seiner selbstregulativen Organisation danach trachtet, durch permanente Anpassungsleistungen an die Umwelt ein inneres Gleichgewicht – eine Homöostase – herzustellen und zu erhalten (Piaget 1967).

Diese Anpassung an die Umwelt erfolgt durch Assimilation und Akkommodation, wobei mit Assimilation die Integration von umweltabhängigen Ereignissen (z. B. Nahrungsaufnahme und situative Wahrnehmungen) ohne Veränderung der bestehenden Organisation gemeint ist und unter Akkommodation die strukturelle Änderung der eigenen Organisation in Reaktion auf Ereignisse verstanden wird, die nicht anders assimiliert werden können. Das Konstrukt des „Schemas" gibt den allgemeinen Beschreibungsrahmen für diese Adaptionsprozesse ab: Es repräsentiert die spezifische Erfahrungsstruktur von abgrenzbaren Organismus-Umwelt-Interaktionen unter Gewährleistung der Selbstregulation. In der Biologie wird dies heute als charakteristische Qualität eines selbstorganisierenden Systems erachtet, wobei unter Selbstorganisation die Eigenschaft von Organismen verstanden wird, unter wechselnden Umweltbedingungen alle Aktivitäten der Erhaltung der eigenen Organisation unterzuordnen (Maturana 1982).

Der Einfluss von Emotionsforschung und Bindungstheorie

Der vollzogene Wandel wird vielleicht am besten transparent, wenn wir die in dieser Zeit erweiterte Definition des Verhaltensbegriffes betrachten und dabei feststellen können, dass sie nunmehr eine Vielzahl von Aspekten des menschlichen Erlebens umfasste. Neben der rein äußerlich zu beobachtenden Motorik wurden auch die über den verbalen Selbstbericht erschlossenen physiologischen, emotionalen, kognitiven und motivationalen Daten zum Verhalten der Person gerechnet (DGVT 1986). Insbesondere das emotionale Erleben des Menschen erfuhr in weiterer Folge aufgrund der Ergebnisse der Emotionsforschung eine beträchtliche Neueinschätzung (Sulz/Lenz 2000). Denn anstelle der früheren Annahme, das emotionale Erleben ließe sich gänzlich aus der jeweiligen (kognitiven) Bedeutungszuschreibung an eine unspezifische körperliche Grunderregung ableiten (Schachter/Singer 1962), verbreiteten sich allmählich – insbesondere unter biologisch forschenden Verhaltenstherapeuten – die sogenannten differenziellen Emotionstheorien (Izard 1977). Diese gehen davon aus, dass der Organismus über gut abgrenzbare Basisemotionen verfügt, die als eigenständige und angeborene Systeme der Verhaltenssteuerung in Wechselwirkung mit kognitiven Prozessen treten und somit auf potenziell adaptive Weise die Selbstregulation unterstützen (Sorgatz 1986; Pauli/Rau/Birbaumer 1996).

Bei der Betrachtung der Funktionalität dieser emotionalen Reaktionssysteme wurde auch rasch deren zentrale Bedeutung für die frühkindliche Interaktion mit den primären Bezugspersonen ersichtlich. Auf der Suche nach empirisch fundierten Modellvorstellungen bot sich die von John Bowlby (1975; 1976; 1983) entwickelte Bindungstheorie an – der Ausdruck emotionalen Erlebens ist demnach für die Herstellung und Aufrechterhaltung von Sicherheit in Bindungsbeziehungen wesentlich: Wenn verunsicherte Säuglinge oder Kleinkinder weinen, rufen oder zur Mutter krabbeln, ist deren prompte und angemessene Reaktion ein Garant dafür, den Gefahren der Umwelt nicht alleine ausgesetzt zu sein. Die Art und Weise, wie die Bezugsperson im Fokus gemeinsamer Aufmerksamkeit kritische Situationen emotional aufgreift und hilfreich strukturiert, legt den Grundstein zur allmählich aufkommenden Fähigkeit, sich auch selbst emotional beruhigen und konstruktive Handlungen setzen zu können. Nach erfolgter emotionaler Stabilisierung und der damit einhergehenden Deaktivierung des Bindungssystems wird das Explorationssystem aktiv und beginnt, das erkundende Verhalten zu leiten. Die wiedererlangte Sicherheit wird zur notwendigen Voraussetzung für die neuerliche Bereitschaft, sich unbekannten Herausforderungen zu stellen (Grossmann/Grossmann 2004). Vittorio Guidano und Giovanni Liotti (1983) aus Rom waren wohl die ersten, die bindungstheoretisches Wissen in das verhaltenstherapeutische Menschenbild integrierten.

Die deutlichste Brücke zwischen einem solchen Emotions- und Beziehungsverständnis und den früheren, schemabasierten kognitiven Therapieansätzen vertritt zweifellos Jeffrey Young (1994; Young et al. 2005): In der Arbeit mit Menschen, bei denen Persönlichkeitsstörungen diagnostiziert wurden, entwickelte er seine „Schematherapie“, in der all jene persönlichen Erfahrungen von Unsicherheit in Beziehungen berücksichtigt werden, welche etwa durch Kontaktabbrüche, Übergriffe oder die Vernachlässigung emotionaler Bedürfnisse entstehen. Aus diesen schmerzhaften frühen Erfahrungen resultiert die Erwartung, auch in künftigen Beziehungen gleichermaßen schlecht behandelt zu werden. Wurde etwa jemand in belastenden Situationen stets im Stich gelassen, prägt sich ein Schema aus, das annehmen lässt, vom späteren Partner in kritischen Momenten ebenfalls verlassen zu werden. Dieses Schema wird beispielsweise immer dadurch aktiviert, dass der Partner in Momenten psychischer Anspannung als kurz unaufmerksam erlebt wird, obwohl er in Wirklichkeit alles daran setzt, hilfreich beizustehen.

Mit der emotionalen Betroffenheit kann nun unterschiedlich umgegangen werden. Zunächst gibt es die Möglichkeit, in das Schema einzuwilligen – in unserem Beispiel würde dies bedeuten, zu glauben, dass auf niemanden wirklich Verlass ist, obwohl die Sehnsucht danach deutlich spürbar bleibt. Eine andere Möglichkeit wäre die Überkompensation des Schemas, was bedeutet, dass die Person so tut, als ob sie gar keine Hilfe benötigen würde, ja diese vielleicht sogar entschieden zurückweist. Und zuletzt gibt es auch die Möglichkeit, eine Aktivierung des Schemas und die damit einhergehende emotionale Verletzlichkeit grundsätzlich zu vermeiden, indem die Person etwa gar keine Nähe in Beziehungen zulässt.

Der Ansatz benennt und beschreibt eine Vielzahl häufig vorkommender Schemata und auch sogenannte Modi des Erlebens. Was verstehen wir darunter? Im unbelasteten Zustand wird die Abfolge von unterschiedlichen psychischen Erlebnisweisen nicht als voneinander getrennt wahrgenommen, sondern als relativ homogenes und integriertes Erlebniskontinuum. Sobald aber Schemata in konkreten Situationen angesprochen (aktiviert, „getriggert") werden, kommt es angesichts dieser Belastung häufig zu einer Desintegration des Erlebens und zur Aufsplitterung in qualitativ deutlich unterscheidbare, einander mitunter schroff abwechselnde Modalitäten des Erlebens. Etwa wechselt ein kindlich-vulnerabler Modus, geprägt von Angst und Scham, rasch ab mit einem kritisch-fordernden Modus, der an die „Stimmen der Eltern" erinnern könnte und selbstverurteilende Aussagen beinhaltet sowie von starker Verachtung geprägt ist. In diesem Verständnis kann eine große Bandbreite unterschiedlicher Modi definiert und ihre Funktion unter psychischer Belastung beschrieben werden.

Empirische Untersuchungen bestätigen, dass diese derart abgegrenzten Schemata und Modi als voneinander unabhängig einzuschätzen sind und somit hohe Aussagekraft und Spezifität besitzen (Schmidt et al. 1995; Arntz/Klokman/Sieswerda 2005). Die Therapie hat zum Ziel, vor dem Hintergrund eines wachsenden Verständnisses der persönlichen Beziehungsgeschichte den Umgang mit Situationen, die eine schemaspezifische Reaktion auslösen, so zu verbessern, dass korrigierende emotionale Erfahrungen gemacht werden können. Sich auf die eigene Verletzlichkeit in konkreten Beziehungen einzulassen und zu hinterfragen, ob die eigenen schemageleiteten Erwartungen überhaupt (noch) zutreffend sind, wird zur Voraussetzung eines gelingenden Veränderungsprozesses. Dabei ist nicht zuletzt auch das therapeutische Beziehungsangebot selbst ein Ort, an dem ein begrenztes Nachholen heilsamer Erfahrungen gelingen kann. Die Wahrscheinlichkeit, dass im Rahmen der Therapie problematische Schemata aktiviert werden, ist nämlich hoch und die nachfolgend behutsam geleitete Reflexion des Erlebens im Interaktionsgeschehen kann zu einer grundlegenden Neueinschätzung führen.

Achtsamkeit und Akzeptanz – die dritte Welle der kognitiven Verhaltenstherapie

Einen gegenüber dem schematherapeutischen Ansatz anderen Weg schlug Marsha Linehan (1993) ein: Ebenfalls von der Arbeit mit Borderline-Persönlichkeitsstörungen ausgehend, erhoffte sie sich weniger von der detaillierten Rekonstruktion und Aufarbeitung der lebensgeschichtlichen Bedingtheit emotionaler Verletzlichkeit, sondern bemühte sich mehr um eine unmittelbare Verbesserung der emotionalen Regulationsfähigkeit. Als Novum brachte sie dabei Vorstellungen und Techniken in den verhaltenstherapeutischen Ansatz ein, die ursprünglich den Lehren und Praktiken des Zen-Buddhismus entstammen. Übungen zur Erhöhung einer auf das „Hier und Jetzt" konzentrierten Achtsamkeit und der Bereitwilligkeit, selbst unangenehme emotionale Erfahrungen anzunehmen, ohne sie gleich bewerten zu müssen und verändern zu wollen, finden sich oft in tradierten Meditationsanweisungen. Der Titel des Konzepts – dialektisch-behaviorale Therapie – verweist auf den Anspruch, ursprünglich polar bewertete Gegensätze des Erlebens (angenehm/unangenehm, gut/schlecht) im Zuge einer dialektischen Auseinandersetzung auf einer höheren Ebene in eine Synthese zu überführen. Im geschulten Bewusstsein können die unterschiedlichen Qualitäten nebeneinander bestehen bleiben – aus einem vermeintlichen „Entweder-oder" kann ein „Sowohl-als-auch" werden. Aufgrund aufwändiger Wirksamkeitsnachweise verschaffte sich dieser Zugang hohen Respekt bei Praktikern und in der Wissenschaft, weshalb „Achtsamkeit als Therapieprinzip" in weiterer Folge in zahlreiche störungsspezifische Behandlungsansätze integriert wurde (Heidenreich/Michalak 2006).

Noch weiter ging Steven Hayes (Hayes et al. 1999) mit seiner Akzeptanz-und-Commitment-Therapie (die Abkürzung wird als Wort ausgesprochen – „ACT"): Auf Basis der Beforschung sprachlich vermittelten Regellernens und des daraus abgeleiteten Schlussfolgerns (der sogenannten Bezugsrahmentheorie – „Relational Frame Theory", RFT) weist Hayes auf die Gefahr hin, dass unser Verstand dazu neigt, das Denken in verbalen Aussagen allzu wörtlich und somit ernst zu nehmen. Die in der Sprache eingebetteten Regeln werden so irrtümlich als Vorhersagen einer möglichen Welterfahrung genommen, die sich im unmittelbaren Erleben vielleicht gänzlich anders anfühlen würde – leider aber vermeiden wortgläubige Menschen tendenziell, sich auf ein Erleben aus erster Hand einzulassen.

Die Herangehensweise von ACT führt nun, anders als bei bisherigen kognitiven Ansätzen, dazu, dass nicht nur der als „dysfunktional" verdächtigte Inhalt gedanklich-verbaler Konstruktionen in Zweifel gezogen, sondern die Neigung zu sprachlich abgeleiteten Konstruktionen im Gesamten angezweifelt wird. Das führt zu der paradoxen Situation, dass der Therapeut zwar sprachlich vermittelt mit seinem Gegenüber in Kontakt geraten muss, gleichzeitig aber die vermeintliche Autorität der Sprache untergraben möchte. Durch den Einsatz von erlebniseröffnenden Übungen, meditativen Praktiken und bildhaften Metaphern, die sich einer sprachlich eindeutigen Analyse entziehen, wird jedoch auch diese Hürde in ein therapeutisches Lernfeld verwandelt. Der Wunsch, aus sprachbedingten Vorstellungen heraus Kontrolle über das eigene (emotionale) Erleben bekommen zu wollen, wird ad absurdum geführt – solche Kontrollversuche stellen in diesem Konzept nicht die Lösung, sondern vielmehr das Problem selbst dar. Dem entgegen führt die bewusste Erhöhung von Bereitwilligkeit und Akzeptanz zu einem engagierten und wertbewussten Handeln trotz aller als unvermeidlich erkannten Schwierigkeiten des Lebens.

An dieser Stelle können wir den groben historischen Überblick der verhaltenstherapeutischen Entwicklung enden lassen und noch einmal den gesamten Spannungsbogen überblicken. Wir müssen uns vor Augen halten, dass der Kontrast zwischen den frühen Bemühungen um Stimulus- und Selbstkontrolle sowie den jüngsten um Kontrollverzicht und Erlebnisoffenheit – zumindest was die sprachliche Ausformulierung der verhaltenstherapeutischen Absichten betrifft – kaum größer sein könnte. Faktisch bestehen viele dieser historisch gewachsenen Schichten noch nebeneinander, berühren sich einerseits und konkurrieren andererseits. In der verhaltenstherapeutischen Praxis und Modellbildung ist daher genau *das* das tägliche Brot, was im dialektischen Ansatz Marsha Linehans gefordert wird: Synthesen von scheinbar unvereinbaren Gegensätzen auf einer Ebene der unmittelbaren Begegnung zu suchen und zu leben.

2 Verhaltenstherapeutische Prozessgestaltung

Die therapeutische Beziehung

Nicht anders als in jeder Begegnung zwischen Menschen spielen auch im Rahmen von Therapien die ersten Momente eine besondere Rolle – sie bilden den Keim für spätere Umgangsformen, wechselseitige Erwartungen und den Stimmungsgehalt in der Beziehung. Zunächst besteht auch in der Verhaltenstherapie der Wunsch nach einer möglichst aufrichtig interessierten, einfühlsamen und akzeptierenden Haltung des Therapeuten. Die konzentrierte Aufmerksamkeit, die der Therapeut dem Patienten zur Verfügung stellt, sowie die prompte und emotional stimmige Reaktion auf die ausgedrückten Schwierigkeiten des Gegenübers kann Beziehungsqualitäten aufkommen lassen, wie sie vielleicht aus guten Erfahrungen innerhalb früher Bindungsverhältnisse vertraut sind. Menschen, die durch aktuelle Krisen verunsichert sind, finden so eine „sichere Basis“ vor, von der sie ausgehen können, um Bereiche oder Themen ihres Lebens zu erkunden, die sie bislang vermieden hatten (Parfy/Schuch/Lenz 2016).

Darüber hinaus erhebt sich die Frage, in welcher Weise Verhaltenstherapeuten aufgrund ihres spezifischen Menschenbildes bereits zu Therapiebeginn Vorstellungen einfließen lassen, die dann für den nachfolgenden Behandlungsverlauf tragend werden. Als Beispiel ist hier auf jeden Fall der Respekt vor der grundsätzlichen Autonomie der Hilfesuchenden zu nennen, nicht nur die Wahl der Behandlungsform oder die Artikulation eigener Behandlungsbedürfnisse betreffend. Allgemein besteht eine große Zurückhaltung darin, den Patienten (konzeptgeleitete) Vorgaben zu machen über die Richtung, in der sie sich im Leben weiterzuentwickeln hätten. Deshalb werden die erwähnten Selbstregulationsfertigkeiten von Beginn an bewusst gestärkt, was sich etwa darin ausdrückt, dass therapeutische Zielsetzungen immer gemeinsam mit den Patienten besprochen und ausformuliert werden (Hoffmann 1996). Schritt für Schritt gilt es, die vom Therapeuten potenziell einzubringenden Behandlungsansätze mit den augenblicklichen Bedürfnissen des Gegenübers in Einklang zu bringen – eine subtile und den gesamten Therapieprozess begleitende Abstimmungsarbeit (Kanfer/Reinecker/Schmelzer 1990). Die Transparenz des Therapiegeschehens ist in diesem Zusammenhang meist ein erklärtes Ziel der Verhaltenstherapie. In manchen Ansätzen wird sogar explizit auf weiterführende Literatur verwiesen, welche oft im Stil von Arbeitsmaterialien für den Patienten verfasst ist und deren Lektüre eine größere Übereinstimmung zwischen der Therapieerwartung mit dem gemeinsamen Vorgehen ermöglicht (Linehan 1993; Young/Klosko/Weishaar 2005).

In dem prägnanten Schlagwort der „Hilfe zur Selbsthilfe" kommt diese Grundhaltung der Verhaltenstherapie ebenfalls gut zum Ausdruck. Der Patient soll in die Lage versetzt werden, durch veränderte Verhaltensweisen in seinem natürlichen Lebensumfeld selbstverantwortlich neue und letztlich positive Erfahrungen machen zu können. Diese zukunftsgerichtete Zielorientierung nach „draußen" hat zwar eine qualitätsvolle therapeutische Beziehung zur Voraussetzung, diese allein gilt aber noch nicht als hinreichend für die angestrebten Veränderungen. Bereits zu Beginn einer Therapie wird daher Wert auf die prinzipielle Bereitschaft des Patienten gelegt, sich im Rahmen konkreter Übungen – auch zwischen den Sitzungen – in Situationen zu begeben, in denen unter fokussierter Selbstbeobachtung sowohl diagnostisch relevantes Erleben als auch kompetenzerweiterndes Handeln möglich wird. Diese Bereitschaft muss jedoch oft erst sorgfältig aufgebaut werden: „Änderungsmotivation" samt dem daraus erwachsenden Mut, sich auf bislang Vermiedenes einzulassen, wird hier nicht als mehr oder weniger ausgeprägte Eigenschaft der Persönlichkeit erachtet, sondern als ein Ergebnis der therapeutischen Arbeit, das schon in den Anfangsphasen der Therapie erreicht werden sollte (Kanfer/Reinecker/Schmelzer 1990).

Erarbeiten eines Problemverständnisses

Als Basis für die gemeinsame Planung erster therapeutischer Schritte dient zunächst eine genaue Analyse der individuellen Problematik. Wenn die Möglichkeit besteht, eingangs testdiagnostische Untersuchungen heranzuziehen, wird dies in der Verhaltenstherapie als Chance gesehen, mithilfe standardisierter Verfahren erste Aussagen über Qualität und Quantität der faktischen Beeinträchtigung und des subjektiven Leidens treffen zu können. Besonders im institutionellen Setting finden dafür auch zunehmend strukturierte Interviews Verwendung (Tuschen 1996). Das anfangs meist nur diffuse Problembewusstsein wird im Dialog – also durch die kreative Zusammenarbeit zwischen Therapeut und Patient – allmählich in ein vorläufiges Ordnungsmuster überführt, das auch als „hypothetisches Bedingungsmodell" verstanden werden kann und weiterführend Orientierung bietet.

Im Zuge der möglichst erlebnisnahen Beschreibung konkreter Situationen sind nicht nur die unmittelbaren Abfolgen von auslösenden Bedingungen, spontanen Reaktionsneigungen und nachfolgenden Konsequenzen zu berücksichtigen (horizontale Verhaltensanalyse), sondern auch die dem Verhalten übergeordneten motivationalen Pläne (vertikale Verhaltensanalyse). Weiters werden relevante lebensgeschichtliche Ereignisse und Verhältnisse genauso erfasst wie die im aktuellen sozialen Umfeld des Patienten wirksamen Regeln. Die Betrachtung erstreckt sich also über das gesamte Kontinuum von der Mikroebene des Verhaltens bis hin zur Makroebene systemischer Interaktionsdynamiken (Kanfer/Reinecker/Schmelzer 1990; Bartling et al. 1992).

Zur Verdeutlichung: Beispielsweise würde das exzessive Händewaschen eines jugendlichen Zwangspatienten in der horizontalen Verhaltensanalyse als Reaktion auf die Berührung einer Griffstange im öffentlichen Verkehrsmittel aufgefasst werden. Als innerer Auslöser besteht vielleicht Stress vor einer bevorstehenden Schulprüfung. Der Gedanke an eine mögliche „Infektion mit Aids" weckt nun ein massives emotionales Unbehagen, das erst allmählich – unter aufwändigen Waschritualen – zurückgeht. Diese kurzfristige Erleichterung führt aber zu der gefährlichen langfristigen Konsequenz, dass sich die Neigung zum Zwangsverhalten immer stärker etablieren kann. In der vertikalen Verhaltensanalyse könnte eine starke Motivation zur Abgrenzung gegenüber den Eltern ersichtlich werden, die zwar unter hohem Druck vom Patienten bessere schulische Leistungen verlangen, nun aber in Bezug auf die endlosen Waschrituale ihres Sohnes (der vielleicht genau deswegen immer öfter den Schulbesuch versäumt) völlig machtlos sind. Als allgemeine Familienregel mag auf der Makroebene zudem die unbedingte Forderung nach beruflichem Erfolg aller Familienmitglieder auffallen, was vielleicht mit der bedrohlichen Wirtschaftslage begründet wird.

Dieses Beispiel zeigt, dass im verhaltenstherapeutischen Problemverständnis alle Ebenen menschlichen Seins – von der Physiologie des Körpers bis hin zu gesellschaftlichen Faktoren – auf ihren Einfluss hin abgetastet werden, ohne einer Dimension schon im Voraus die verursachende Priorität zuzusprechen. Erst nach sorgfältigen Gewichtungen entsteht für den Therapeuten und Patienten gleichermaßen ein Bild der Problematik, das den komplexen Wechselwirkungen zwischen den Betrachtungsebenen gerecht und für das weitere Vorgehen leitend wird. Der ursprüngliche Versuch einer monokausalen Ableitung problematischen Verhaltens (hier Auslöser – da Reaktion) wurde also zugunsten einer Sichtweise aufgegeben, die selbst multiple Vernetzungs- und Rückkoppelungseffekte im Geiste der Systemtheorie aufgreift (Kanfer/Reinecker/Schmelzer 1990).

Unser Verhalten vermittelt dabei zwischen Organismus und Umwelt nach dem Prinzip der Selbstregulation, kann aber bei Fixierung im Geflecht der Bedingungen seine anfängliche Adaptivität verlieren. Um bei obigem Beispiel zu bleiben: Selbst wenn der geschilderte Zwangspatient schon längst stationär aufgenommen werden musste und niemand mehr auf die Fortsetzung der Schule drängt, halten sich seine Überzeugungen bezüglich möglicher Infektionsgefahren und die damit verbundenen Waschgewohnheiten bereits unabhängig von den ursprünglich auslösenden Bedingungen in Form einer negativen Rückkoppelung aufrecht. Die Rituale vergrößern nun nicht mehr die subjektiv empfundene Kontrolle und Eigenständigkeit, sondern verhindern diese geradezu, da der Patient ja mittlerweile die Eskalation der Symptomatik selbst als massiven Kontrollverlust erleben muss.

Wie bei der wissenschaftlichen Theorienbildung bleiben jedoch Annahmen über funktionale Abhängigkeiten im hypothetischen Bedingungsmodell stets offen für nachfolgende Korrekturen. Verhaltenstherapeutische Übungen bekommen diesbezüglich einen quasi-experimentellen Charakter, wobei die konkreten Erfahrungen der Patienten zur sukzessiven Prüfung der gemeinsam formulierten Hypothesen herangezogen werden und der allmählichen Präzisierung einzelfallspezifischer Aussagen dienen.

Im fortlaufenden Therapieprozess schließt hier die Frage der Indikation an: Darunter versteht man die optimale Zuordnung der individuellen Behandlungsbedürfnisse und der zur Auswahl stehenden Behandlungsmethoden (Margraf 1996). Vor dem Hintergrund des gemeinsam erarbeiteten Problemverständnisses werden änderungsrelevante Ansatzpunkte definiert und geeignete therapeutische Verfahren gesucht. Ist beispielsweise ein emotional gehemmter Patient nicht in der Lage, Trauer über den frühen Verlust seiner Mutter erleben zu können, müssen therapeutische Strategien herangezogen werden, die den bislang blockierten Trauerprozess auslösen können. Oder: Sind automatisierte gedankliche Verarbeitungsmuster die Quelle für ein inadäquates Verhalten gegenüber anderen – vielleicht die Neigung, die Verantwortung für Misserfolge stets anderen zuzuschieben –, benötigt der Therapeut Methoden, die dem Patienten seine eigenen Denkgewohnheiten erst bewusst machen und dann systematisch verändern helfen können.

Diese Beispiele könnten noch beliebig erweitert werden, da sich ja sowohl motorische, physiologische, emotionale und kognitive als auch motivationale und soziale Aspekte des problematisierten Verhaltens als Ansatzpunkte für Veränderung anbieten (Parfy/Schuch/Lenz 2016). Weitere Überlegungen betreffen auch die Möglichkeit, sich für unterschiedliche therapeutische Settings zu entscheiden. Ob im Einzelgespräch, mit teilweiser oder durchgängiger Hinzuziehung eines Partners, ob mit Unterstützung aller Familienmitglieder oder in einer Gruppe gearbeitet wird, hängt vom Problemverständnis und vom jeweiligen Angebot des Therapeuten ab.

Selbst innerhalb der Verhaltenstherapie, welche für ihre störungsspezifischen Behandlungskonzepte bekannt ist, gilt also der Umstand, dass in jedem Einzelfall „mehrere Wege nach Rom führen“ können. Der Therapeut vermittelt zwischen den Behandlungsbedürfnissen des Patienten – repräsentiert im Bedingungsmodell der Problematik – und dem Pool an verhaltenstherapeutischen Verfahren in einmaliger Weise, weswegen er sich auch über den gesamten Therapieverlauf hinweg eigenverantwortlich um den Nachweis der Effizienz des von ihm gewählten Vorgehens bemüht (Parfy 1998).

Im nächsten Schritt wollen wir uns nun den zur Verfügung stehenden verhaltenstherapeutischen Methoden zuwenden.

Behandlungsmethoden

Die nachfolgende Auflistung von therapeutischen Verfahren suggeriert vielleicht fälschlicherweise, dass die einzelnen dargestellten Methoden klar abgegrenzt werden können und voneinander unabhängig einzusetzen sind. Verhaltenstherapeutische Methoden sind zwar oft innerhalb eigenständiger Traditionen entwickelt worden, aber mittlerweile ergänzen sie einander in der Regel wechselseitig, „maßgeschneidert" auf den jeweiligen Einzelfall.

Die Arbeit mit emotionalen Erfahrungen

Diesem Ansatzpunkt ist von Beginn an besondere Aufmerksamkeit gewidmet worden. Schon aufgrund lerntheoretischer Überlegungen wurde in all jenen Fällen, in denen starke Tendenzen zur Vermeidung von potenziell adaptiven emotionalen Erfahrungen bestanden, die gezielte Konfrontation mit den bislang vermiedenen Bedingungen empfohlen. Wenn jemand etwa die Fahrt in einem Aufzug vermeidet, weil er die eintretende Beschränkung der Bewegungsfreiheit als Kontrollverlust erlebt und große Angst bekommt, würde die verhaltenstherapeutische Strategie darin bestehen, diesen Ort nun erst recht gemeinsam aufzusuchen – es geht dabei darum, sich auf das unangenehme Gefühl einzulassen. Im Zuge einer solchen Exposition steigt zwar das Angsterleben zunächst stark an, aber bei einem weiteren Verbleib in der Situation kann einerseits die Intensität der Angst allmählich wieder abnehmen, andererseits aber das Erlernen eines adaptiveren Umganges mit der erlebten Unsicherheit auch eine Neubewertung der Situation ermöglichen. Während früher eher der erstgenannte Wirkmechanismus – die emotionale „Habituation" – zur Erklärung der therapeutischen Veränderung herangezogen wurde (Foa/Kozak 1986), steht heute die Bedeutung der zweitgenannten Prozesse im Vordergrund: Das sogenannte „Inhibitionslernen" stellt den alten Verknüpfungen ein neues Muster zur Seite, das eine hemmende Wirkung auf die Angst und die damit einhergehenden Vermeidungs- und Fluchtimpulse im Sinne einer verbesserten Emotionsregulation ermöglicht (Craske 2015).

Die Annäherung an das eigene emotionale Erleben kann in mehr oder weniger großen Schritten erfolgen, wobei die Exposition in der visualisierenden Vorstellung, mit konkreten Gegenständen oder Tieren innerhalb der Praxisräume oder im natürlichen Umfeld der Patienten durchgeführt werden kann. Auch im Zuge von Rollenspielen werden eigene Unsicherheiten erlebbar und können – wie etwa im sogenannten „sozialen Kompetenztraining" – zum Ausgangspunkt für den Aufbau von adäquateren Fertigkeiten im Umgang damit werden. Und natürlich bezieht sich die therapeutische Strategie der Exposition nicht nur auf das Erleben von Angst (wie in den frühen verhaltenstherapeutischen Ansätzen), sondern zielt heute ebenfalls auf ein Sich-Einlassen auf jede Form emotionaler Verletzlichkeit ab (etwa bei vermiedenen Trauer-, Scham- oder Schuldgefühlen).

Als „emotionsorientierte Therapie" nimmt diese neuere Entwicklung in der Verhaltenstherapie immer breiteren Raum ein (Sulz/Lenz 2000). Dabei ist durchaus auch die „Arbeit mit Teilen" des persönlichen Erlebens üblich, ebenso wie die Verwendung von Stühlen, auf denen sich die unterschiedlichen, oft in spannungsinduzierendem Widerspruch stehenden Anteile platzieren lassen. Ähnlich wie in Rollenspielen verkörpern die Patienten dann einmal den einen und einmal den anderen Aspekt ihres Erlebens und können so über Dialoge emotionale Prozesse in Gang setzen, welche helfen, die inneren Widersprüche zunehmend zu integrieren (was abermals an die Denkfigur der Dialektik erinnert).

Eine weitere Neuerung der letzten Jahre begegnet uns in der Methode der Familienskulptur (Lehner 2000), wo im therapeutischen Setting Situationen geschaffen werden, die verdeutlichen, wie die verschiedenen Familienmitglieder früher zueinander in Beziehung standen und sich gegenseitig beeinflusst haben. Symptome und Erkrankungen werden im Zusammenhang mit den einstigen familiären Rollenzuweisungen, Kommunikationsmustern und unausgesprochenen Verhaltensregeln gesehen. Falls nicht mehrere Gruppenmitglieder zur Verfügung stehen, um als Repräsentanten die einzelnen Rollen zu verkörpern, kann im Einzelsetting auch mithilfe mehrerer Stühle gearbeitet werden. Jedem Familienmitglied werden charakteristische Aussagen zugeteilt und der Therapeut kann dann von Rolle zu Rolle wechseln und im Aussprechen der charakteristischen Sätze eine Atmosphäre entstehen lassen, die Gefühle weckt und der Verarbeitung zugänglich macht.

Im schematherapeutischen Ansatz wird ein ähnlicher Weg in entspannter Körperhaltung und mit geschlossenen Augen beschritten: Die vom Therapeuten einfühlsam geleitete Imagination jener frühen zwischenmenschlichen Sequenzen, welche die problematisierten Schemata entstehen ließen, führt direkt zum nochmaligen emotionalen Erleben einstiger Entbehrungen und Verletzungen. Um diesbezüglich Platz für heilsame Erfahrungen einzuräumen, lässt er mögliche Hilfspersonen auf die innere Bühne der Vorstellung treten oder regt stützende und tröstende Dialoge an (Young/Klosko/Weishaar 2005). Und in der Arbeit mit verschiedenen Modi des Erlebens können diese auf verschiedene Stühle im Raum platziert werden und miteinander in Bezug treten. Meist stehen „strafende/kritisierende/fordernde Elternmodi" dem „verletzten Kindmodus" gegenüber und der Aufbau eines „gesunden Erwachsenenmodus" ist gefragt, der die Elternmodi einschränken kann und das verletzte Kind stützt und tröstet. Nicht zuletzt ist es der Therapeut selbst, der sich persönlich so in die Therapiebeziehung einbringt, dass eine „begrenzte Nachbeelterung" möglich wird – so wird zumindest ansatzweise erlebbar, wie sich jene emotionale oder auch tatkräftige Unterstützung anfühlen könnte, die früher vermisst wurde.

Es lässt sich an dieser Stelle auch ein jüngerer Ansatz mit verhaltenstherapeutischen Wurzeln gut einreihen: die sogenannte mitgefühlsorientierte Therapie („Compassion Focused Therapy" – CFT) nach Paul Gilbert (2013). Hier wird eine wohlwollende, warmherzig-mitfühlende Haltung mittels vielfältiger Vorstellungs- und Erlebnisübungen herausgearbeitet, welche regulativ besänftigend auf Affekte einwirken soll, die uns aufgrund von wahrgenommenen Bedrohungen belasten. Der gezielte Einsatz von Selbstmitgefühl führt zu einer nachweislich adaptiveren Haltung im Umgang mit den Herausforderungen des Lebens.

Die Arbeit mit Kognitionen

Unter dem Sammelbegriff der „Kognition" sind alle Arten von Informationsverarbeitung (wahrnehmen, bewerten, denken, entscheiden, Probleme lösen), inhaltsreproduzierende Gedächtnisleistungen sowie die darin implizierten Ziele und Pläne zusammenzufassen (Kanfer/Reinecker/Schmelzer 1990). Kognitionen im engeren Sinn lassen sich als gedanklich-verbale oder bildhafte Bewusstseinsereignisse definieren, die zwischen Organismus und Umwelt vermitteln (Beck et al. 1979). Sie geraten in den Fokus therapeutischer Aufmerksamkeit als Reaktion auf ein äußeres Geschehen, als eventuell belastender „innerer Kommentar" zur eigenen Person oder als direkter Auslöser für diverse unangenehme Gefühle. Unsere gedankliche Verarbeitung und die darin enthaltenen Annahmen, die Beziehungen mit anderen oder sich selbst betreffend, können also auf vielfältige Weise zum Ansatzpunkt therapeutischer Methoden werden.

Kognitive Verfahren in der Tradition von Aaron Beck (Beck/Freeman 1990) zielen darauf ab, diese zugrunde liegenden kognitiven Prozesse auf direktem Weg zu verändern, was zunächst einer subtilen Diagnostik bedarf, da sie oft hoch automatisiert ablaufen und deshalb nur nach genauer und vom Therapeuten unterstützter Selbstbeobachtung in den kritischen Situationen zugänglich werden. Dazu bieten sich Übungen im natürlichen Umfeld, Rollenspiele oder genau betrachtete Therapiesequenzen an, welche gemeinsam auf die begleitenden Kognitionen und ihre Auswirkungen hin analysiert werden (Merluzzi/Glass 1996).

Ist für Therapeut und Patient das kognitive Geschehen erst einmal prototypisch beschreibbar geworden, gilt es, die spezifische Unangemessenheit einzelner Verarbeitungsgewohnheiten transparent zu machen. Oft sind unlogische Schlussfolgerungen, nicht zu begründende Verallgemeinerungen oder fälschliche Ursachenzuschreibungen enthalten, die dem Betroffenen meist aber nur nach eingehendem Hinterfragen, korrigierenden Vergleichen oder erneuter Prüfung der konkreten Situation als inadäquat bewusst werden können. Für eine nachhaltige Veränderung dieser Denkgewohnheiten müssen nun alternative und hilfreichere Sichtweisen gefunden und etabliert werden, welche in Phasen gesteigerter Selbstkontrolle genau dort ins Bewusstsein zu rufen sind, wo ursprünglich die problematisierten Kognitionen automatisch das Erleben bestimmt hätten. Das diesbezüglich nötige Training kann durch das Führen von Gedankenprotokollen, die nachträglich abwägende Diskussion und die Verwendung sogenannter „flashcards", welche Gegenargumentationen zu negativen Annahmen bereithalten, erleichtert werden.

In der Schematherapie von Jeffrey Young (Young et al. 2005) werden frühe maladaptive Schemata postuliert, die als Resultat verletzender frühkindlicher Interaktionen auch das spätere Erleben umfassend bestimmen. Verschiedene diesbezügliche Themenbereiche können diagnostisch eingegrenzt werden, durchaus auch mithilfe von speziell dafür entwickelten Fragebögen. Insgesamt werden 18 Schemata genau beschrieben und können aufgrund von thematischen Verwandtschaften den folgenden fünf Schemadomänen zugeordnet werden: Trennung und Ablehnung; Beeinträchtigung eigener Autonomie und Leistungsfähigkeit; Schwierigkeiten im Umgang mit Grenzen; Orientierung an Wünschen anderer Personen (Fremdbezogenheit); übertriebene Wachsamkeit und Gehemmtheit. Jedes einzelne der 18 Schemata kann in konkreten Situationen aktiviert („getriggert") werden und geht mit unangemessenen Erwartungen und dem Erleben emotionaler Verletzlichkeit einher. Wird z.B. beim Betreten eines Lokals durch den resolut wirkenden Kellner ein Schema der Unterwerfung ausgelöst (der Domäne „Fremdbezogenheit" zugerechnet), überlässt der Betroffene die Kontrolle über die Platzwahl ganz diesem Kellner, unterdrückt die eigenen (anderslautenden) Wünsche und auch seinen Ärger, nur um dem erwarteten Zorn zu entgehen. Diese kognitiv zugängliche Erwartungskomponente wird in der Therapie nicht nur zum Zweck der hilfreichen Neubewertung hinterfragt, sondern (im Unterschied zu bisherigen Ansätzen) auch als ein spezifischer Ausdruck der eigenen Lebensgeschichte rekonstruiert und gewürdigt – vielleicht hatte der vom Kellner zu einem ungünstigen Tisch genötigte Gast auch eine gleichermaßen dominante Mutter, der gegenüber er keine Chance sah, die eigenen Bedürfnisse zu artikulieren. Einsicht in die eigene Beziehungsgeschichte und ein aufkommendes Verständnis dafür, dass die kognitiv fassbaren Erwartungen ursprünglich durchaus korrekte Interpretationen der Erlebniswirklichkeit waren, erleichtern das Aufgeben dieser nunmehr dysfunktional erstarrten Muster der Bedeutungszuschreibung. Doch eine Neupositionierung auf der Verhaltensebene bleibt auch hier das wesentliche Therapieziel: Unser eben skizzierter Patient soll größere Verhaltensspielräume bekommen, z.B. gegenüber dem Kellner mehr Beharrlichkeit zeigen und bei Missachtung seines Wunsches das Lokal gegebenenfalls auch wieder verlassen.

Einen anderen Weg schlagen die jüngsten kognitiven Ansätze ein: In der Tradition der meditations- und achtsamkeitsbasierten Verhaltenstherapie wird spontan auftauchenden Gedanken weniger *inhaltliche* Bedeutung zugeschrieben (und somit keinesfalls deren Angemessenheit diskutiert), sondern vielmehr die Relativität *jeglichen* Denkens betont (Jon Kabat-Zinn 1990; 1994). Mehr Distanz zu den sich aufdrängenden Bewertungen zu gewinnen, wäre erwünscht und das Streben nach vorurteilsfreier Präsenz in der Erlebnisgegenwart wird dazu als Methode empfohlen. Atemzentrierte Meditation kann als eine Möglichkeit angesehen werden, dies einzuüben. Finden Menschen solcherart Halt im augenblicklichen Sein – von Moment zu Moment –, fällt ihnen das „Ziehen- und Loslassen" der eigenen (mitunter quälenden) Gedanken leichter. Mit dieser sogenannten dritten Welle der kognitiven Verhaltenstherapie kommt es also zu einer unerwarteten Wendung: Es handelt sich nicht mehr (nur) um eine Behandlungsform, die mit Kognitionen operiert, sondern das (überwertig gewordene) Denken an sich wird behandelt.

Im Ansatz der Akzeptanz-und-Commitment-Therapie (ACT) wird der Angriff auf die scheinbar zwingende Sprachlogik des Verstandes noch viel offensiver geführt (Hayes/Strosahl/Wilson 1999). Indem sich der Therapeut paradoxer Kommunikationsstrategien, erlebnisinduzierender Übungen und bildhafter Metaphern bedient, wird er zu einem Modell, das auf befreiende Weise das verbale Denken unterwandert. Dabei wird die kognitive Kontrolle durch den Verstand gelockert und unmittelbares emotionales Erleben begünstigt. Der Glaube an die bislang nicht hinterfragten Einschätzungen und Bewertungen kann so leichter fallengelassen werden, eine flexiblere Annäherung an die jeweiligen situativen Anforderungen und ein vorurteilsfreieres Erleben wird möglich. Dies verhilft zu adäquaterem Verhalten und zu im Sinne der eigenen Werte erwünschteren Konsequenzen.

Ein weiterer Ansatz der dritten Welle der kognitiven Therapie findet sich in der Metakognitiven Therapie (MCT) von Adrian Wells (2011). Im Zentrum steht die Beschreibung eines kognitiven Aufmerksamkeitssyndroms, das sich bei einer Vielzahl psychischer Störungen finden lässt. Betroffene leiden unter einer anhaltenden Neigung, mit ihrer Aufmerksamkeit an emotional aufgeladenen, meist angstbesetzten Themen „kleben" zu bleiben, sie neigen zum Sich-Sorgen, Grübeln oder dem sogenannten „Bedrohungsmonitoring". In der Therapie wird nun nicht so sehr auf die Inhalte dieser perseverierenden kognitiven Prozesse eingegangen, sondern es werden die damit verbundenen Überzeugungen hinsichtlich des Nutzens und Schadens dieser letztlich auf Kontrolle abzielenden Denkstrategien herausgearbeitet. Das spezifische „Denken über das eigene Denken" als Ansatzpunkt gibt auch der Metakognitiven Therapie ihren Namen. Diesbezüglich dysfunktionale Überzeugungen werden hinterfragt, eine Unterbrechung des Gedankenkreisens und Fertigkeiten zur Aufmerksamkeitslenkung eingeübt. Indem die Aufmerksamkeit gezielt auf alternative, meist akustische Sinnesreize gelenkt wird, lassen sich die kognitiven Prozesse zunehmend flexibler handhaben und das „Aufmerksamkeitssyndrom" beginnt sich aufzulösen.

Die Arbeit mit dem Körper

Als untrennbar mit dem Angsterleben verbundene Komponente bot sich schon in den ersten verhaltenstherapeutischen Konzepten die körperliche Anspannung selbst als Ansatzpunkt für therapeutische Methoden an. Bei der im Zusammenhang mit der systematischen Desensibilisierung bereits genannten progressiven Muskelrelaxation von Edmund Jacobson (1929) handelt es sich um ein Entspannungsverfahren, bei dem unter verbaler Anleitung nach kurzer und intensiver Anspannung einzelner Muskelgruppen deren möglichst weitreichende Entspannung zugelassen werden soll. Mittels schrittweiser Durcharbeitung aller Körperpartien „vom Scheitel bis zur Sohle" wird bei wiederholter Übung (auch zwischen den Sitzungen unter Zuhilfenahme von Tonmitschnitten der therapeutischen Anleitung) allmählich eine Verkettung von Entspannungsreaktionen erzielt, sodass schließlich auch bei nur einem Anspannungs-Entspannungs-Wechsel („Faust ballen und sofort wieder völlig locker lassen") ganzkörperliche Entspannung eintritt.

Ähnlich wie im autogenen Training nach J. H. Schultz (1928) ist jedoch eine längere Einübungsphase erforderlich, damit sich die erwünschte Entspannung dann auch unter Stressbedingungen tatsächlich einstellt. Beide Verfahren wurden schon früh dem Repertoire der Verhaltenstherapie zugerechnet, wobei die progressive Muskelrelaxation aber aufgrund der eingangs induzierten Anspannung den Zugang für jene Menschen erleichtert, die durch ihr hohes Erregungsniveau ohnedies einen beachtlichen Grundpegel an Anspannung mitbringen.

Im Zuge der verhaltenstherapeutischen Behandlung von psychosomatischen Erkrankungen, die ja auch oft mit intensivem Schmerzerleben einhergehen, bildete sich ein als „Verhaltensmedizin" begriffener Zugang heraus. Dabei nimmt die Methode des Biofeedback eine zentrale Stellung ein: Darunter versteht man die akustische oder optische Rückmeldung von körpereigenen Parametern über ein externes elektronisches Gerät. Nach Abnahme über einen geeigneten Sensor erfolgt etwa die Anzeige des aktuellen Blutdruckes mittels variierender Tonhöhe über einen kleinen Kopfhörer. Wenn dann Bluthochdruckpatienten die Aufgabe bekommen, die Tonhöhe möglichst niedrig zu halten, gelingt eine Einflussnahme auf diesen ansonsten nicht bewusst anzusteuernden Parameter tatsächlich schon nach nur kurzer Trainingsdauer (Rau 1996). Durch die Rückmeldung unterschiedlicher Größen (Atmungs- oder Herzfrequenz, Hautleitwiderstand oder Muskelaktivität) lässt sich ein breites Spektrum körperbedingter Probleme wirksam behandeln.

Auch die sogenannten euthymen Verfahren der Verhaltenstherapie setzen meist am körperlichen Erleben im Hier und Jetzt an: Entsprechend der altgriechischen Wortbedeutung wird als „euthym" all das verstanden, was „der Seele gut tut" (Lutz 1996a; 1996b). Konkrete therapeutische Ansatzpunkte dafür wurden erstmals in der „Kleinen Schule des Genießens" aufgezeigt, wo in der Kleingruppe oder im Einzelsetting unter Zuhilfenahme von Materialien, die nach und nach alle Sinne des Menschen ansprechen, gemeinsam Genussmöglichkeiten erkundet werden (Koppenhöfer/Lutz 1984). Zum Beispiel kann eine reich gefüllte Obstschale oder ein bunter Blumenstrauß das Thema einer therapeutischen Einheit vorgeben – Betrachten, Betasten, Riechen und Schmecken induzieren unmittelbar sinnliches Erleben, das häufig von Gefühlen und Gedanken (auch Erinnerungen) begleitet wird. Dem Wohlbefinden abträgliche Verhaltens- und Bewertungsneigungen oder auftauchende emotionale Konflikte werden besprochen, vorab definierte „Genussregeln" erleichtern ein Erfassen jener Faktoren, die dem Genießen förderlich oder abträglich sind (etwa dass Genuss Zeit braucht, sich nicht „nebenbei" einstellt, auf Erfahrungen aufbaut usw.).

Hedonismus und Genuss werden in diesem Kontext deutlich von zwanghaftem Konsumverhalten und egozentrischer Lustsuche abgegrenzt, Enthaltsamkeit und Askese im Sinne eines bewussten Verzichtes auf rasch erreichbare Befriedigungen gelten gar als Voraussetzung für das Erleben von Genuss. Auch die Möglichkeit, das eigene Erleben mit geschätzten Menschen teilen zu können, wird der „hedonistischen Nische" zugerechnet – Selbstfürsorglichkeit schließt die Pflege sozialer Beziehungen ein und geht (so betrachtet) freilich weit über die eigene Körperlichkeit hinaus.

Ähnlich schwierig auf den bloß körperlichen Zugang zu begrenzen sind all jene Methoden, die der fernöstlichen Tradition meditativen Trainings entspringen. Wie schon erwähnt, haben sowohl die atemzentrierte Meditationspraxis als auch diverse Yogaübungen Eingang in die Verhaltenstherapie gefunden – und beide setzen vordergründig am Erleben des eigenen Körpers an (Williams et al. 2007). Die darin angestrebte Achtsamkeit („mindfulness") umfasst zwar auch die mentalen und emotionalen Ereignisse, doch nach bewusster Kenntnisnahme dieser Ereignisse fordert die Meditationsanweisung beispielsweise eine sanfte Lenkung der Aufmerksamkeit „zurück zum Ein- und Ausströmen des eigenen Atems". Auch hier gibt es bereits historische Vorläufer innerhalb des verhaltenstherapeutischen Methodeninventars: Die Entspannungstechnik der Bauchatmung wurde schon früher bei Konfrontationsübungen eingesetzt und zielt auf ein tiefes Einatmen in den Bauchraum und eine bewusst betonte Ausatmung ab (Gross 1984).

Allen Ansätzen ist gemeinsam, dass wiederholte Einübung empfohlen wird, um die unmittelbare Erfahrung von Halt und Sicherheit im eigenen Körper durchgängiger erleben zu können. Angesichts der stets wechselnden Ereignisse im äußeren Umfeld und am Schauplatz innerer emotionaler sowie kognitiver

Vorgänge verhilft diese Erfahrung zu größerer Autonomie und gleichermaßen größerer Bereitschaft, sich dann nachfolgend für einzelne Lebensbereiche im Sinne der eigenen Werte zu engagieren.

Qualitätssicherung

Kehren wir nun nach der Beschreibung der zentralen verhaltenstherapeutischen Ansatzpunkte und Methoden wieder zu den Fragen der Prozessgestaltung zurück: Der therapeutische Prozess stellt sich nämlich durchaus nicht immer als einfache lineare Zuordnung von geeigneten Verfahren zu vorab diagnostizierten Problemen dar. Vielmehr wird in den meisten Fällen eher ein rekursives Vorgehen den Umständen gerecht, wie Frederick Kanfer und seine Mitarbeiter schon zu ihrem idealtypisch gegliederten Prozessmodell angemerkt haben (Kanfer/Reinecker/Schmelzer 1990). Die Autoren unterscheiden im therapeutischen Prozess mehrere Phasen, nämlich den Moment der initialen Beziehungsaufnahme, die erste Problemsammlung, die daraus resultierende Methodenwahl und die zu Behandlungsende hin schließlich erforderliche Absicherung des Erreichten. Patient und Therapeut durchlaufen in der Praxis dabei jedoch wiederholt die Schleife des analytischen Erarbeitens eines neuerlich präzisierten Problemverständnisses – häufig verzweigt und erweitert sich die Problemsicht ja im Zuge der Therapie – und der darauf bezogenen Überlegung, welche therapeutischen Schritte wohl als nächstes erforderlich sind.

Qualität ist nun dadurch zu sichern, dass der Therapeut nicht nur einen möglichst guten Überblick über die gemeinsame „therapeutische Reise“ besitzt, sondern dass er sich auch über das Erreichen der jeweilig verfolgten Ziele Rechenschaft ablegen kann. Genaue Zieldefinitionen sind dabei ebenso unerlässlich wie die therapiebegleitende Evaluation von Verhaltensänderungen, sei es nur durch entsprechende Rückfragen oder durch die wiederholte Vorgabe geeigneter Diagnoseinstrumente. Der Transfer der im Rahmen der Therapie erlernten Fähigkeiten in den Alltag und der Umgang mit eventuellen Misserfolgen oder Rückfällen sollte so weit vorbereitet werden, dass auch nach Abschluss der Behandlung eine langwährende psychische Stabilität erhalten bleibt.

3 Störungsspezifische Behandlungskonzepte

Von der Wissenschaft zur Praxisrelevanz

Die Nähe der Verhaltenstherapie zur klinischen Forschung zeigt sich insbesondere im Vorliegen von Therapiekonzepten, die sehr detailliert auf konkrete Störungen zugeschnitten sind. Dies erklärt sich aus der Tatsache, dass zur Gewährleistung der Vergleichbarkeit von wissenschaftlichen Untersuchungen diagnostische Standards ausgearbeitet wurden, die ein breites Spektrum psychischer Problematiken erfassen und entsprechende Diagnosekriterien ausweisen wollen. Bei deren Zutreffen – und nur dann – darf eine bestimmte und genau umschriebene Störung diagnostiziert werden. Diese Diagnoseschemata werden in regelmäßigen Abständen verbessert; zurzeit sind für den amerikanischen Raum das DSM-5 (American Psychiatric Association 2014) und für Europa das ICD-10, Kapitel V (F) (Dilling/Mombour/Schmidt 1993) gültig.

Verhaltenstherapeutische Konzepte haben die genannten Klassifikationen aufgegriffen und es sich zur Aufgabe gemacht, die Behandlung der darin unterschiedenen psychischen Störungen prototypisch zu strukturieren. Manchmal wird im Zuge wissenschaftlicher Projekte durch Vorgabe jedes einzelnen Behandlungsschrittes, der zudem innerhalb einer dafür vorgesehenen Zeit umzusetzen ist, sogar ein regelrechtes „Therapiemanual" oder „Behandlungsprogramm" verfasst, welches als verbindlicher therapeutischer Leitfaden die Wiederholbarkeit und Vergleichbarkeit des Vorgehens begünstigen soll. Die Beforschung therapeutischer Effizienz in großem Rahmen (mit einer hohen Anzahl behandelter Personen) ist solcherart leichter möglich, da man sich durch ein standardisiertes Therapieangebot experimentellen Bedingungen mit Versuchs- und Vergleichsgruppen annähern kann.

Der Praktiker, der nicht im wissenschaftlichen Bereich tätig ist, gewinnt aus den kontinuierlich optimierten Behandlungskonzepten ein spezifisches Wissen über die jeweilige Störung und die dabei zu bevorzugenden therapeutischen Strategien, ohne dass er sich sklavisch an die zeitlichen und inhaltlichen Vorgaben halten muss. Je flexibler die Konzepte an den Einzelfall angepasst werden können, desto effizienter werden sie sein. Speziell das wachsende Bewusstsein für die weitverbreitete Komorbidität psychischer Störungen, also das gleichzeitige Zutreffen mehrerer Diagnosen, machte klar, dass es oft einem Kunstfehler gleichkommen würde, stur nur einem „Behandlungsprogramm" folgen zu wollen. Bei Mehrfachdiagnosen ist die Berücksichtigung und kreative Kombination der für die einzelnen diagnostizierten Störungen relevanten Behandlungsrichtlinien unumgänglich (Wittchen/Vossen 1996).

An dieser Stelle kann auch die prinzipielle Offenheit der Verhaltenstherapie für eine flankierende psychopharmakologische Medikation gewürdigt werden. Die Ergebnisse der medizinischen Forschung bestätigen entlastende und stabilisierende Effekte bestimmter Substanzen (etwa bei Psychosen des schizophrenen Formenkreises, affektiven Störungen oder Zwängen), auf deren Verabreichung oft nicht verzichtet werden kann. Schließlich greifen psychotherapeutische Maßnahmen bei schweren Beeinträchtigungen manchmal nur, nachdem der Patient mittels stützender Medikation überhaupt in die Lage versetzt wurde, am Therapieprozess aktiv teilzunehmen. Das Erlernen neuer Fertigkeiten kann nämlich dadurch begünstigt werden, dass der begleitende Aktivierungszustand weder zu gering noch zu überschießend ist („state dependent learning"): Beispielsweise besteht im erregten Zustand einer Manie nur wenig Hoffnung auf psychotherapeutisch einzuleitende Verhaltensänderungen, weshalb in einem solchen Fall vorab eine medikamentöse Reduktion der Aktivierung unumgänglich ist. Ähnliches trifft auf die starke depressive Einengung zu, wo oft erst unter entsprechender Medikation jene Konzentration aufzubringen ist, die man benötigt, um dem therapeutischen Gespräch überhaupt folgen zu können.

Ein Querschnitt durch das Behandlungsspektrum

Im Folgenden sollen einige der gebräuchlichsten störungsspezifischen Konzepte erwähnt werden, was hier leider nur stark verkürzt möglich ist. Deren Auswahl kann außerdem bloß stellvertretend sein für die Fülle an verhaltenstherapeutischen Behandlungsmodellen, die insgesamt zur Verfügung stehen. Auch existieren zu bestimmten Bereichen mehrere Ansätze parallel – je nach Tradition und dem dabei präferierten Herantreten an die Problematik können mal mehr die einen und mal mehr die anderen Verfahren zum Zug kommen. Unabhängig davon sind jedoch alle Ansätze in meist recht aufwändiger Weise auf ihre prinzipielle Wirksamkeit hin überprüft worden.

Ängste und Zwänge

Bei Agoraphobien und Panikattacken wird die Verkettung von situationsspezifischen Wahrnehmungen, unangemessenen Bewertungen, einem daraus resultierenden Erregungsanstieg und dem dann störungstypischen Flucht- und Vermeidungsverhalten als ein sich aufschaukelnder „Teufelskreis" begriffen (Margraf/Schneider 1990). Gemeinsam mit den Patienten wird beispielsweise als erste Wahrnehmung ein „Herzstolpern" herausgearbeitet und der danach einschießende Gedanke „Hoffentlich krieg' ich keinen Herzinfarkt!" auf seine unmittelbare Wirkung hin betrachtet. Meist wird klar, dass die nun erst recht aufkommende Angst das Herzklopfen direkt verstärkt und die Bewertung noch bedrohlicher ausfällt: „Es ist so weit, das ist ein Herzinfarkt!" Die weitere Steigerung der Panik wird erst dann aufgehalten, wenn der herbeigerufene Notarzt nichts findet und in beruhigenden Worten erklärt, dass keine ernste Gefahr besteht. Vielleicht vermeiden die Betroffenen ab nun, welche Tätigkeit auch immer ohne Begleitung auszuüben, da ja sonst niemand den Notarzt holen könnte.

Im Rahmen der Therapie wird hier z.B. durch rasches Treppensteigen spürbares Herzklopfen erzeugt, um sowohl den Prozess interner Verunsicherung bewusst erlebbar zu machen als auch um dem die Tatsache gegenüberzustellen, dass das Befürchtete nicht eintritt. Zunehmende Sicherheit und Selbstvertrauen kommen erst dann auf, wenn in Konfrontation mit den zuvor vermiedenen Situationen wiederholt eine positiv korrigierende Erfahrung gemacht werden kann.

Ähnlich zielt die Vorgangsweise bei der generalisierten Angststörung darauf ab, sich dem Erleben jener unangenehmen Gefühle zu stellen, die bei den kognitiven Grübeleien bezüglich meist zahlreicher Sorgenszenarien entstehen. Durch Einholen von Rückversicherungen oder das sprunghafte Weiterdenken zu den nächstmöglichen „Katastrophen" werden diese Gefühle in der Regel vermieden – die Fokussierung auf ein eng umschriebenes „Sorgenskript", das gemeinsam mit dem Therapeuten wiederholt in der Vorstellung durchlaufen wird und die schlimmsten Befürchtungen bildlich konkretisiert, soll in älteren Konzepten die Habituation ermöglichen (Becker/Margraf 2002). Im jüngeren metakognitiven Therapieansatz werden jene Überzeugungen herausgearbeitet und hinterfragt, die den Sorgenprozess in Gang setzen und aufrecht halten. Zusätzlich werden Fertigkeiten aufgebaut, die den Betroffenen wieder Kontrolle über die eigene Aufmerksamkeitslenkung erlangen lassen (Wells 2011).

Überall dort, wo soziale Ängste das Leben erschweren, wurde schon früh ein diesbezügliches „Kompetenztraining" angeboten. Vorreiter war das „Assertiveness-Training-Programm" (ATP) von Ullrich und Ullrich de Muynck (1976), kurz darauf folgte das „Verhaltenstrainingsprogramm zum Aufbau sozialer Kompetenz" (VTP) von Feldhege und Krauthan (1979). Ein alle verhaltenstherapeutischen Neuerungen berücksichtigendes Konzept liegt nunmehr in Form des „Gruppentrainings sozialer Kompetenzen" (GSK) von Pfingsten und Hinsch (1991) vor.

Nach einer diagnostischen Eingangsphase bedienen sich die genannten Konzepte des Rollenspiels, um die erforderlichen Fertigkeiten in mehr oder weniger detailliert vorgegebenen Situationen schrittweise einzuüben. Drei Dimensionen sozialer Kompetenz werden dabei unterschieden: eigene Rechte durchsetzen und Forderungen stellen bzw. ablehnen, Gefühle und Bedürfnisse angemessen zum Ausdruck bringen sowie positiv getönten Kontakt zu anderen Menschen herstellen und halten können (Pfingsten 1996). Der Therapeut fungiert bedarfsweise als Modell, instruiert die Patienten in kleinsten Sequenzen und ermöglicht mitunter auch anhand von Videoaufzeichnungen konkrete Rückmeldungen.

Bei Zwängen, wo durch das Wiederholen bestimmter Gedanken oder Handlungen ein zuvor aufgekommenes emotionales Unbehagen zu neutralisieren versucht wird, ist der Therapieansatz ebenfalls primär auf einen verbesserten Umgang mit diesem Unbehagen hin orientiert (Lenz/Demal/Bach 1998). In der realen Lebenssituation unterstützt der Therapeut den Patienten dabei, immer mehr negative Gefühle tolerieren zu können, unter Verzicht auf die Durchführung des jeweiligen Zwangsverhaltens (Hand 1995). Diese „Emotionsexposition mit Reaktionsmanagement" eröffnet nicht selten einen Zugang zu lebensgeschichtlich erlittenen Traumatisierungen, die mit einem Kontrollverlust einhergingen, oder zu der gegenwärtigen Funktionalität der Symptomatik angesichts drängender Herausforderungen seitens des sozialen Umfeldes. Sich den einstigen wie auch heutigen unangenehmen Gefühlen eigener Verletzlichkeit und Ausgeliefertheit anzunähern, sie akzeptieren zu lernen und dennoch konstruktiv handlungsfähig zu bleiben, ist das klare Ziel einer solchen Therapie.

Depressionen

In Bezug auf die Behandlung von Depressionen entwickelten Aaron T. Beck und seine Mitarbeiter den Ansatz der kognitiven Therapie (Beck et al. 1979). Sie beobachteten, dass depressive Patienten meist sich selbst, ihre momentane Lebenssituation und die Zukunft negativ bewerten („kognitive Triade"). In ihrem Denken zeigen sich häufig systematische Verzerrungen, welche an aktuellen Vorkommnissen selektiv negative Aspekte hervorheben und diese durch Übergeneralisierung, Überbewertung und unangemessene Ursachenzuschreibung an die eigene Person noch verstärken – die bei Depressionen typischen negativen Gefühle werden als direkte Folge dieser Form der Informationsverarbeitung betrachtet.

In der Therapie werden nun die individuellen Denkgewohnheiten anhand der in bestimmten Situationen spontan auftauchenden Gedanken identifiziert und auf die darin enthaltenen Grundannahmen zurückgeführt. So können z. B. kognitive Schemata bewusst werden, deren Aktivierung in verschiedenen Anforderungssituationen die Art der eigenen Leistungserbringung als direkten Beweis für eine als absolut empfundene Unfähigkeit fehlinterpretieren lässt. Durch gemeinsames Hinterfragen und genauere, realitätsangemessenere Einschätzung von konkreten Erfahrungen im Lebensumfeld sind diese Schemata der Veränderung zugänglich. Der dabei oft nötige Aktivitätsaufbau kann durch eine sorgfältig erarbeitete Tagesstrukturierung unterstützt werden.

Im jüngeren Ansatz der achtsamkeitsbasierten Therapie wird den ruhelosen gedanklichen Versuchen, eine Veränderung der als negativ bewerteten Gegenwart herbeizuführen, die konzentrierte Wahrnehmung des eigenen Atems entgegengesetzt (Williams et al. 2007) – ein Schwenk vom „Doing-Mode" zum „Being-Mode", wie dies treffend umschrieben wird. Verankert im gegenwärtigen Erleben von Moment zu Moment und eingeübt im unterschiedslosen Akzeptieren der jeweiligen Empfindungsqualität (egal wie bedrückend oder schmerzhaft diese auch sein mag), verlieren die negativen Selbstbewertungen an destruktiver Kraft. Ähnlich wie beim „Teufelskreis der Angst" wird so das Aufschaukeln von Missempfindungen, die diesbezüglich einsetzende Selbstkritik und daraufhin die nochmalige Steigerung des Missempfindens unterbrochen.

Persönlichkeitsstörungen

In der Arbeit mit Persönlichkeitsstörungen konnten Beck und Freeman (1990) charakteristische „kognitive Profile“ erstellen – das sind jene Verarbeitungsgewohnheiten, die schließlich zum Erscheinungsbild einer spezifischen Persönlichkeitsstörung beitragen (paranoid, narzisstisch, zwanghaft usw.), die sich selbst verstärkend aufrechterhalten und folglich im Fokus der kognitiven Behandlungsmethoden stehen. Für alle diagnostisch unterscheidbaren Persönlichkeitsstörungen liegen eigens formulierte Therapiekonzepte vor, welche zu den unangemessenen impliziten Grundannahmen vordringen und sie hinterfragen wollen.

Einen zusätzlichen Schritt macht der Ansatz von Marsha Linehan (1993) zur Behandlung der Borderline-Persönlichkeitsstörung, bei dem angenommen wird, dass in der Genese der Störung eine bestehende biologische Überreagibilität im Bereich der Gefühle („emotionale Vulnerabilität“) mit einer darauf unpassend reagierenden („invalidierenden“) frühkindlichen Umwelt zusammentraf. Deshalb geht der Therapeut gezielt auf die selbst für die Betroffenen oft unvorhersehbaren emotionalen Schwankungen (in der Bandbreite von plötzlicher Hemmung zu drastischer Eskalation) „validierend“ ein, was sinngemäß bedeutet, dass er die grundsätzliche „Gültigkeit“ der Emotionen bestätigt. In akzeptierender Haltung begleitet er die behutsame Selbstbeobachtung, allmähliche Benennung und Zuordnung des emotionalen Erlebens.

Um zu einem ausbalancierteren Lebensstil zu gelangen, werden Fertigkeiten im Umgang mit eigenen Impulsen und die Toleranz gegenüber Belastungen eingeübt. Die oft vorhandene Neigung, Erlebnisse als eindeutig gut oder eindeutig schlecht zu bewerten („Schwarz-Weiß-Denken“), soll zugunsten einer ausgewogeneren Sicht aufgegeben werden und die meist radikalen Versuche, negativ bewertete Umstände mit aller Kraft verändern zu wollen, sind in einer therapeutisch angestrebten Haltung grundsätzlicher Akzeptanz immer weniger nötig. Doch auch für den Fall, dass die Radikalität noch einige Zeit das Therapiegeschehen dominieren sollte, gibt es Hilfestellung: Klare Handlungsanweisungen für den Therapeuten in Bezug auf die bei dieser Patientengruppe vielfach gegebene Suizidgefahr zählen zu den weiteren Stärken des Konzepts.

Auch Jeffrey Young (Young et al. 2005) hat seine Schematherapie ursprünglich entwickelt, um der Arbeit mit Persönlichkeitsstörungen gerechter zu werden – aber gerade dafür musste er seinen Ansatz noch einmal erweitern. Da bei den Betroffenen meist viele verschiedene Schemata gleichzeitig aktiv sind, ist die gezielte Bearbeitung eines einzelnen Schemas oft nur schwer zu realisieren. Es erwies sich als zielführender, die unterschiedlichen Umgangsformen mit der erlebten Vulnerabilität zum Gegenstand der Therapie zu machen. So werden verschiedene Erlebnismodi herausgearbeitet und damit verbundene Entwicklungsaufgaben definiert. Beispielsweise wäre der bei narzisstischen Persönlichkeitsstörungen meist zu beobachtende Modus chronischer Selbstüberheblichkeit und jener der Abschottung gegenüber eigenen schmerzhaften Gefühlen etwas, was den therapeutischen Prozess blockiert. Der Zugang zum Modus des vereinsamten oder vernachlässigten Kindes hingegen könnte all jene bislang vermiedenen Gefühle eigener Traurigkeit, Schwäche oder Unzulänglichkeit erschließen helfen. Erst dann ist es auch möglich, die Empfindungen anderer Menschen empathisch nachzuvollziehen, was eine Voraussetzung zur Gestaltung von auf Gegenseitigkeit beruhenden Beziehungen darstellt.

Partnerschaftliche Probleme

Bei Partnerschafts- und Ehekrisen werden von Schindler, Hahlweg und Revenstorf (1998) mehrere therapeutische Ansatzpunkte vorgeschlagen, um die Beziehungen wieder im Sinne eines wechselseitigen „Gebens und Nehmens" für beide Beteiligten befriedigender gestalten zu können. Das sogenannte „Reziprozitätstraining" knüpft an die positiven Aspekte bei Beziehungsbeginn an und möchte durch gezielt geplante gemeinsame Zeit diese Aspekte erneut erlebbar machen. Dazu muss die meist schon destruktiv entglittene Kommunikation dahingehend verbessert werden, dass die Partner ihre Bedürfnisse ohne gegenseitige Vorwürfe ausdrücken können und dann miteinander nach möglichen Kompromissen suchen.

Das Konzept für ein strukturiertes „Kommunikationstraining" schlägt vor, im Rahmen von Paarübungen Sprecher- und Zuhörerfertigkeiten zu trainieren, die den Partnern zu einem konstruktiveren und kongruenteren Umgang miteinander verhelfen sollen. Die Vermittlung allgemeiner Kommunikationsregeln umfasst die Verwendung von „Ich-Botschaften", das Ansprechen von möglichst konkreten Anlässen und Verhaltensweisen im Hier und Jetzt oder das Benennen eigener Gefühle. Insbesondere das Eingehen auf die Mitteilungen des anderen in der Hörer-Rolle erweist sich dabei gleichermaßen als große Hürde wie auch große Chance, wieder Verständnis füreinander erlangen zu können.

Das nachfolgende „Problemlösetraining" leitet die Beteiligten dazu an, sich in strukturierter Weise erst ein genaueres Bild ihrer Problematik zu erarbeiten, um dann nach verschiedenen Lösungsmöglichkeiten Ausschau zu halten. Die Einigung auf akzeptable Kompromisse mündet schließlich in konkrete Abmachungen – eine Voraussetzung zur wirksamen Umsetzung im Beziehungsalltag. In Form eines leicht verständlichen Handbuches, das für die Paare selbst verfasst wurde, können auch zwischen den Therapiesitzungen die benötigten Fertigkeiten gemeinsam erarbeitet und eingeübt werden (Schindler/Hahlweg/Revenstorf 1999).

Die in diesem Zusammenhang auch oft auftretenden Probleme mit der gemeinsamen Sexualität wurden in der Verhaltenstherapie bereits sehr früh in ihrer interaktiven Dimension betrachtet und daher möglichst unter Einbeziehung des Partners behandelt. Das erste umfassende Konzept wurde von Masters und Johnson (1970) vorgestellt: Paartherapeutische Übungen, etwa in Form von Massagen unter bewusster Aussparung erotischer Absichten, fördern das wechselseitige und zwanglose Erkunden des Körpers und der spezifischen Bedürfnisse beider Partner („sensate focus"). Das Vorgehen, das schrittweise erfolgt und den Partnern betont Zeit einräumt, soll jeglichem problemverursachenden Leistungsdruck entgegenwirken. In moderneren Versionen werden anhand dieser zwischen den Sitzungen durchzuführenden Übungen störende Gedanken und irritierende Gefühle identifiziert und auf möglicherweise unangemessene Annahmen bezüglich der gemeinsamen Sexualität hinterfragt. Die therapeutische Herangehensweise orientiert sich dann an den bereits bekannten emotionalen und kognitiven Verfahren, weiters kann die sachliche Darstellung der sexuellen Funktionen des menschlichen Körpers in aufklärender Absicht hilfreich sein (Hoyndorf/Reinhold/Christmann 1995).

Viele der im obigen Querschnitt durch das Behandlungsspektrum dargestellten störungsspezifischen Ansätze sind nicht nur für das Einzel- oder Paarsetting konzipiert, sondern auch – bzw. oftmals sogar primär – für das gruppentherapeutische Setting ausgearbeitet worden (Fiedler 1996). Dies liegt wohl daran, dass im Umfeld klinischer Forschung meist größere Patientenanzahlen zu behandeln sind, außerdem die Untersuchung umfangreicherer Stichproben mehr Aussagekraft besitzt und dass nicht zuletzt die Effizienz in der Gruppe bei manchen Problematiken als weitaus höher einzuschätzen ist (denken wir nur an ein „Training sozialer Kompetenz"). Dennoch hat auch die verhaltenstherapeutische Gruppentherapie prinzipiell die Einzeltherapie jedes Teilnehmers zum Ziel, aber eben unter Nutzung des erweiterten Rahmens. Die individuelle Entscheidungsfreiheit zu Art und Intensität der Mitarbeit des Einzelnen in der Gruppe wird dabei besonders respektiert.

4 Ausblick

Wenn wir uns nun noch einmal die oben geschilderte Theorien- und Methodenlandschaft der aktuellen Verhaltenstherapie vergegenwärtigen, fällt auf, dass sich das aus vielen verschiedenen Einflüssen hervorgehende verhaltenstherapeutische Denken immer wieder in einer nach Konsistenz strebenden Weise erneuert hat. Offensichtlich weist die Verhaltenstherapie ein hohes integratives Potenzial auf und verliert dabei dennoch nicht ihre Identität. Die Sichtweise auf verschiedene Problemstellungen, Störungsbereiche, Behandlungsansätze und Methoden wird alle paar Jahre „nachgeschärft", ja manchmal auch von Grund auf verändert und von ganz anderen therapeutischen Akzenten abgelöst. Theoretische Erklärungsmodelle und praktische Vorgehensweisen werden stetig „upgedatet", eine Bereitschaft zur intensiven Fortbildung sollte jedem Verhaltenstherapeuten zur selbstverständlichen Pflicht geworden sein. Die „verhaltenstherapeutische Szene", wie sie sich bei den vielfältig angebotenen Kongressen repräsentativ erfassen lässt, ist äußerst lebendig.

Für den Insider ist dieser stetige Wandel nicht weiter verwunderlich: Wer sich die Veränderung menschlicher Lebensgewohnheiten zur beruflichen Aufgabe macht, muss in letzter Konsequenz auch dazu bereit sein, sich selbst zu verändern. Verhaltenstherapeuten haben den Wert psychischer Flexibilität offenbar immer schon sehr ernst genommen und sogar das Feld eigener Ansichten und Praktiken dazu genützt, sich auf Neues einzulassen. Das eigene Leben und die eigene Weltanschauung dahingehend zu prüfen, was denn nun wirklich den gegenwärtig bestehenden Umständen am meisten entspricht, ist wohl der Urmotor jeglichen wissenschaftlichen Bemühens.

Ich persönlich vertraue darauf, dass der „forschende Geist" in der Gemeinschaft der Verhaltenstherapeuten auch in Zukunft dafür sorgen wird, dass herausfordernde neue Denkansätze zu Weiterentwicklungen des verhaltenstherapeutischen Ansatzes ansporen werden.

Personzentrierte Psychotherapie

Peter F. Schmid

Die Personzentrierte (auch: Klientenzentrierte) Psychotherapie ist die bekannteste und weltweit am meisten verbreitete Form der humanistischen Psychotherapie. Sie zeichnet sich v. a. dadurch aus, dass sie so nah wie möglich an der *Erfahrung* von Klient und Klientin sowie Therapeut und Therapeutin, an den *Ressourcen* der Klienten und an der unmittelbar aktuellen *Beziehung* zwischen Therapeut und Klient orientiert ist. Damit stellt sie die Praxis eines Menschenbildes dar, das den Menschen als *Person* versteht (s. Menschenbild) und ihn ohne Vorbedingungen oder Bewertungen ernst nimmt und wertschätzt, so wie er gerade ist. Das schließt ein, wie er durch Erfahrung in Beziehungen geworden ist und wie er sich in die Zukunft weiterentwickeln kann, also sein aktuelles Erleben ebenso wie sein Potenzial. Dem Klienten wird die Fähigkeit zugetraut, bei entsprechender Begleitung aus eigener Kraft sein Leben zu meistern und mit seinen Problemen zurechtzukommen. Damit ist eine grundlegende Abkehr von einem Verständnis des Therapeuten als eines Experten für die Probleme des Klienten verbunden; er versteht sich vielmehr als ein sich mit dem Klienten entwickelnder Partner in einem dialogischen Prozess der Begegnung von Person zu Person. Charakteristisch ist auch, dass personzentrierte Theorie und Sprache weitgehend erfahrungsnah sind und Forschung sowie beständige Revision von Theorie und Praxis zum Selbstverständnis gehören. Der Personzentrierte Ansatz liegt damit quer zu vielen zeitgeistigen Strömungen und Forderungen – insbesondere jener nach einer Effektivität therapeutischen Handelns, die ausschließlich in Kategorien denkt, wie man möglichst rasch, billig und schmerzlos „Probleme wegmachen“ kann.

1 Das Wesentliche und Unterscheidende

Personzentrierte Psychotherapie ist eine Art und Weise der Beziehung mit Menschen jeden Alters, zu zweit, mit Paaren und Familien oder in Gruppen, die Persönlichkeitsentwicklung durch personale Begegnung fördert. Sie geht davon aus, dass jeder Person die Fähigkeit und Tendenz gegeben ist, in konstruktiver Weise von ihren Ressourcen Gebrauch zu machen. Der Mensch kann das eigene Leben und Zusammenleben in befriedigender Weise gestalten, indem er sich selbst zunehmend genauer zu verstehen sucht und sich dem kontinuierlichen Fluss seines Erlebens mit immer weniger Abwehr öffnet. Diese Tendenz zur Verwirklichung der eigenen Möglichkeiten wird durch die Begegnung von Person zu Person angeregt und unterstützt. Dabei handelt es sich um eine Beziehung, deren Qualität durch den Respekt vor dem je individuellen Anderssein des Klienten gekennzeichnet ist, dem der Therapeut in authentischer, kongruenter Weise, mit nicht an Bedingungen gebundener Wertschätzung und in tief einfühlsamer, nichturteilender Haltung präsent ist und mit dem er sich in einer dialogischen Beziehung gemeinsam weiterentwickelt.

Bevor erläutert wird, was das im Einzelnen bedeutet, soll das Wesentliche und Unterscheidende eines personzentrierten Zugangs zum leidenden Menschen benannt werden (vgl. Rogers 1980b, S. 187f.; Raskin/Rogers 1989, S. 158f.; Bozarth 1998, S. 13–18; Schmid 1998b; 2008a). Wenn allgemein vom „Personzentrierten Ansatz" die Rede ist, ist eine Grundorientierung gemeint, über die wenigstens in den folgenden Punkten weitgehend Konsens besteht. Sie sind im Wesentlichen auch in die Prinzipien und das Selbstverständnis des Personzentrierten Weltverbandes (WAPCEPC) und des Europäischen Netzwerks (PCE Europe) eingegangen (WAPCEPC 1997; http://www.pce-world.org; http://pce-europe.org).

- Personzentriert zu arbeiten beruht auf der Überzeugung, dass eine dem Menschen angemessene wissenschaftliche und praktische Vorgangsweise in der Psychotherapie von einem Menschenbild ausgeht, in dem der *Mensch als Person*, d.h. in der Dialektik von Selbstständigkeit und Autonomie einerseits und von Beziehungsorientierung und Verantwortlichkeit andererseits, verstanden wird.
- Dazu gehört zum einen ein prinzipielles Vertrauen in die menschliche Natur und ihre Entwicklungsmöglichkeiten: Grundlegend ist die Annahme einer das konstruktive Potenzial des Menschen *aktualisierenden Tendenz als Motivationskraft.* Dies resultiert konkret in einem Vertrauen in die Fähigkeiten des Klienten zu Selbstbestimmung.
- Dazu gehört zum anderen, dass als das entscheidend Förderliche für Entwicklung in der Therapie die dialogische Beziehung zwischen Therapeut und Klient angesehen wird. Die Beziehung wird vonseiten des Therapeuten als *personale Begegnung* verstanden, in der sich der Therapeut als Person mit der Wirklichkeit des Klienten als Person konfrontiert. Einer der fundamentalen Unterschiede zwischen dem Personzentrierten Ansatz und anderen therapeutischen Richtungen besteht darin, dass die Beziehung nicht bloß als Vorbereitung auf oder als Grundlage für die eigentliche therapeutische Arbeit angesehen wird, die danach – wenn einmal eine tragfähige Beziehung hergestellt ist – zu erfolgen hat. Im Gegenteil: Die Beziehung wird selbst als Therapie verstanden (Rogers 1962b, S. 170: „Therapie als Beziehung oder Begegnung"). Personzentrierte Psychothe-

rapie verwendet die Beziehung nicht, *um* etwas damit *zu* bewirken. Beziehung ist nicht Mittel zum Zweck, sondern selbst das Wesentliche der Therapie.

- Der Therapeut legt das Augenmerk auf die Welt des Klienten, so wie sie diesem erscheint und von ihm erlebt, verstanden und bewertet wird (*experienzieller und phänomenologischer Ansatz*), und folgt ihm in dieser Welt, wohin immer sich der Klient bewegt. Er ist für den Klienten stets als Mensch und nicht nur in seiner Funktion als Therapeut erreichbar. Entscheidend für die Entwicklung beider Personen in der Therapie ist die möglichst bewertungs- und interpretationsfreie Aufmerksamkeit, die auf das unmittelbar gegenwärtige Erleben durch Klient wie Therapeut in der Beziehung (Präsenz) gerichtet ist. Dafür sind die Einstellung und die Haltungen des Therapeuten, wie sie Rogers, der Begründer des Ansatzes, beschrieben hat (Authentizität, bedingungsfreie Wertschätzung, Empathie), ausschlaggebend und nicht vom Therapeuten angewandte Methoden oder Techniken. Damit ist eine radikale Abkehr von expertenorientierten Ansätzen verbunden und eine zunehmende Entwicklung im Verlauf der Therapie hin zu Wechselseitigkeit und Austausch.
- Die konkrete Gestaltung der therapeutischen Beziehung (Setting) richtet sich nach den Bedürfnissen und Möglichkeiten des Klienten und nach den Möglichkeiten des Therapeuten. Die therapeutische Arbeit kann auf verschiedene Weise – *in verschiedenen „Sprachen"* – erfolgen, etwa verbal, körpersprachlich, mittels Aufstellungen oder mithilfe kreativer und künstlerischer Ausdrucksmöglichkeiten.
- Psychotherapie stellt einen Spezialfall von Persönlichkeitsentwicklung und Beziehungsgestaltung dar (weshalb aus ihr auch Konsequenzen für andere Lebensbereiche gezogen werden können). Dem entspricht ein prozessorientierter Ansatz mit dem *Leitbild einer „gesunden" Person* und einer Theorie der Persönlichkeitsentwicklung und nicht einer Krankheits- oder Störungstheorie als Ausgangspunkt.
- Die grundlegenden therapeutischen Prinzipien treffen auf alle Personen zu, *unabhängig von verschiedenen diagnostischen Kategorien*, wie beispielsweise sogenannte Neurotiker, Borderline-Persönlichkeiten, Psychotiker oder Normale.
- Auch die *Ausbildung* zum Psychotherapeuten wird *als Persönlichkeitsentwicklung* verstanden.
- Persönlichkeitsentwicklung in der Therapie wie im sonstigen Leben zeigt sich in einer zunehmenden Fähigkeit, voll und ganz im Augenblick zu leben und Phänomene ebenso wie Veränderungen mehr und mehr unverfälscht wahrzunehmen. Mit ihr gehen zunehmende Selbstbestimmung und Selbstverantwortung sowie authentische Beziehungsgestaltung einher. Personzentrierte Persönlichkeitstheoriebildung ist *eher an Prozessen interessiert* als an Strukturen.
- Es bedarf einer eigenen Erkenntnistheorie, die an der Erfahrung (*phänomenologisch und existenziell*), an der Vielfalt von Verständnis- (*konstruktivistisch*) und Zugangsmöglichkeiten (*pluralistisch*) und an einer ganzheitlichen Anthropologie (*personal und dialogisch*), somit an der Kommunikation (*empathisch-verstehensorientiert*) ansetzt.
- *Philosophische Überlegungen*, die sich aus der psychotherapeutischen Praxis ergeben, sind ein wichtiger Bestandteil von Psychotherapieentwicklung.
- Es bedarf ständiger, auch empirischer *Forschung*, womit Psychotherapie der Überprüfung und Weiterentwicklung zugänglich gemacht wird. Die Theorie ist fortwährend an der Erfahrung zu überprüfen und aufgrund von Erfahrung und Forschung zu revidieren (und nicht umgekehrt).

- Es bedarf eines eigenen, neu zu entwickelnden *Wissenschafts- und Forschungsverständnisses,* das die alten Paradigmata aus Medizin, Naturwissenschaft und Technik abzulösen hat und die jeweils Betroffenen in die Erforschung miteinbezieht – eine Entwicklung, die beispielsweise auf dem Gebiet eigenständiger Psychotherapiewissenschaften in den letzten Jahrzehnten bereits begonnen hat. Ein solches Verständnis stellt eine radikale Herausforderung für die vorherrschenden Gesundheitssysteme dar.
- Der Personzentrierte Ansatz beinhaltet ein *gesellschaftspolitisches* Selbstverständnis von Therapie und Therapeuten und hat *soziotherapeutische* Implikationen.
- Praktiker, Theoretiker und Forscher sind aufgefordert, auf der Basis dieser Überzeugungen und Haltungen („philosophy of life") eigenständige Wege zu gehen, zu *experimentieren und* einander zu *unterstützen.* Dies stellt eine weltweite psychologische, soziale, kulturelle, politische und ethische Herausforderung dar, in der weder Orthodoxie und Fundamentalismus noch Beliebigkeit und unreflektierter Eklektizismus Platz haben.

Der Personzentrierte Ansatz in den Human-, Gesellschafts- und Verhaltenswissenschaften beruht in seinen vielfältigen Anwendungsgebieten auf einem Bild vom Menschen und von der Gesellschaft, das von Ressourcen und Entwicklungspotenzial ausgeht. Er ist dabei nicht nur ein bewährtes Modell der Beziehungsgestaltung für menschliches Zusammenleben und -arbeiten unter den verschiedensten Umständen geworden, sondern versteht sich – weit über die Psychotherapie hinaus – insgesamt als Kulturphilosophie.

2 Geschichte und Entwicklung des Ansatzes

Carl Ransom Rogers wurde 1902 in eine traditionelle, streng protestantische Familie mit zuletzt fünf Geschwistern in Oak Park, einem Vorort von Chicago, geboren. Nach abgebrochenen agrarwissenschaftlichen und theologischen Studien absolvierte er ein behavioristisch orientiertes Psychologiestudium in New York. In dessen Folge und durch die Arbeit in der psychoanalytisch orientierten Child Guidance Clinic von Rochester gelangte er mehr und mehr zu der Überzeugung, dass beide Theorieansätze seinen klinischen und persönlichen Erfahrungen nicht entsprachen. Zunehmend schien ihm nur eine prinzipiell phänomenologische Theorie angemessen, die v.a. die Selbstdarstellungen (Symbolisierungen) der Klienten und die ihnen zugrunde liegenden Erfahrungen und Erscheinungen (Phänomene) ernst nimmt und sie so zu verstehen sucht, wie der Klient selbst sie sieht.

Als „Geburtsdatum" für seinen eigenen Ansatz gibt Rogers (1942) einen Vortrag vom 11. Dezember 1940 an der Universität Minnesota an, nach dem ihm bewusst geworden sei, wie weit er sich mit seiner Theorie und Praxis bereits von den vorherrschenden psychiatrischen und psychotherapeutischen Auffassungen entfernt hatte. Seine Hauptthese lautete: In der Psychotherapie solle es nicht um Problemlösung, sondern um persönliche Entwicklung gehen, wobei der Therapeut Begleiter und Förderer dieser Entwicklung statt Experte für psychische Probleme und deren Lösung zu sein habe. Damit war der Grundstein zu einer radikalen Abkehr von – damals wie heute vorherrschenden – expertenorientierten Ansätzen gelegt: vom traditionellen psychiatrisch-medizinischen Erklärungsmodell, vom klassischen psychoanalytischen Deutungsmodell, das er als nicht überprüfbar ansah, vom behavioristisch-naturwissenschaftlichen Denk- und Manipulationsmodell (Zurhorst 2007), dem er Reduktionismus vorwarf, heute auch von vor- oder apersonal ansetzenden, einseitig das System fokussierenden (und die Person weitgehend ignorierenden) systemischen Theorien.

Für Rogers' frühe Jahre war zweifellos die Roosevelt-Ära („New Deal") mit ihrem liberalen, positiven und individualistischen Menschenbild prägend (Barrett-Lennard 1998, S. 34–55). Nach eigenen Angaben hatten u. a. der amerikanische positivistische Pragmatiker und Reformpädagoge John Dewey und der Ich, Willen und Kreativität betonende Psychoanalytiker Otto Rank maßgeblichen Einfluss auf Rogers (1959, S. 12; 1980b, S. 191). Neben Gestaltpsychologie, Phänomenologie, Personalismus und Existenzialismus (s. u.) sind deutliche Einflüsse des symbolischen Interaktionismus und der Lebensphilosophie zu finden. Rogers sah später auch eine Verwandtschaft mit fernöstlichen Philosophien und zitierte gern zustimmend Lao-Tse (zu den Einflüssen s. Barrett-Lennard 1998; Korunka 2001; Schmid 2007a, S. 30–34).

„Nichtdirektiv"

In Abgrenzung zu traditioneller Psychiatrie, Verhaltenstherapie und Psychoanalyse nannte Rogers (1942) seinen Beratungsansatz zunächst „nondirective", um ihn von manipulativem oder lenkendem Therapeutenverhalten abzugrenzen. Dabei lag das Interesse noch stark auf der Technik (Welche Intervention bringt welche Reaktion bzw. Veränderung?). Sie sollte eine angstfreie Atmosphäre, den sprachlichen Ausdruck (Verbalisierung) von Emotionen und die Selbsterkundung (Selbstexploration) des Klienten fördern.

Tonbandaufzeichnungen, später Filme und Videoaufnahmen, offenbarten den Wert der genauen Gesprächsanalyse und wurden für die Ausbildung und Forschung entdeckt. Sie dokumentierten das Geschehen in der geheimnisumwitterten Psychotherapie und entmystifizierten sie in zuvor ungekannter Weise. Rogers öffnete das Feld von Beratung und Therapie in den USA für Nichtärzte und Nichtpsychologen. Erstmals nannte er die Beratung Suchenden nicht mehr „Patienten", sondern „Klienten", um ihre aktive Auftraggeberrolle (in Anlehnung etwa an Anwaltsklienten) und die Fähigkeit und Notwendigkeit zu eigenen und selbstverantworteten Entscheidungen zu betonen. (Heute schwingt das Gleiche mit, wenn man auch in der Psychotherapie vom „Kunden" spricht, was diesen, etymologisch begründet, als „Kundigen" ausweist.) Eines der bedeutendsten

Forschungsresultate war dann auch, dass die Beurteilung der Beziehung in der Therapie durch den Klienten in viel höherem Maße mit dem Therapieerfolg korrelierte als jene des Therapeuten (Rogers/Gendlin/Kiesler/Truax 1967).

Rogers wandte sich mit dieser Einstellung von einem medizinischen Modell ab, das unter Therapie die *Behandlung* von Krankheit versteht, bestenfalls die *Betreuung* eines Kranken (jedenfalls Handeln am Klienten als Objekt durch den Therapeuten, der der Krankheit oder dem Kranken als Subjekt gegenübersteht). Diese Abkehr vollzog sich zugunsten eines Modells, in dem der Klient das Subjekt bildete, welchem der Therapeut als Alter Ego zur Seite stand. Damit war der erste entscheidende Schritt zu einer später personal verstandenen Beziehung von Subjekt zu Subjekt getan, die zuletzt als personale *Begegnung* von Therapeut und Klient begriffen wurde (Rogers 1962a).

„Klientenzentriert"

Um zu betonen, dass der Fokus der Aufmerksamkeit von Therapeut und Klient auf die innere Erlebenswelt des Klienten gerichtet ist, um dem Missverständnis zu begegnen, „nichtdirektiv" würde eine inaktive, passive oder nicht direkte Therapeutenhaltung nahelegen, und um sich von einem zur bloßen Technik verkommenen „Spiegeln" abzugrenzen, prägte Rogers (1951) den Begriff „client-centered", der „den Klienten in den Mittelpunkt" stellt. Er hob hervor, dass nicht Methoden, sondern Einstellungen und Haltungen in der Therapie wirksam sind (Rogers 1957). Aus der Erforschung des Prozessverlaufs von Therapien (Rogers 1980b) wurde die Bedeutung zunehmender Offenheit des Klienten für die eigene aktuelle Erfahrung (experiencing) erkannt. Zu Letzterem trug der in Österreich geborene Rogers-Mitarbeiter Eugene Gendlin (*1926) entscheidend bei: Psychotherapie wurde nun als Erlebenstherapie verstanden. Die Förderung der Selbstexploration und die Gefühlsverbalisierung standen im Vordergrund.

In den 1950er-Jahren wurde die Forschung systematisiert und nach einer ersten umfassenderen Theoriedarstellung (Rogers 1951, S. 417–458) eine grundlegende, systematische Konzeption der bis dahin erarbeiteten klientenzentrierten Therapie-, Persönlichkeits- und Beziehungstheorie von Rogers (1959) verfasst. Sie mündete in die Erkenntnis, dass mit diesem Ansatz der Zugang zu einer umfassenden Theorie für die verschiedensten Arten von Beziehung eröffnet war.

Mit dem Buch „On Becoming a Person" (deutsch „Entwicklung der Persönlichkeit", 1961a) wurde Rogers dann zuerst in der therapeutischen Fachwelt, später in breiten Kreisen, v.a. im Zusammenhang mit dem allgemeinen gesellschaftlichen Interesse an Selbsterfahrung, populär. Der Film „Journey into Self" (1968) brachte ihm sogar einen Oscar.

„Personzentriert"

Eine weitere entscheidende Entwicklung im Verständnis des Ansatzes wurde u.a. durch zwei Erfahrungen eingeleitet: Einerseits durch ein groß angelegtes Forschungsprojekt mit hospitalisierten Langzeit-Schizophrenen (Rogers/Gendlin/ Kiesler/Truax 1967), das Rogers mit seinen Mitarbeitern in Wisconsin gestartet hatte und bei dem angesichts schweigender und oft wenig verständlicher Klienten die Therapeuten bald auf ihre eigene Person zurückgeworfen wurden. Zum anderen erlebte Rogers bei seinem Engagement in Encounter-Gruppen mit der „Normalpopulation" (Rogers 1970), dass die Gruppenleiter bald genauso als Personen gefordert waren wie andere Teilnehmer. So wurde zunehmend die Wechselseitigkeit der Situation erkannt und neben der Person des Klienten mit seinem Erleben auch jene des Therapeuten und dessen Erleben als für die Therapie bedeutsam begriffen. Damit war der endgültige Schritt zum Verständnis von Psychotherapie als Begegnung getan, der nicht zuletzt auch durch die Auseinandersetzung mit der Existenzphilosophie (Kierkegaard), der dialogischen Philosophie (Buber) und, weitgehend unthematisiert, auf der Basis der jüdisch-christlichen Anthropologie (Tillich) erfolgte. Unter anderem mit Martin Buber (Rogers/Buber 1960) und Paul Tillich (Rogers/Tillich 1966) führte Rogers viel beachtete öffentliche Dialoge. Im Mittelpunkt stand von da an die therapeutische Beziehung „person to person"; Psychotherapie wurde fortan als wechselseitiges Geschehen aufgefasst. Dementsprechend bekam die Authentizität des Therapeuten einen immer größeren Stellenwert.

Diese Entwicklung wurde von Rogers allerdings nicht mehr so systematisch beschrieben wie die früheren Theorien, weshalb ihre Rezeption zum Teil mit beträchtlicher Verzögerung erfolgte. Das trifft besonders auf Deutschland zu, wo sich zu dieser Zeit ein stark an die Verhaltenstherapie angelehntes Verständnis durchzusetzen begann, das von Reinhard Tausch (1960) initiiert wurde (dem abgesehen davon das unbestreitbare Verdienst zukommt, Rogers im deutschsprachigen Raum bekannt gemacht zu haben). Die früher bisweilen anzutreffende Auffassung, es handle sich bei Rogers' Ansatz um einen einseitig individualistischen, hat auch in dieser nur noch unsystematischen Dokumentation seinen Ursprung, ist aber seit gut einem halben Jahrhundert überholt. Rogers hat sich von Anfang an mit Gruppen beschäftigt, dies aber meist erst viel später schriftlich thematisiert; entgegen dem ersten Anschein muss der Personzentrierte Ansatz von Beginn an als sozialpsychologischer und Gruppenansatz verstanden werden (Schmid 1996, S. 57–76; Schmid/O'Hara 2007; 2013). Zum einen wegen der Übertragung auf verschiedene Populationen, zum anderen wegen der anthropologischen Bedeutung des Begriffs wurde nun zunehmend der Name „person-centered" (Rogers 1977a) gebräuchlich.

Der Name ist auch Programm. Historisch wie inhaltlich ist der Begriff „person-zentriert" eine Akzentsetzung. Die Bedeutung von „Person" umfasst den

Menschen in seiner leiblich-seelisch-geistig-sozialen Gesamtheit (s. u.). *„Person-*zentriert" steht ebenso im Gegensatz zu *„verhaltens*-orientiert" (also nicht auf die Person, sondern allein auf ihr Verhalten bezogen) wie zu *„psych*-iatrisch" und zu *„psycho-analytisch"* (beides bezieht sich auf die Psyche; der zweite Begriff stellt zudem die *Analyse* der Psyche in den Vordergrund), aber auch zu *„körper*-psychotherapeutisch" (mit der Vorstellung, durch den Körper die Seele zu heilen) und zu späteren Entwicklungen wie *transpersonalen* (das Personale überschreitend) und *system*-orientierten Ansätzen (deren Verständnis beim System und nicht bei der Person ansetzt). Was die Bezeichnung betrifft, hat sich neben dem heute allgemein gebräuchlichen „personzentriert" auch „klientenzentriert" noch erhalten (der Plural „person*en*zentriert" stellt einen Übersetzungsfehler dar). Die auf den flämischen und deutschsprachigen Raum beschränkte, mittlerweile veraltende Bezeichnung „Gesprächs(psycho)therapie", die auf Tausch (1960) zurückgeht, kann dann irreführend verstanden werden, wenn durch sie diese Therapie als bloß verbale Interaktion aufgefasst würde. Die Bezeichnung „Rogerianische Therapie" lehnte schon Rogers selbst „mit tiefem Widerwillen" als unzutreffend ab, umso absurder erscheint sie nach 80 Jahren weltweiter Entwicklung (Thorne 1992, S. 92).

Nach einer langen akademischen Laufbahn (seit 1939 als Professor an den Universitäten Ohio State, Chicago und Wisconsin) zog Rogers 1964 nach La Jolla, einem Vorort von San Diego in Südkalifornien, wo er 1968 mit Kollegen das Center for Studies of the Person begründete. Er wandte sich mehr und mehr anderen Gebieten zu, auf die er personzentrierte Prinzipien kreativ übertrug: Pädagogik und Erwachsenenbildung (Rogers 1969; 1983), Partnerschaft (1972) und Familie, Großgruppen und interkulturelle Workshops, besonders solche zur Konfliktlösung und Friedensarbeit, sowie politische Arbeit generell (1977a; 1980a) u. a. Letztere führte ihn u. a. in die Krisenherde nach Irland, Südafrika, Ostmitteleuropa, Russland und Georgien. Rogers starb, soeben für den Friedensnobelpreis nominiert, 1987 in La Jolla.

Anwendungsgebiete, aktuelle Entwicklungen und Kritik

Schon zu Rogers' Lebzeiten hatte sich die Personzentrierte Psychotherapie über die ganze Welt ausgebreitet, der Schwerpunkt der Entwicklung liegt gegenwärtig aber nach wie vor eindeutig in Europa mit stark aufstrebenden Tendenzen in Osteuropa, Südamerika und China. Rogers lehnte es unter dem Eindruck von Orthodoxie- und Rigorismusproblemen anderer Schulen zeitlebens ab, schulenorientierte Verbände zu gründen. So dauerte es nach seinem Tod noch zehn Jahre, bis in Lissabon 1997 der Personzentrierte Weltverband (WAPCEPC) und 1998 in Luxemburg das Europäische Netzwerk (PCE Europe) gegründet wurden (s. o.; zur Biografie Rogers' und zur Geschichte und Entwicklung des Personzentrierten

Ansatzes s. Schmid 2007c, S. 75–99; 2009a; Thorne 1992; Barrett-Lennard 1998; Kirschenbaum 2007).

Personzentrierte Psychotherapie und Beratung

Schon zur Lebenszeit Rogers' und natürlich seit seinem Tod hat eine Reihe von Weiterentwicklungen personzentrierter Ansätze in Therapie und Beratung (Counselling) stattgefunden (Übersicht: Sanders 2012; 2013).

Vertreter der *klassischen Nichtdirektiven Klientenzentrierten Therapie* (Bozarth 1998; Shlien 2003; Merry 2004) betonen v.a. die Nichtdirektivität und das Hinreichend-Sein der sechs Therapiebedingungen von Rogers (s.u.); nach ihrer Überzeugung ist alles Wesentliche von Rogers bereits gesagt worden.

In der *begegnungsorientierten bzw. dialogischen Perspektive* (Schmid 1994; 2002b; 2006; 2013b; Schmid/Mearns 2006; Barrett-Lennard 2004; Mearns/Cooper 2005; Mearns/Thorne 2007) wurde besonders die relationale Dimension des Personseins (s.u.) weiterentwickelt. Therapie wird auf der Basis einer phänomenologisch fundierten Erkenntnistheorie als von Klient und Therapeut ko-kreierter, intersubjektiver Prozess der Begegnung und des sich entfaltenden Dialogs verstanden. Geschlechtsspezifische Perspektiven tragen der Tatsache Rechnung, dass der Mensch Person als Mann oder Frau oder Transgenderperson ist und dass die konkrete Beziehung (gerade auch in der Therapie) durch die Geschlechterkonstellation eine zentrale Rolle für das Verständnis und die Verständigung zwischen Klient und Therapeut spielt (Winkler 1992; Schmid/Winkler 2002; Proctor/Napier 2004; Keys/Prüller-Jagenteufl 2008).

Die *existenzielle Perspektive* führt weiter, was schon Rogers in seinen Auseinandersetzungen mit Martin Buber, Rollo May und Paul Tillich begonnen hat, nämlich die Frage, inwieweit existenzphilosophische Themen – wie Sinnfragen, Verantwortung, Einsamkeit, Angst, Tod (Schmid 2015c; in Druck c;d) – in den therapeutischen Diskurs bewusst eingeführt werden sollen (Cooper 2012; 2015).

Konstruktivistische und kommunikationstheoretische Beiträge (Frenzel 1991; Land 1992; Fehringer 2003) setzen sich besonders damit auseinander, wie Klient und Therapeut ihre Welt interpretieren, und verstehen Therapie u.a. als Prozess des Aushandelns von Sichtweisen.

Besonders in Deutschland entstanden *klinisch-prozessorientierte und differenzielle Sichtweisen,* die – je nachdem stärker empirisch-deskriptiv, hermeneutisch, biografisch, psychodynamisch oder entwicklungspsychologisch ansetzend – sich besonders störungsspezifischem Vorgehen widmen (Binder/Binder 1994; Swildens 2015; Biermann-Ratjen 2007; Eckert/Biermann-Ratjen/Höger 2012). Dabei wird zugunsten des psychiatrisch-medizinischen Modells und interpretierenden Therapeutenverhaltens zum Teil hinter die Positionen des rogerianischen Paradigmenwechsels zurückgegangen (Finke/Teusch 2007; Finke 2010). Im Gegensatz dazu sind etwa die *Prätherapie*, die für die Arbeit mit schwer gestörten Personen von Garry Prouty (1994; Prouty et al. 2015) entwickelt wurde, die Arbeit mit psychotischen Patienten (Binder/Binder 1994) und die Therapie auf der Basis des Verständnisses fragiler und dissoziativer Prozesse von Margaret Warner (2007) genuin personzentrierte Entwicklungen.

Im Unterschied zu *eklektischen Versuchen* (die verschiedene Techniken aus verschiedenen Ansätzen zusammenfügen; etwa Egan 2013) gibt es *integrative Ansätze*, die sich auf eine Metatheorie beziehen bzw. basierend auf grundlegenden anthropologischen Überlegungen („way of living") neue therapeutische Vorgangsweisen („technical ways of doing therapy") aus anderen Zugängen, vor allem aber basierend auf eigenen Erfahrungen, unter Beachtung der logischen und methodischen Konsistenz in ihren persönlichen Ansatz einfließen lassen (Worsley 2012). *Pluralistische Ansätze* berufen sich vor allem auf die Einzigartigkeit jeder Person und suchen daher nach einzigartigen, auf die jeweilige Person „zugeschnittenen" therapeutischen Beziehungen (Cooper/McLeod 2011; Cooper/Dryden 2016).

Mit der Entwicklung der *Person-Centered Expressive (Arts) Therapy* hat u. a. Rogers' Tochter Natalie (Rogers N. 2011) einen kunsttherapeutischen Zugang entwickelt, der sich auf das Verstehen der künstlerischen Produktion der Klienten bezieht und nicht – wie manche andere Kunsttherapieformen – diese vorwiegend als Analysetool verwendet.

Ihnen allen ist ein mehr oder weniger starker phänomenologisch-existenzieller Zug gemeinsam, der sie von *lernpsychologisch* (Martin 1972) und *kognitionspsychologisch* (Wexler 1974) *orientierten Interpretationen* unterscheidet.

Es wäre einseitig, die verschiedenen Positionen, etwa empathische und dialogische sowie intra- und interpersonale Akzentsetzungen gegeneinander auszuspielen. Wie im Folgenden dargestellt wird, ist es wichtig, den Anderen zu verstehen *und* ihm gegenüberzutreten und zu antworten, sich einzufühlen *und* „dagegenzuhalten", bedingungsfrei zu akzeptieren *und* authentisch zu sein, Alter Ego *und* Partner zu sein, der als Person in den Dialog eintritt. Hier ist nicht von einem Entweder-oder, sondern, entsprechend den beiden Traditionssträngen im Verständnis von Person (s. u.), von Ergänzung oder besser von einer dialektischen Spannung auszugehen.

Verwandte Ansätze

Aus und neben den personzentrierten Ansätzen haben sich die *experienziellen Ansätze* entwickelt (Elliott et al. 2004; Greenberg/Watson/Lietaer 1998), die als eigene, wenn auch verwandte Therapierichtung anzusehen sind. Nach der Beschäftigung mit dem Erleben (experiencing) beim Klienten (s. u.) hat Eugene Gendlin (1962; 1996) sich von Rogers und personzentrierten Ansätzen entfernt und mit dem *Focusing,* einer induzierten Erlebnisvertiefung, ein eigenes Verfahren zur Zentrierung auf das jeweils aktuelle Erleben bzw. auf körpernahe Gefühlsqualitäten entwickelt. Die u. a. dadurch initiierten experienziellen Therapierichtungen – weitere Einflüsse kommen von der Gestalttherapie, dem kognitiv-behavioralen Paradigma und der Kognitionspsychologie – sehen generell die Hauptaufgabe des Therapeuten darin, den Prozess und die Verarbeitung des Erlebens beim Klienten zu fördern, wodurch dem Therapeuten mit dieser Prozesssteuerung eine Expertenrolle zukommt. Dies stellt aus personzentrierter Sicht (Prouty 2001; Schmid 2002a; Cooper 2013b) eine Reduzierung der Person auf ihr Erleben dar.

Auch den Konzepten der *Focusing-(orientierten) Therapie* (Gendlin 1996), der prozessdirektiven *„process-experiential" oder „process-guiding therapy"* (Greenberg et al. 1993; Greenberg et al. 1998) sowie der *emotionsfokussierten Therapie* (Elliott et al. 2004; Greenberg 2007), den *interventions-, ziel- und klärungsorientierten Richtungen* (Sachse 2003) sowie den *eklektischen* und *„methodenintegrativen"* Konzepten (Lietaer 2002; Keil/Stumm 2002; Kriz/Slunecko 2011; Tuczai/Stumm 2008; Stumm/Keil 2014) ist gemeinsam, dass sie einzelne Aspekte des Erlebens und seiner Verarbeitung ins Zentrum stellen. Bei Letzteren treten zugunsten von „Methodenvielfalt" bzw. „verschiedenen Gesichtern des Ansatzes" Konsistenz und Grundorientierung nicht selten in den Hintergrund und es wird aus den eigenen Reihen der Vorwurf einer gewissen Beliebigkeit aufgrund des Strebens nach Anerkennung durch den gesundheitspolitischen Mainstream der evidenzbasierten Methoden erhoben. Spielhofer (2008, S. 58) etwa stellt die Frage, ob die für die Einpassung in das aktuelle Gesundheitsmodell propagierten Anpassungsleistungen nicht die Identität eines Ansatzes in Frage stellen, „der den Anspruch auf Autonomie und Selbstbestimmung erhebt und, wie Rogers immer wieder betont hat, gegen jede Form gesellschaftlicher Machtausübung und Kontrolle ist."

In jüngerer Zeit haben andere Schulen wie die *Positive Psychologie* zahlreiche Elemente aus der Personzentrierten Therapie übernommen (Joseph 2015), die auch eine grundlegende Rolle im *Motivational Interviewing* (Miller/Rollnick 2015) spielt, einer Technik der Gesprächsführung, welche die Eigenmotivation erhöhen soll, problematisches Verhalten – z. B. Suchtmittelabusus – zu ändern. Generell ist personzentriertes Denken und Handeln, nicht selten ohne expliziten Verweis auf seine Ursprünge, in viele therapeutische und quasitherapeutische Ansätze maßgeblich eingeflossen. Viele heute in der Psychotherapie zentrale Begriffe wurden im Rahmen des Personzentrierten Paradigmas entwickelt: z. B. Beziehung, Empathie, Achtsamkeit, Erlebenszentrierung, systembezogenes Verstehen, der Klient als Kunde (d. h. als Kundiger) statt als Patient (d. h. Erleidender). Dazu gehört ebenso ein Verständnis eigenständiger psychotherapeutischer (und damit nicht den anderen durch Beurteilung zum Objekt degradierender, sondern durch Begegnung als Partner und Subjekt seines Handelns respektierender) Diagnostik u.v. a.

Die personzentrierte Philosophie schließt jeden Dogmatismus oder Fundamentalismus ebenso aus wie Elitedünkel. Vielfalt und Offenheit für Entwicklung meinen freilich nicht Beliebigkeit oder auf vermeintlicher Kompatibilität beruhenden Eklektizismus. Zentrales Kriterium für einen Personzentrierten Ansatz bleiben die ganzheitliche Anthropologie und eine ihr entsprechende Praxis (Schmid 1997; 2001; 2007a; Frenzel 1998; Korunka 2001).

Man darf in vielen Verwässerungstendenzen (von innen) und Verharmlosungstendenzen (von außen) auch einen Widerstand gegen den radikalen Anspruch des personzentrierten Paradigmenwechsels sehen, der bedrohlich für etablierte Macht, für Status und Prestige ist (Rogers 1980b, S. 225): Rogers (z.B. 1977a, S. 13) selbst sprach öfter von einer „stillen Revolution des Personzentrierten Ansatzes", die – wie durchaus kritisch anzumerken bleibt (Schmid 2008a) – bisweilen zu still ausgefallen ist.

Andere Felder personzentrierter Arbeit

Von den Zeiten seiner Begründung an hat der im Rahmen von Psychotherapiepraxis und -forschung entstandene Personzentrierte Ansatz über seine unmittelbaren Anwendungen (wie Selbsterfahrung, Supervision, Coaching, Beratung und Gesprächsführung) hinaus einen bedeutsamen Einfluss auf viele Gebiete gehabt: von den Beratungs-, Sozialarbeits- und Pflegewissenschaften über die verschiedensten zwischenmenschlichen, sozialen, pädagogischen, pastoralen und gesundheitswissenschaftlichen Felder (z.B. Psychiatrie und Neurowissenschaften, ärztliche Praxis), von Grundlagenwissenschaften wie Anthropologie, Erkenntnistheorie, Hermeneutik, Wissenschaftstheorie und Ethik bis zu anderen Handlungswissenschaften, wie beispielsweise Praktischer Theologie, Politikwissenschaften, Friedensforschung oder Feminismus. Personzentrierte Ansätze haben aber auch die System- und Organisations-, sowie die Management- und Wirtschaftstheorien und eine Vielzahl von Lebens- und Arbeitsbereichen beeinflusst und ihren Niederschlag in Ökologie, Arbeitswelt, Sport, Kunst usw. gefunden. (Belege s. z.B. Schmid 1996, S. 405–409; 1998a; Slunecko 1998; Barfield/N. Rogers 2007; Cornelius-White et al. 2013a; b).

Was im Folgenden systematisch dargestellt wird, lief, wie bereits beschrieben, historisch umgekehrt ab: Am Anfang stand die Erfahrung. Das Menschenbild wurde erst als eng verwandt mit bestehenden philosophischen Traditionen erkannt, als die Persönlichkeits- und die Beziehungstheorie weitgehend ausformuliert waren. Diese wurden ihrerseits aus der Therapietheorie abgeleitet, der das erste und primäre Interesse galt und die wiederum aus dem Bedürfnis entstanden war, Ordnung in die Erfahrungen der Therapiepraxis und der daraus resultierenden theoretischen Annahmen zu bringen (Rogers 1959).

3 Menschenbild

Bei seinem Handeln geht jeder Mensch, bewusst oder nicht, von Annahmen darüber aus, was und wie Menschen sind (Anthropologie), warum sie so und nicht anders handeln (Motivationstheorie), wie sie strukturiert sind, sich entwickeln und verändern (Persönlichkeits- und Entwicklungstheorie), wie und warum es zu psychischen Störungen und Leidensprozessen kommt (Krankheitslehre bzw. Störungstheorie) und wie man ihnen helfen oder, allgemeiner gesagt, sie beeinflussen kann (Therapietheorie). Wer z.B. seinem Freund hilft, weil es diesem schlecht geht, handelt aus einer bestimmten Vorstellung heraus, was dem Freund helfen könnte (und daher auch aus einer Vorstellung, wie der Freund „gebaut" ist) – auch dann, wenn er diese Überlegung noch nie explizit angestellt hat.

Zu diesen Annahmen gehört naturgemäß auch das Selbstverständnis, also ein Bild von sich selbst (in der humanistischen Psychologie meist „das Selbst" genannt). Schon an dieser Stelle lässt sich ahnen, dass sich zwischen dem Bild, das man von sich hat, und jenem, das man von den anderen Menschen hat, ein Spalt auftun kann. Da man aber aus der Spannung zwischen Gleich- bzw. Ähnlich-Sein mit anderen Menschen und gleichzeitig von ihnen Verschieden-Sein nie herauskommt, ergibt sich gerade für die Psychotherapie – wenn man den Anderen und sich selbst gerecht werden will – die Notwendigkeit, dem genauer nachzugehen, wie wir Menschen sind (Schmid 2013a).

Zum Stellenwert des Menschenbildes für die Psychotherapie

Was für privates Handeln gilt, gilt also umso mehr für therapeutisches Handeln, das sich der Frage stellen muss, wie es den Menschen versteht, welches Bild es von ihm und seinem „Funktionieren" hat. Denn davon hängen alle weiteren Konzepte wie das einer Störungslehre bzw. Leidenstheorie und dementsprechend auch die Vorstellungen von „Begleitung", „Hilfe" oder „Heilung" ab.

Wie bei jedem Menschenbild handelt es sich hier um Modellannahmen, um „basic beliefs" (Glaubensannahmen), die selbst nicht weiter zu beweisen oder zu widerlegen sind: etwa ob man glaubt, dass der Mensch einen freien Willen hat oder nicht; ob man davon ausgeht, dass der Mensch im Grunde seines Herzens gut, böse oder beides ist; ob er sich im Wesentlichen verändern kann oder einem prinzipiellen Wiederholungszwang unterliegt usw. Das Menschenbild, aus der Erfahrung gewachsen, bildet die Basis, auf der aufbauend erst wissenschaftlich und methodisch geforscht und gehandelt werden kann. Und alle Theorie und Praxis muss sich letztlich auch am Menschenbild kritisch messen lassen.

Viele Strömungen der modernen Psychologie und Psychotherapie sahen und sehen weitgehend immer noch ihre Aufgabe in einem objektivierenden und verallgemeinernden Zugang, beispielsweise im Diagnostizieren, Interpretieren und Klassifizieren. Vor allem die humanistischen Psychologen traten um die Mitte des 20. Jahrhunderts vehement dagegen auf, den Menschen wie eine große Ratte oder einen komplizierten Computer begreifen zu wollen. Sie gingen davon aus, dass eine dem „Gegenstand" Mensch angemessene Disziplin auch ein anderes Wissenschaftsverständnis, eine andere Methodologie und eine andere Weise der Forschung voraussetzt.

Im Gegensatz zu anderen Ansätzen macht die Personzentrierte Psychotherapie ihr Menschenbild explizit; es muss also nicht erst aus der Therapietheorie und/oder dem praktischen therapeutischen Handeln erschlossen werden. Die Anthropologie steht dabei zutiefst in der Tradition des abendländischen Denkens, näherhin des über die Theologie in die Philosophie eingegangenen Personbegriffs. Personzentrierte Psychotherapie versteht sich als wissenschaftliche und praktische Frage nach der Person.

Was heißt „Der Mensch ist Person?"

Das etruskische Wort „phersu", aus dem später nach Meinung einiger Sprachforscher „persona" wurde, steht in einer Grabmalerei (550 v.Chr.) neben dem Kopf eines Mannes, möglicherweise eines Dämons, der eine Maske trägt. Dazu sind zwei Deutungen möglich: Entweder bezeichnet „phersu" die Maske oder den abgebildeten Mann. Das griechische Wort „prósopon", von dem das lateinische „persona" nach einer anderen Deutung stammt, bedeutet ursprünglich „Gesicht" (an dem man normalerweise erkennt, wer jemand ist) und später, davon abgeleitet, die „Maske" des Schauspielers, der „ein Gesicht macht" – wobei zu beachten ist, dass im antiken Theater die Maske nicht dem Verbergen diente, wie wir heute assoziieren, sondern dem Herzeigen, der Offenbarung (des dargestellten Gottes). Die „persona" machte also deutlich, um wen es hier ging. So kam „Person" zur Bedeutung des Trägers einer Rolle im Theater. In römischer Zeit wurde „persona" dann auch für die (soziale) Rolle im Leben gebräuchlich. Nach beiden Deutungen kennzeichnen den Begriff demnach von Anfang an zwei Aspekte, der substanziale (Wer ist jemand an sich?) und der relationale (Wer ist jemand nach außen, in der Beziehung zu anderen und daher durch und für diese anderen?).

Die Doppelbedeutung im Begriffsursprung geht parallel mit der Frage: Was davon ist nun das eigentlich Entscheidende am Person- und damit am Mensch-Sein: das Selbstständige oder die Beziehung? Was macht die Person eigentlich aus: was sie aus sich heraus ist (das Substanziale) oder was sie in und durch Beziehungen ist (das Relationale)? Genau diese Frage durchzieht nahezu 2000 Jahre Philosophiegeschichte bis zum heutigen Tag: Nachdem der Begriff „Person" aus der Alltagssprache in die Philosophie eingegangen war, bildeten sich zwei Traditionsstränge heraus, ein substanzialistischer und ein relationalistischer, die auch für die Diskussion in der Psychotherapie nach wie vor bestimmend sind.

Person als Selbstständig-Sein

Den substanzialistischen Personbegriff hat erstmals Boëthius (480–525) definiert: „Person ist die unteilbare Substanz eines vernünftigen Wesens". „Substanz" kommt vom lateinischen „sub-stare", das wörtlich „von unten her zum Stehen kommen" bedeutet, heißt also Von-selbst-zu-Stande-Kommen, Selbstständigkeit, In-sich-selbst-gegründet-Sein und damit Unabhängigkeit. In dieser Tradition stehen etwa Thomas von Aquin, der betonte, dass die Person aus sich selbst ist, die Aufklärung mit ihrer Betonung des Selbstbewusstseins und Kant, der in praktischer Hinsicht Rang und Würde der Person unterstreicht, die „nicht bloß als Mittel gebraucht werden darf", sondern „Zweck an sich selbst" ist, der Freiheit zukommt und deren Handlungen daher „der Zurechnung fähig sind". Besonders deutlich wird dieses Verständnis in der Existenzphilosophie: Heidegger, Jaspers und Kierkegaard betonten die Verantwortung des Menschen, der sich in der Existenz seines Daseins, in seiner individuellen Einzigartigkeit und Unaustauschbarkeit, in seiner Wahlmöglichkeit und Freiheit selbst erfährt und für den es darum geht, „das Selbst zu sein, das man in Wahrheit ist" (Kierkegaard 1849, S. 17) – ein Satz, den Rogers (z.B. 1961a, S. 167) gern und immer wieder zitierte.

Wer also mit Person ihre Selbstständigkeit und Einzigartigkeit, ihre Freiheit und Würde, ihre Einheit, ihre Souveränität und Selbstbestimmung, ihre Verantwortlichkeit, die von der UNO deklarierten Menschenrechte, die (die Person in den Mittelpunkt stellende) Charta der Grundrechte der EU usw. verbindet, der steht in der Tradition eines solchen substanzialistischen Personbegriffs. Das ist auch gemeint, wenn der Mensch von Anfang an und unabhängig von seiner physischen oder psychischen Gesundheit und Entwicklung als Person bezeichnet wird. Personsein heißt, so verstanden, Aus-sich-Sein und Für-sich-Sein.

Person als In-Beziehung-Sein

Am Beginn des anderen, des relationalistischen Traditionsstranges stehen die Kirchenväter, die Person als Bezogenheit verstanden haben: Gott ist Beziehung, Gemeinschaft – das ist gemeint, wenn in der Trinitätstheologie von drei Personen in einem Gott die Rede ist. Richard von St. Viktor († 1173) definiert dann Person als „unmitteilbare Eksistenz [sic!] einer geistigen Natur". Person wird hier bewusst als von außen her [„ex"], durch andere zu-Stande kommend, als Gegenüber-Stehendes gesehen. Person ist nun gerade der, der durch andere er selbst ist. Konstitutiv für die Person ist ihre Ursprungsbeziehung – wie etwa beim Kind von der Mutter her. Fichte wies darauf hin: „Der Mensch wird nur unter Menschen ein Mensch – sollen überhaupt Menschen sein, so müssen mehrere sein." Kants Zeitgenosse Jacobi schrieb: „Ohne Du ist das Ich unmöglich", und Hegel verstand Person als Hingabe an ein Gegenüber, um sich gerade dadurch im Anderen selbst zu gewinnen. Höhepunkt dieser Entwicklung ist die Begegnungsphilosophie: Martin Buber (1878–1965) – gleichfalls von Rogers gern zitiert – betont nachhaltig die dialogische Existenz des Menschen: „Ich werde am Du; Ich werdend spreche ich Du. Alles wirkliche Leben ist Begegnung" (Buber 1923, S. 18). Die fundamentale Tatsache der Existenz ist „der Mensch mit dem Menschen. [...] Person erscheint, indem sie zu anderen in Beziehung tritt" (Buber 1948, S. 164). Die „Ich-Du-Beziehung" des Dialogs ist charakterisiert durch Un-Mittel-barkeit (ist also bar aller Mittel) und durch Gegenwärtigkeit (geschieht somit jeweils im Augenblick). Noch radikaler als Buber fasste Emmanuel Levinas (1905–1995) die Beziehungsbedingtheit der Person, weil er vom Anderen her denkt und das absolute Anderssein des Anderen zum Ausgangspunkt seiner Anthropologie macht: Grundlage des Selbstbewusstseins ist nicht die Reflexion (des Ich am Du), sondern die schon jeweils vorgegebene Beziehungserfahrung, die im Anderen ihren Ursprung hat (also „Du-Ich" statt „Ich-Du"). Der Andere ist damit nicht ein Alter *Ego*, sondern ein absolut Anderer, ein bleibendes Rätsel und somit ständige Herausforderung. Er „sucht uns heim", wofür Levinas die Metapher „Antlitz" („visage") verwendete, die an den Ursprung des Personbegriffs erinnert. Dieses Antlitz spricht uns an, seine Not fordert uns heraus. Während die traditionelle abendländische Philosophie ja nichts als Egologie (bloße Rede vom Ich) gewesen sei, habe nun am Anfang aller Philosophie die Ethik zu stehen. Ver-Antwort-lichkeit ist demnach die Grundkategorie des Personseins: Aus der Begegnung erwächst die Verpflichtung zur Antwort. Levinas blieb auch nicht wie Buber bei der Zweiheit des Ich-Du stehen; denn es gibt nicht nur *ein* Du, nicht nur *eine* personale Beziehung, es gibt *den* Anderen immer nur in der (wenigstens potenziellen) Gegenwart des „Dritten", d. h. es gibt viele Andere. Daraus folgt, dass Handeln sich nicht mehr von selbst versteht und sich der Spielraum der Freiheit eröffnet (Levinas 1983; 1974). Statt des Paares, statt „Ich und Du", wird nun die Gruppe, das „Wir", in das wir hineingeboren werden, zum Grundelement von Interpersonalität (vgl. Schmid 1994; 2006).

Wer also Person von der Beziehung her versteht, aus der Partnerschaft, aus dem Dialog, aus der Verbindung zur Welt, von ihrer Angewiesenheit auf andere her, wer sie im Ganzen der Gemeinschaft und damit in ihrer Verantwortung sieht, der steht in der Tradition des relationalistischen Personbegriffs. Personsein heißt demnach Aus- und In-Beziehung-Sein, Von-Anderen-her- und Für-Andere-Sein, Auf-Andere-angewiesen-Sein, In-Dialog-Sein.

Der personzentrierte Personbegriff

Die beiden skizzierten Zugänge zum Verständnis der Person sind, wie es einem Menschenbild entspricht, nicht weiter beweisbar, wenngleich sie jeweils plausibel und nachvollziehbar erscheinen. In beiden Zugängen zur Person liegen wichtige Ansätze, „hinter" die ein heutiges Verständnis nicht zurückkann, auch wenn sie sich nicht einfach harmonisieren lassen, sondern in bleibender dialektischer Spannung gesehen werden müssen. Zur Person gehören Selbstständigkeit wie Selbstbestimmung *und* Beziehungsoffenheit wie Beziehungsangewiesenheit, Erfahrung *und* Begegnung, Souveränität *und* Engagement, Autonomie *und* Solidarität, Ich *und* Wir. Der Mensch ist von Anfang an Person als eigenständiges, unverwechselbares Individuum (er ist der, der er ist) und er ist von Anfang an auf die personale Gemeinschaft mit Anderen bezogen, ja auf solche Beziehungen angewiesen (er ist aus Begegnungserfahrungen der geworden, der er ist, und entwickelt sich durch solche Erfahrungen weiter: Die dialogische Frage „Wer bist du?" schließt die Frage nach dem Woher und nach dem Wohin ein). Erst durch die Beziehung zu anderen Personen entfaltet und verwirklicht der Mensch sein Person-Sein: Er wird Persönlichkeit. Ein solcher Personbegriff steht ebenso im Kontrast zu einem individualistisch-privatistischen wie zu einem kollektivistischen Menschenbild (ausführlich zum Personbegriff und zum personzentrierten Personverständnis: Schmid 1989; 1994; 2007a; b; c; in Druck a; s. auch Zurhorst 1989).

Die Spannung zwischen beiden Personbegriffen auszuhalten, ist charakteristisch für den Personzentrierten Ansatz. Diese Spannung findet sich in der Therapie wieder, wenn es darum geht, dass der Klient durch die Beziehung er selbst wird, dabei begreifend, was er immer schon selbst war und erst noch werden kann, – und ebenso, wenn es darum geht, dass der Therapeut authentisch er selbst und doch einfühlend und wertschätzend ganz auf den anderen bezogen ist. Die Spannung ist in der therapeutischen Beziehung gegeben, wenn das personale Beziehungsangebot des einen in eine tatsächliche solche Beziehung mündet, im anderen auslöst und zum Vorschein bringt, was schon angelegt war, aber der Beziehung bedurfte, um es zu wecken und zu (neuer) Entwicklung anzuregen. In der Austragung dieser Gegensätze, nicht im Ausgleich, im ständigen Gegenüber der Begegnung geschieht die Aktualisierung der Möglichkeiten der Person und wächst die Persönlichkeit (s. u. zur Therapietheorie).

Es liegt auf der Hand, dass das jeweilige Personverständnis einen entscheidenden Einfluss auf die Theorie und Praxis der Psychotherapie hat. Im Personzentrierten Ansatz schlagen sich beide Personbegriffe nieder: in ihrer dialektischen Spannung in der Persönlichkeits- und Beziehungstheorie inklusive der Theorie der leidenden Person und der Entwicklungspsychologie, in der Therapietheorie wie im praktischen therapeutischen Handeln und in der Ausbildung und Forschung. Und beide haben zur Formulierung des personzentrierten Axioms geführt, in dem die Dialektik von Selbstständigkeit und Beziehungsangewiesenheit festgehalten ist: dass der Mensch die Fähigkeit und Tendenz zur Entwicklung in sich selbst trägt, er aber der Beziehung bedarf, damit diese Entwicklung tatsächlich stattfinden kann.

4 Persönlichkeitstheorie

Aktualisierungstendenz

Damit ist die Grundlage für die personzentrierte Persönlichkeits- und Entwicklungstheorie gegeben. Dem eben skizzierten Personverständnis entspricht die Annahme einer Aktualisierungstendenz. Ähnlich seinen humanistischen Kollegen Goldstein, Maslow, Allport und Angyal versteht Rogers darunter eine dem Menschen innewohnende Tendenz, sich selbst als Person zu verwirklichen, d.h. seine Möglichkeiten konstruktiv in die Wirklichkeit umzusetzen. Wie es in jedem Organismus einen Antrieb gibt, sich selbst zu erhalten und zu vervollkommnen, so ist auch der menschliche Organismus bestrebt, seine Potenz auf eine Weise zu aktualisieren, die seiner Erhaltung, Entfaltung und Steigerung dient.

Der *Organismus* – so spricht Rogers von der Natur des Menschen – ist der vertrauenswürdige „innere Kern der menschlichen Persönlichkeit" (z.B. Rogers 1961a, S. 100f.), das organisierte Ganze körperlichen, seelischen und geistigen Erlebens, der Ort aller Erfahrungen und des *inneren Bewertens.* Er steht in Interaktion mit der Umgebung (Beziehung) und wird, wenn wenigstens ein Minimum förderlicher Umgebungsbedingungen gegeben ist, von der Aktualisierungstendenz in Richtung auf zunehmende Reife gesteuert (Selbstständigkeit).

Der Mensch tendiert also „von Natur aus" aktiv zur Entwicklung seiner Fähigkeiten, zu Reife und Lebensbereicherung *(Selbstregulation und teleologisches Moment).* Und dieser Tendenz, diesem Aktualisierungsprozess (Mearns/Thorne 2007), kann man mit *Vertrauen* begegnen. Rogers (z.B. 1951, S. 424) gebraucht gerne das Beispiel des Kleinkindes, das trotz aller vorübergehenden Misserfolge schrittweise gehen lernt, obwohl Krabbeln zunächst einfacher und schneller zum Ziel führen würde. Damit betont er, dass es sich bei der Aktualisierungstendenz um eine zuverlässige Tendenz handelt, die sich durchsetzt, auch wenn Schmerzen und Widerstände zu überwinden sind.

Über die Aufrechterhaltung des Gleichgewichts des Organismus (Homöostase) hinaus zählen zu dieser Tendenz die Differenzierung seiner selbst und seiner Funktionen, die gerichtete Entfaltung, Erweiterung und Steigerung im Sinne von Entwicklung und Effizienz und die Reproduktion. Der Aktualisierungstendenz ist auch die schöpferische Fähigkeit des Menschen zuzuschreiben, ja, sie ist als Kreativität grundlegende Antriebs- und Gestaltungskraft der *Personalisation,* der Menschwerdung im Sinne qualitativer Transzendierung des jeweiligen Status quo (Angyal 1941; Schmid 2008c; 2010a): Sie ist ein kreativer Prozess, in dem der Mensch sich mehr und mehr zu jener Person entwickeln kann, die er ist: „Werde, der du bist!“, um den griechischen Philosophen und Dichter Pindar zu zitieren (Schmid 1994, S. 413–423).

Die Aktualisierungstendenz darf nun nicht naiv optimistisch oder moralisch missverstanden werden, als sei der Mensch einfach gut. Der Mensch hat, Rogers zufolge, Potenziale zum Konstruktiven wie zum Destruktiven. Es handelt sich vielmehr um eine *Tendenz*, die unter förderlichen Bedingungen in eine konstruktive Entwicklungsrichtung zielt (Bohart 2013; Schmid 2008c; 2010a).

Diese Tendenz zur Verwirklichung der Personalität darf auch nicht individualistisch-egoistisch missdeutet werden; Rogers geht davon aus, dass die individuell konstruktive Entwicklungstendenz auch eine sozial konstruktive ist: Was für die Person selbst förderlich ist, ist letztlich auch für die Gruppe oder die Gesellschaft förderlich und umgekehrt; Entfaltung des Individuums und Entfaltung der Gemeinschaft sind miteinander untrennbar verbunden.

Die Aktualisierungstendenz kann sich freilich nur sinnvoll auswirken, wenn ein entsprechendes Entwicklungsklima gegeben ist. Die physischen wie psychischen *Umgebungsbedingungen (Beziehungen)* spielen eine entscheidende Rolle (s. u. zur Beziehungstheorie). Die äußeren Bedingungen können die Aktualisierung in der Entwicklung fördern, behindern oder blockieren. Sie können bewirken, dass die Aktualisierungstendenz sich nur in verzerrten oder wirren Manifestationen zeigen kann und damit auch in solchen, die für den Betroffenen selbst und für andere destruktiv sind (Rogers 1959, S. 21 f.; 1963; 1980b, S. 211 f.). Diese dialektische Konzeption der Aktualisierungstendenz hat ihre Wurzeln in der Energeia-Dynamis-Lehre des Aristoteles bzw. der Akt-Potenz-Lehre des Thomas von Aquin (Schmid 2007b; 2008c; 2010a). Aristoteles und Thomas zufolge bedarf es immer eines Außenstehenden, damit aus etwas etwas anderes wird bzw. sich jemand entwickelt, womit ein bloßes „Sich-aus-sich-selbst-Entwickeln und -Verwirklichen“ ausgeschlossen ist – ein weiterer Grund, warum wahrhaft humanistische Therapie niemals einseitig Ego- oder Selbst-bezogen sein kann.

Die wichtigste Folgerung aus diesem Aktualisierungskonzept ist, dass unter den geeigneten Umständen (Beziehungen) Menschen sich spontan auf Problemlösungen hinbewegen, weil sie zu größerer Offenheit sich selbst und anderen gegenüber und damit zur Reduktion von Angst und Abwehr hin tendieren, in Richtung auf eine „more fully functioning person“ (s. u.). Darauf darf man im Leben wie in der Therapie vertrauen. Therapie braucht daher nicht jemanden dazu anzuleiten, sich in eine bestimmte Richtung zu bewegen, ist also per definitionem „nichtdirektiv“ (Schmid 2005b; Levitt 2005); ihre Aufgabe besteht vielmehr darin, die vorhandene proaktive und konstruktive Tendenz zu fördern. Es geht darum, „den Klienten für normales Wachstum und Entwicklung zu befreien“ (Rogers 1974, S. 8). Bohart und Tallman (1999) haben, durch Forschung gestützt, entsprechend betont, dass es die Klienten sind, die die Therapie „machen“

(„How clients make therapy work"), d. h. sie funktionieren lassen, indem sie die Beiträge der Therapeuten, gleich welcher Art, dazu benützen, selbst aktiv und produktiv ihr Wachstum zu unterstützen (Bohart 2013). Der Klient „informiert" als Agent seiner eigenen Persönlichkeitsentwicklung den Therapeuten, bringt ihn „in Form", ihn zu verstehen, und fordert ihn heraus, sich auf ihn einzulassen und den Prozess des Lebens, d. h. die Selbstheilungskräfte, zu fördern (Schmid 2005a; zur Aktualisierungstendenz s. Rogers 1963; Bohart 2013; Schmid 2008c; 2010a; Levitt 2005).

Erfahrung und Symbolisierung

Phänomenologisch betrachtet lebt der Mensch als Mittelpunkt einer sich ständig verändernden Welt, auf deren Einflüsse er mit seinem Organismus so reagiert, wie er sie subjektiv erfährt. Diese Erfahrungswelt stellt für ihn die „Realität" dar. Den Menschen so zu verstehen, wie er sich selbst in seiner Welt erlebt, ist einer der Eckpfeiler personzentrierter Erkenntnistheorie und personzentrierten Arbeitens (Cooper 2007a).

Erfahrung (oder *Erleben*) ist alles, was sich innerhalb des Organismus in einem bestimmten Moment abspielt und prinzipiell gewahr, d. h. bewusst werden kann. Sie macht das aus, was wir gemeinhin meinen, wenn wir vom Leben und Erleben des Menschen sprechen. Dazu gehören auch Einflüsse aus der Erinnerung und damit vergangener Erfahrungen sowie Hoffnungen oder Befürchtungen hinsichtlich der Zukunft. Erfahrung kann, muss aber nicht bewusst sein und ist somit der gegenüber dem Erleben weitere Begriff (beispielsweise kann man hungrig sein, ohne es zu merken, weil man ganz mit einer anderen Tätigkeit beschäftigt ist). Das mit einer Erfahrung verbundene Gefühl kann gleichfalls bewusst sein oder nicht. Eine Erfahrung kann vom Organismus auch unterschwellig, d. h. ohne *Bewusstwerdung*, wahrgenommen werden (z. B. als Bedrohung).

Wird eine Erfahrung bewusst, so spricht man von *Symbolisierung*, weil es sich um eine symbolische Repräsentation eines Teils der Erfahrung im *Bewusstsein* handelt. Diese Symbolisierung kann verbal vorhanden sein oder sich anderer Symbole, z. B. Körperempfindungen, bedienen; sie kann von einem dumpfen Gewahrwerden bis zu scharfem Bewusstsein reichen. Die Erfahrung und ihre *exakte Symbolisierung* (d. h. ihr korrektes, unverzerrtes Bewusstwerden) sind wesentlich für die Entstehung und Entwicklung des Selbst (s. u.).

Für Rogers war Erfahrung „die höchste Autorität. [...] Weder die Bibel noch die Propheten, weder Freud noch die Forschung, weder die Offenbarung Gottes noch des Menschen können Vorzug vor meiner direkten Erfahrung haben" (Rogers 1961a, S. 39). Gendlin hat sich mit dem Prozess der Erfahrung genauer auseinandergesetzt und das Konzept des *Experiencing* (Rogers et al. 1967), des unmittelbar gegenwärtigen Erlebens, entwickelt, das Rogers übernommen hat.

Experiencing bezeichnet den ständigen Fluss des Erlebens, das sich jeweils im Augenblick abspielt. Es ist „ein konkretes körperliches Gefühl", „ein vorbegrifflicher Strom des Fühlens, auf den man in jedem Moment achten kann, wenn man will, indem man nach innen schaut" (Gendlin 1962, S. 3). Weil sich eine Person immer auf ihr gerade in der Gegenwart ablaufendes Erleben beziehen kann, kommt dem Experiencing eine wichtige Bedeutung in der Therapie zu, die in diesem Sinne Selbst-Erfahrung ist, Auseinandersetzung mit dem eigenen Erleben und dem Selbst. Demnach geschieht Veränderung in dem Moment, in dem zuvor nicht zugelassenes Erleben in den Fokus des offenen und akzeptierenden Bewusstwerdens kommt.

Selbst und Selbstaktualisierungstendenz

Dem Menschen eigentümlich ist die Fähigkeit zur Reflexion der eigenen Person. Durch die Fähigkeit, sich auf sich selbst zu beziehen, entsteht ein Selbstbild, eine Vorstellung von sich selbst. Dem Kleinkind werden in der Fülle seiner Erfahrungen allmählich solche bewusst, die es dahingehend unterscheidet, „Ich" zu sein. Aus den Erfahrungen mit sich selbst entwickelt sich das Bild von sich selbst, das Selbst (Combs 1989).

Wie sich eine Person selbst sieht, welche Annahmen sie über ihre Eigenschaften und Fähigkeiten trifft und wie sie diese bewertet, wird, von dem Betreffenden her betrachtet, *Selbstkonzept* oder, von außen betrachtet, *Selbststruktur*, kurz *das Selbst* genannt (Rogers 1951; 1959; 1963). Es entsteht, entwickelt und verändert sich aus den Erfahrungen mit der eigenen Person *(Selbst–Erfahrungen)* in Beziehungen, insbesondere in solchen zu bedeutsamen anderen Personen. Das Kind unterscheidet irgendwann jenen speziellen Teil der Erfahrungswelt, der sich auf es selbst bezieht, als Resultat seiner Beziehungen mit anderen und der Bewertungen durch sie. Das Selbst ist also die Ganzheit der Wahrnehmungen des „Ich", der Wahrnehmungen der Beziehungen des Ich zu seiner Umgebung (besonders zur sozialen Umwelt, zu den anderen) und der damit verbundenen Bewertungen. Es ist „ein Zusammenschluss von Wahrnehmungsmustern, die zur Begegnung mit dem Leben benutzt werden. [...] Die Person reagiert auf ihre Realität so, wie sie diese auf Grund ihres Selbstkonzepts wahrnimmt und definiert" (Rogers/Wood 1974, S. 121). Das Selbst, in seinen Anteilen mehr oder weniger bewusst, dient als konstanter Bezugspunkt für eine Person. Es ist also maßgeblich dafür, wie eine Person sich selbst, ihre Erlebnisse und die anderen sieht und versteht, wie sie die Bedeutung der Erfahrungen mit sich, der Umwelt und den anderen einschätzt und wie sie sich daraufhin verhält. Von außen ist das Selbst nur durch Empathie zugänglich.

Dieses Selbst ist nichts Fixes, sondern ein Prozess: Es ändert sich mehr oder weniger stark durch die Rezeption der Erfahrungen einer Person. Die Entwicklung und Veränderung des Selbst ist gleichfalls der Aktualisierungstendenz zuzuschreiben. Derjenige Teil dieser Tendenz, der dazu dient, das eigene Selbst zu erhalten und zu verbessern, ein relativ eigenständiges Subsystem der Aktualisierungstendenz, wird *Selbstaktualisierungstendenz* genannt. (Die personzentrierte Motivationstheorie geht also im Unterschied etwa zur Psychoanalyse Freuds, der den Menschen als Ort innerer Konfliktaustragung einander entgegenstehender Instanzen versteht, von einer einzigen Bewegkraft im Menschen aus.)

Mearns (1999; 2002), Thorne (Mearns/Thorne 2000) und andere (s. Cooper 2007b) richteten ihr Augenmerk v.a. auf jene noch nicht symbolisierten Elemente, die gerade an der Bewusstseinsschwelle liegen („subceived material"). Das Selbst wurde zunehmend *relational* (Schmid 1996; Biermann-Ratjen 2001) und *plural* verstanden (Klienten sprechen von verschiedenen Seiten ihrer Person) und entsprechend wurde das Konzept der *Selbstkonfigurationen* (Mearns 1999; 2002) entwickelt.

Kongruenz und Inkongruenz zwischen Selbst und Erfahrung

Je mehr ein Mensch die ständig neuen Erfahrungen, die er macht, zulässt und in sein Selbst integrieren kann, umso flexibler wird sein Selbst. Das Selbst der Person stimmt dann jeweils mit ihrem Erleben überein; sie ist *kongruent (integriert, echt, authentisch)*. Steht das Selbst nur wenig in Widerspruch zu den organismischen Erfahrungen, so überprüft diese Person ihr Selbst immer wieder anhand ihrer Erfahrungen und verändert es. Oder umgekehrt: Wenn die Person ihr Selbst immer wieder überprüft und verändert, dann steht es wenig in Widerspruch zu ihren Erfahrungen. Ein solcher Mensch ist weitgehend flexibel und stabil, anpassungsfähig und imstande, nach außen Widerstand zu leisten, offen für Neues und sich selbst eben gerade dadurch treu, dass er sich fortwährend verändert, d.h. entwickelt *(Offenheit)*. Für den hypothetischen Zustand, dass eine Person in diesem Sinne immer und ganz ihre Erfahrungen „ist", psychisch also voll integriert, völlig reif bzw. gesund wäre, hat Rogers den Grenzbegriff *fully functioning person* bzw. „optimal person" (Rogers/Tillich 1966, S. 270) geprägt, im Sinn einer sich selbst voll verwirklichenden Person. Als *reif* bezeichnet Rogers einen Menschen, der u.a. die Verantwortung dafür übernimmt, dass er ist, wie er ist, und sich damit von anderen unterscheidet und der sich selbst und andere für ihr Sosein wertschätzt.

Je rigider das Selbst aber ist, umso mehr tendiert es dazu, neue Erfahrungen abzuwehren, sie also nur verzerrt zu symbolisieren (d.h. bewusst werden zu lassen) oder ganz zu verleugnen. *Abwehr* ist im Gegensatz zur Offenheit für Erfahrungen die defensive Reaktion auf Erfahrungen, die das Selbst bedrohen; sie soll die alte Struktur dadurch aufrechterhalten, dass die Bedeutung einer Erfahrung so abgeändert wird, dass sie möglichst mit dem Selbst übereinstimmt und daher nur selektiv ins Bewusstsein aufgenommen wird *(Verzerrung)* oder dass ihre Wahrnehmung für bedeutungslos erklärt *(Verleugnung)* bzw. überhaupt verweigert wird *(Verneinung)*.

Ein Beispiel: Jemand nimmt sich als einen Menschen wahr, der diese oder jene Eigenschaften und Gefühle hat (hilfreich, liebevoll und besorgt beispielsweise) und andere nicht (etwa egoistisch oder machthungrig). Würde er jedoch seine Erfahrungen so exakt wie möglich symbolisieren, würde ihm bewusst werden, dass dies nur zum Teil oder gar nicht zutrifft (er könnte erkennen, dass er beispielsweise mit seiner großen Sorge für die Anderen v. a. die eigene ständige Befürchtung überdeckt, selbst in eine schwache Position zu geraten, dass er also um seine Macht besorgt ist).

Mit einem solchen Widerspruch zwischen Selbst und Erfahrung ist eine beständige Spannung gegeben: Es besteht die andauernde Gefahr, dass die *Inkongruenz* doch bewusst wird, und deshalb ist ein beträchtlicher Aufwand erforderlich, Erfahrungen, die das Selbstbild gefährden, abzuwehren. Subjektiv erlebt die Person, dass mit ihr etwas anderes vorgeht, als sie „will" (wenn in unserem Beispiel etwa heftige Wut beim Helfer aufkommt, weil der Andere das Umsorgtwerden zurückweist, da er sich nicht bevormunden lassen will; der Helfer will dem Anderen ja nur Gutes und wird trotzdem wütend bis hin zu bösen Wünschen, wo er dem Anderen doch eigentlich in besorgter Liebe verbunden ist): Die Person will ein Selbst aktualisieren („ich bin ein liebevoller, hilfreicher Mensch"), das mit der Erfahrung (Aggression auf den Anderen) nicht übereinstimmt, weshalb die Erfahrung abgewehrt wird. Dazu könnte z. B. die Aggression verzerrt werden und als Mitleid erscheinen: „Der andere tut mir Leid"; oder sie könnte gänzlich geleugnet werden: „Man darf keinen Dank erwarten, die Ablehnung der Fürsorge ist ein Zeichen seiner Hilflosigkeit, also muss ich mich zusammennehmen und mich umso mehr um den armen Kerl kümmern"; oder sie könnte verneint werden: Die Ablehnung der Hilfe wird dann gar nicht registriert.

5 Beziehungstheorie

Die zweite Dimension des personzentrierten Axioms ist die Beziehungsangewiesenheit des Menschen. Rogers (1961a) meint, der Mensch sei ein *social animal*, dem das Bedürfnis nach Zuneigung und Liebe angeboren ist (Rogers 1971). Das bedeutet, dass sich der Mensch nur in entsprechenden Beziehungen in der beschriebenen Weise konstruktiv entwickeln oder Fehlentwicklungen korrigieren kann; die Aktualisierungstendenz bedarf also zu ihrer Entfaltung förderlicher Beziehungen.

Begegnung

Wie wird eine Beziehung gestaltet, die dem Menschen als Person gerecht wird? Das kann zweifellos nur eine Beziehungsform sein, die einerseits den anderen ganz so nimmt, wie er ist und ihn in diesem Sosein respektiert, bei der man sich andererseits aber auch selbst als Person ins Spiel bringt (also kongruent statt abstinent ist).

Die mit der wechselseitigen Anerkennung als Person korrelierende Beziehungsform wird „Begegnung von Person zu Person“ oder einfach „personale Begegnung“ genannt. Im Folgenden werden einige der für sie konstitutiven Elemente genannt.

„Be-geg(e)n-ung“ (englisch „encounter“) bedeutet wörtlich, etwas oder jemandem *gegenüberstehen*. Es ist eine Beziehung, die im Sinne der Begegnungsphilosophie den Anderen als einen *prinzipiell Anderen* respektiert und sich von diesem Anders- und Unerwartetsein überraschen und berühren lässt. Begegnung ist ohne Absicht, ein staunendes Zusammentreffen mit der Wirklichkeit des Anderen, ein „Betroffenwerden vom Wesen des Gegenüberstehenden“ (Guardini 1955, S. 226). Dabei wird der Andere weder vereinnahmt noch von außen beurteilt. Begegnung ist also jene Form der Beziehung, die den größtmöglichen Respekt vor dem Anderen ebenso verwirklicht wie eine ganz besondere Nähe. Sie ist die dem Personsein im Sinne dieses Respekts vor der Autonomie (der dem substanzialen Personbegriff entspricht) angemessene Form der Beziehung: In der Begegnung tritt Person der Person gegenüber. Dies meint freilich weder nur einen einmaligen, außergewöhnlichen Moment noch einen dauernden, unveränderten Zustand, sondern einen Prozess. Sein Ziel ist die wechselseitige *An-Erkennung* als Person (und nicht eine Erkenntnis über den Anderen).

Begegnung hat dabei notwendigerweise mit *Widerstand*, mit *Konfrontation* zu tun. Der Andere stellt das Selbst infrage. Er ist a priori kein Vertrauter oder gar Einordenbarer. Wer jemandes Anderen in personaler Weise innewird, sich von diesem Anderen ansprechen und betreffen lässt, erfährt, dass damit jede Form von In-Besitz-Nehmen ausgeschlossen ist. Wer sich des Anderen bemächtigen wollte (und sei es nur in Form von Interpretationen oder Deutungen über den Anderen), der zerstört die personale Qualität der Beziehung und führt sie in eine Beziehungsform über, in der der Andere zum Objekt gemacht wird. Wenn die Person „nicht dem Widerstand anderer Selbste begegnete, würde jedes Selbst versuchen, sich absolut zu setzen. […] Das Individuum entdeckt sich durch diesen Widerstand. Will es die andere Person nicht zerstören, muss es in Gemeinschaft mit ihr treten. Im Widerstand der anderen Person wird die Person geboren“ (Tillich 1956, S. 208).

Martin Buber (1923) stellt die „Ich-Du-Beziehung“, in der allein „wirkliches Leben“ geschieht, dem Objektivieren („Ich-Es“) gegenüber. Zwischen beiden, Ich und Du, entsteht eine ihnen besondere Welt, die er „das Zwischenmenschliche“

(Buber 1948) nennt und die nur den Beteiligten zugänglich ist. In dieser Welt entfaltet sich Buber zufolge Begegnung im Dialog als Austausch, der auf Gegenseitigkeit zielt. Er geht von der existenziellen Mitte der Person aus, ist „verstehende Konfrontation". In ihm geht es nicht um Informationsübermittlung, sondern um Teilnahme am Sein des Anderen. In der *dialogischen Spannung* von Ganz-auf-den-Anderen-Bezogensein (Solidarität) und Ganz-selbst-Sein (Autonomie) entsteht Selbstbewusstsein und geschieht Selbstverwirklichung – dialektisch als Verwirklichung der Möglichkeiten in der jeweiligen Beziehung.

Genauer besehen geht die Bewegung dabei, auch entwicklungspsychologisch und erkenntnistheoretisch, eigentlich *vom Du zum Ich,* nicht umgekehrt. Begegnung erfahren bedeutet von allem Anfang an, in der Optik des Anderen zu stehen (vgl. Levinas 1961/1980), ist *Ant-Wort* auf ein Angesprochenwerden, auf einen *An-Spruch,* der mit einer fundamentalen Ver-Antwortung verbunden ist. Begegnung bedeutet also, sich herausfordern zu lassen und auf die Not des Anderen zu antworten. Es handelt sich somit tatsächlich um eine „Du-Ich-Beziehung".

Begegnung (und damit begegnungsorientierte Psychotherapie) kann dementsprechend kein planungsgebundenes, auf ein Ziel fixiertes Tun sein, sondern ist, so gesehen, *Spiel,* ein Spiel ohne Regeln, authentisch, frei, spielerisch (nicht verspielt); es ist absichtsloses Handeln. (Therapie ist das Zusammen-Spiel aufeinander bezogener Personen in einem Stück, das im Moment des Spiels jeweils neu geschrieben wird, nicht ein Wiederholen und Wiederabspielen eingefahrener Rollen.)

Begegnung bedeutet also, sich selbst als Person ins Spiel zu bringen. Wer begegnet, ist nicht nur Alter Ego einer Selbstreflexion, sondern Partner in einem ursprünglichen Dialog (s. u.). In diesem Sinn ist Personzentrierte Therapie sowohl ein Miteinander wie ein Einander-Gegenüber (s. u. zur Konfrontation) und zutiefst Beziehungsarbeit, die beide bzw. alle Beteiligten herausfordert (ausführlich zum Verständnis von Begegnung und zur begegnungsorientierten Perspektive der Therapie: Rogers 1961a; 1962a; 1962b; 1970; Schmid 1994; 2001; 2002b; 2006; 2010; 2013a; Schmid/Mearns 2006; Wyatt 2001/02, Bd. IV; Barrett-Lennard 2004; Mearns/Cooper 2005; Zurhorst 2007).

Präsenz (Gegenwärtigkeit)

Begegnung geschieht, wo einer dem Anderen *Gegenwart* wird (Buber 1923) und sich selbst als Person ganz auf ihn einlässt. Die „von Augenblick zu Augenblick stattfindende Begegnung" (Rogers 1980b, S. 194) geschieht in der unmittelbaren Gegenwart.

Ihr entspricht die *Präsenz (Gegenwärtigkeit)* als das unmittelbare Erleben mit dem Andern im jeweiligen Augenblick. Präsenz (von „prae-esse", d. h. voll und ganz da sein) wird dabei – im Unterschied zu einem oberflächlichen oder gar ideologischen Gebrauch des Schlagwortes vom Hier und Jetzt (Gegenwärtigkeit schließt das Gewordensein ebenso ein wie den Entwurf von Zukunft, das Werdenkönnen) – in einem existenziellen, begegnungsphilosophischen Sinn verstanden: als authentische Haltung, in der jeweiligen Gegenwart des Anderen zu *sein*, präsent zu sein.

Das heißt, für sich und für die Anderen im jeweils gegebenen Moment bedingungslos offen zu sein: Es ist ebenso staunende Offenheit für das eigene Erleben erforderlich, ein absichtsloses *Gegenwärtigsein*, wie die *Vergegenwärtigung* der anderen Person, d.h. sich einfühlend der Gegenwart des Anderen auszusetzen.

Das hat immer auch eine *körperliche Dimension*; konstitutiv für personale Begegnung ist auch der leibliche Kontakt. Begegnung setzt physische Präsenz voraus, ist Berührung, Spüren und Gespürtwerden, „leibhaftes Zusammenspiel" (Buber 1962/63, S. 212). Sie ist ein intimes, sinnliches und sinnenhaftes Geschehen („Psycho"-Therapie ist ja immer ganzheitliche Therapie, Therapie der ganzen Person, mit Leib und Seele und Geist).

Solche Gegenwärtigkeit hat, wenn man es so bezeichnen will, auch eine *spirituelle Dimension*. Damit sind nicht irgendwelche esoterischen Vorstellungen gemeint, sondern die Offenheit für Fragen über das unmittelbar Erfahrbare und Verifizierbare hinaus, die Sinnfragen, die transzendenten Dimensionen des Menschseins und die Glaubensvorstellungen (Thorne 1991; 1998).

Die verschiedenen Dimensionen der Präsenz wurden als Authentizität, Wertschätzung ohne Bedingungen und Empathie von Carl Rogers genau beschrieben (s.u.; Schmid 1994; 2009c).

Die Haltung der Präsenz bedeutet epistemologisch, dass Erkennen durch Anerkennen erfolgt und nicht durch Interpretieren und Diagnostizieren im Sinne eines Einordnens von beobachteten Phänomenen in bekannte Kategorien.

Unmittelbarkeit

Präsenz, also jeweils ganz in der Gegenwart zu sein, bedeutet die Herausforderung, den fruchtbaren Augenblick zu ergreifen (welcher *Kairos* genannt wird – nach dem griechischen Gott für die günstige Gelegenheit, der als Jüngling mit einem Schopf vorne, kahl geschoren hinten dargestellt wurde und den es, wenn er vorbeieilte, „beim Schopf zu packen" galt). Denn Begegnung geschieht immer jetzt und sie ereignet sich direkt zwischen den Personen: in *Un-Mittel-barkeit*, jenseits aller Mittel, Methoden und Techniken. Diese stehen trennend zwischen den Personen, wenn sie von außen in die Beziehung eingebracht werden. „Zwischen Ich und Du steht kein Zweck. Alles Mittel ist Hindernis. Nur, wo alles Mittel zerfallen ist, geschieht Begegnung", formuliert Buber (1923, S. 78f.).

Das einzige „Mittel" oder „Instrument" ist die Person (z.B. des Therapeuten) selbst. Das setzt zuallererst den Verzicht auf alle planbaren Techniken und Strategien voraus, auf alle Mittel, „Spiele", „Übungen" oder ein „Handwerkszeug", die als Schutz dienen, um abzuwehren, was einem wider-fährt, wenn man sich selbst als Person betreffen lässt. Gegenwärtigkeit bedeutet hingegen ein Sich-Einlassen auf die Unmittelbarkeit der Begegnungserfahrung und die Offenheit dafür, was sich im nächsten Augenblick ereignen wird.

Kontext: Der „Dritte" – die Gruppe – die Gesellschaft

Man kann dies alles auch ganz einfach mit einem wohlbekannten, oft missverständlichen Wort bezeichnen: als *Liebe.* Liebe ist dann freilich nicht in einem paternalistischen oder sentimentalen oder erotisch-sexuellen Sinn gemeint, sondern im Sinne „prosozialer Motivation" (Binder 1996) oder, wie Rogers (1962a, S. 186) sagt, im Sinne der „Agape" des Neuen Testaments als bedingungsfreie, mit-menschliche Zuwendung (Schmid 1996, S. 512–540; 1998b; Schmid in Druck b). Dem Anerkennen des Anderen entspricht die Liebe, in der Ich und Du einerseits geeint sind, einander aber auch als den jeweils Anderen erfahren. Mit der Gemeinsamkeit wächst auch die Erfahrung der Andersheit, mit der Du-Bezogenheit auch die Selbstständigkeit. Das Gegenüber in Liebe ist Quelle von Gemeinschaft wie von individueller Personwerdung.

Gerade in der Liebe aber transzendiert die Begegnung die Zweierbeziehung, die Dyade, und öffnet sich dem *„Dritten":* Wir leben nicht in der Welt *des* (einen anderen) Menschen, sondern in der Welt *der* Menschen. Begegnung ist immer auch Überschreitung der Zwei-Einheit, der sich abschließenden „Zweisamkeit". Zu ihrem Wesen gehört der Plural; sie ist offen für den „Dritten", die Gruppe (als Schnittstelle von Person und Gesellschaft), die Gemeinschaft. Die Liebe kommt zu ihrer Fülle, wenn von „zweien" gemeinsam „ein Dritter" geliebt wird (condilectio).

Das volle Miteinander liegt, jenseits der relativen Abgeschlossenheit des Ich-Du, im Wir, im *Miteinandersein.* Darin hat die Freiheit ihren Ursprung, die Möglichkeit von und die Notwendigkeit zu Wahl und Entscheidung. Das Paar ist in diesem Licht der Sonderfall einer Gruppe. Diese stellt die ursprüngliche und natürliche gemeinschaftliche Lebensform des Menschen dar (s. u. zur Gruppentherapie und zu den politischen und sozialtherapeutischen Konsequenzen).

Die personzentrierten Grundhaltungen

Einem Menschen zu begegnen bedeutet also – nun speziell aus therapeutischer Sicht betrachtet –, ihm Raum und Freiheit zu geben, sich aus Eigenem zu entfalten und durch die personale Präsenz des Therapeuten diesen Entwicklungsprozess des Klienten zu fördern. Dies steht jeder Absicht und allem Handeln aus einer

Rolle oder Funktion heraus entgegen. Begegnung ist nach Buber (1962/63) u.a. vielmehr gekennzeichnet durch „Authentizität" (d.h. durch Sein statt Schein), „Akzeptation" (d.h. zum Anderen als Person ja sagen) und durch „Innewerden" als „personale Vergegenwärtigung" (d.h. für den Anderen in seiner bestimmten, ihm eigentümlichen Art und Weise offen sein). Diese in der Begegnungsphilosophie entwickelten Beschreibungen kommen den von Rogers unabhängig davon entwickelten und genau ausgeführten und in der Folge ausführlich untersuchten personzentrierten Grundhaltungen verblüffend nahe.

Zu den bedeutendsten Leistungen von Rogers zählt, dass er die notwendigen und seiner Ansicht nach auch hinreichenden Bedingungen für Persönlichkeitsentwicklung durch Psychotherapie formuliert hat. Rogers (1957) nennt sechs solcher Bedingungen (die im Übrigen nicht nur für den Personzentrierten Ansatz Geltung beanspruchen, sondern eine Metatheorie für Psychotherapie darstellen und auch für konstruktives menschliches Zusammenleben generell relevant sind). Konstruktive Persönlichkeitsentwicklung kommt in Gang, wenn Folgendes gegeben ist:

1. Es besteht ein psychologischer Kontakt, also ein Minimum an Beziehung zwischen Therapeut und Klient (damit wird die Beziehung als unabdingbare Grundlage und als basales Agens für Psychotherapie definiert).
2. Der Klient befindet sich in einem Zustand der Inkongruenz, ist verletzbar oder ängstlich (ein gewisser Leidensdruck oder Veränderungswunsch ist die Voraussetzung für die innere Bereitschaft zur Psychotherapie).
3. Der Therapeut ist in der Beziehung kongruent (s.u.).
4. Der Therapeut empfindet eine bedingungsfreie Wertschätzung für den Klienten (s.u.).
5. Der Therapeut versteht den inneren Bezugsrahmen des Klienten empathisch und ist bestrebt, diese Erfahrung dem Klienten gegenüber zum Ausdruck zu bringen (s.u.).
6. Die Kommunikation der bedingungsfreien Wertschätzung und des empathischen Verstehens durch den Therapeuten erreicht den Klienten wenigstens in einem minimalen Ausmaß (wenn die Haltungen des Therapeuten nicht ankommen, können sie nichts bewirken).

Während die Bedingungen 1 (es geht nicht ohne Beziehung), 2 (es geht nicht ohne „Leidensdruck") und 6 (es geht nicht, wenn Wertschätzung und Empathie nicht als solche wahrgenommen werden) erst in letzter Zeit wieder stärkere Beachtung finden (Wyatt 2001/2002, Bd. IV; Wyatt 2007; Warner 2007), sind besonders die dritte bis fünfte Bedingung als Grundhaltungen allgemein bekannt und unzählige Male empirisch untersucht worden. Die meisten Psychotherapierichtungen bezeichnen diese Einstellungen heute als selbstverständliche Voraussetzung für das Gelingen einer Therapie, auf der dann die eigentliche therapeutische Arbeit anzusetzen habe. Oft werden sie auch als Basistraining empfohlen, womit dem Personzentrierten Ansatz so etwas wie eine propädeutische Funktion (als allgemeine Grundlage von Psychotherapie) zukäme. Gerade darin liegt aber der fundamentale Unterschied: Der Personzentrierte Ansatz versteht die geschilderten Grundhaltungen nicht als Vorbedingung, sondern als das Entscheidende der Therapie. Eine solche Beziehung ist es, die in der Therapie hilft, und nicht diverse Methoden oder Techniken des Therapeuten. Die Beziehung ist nicht die Grundlage, die *benützt* wird, *um* therapeutisch intervenieren zu können, sie ist nicht eine Voraussetzung für die eigentliche therapeutische Arbeit oder Mittel zum Zweck, sondern die Beziehung *ist* die Therapie.

Wie bereits oben erwähnt, handelt es sich bei den Haltungen der Authentizität, der bedingungsfreien Wertschätzung und der Empathie eigentlich um eine einzige Grundhaltung der Präsenz, die in drei verschiedenen Dimensionen oder unter drei verschiedenen Aspekten beschrieben wird. In der Präsenz sind die im Folgenden einzeln beschriebenen Haltungen gleichsam aufgehoben (Rogers 1986; Schmid 1994, S. 228–244). Sie stellen drei Facetten oder Ausfaltungen ein und derselben Weise dar, mit einem oder mehreren Anderen in dessen oder deren Gegenwart zu *sein* – als Person, die anderen Personen begegnet (zu den Bedingungen und Grundhaltungen: Rogers 1957; 1980b; 1992; Schmid 1996, S. 242–284; 2001; 2009c; 2013a; Bohart/Greenberg 1997; Wyatt 2001/2002; Mearns/Thorne 2007; Cooper et al. 2013).

Authentizität

Unter Authentizität *(Kongruenz, Echtheit, Wahrhaftigkeit, Aufrichtigkeit)* ist die Haltung einer Person zu verstehen, die frei und tief sie selbst ist; ihre gegenwärtige Erfahrung wird exakt von ihrem Bewusstsein, das sie von sich selbst hat, repräsentiert. Sie ist sich ihres Selbst bewusst. Die Person ist also offen für alles, was in ihr vorgeht; sie macht sich nichts vor.

Zu diesem Innenaspekt des Übereinstimmens zwischen Erfahrung und Symbolisierung *(Offenheit)* kommt der Außenaspekt der Übereinstimmung zwischen dem eigenen Erleben und der Kommunikation dem Anderen gegenüber *(Transparenz)*. Die Person zeigt sich so, wie sie gerade ist; sie macht auch anderen weder wissentlich noch unwissentlich etwas vor, ist also glaubwürdig und zeigt keine Fassade. Ihr Verhalten ist ungekünstelt und nicht schablonenhaft. Dem Vertrauen auf die eigene Erfahrung und dem Vertrautsein mit sich selbst entspricht die Vertrauenswürdigkeit nach außen. „Es besteht eine enge Übereinstimmung zwischen dem, was gerade im Bauch erlebt wird, dem, was im Bewusstsein gegenwärtig ist, und dem, was dem Klienten gegenüber zum Ausdruck gebracht wird" (Rogers 1986, S. 240).

Vom Therapeuten wird dabei „nur" verlangt, dass er innerhalb der Grenzen dieser Beziehung eine integrierte Person, nicht aber generell ein Musterknabe in allen Lebensaspekten ist – dann gäbe es keine Therapeuten. Er versteckt sich nicht hinter einer Maske von Professionalität, sondern was im Therapeuten vorgeht, ist für die direkte Kommunikation verfügbar, wenn dies angemessen erscheint. Es ist „eine aufrichtige Beziehung von Person zu Person zwischen zwei unvollkommenen Menschen" (Rogers 1980b, S. 203).

Authentisch zu handeln – sein eigener Autor zu sein (Schmid 2001/2002) – heißt auch, frei von Methodik und Technologien zu sein. Authentizität bedeutet Kreativität und Spontaneität und schließt die bloße Wiederholung früherer Beziehungserfahrungen aus.

Eine authentische Einstellung fördert die Authentizität des Anderen sich selbst gegenüber, unterstützt also den Abbau von Abwehr und den Aufbau von Offenheit. Diese Haltung – sie spricht die Ganzheit und Integrität der Person an – ist zweifellos die fundamentalste Haltung; sie ist aber nur dann von Belang, wenn sie mit den beiden anderen Aspekten der Grundhaltung zusammenstimmt (zur Authentizität: Rogers 1961a; Schmid 2001/2002; Wyatt 2001/2002, Bd. I; Cornelius-White 2013).

Bedingungsfreie Wertschätzung

Die nicht an Bedingungen gebundene Wertschätzung *(bedingungsfreie positive Zuwendung bzw. Beachtung, Akzeptanz, Anteilnahme, Achtung, Anerkennung)* meint eine Haltung, die den Anderen in seinem Wesen bejaht und ihn annimmt, wie er ist. Er wird nicht bewertet oder beurteilt; die herzliche Zuwendung wird nicht an Bedingungen geknüpft, etwa daran, dass der Andere sich so verhält und entwickelt, wie man es gerne sähe.

Wertschätzung beginnt beim Interesse für eine Person. Es ist eine von Respekt getragene Zuneigung, eine entgegenkommende emotionale Wärme, eine nicht besitzergreifende, sorgende Haltung, die bedeutet, mit dem Anderen zu sein, was immer in ihm vorgeht – ein Ausdruck von Vertrauen in die Aktualisierungstendenz, ein Ja-Sagen zum Anderen, eine existenzielle Antwort auf seinen Hilferuf (Schmid 2001/2002).

Dies meint natürlich nicht, alles gutzuheißen, was der andere tut oder sagt (d. h. seine Verhaltensweisen zu bewerten) oder dem anderen Recht zu geben bzw. ihm nicht zu widersprechen; es greift tiefer und meint ganzheitlich die Person des Anderen, die in ihrem Wert geschätzt und in ihrer Würde bejaht wird. Diese Einstellung bedeutet, nicht zu fragen oder damit beschäftigt zu sein, was der andere eigentlich sagen will, sondern den anderen als einen Anderen ohne versteckten Verdacht und ohne Beurteilung zu nehmen, wie er sich zeigt. Das Anderssein des Anderen wird dabei nicht als Bedrohung abgewehrt, sondern als Bereicherung geschätzt. Auch sozial nicht erwünschtes Verhalten oder sogenannte negative Gefühle beim Anderen bringen jemanden, der aus dieser Haltung handelt, nicht davon ab.

Die Einstellung lässt sich mit jener von Eltern zu ihrem Kind, besonders zum Kleinkind, vergleichen: Die Eltern lieben dieses Kind, auch wenn sie bei Weitem nicht mit allem einverstanden oder von allem begeistert sind, was es tut. Gerade in der Erziehung wird auch deutlich, welchen Schaden eine an Bedingungen gebundene Wertschätzung anrichten kann, wenn Eltern ihre Wertschätzung des Kindes etwa von dessen Leistungen oder dessen Wohlverhalten abhängig machen.

Wertschätzung ohne Einschränkungen fördert Selbstwertschätzung und Selbstachtung, Liebe durch andere ist die Voraussetzung für Selbstliebe, Quelle des Vertrauens und des Selbstwertgefühls. Das unbedingte Akzeptieren ist nur möglich, wenn man versucht, den Anderen so zu verstehen, wie er sich selbst sieht – und dies fördert wiederum die Selbstakzeptanz (zur Wertschätzung: Rogers 1980b; Schmid 2001/2002; Wyatt 2001/2002, Bd. III; Bozarth 1998; 2013).

Empathie

Damit ist die Empathie *(Einfühlung)* als dritte Dimension angesprochen. Bei der Einfühlung geht es darum, zu versuchen, die genaue Bedeutung dessen zu verstehen, was der Andere jeweils gerade empfindet, und dies auch mitzuteilen.

Empathie bedeutet, sich absichtslos von Augenblick zu Augenblick in die innere Erlebniswelt des Anderen, in sein *inneres Bezugssystem*, zu versetzen und so zu empfinden, *als ob* man er wäre. Dabei ist die Qualität dieses „Als-ob" sehr wichtig: Wird sie übersehen, empfindet man genauso wie der andere, so handelt es sich um eine meist wenig hilfreiche reine Identifikation, die ein Mitaufgehen in der Emotion bedeutet und die Grenzen zwischen dem Eigenen und dem Anderen nicht achtet. Das andere Extrem wäre die Interpretation, die Beurteilung dessen, was der andere ausdrückt, von einem äußeren Bezugsrahmen aus, womit er zum Objekt gemacht wird. Dies würde einen kompletten Ausstieg aus der Beziehung von Person zu Person bedeuten. Empathie hingegen bedeutet so etwas wie eine Resonanz (s. u.) auf eine gespielte Melodie, ein genaues Mitschwingen und Mitspüren, ohne eine eigene Melodie zu spielen; sie ist ein Berührtwerden von der Welt des Anderen, ohne darin aufzugehen. Empathisch zu sein heißt, sich der Gegenwart des Anderen auszusetzen und sich von ihm existenziell betreffen zu lassen, ist also immer auch die Bereitschaft und das Risiko, sich selbst zu verändern.

Sehr oft wird Empathie mit „kognitiver sozialer Perspektivenübernahme" verwechselt. Bei Letzterer handelt es sich darum, dass ich herauszufinden trachte, was das für mich bedeutet, was in einem anderen vorgeht. Dies ist von Empathie zu unterscheiden, die, wesenhaft prosozial, versucht zu verstehen, was es für den anderen bedeutet, was in ihm vorgeht. Ein Beispiel: Wenn ich in der Absicht, baden zu gehen, einen Menschen beobachte, der gerade aus dem Wasser kommt und vor Kälte zittert, so lässt mich die Empathie mit ihm in seiner unangenehmen Situation mitfühlen (und allenfalls ein wärmendes Tuch reichen), während der Gedanke „Dann geh ich da sicher nicht hinein!" eine Perspektivenübernahme darstellt, bei der es um die Konsequenzen für mich aus dem Erleben des anderen geht (Binder 1996).

Eine wichtige Voraussetzung für Empathie ist das *aktive Zuhören*, d.h. eine konzentrierte Aufmerksamkeit, die sich darauf richtet, auf das Gemeinte und nicht bloß auf das Gesagte oder Gezeigte zu achten, also zu verstehen, was einer zum Ausdruck bringen will. Damit wird auch das erfasst, was gerade an der Schwelle der Bewusstwerdung liegt, am Rande des Gewahrwerdens.

Entscheidend dabei ist der vom Klienten wahrgenommene Versuch des empathischen Einfühlens seitens des Therapeuten (und nicht erst der Erfolg – es geht keinesfalls darum, die Bedeutungen des Ausgedrückten immer sofort zu erraten oder exakt benennen zu können). Jede Therapeutenantwort enthält die unausgesprochene Frage: „Ist es so in Ihnen? Erleben Sie das so? Habe ich richtig erfasst, wie sich das für Sie anfühlt? Wenn nicht, möchte ich gerne meine Wahrnehmung mit Ihrer in Einklang bringen". Es handelt sich um eine gemeinsame Suchbewegung, um ein ständiges gemeinsames Überprüfen, in dem sich der eine als Alter Ego des anderen zur Verfügung stellt. Es geht auch nicht darum, dem Anderen etwas bewusst zu *machen*, sondern immer um eine Einladung an den Klienten, sich selber besser zu verstehen, nie darum, den Klienten besser zu verstehen als dieser sich selbst und ihm deshalb etwas aufdecken zu wollen.

Empathisch zu sein, *die* erkenntnistheoretische Position des Personzentrierten Ansatzes, ist ein prozesshafter Vorgang und bedeutet die Bereitschaft mitzuempfinden, was immer im Strom des Erlebens (experiencing) des Anderen auftritt. Wer ohne Vorurteile und feinfühlig die private Welt des Anderen betritt, kann an dessen Erleben teilnehmen und ein vertrauensvoller Begleiter werden. Empathie als „Kunst des Nichtwissens" angesichts der Einzigartigkeit des Anderen und als „Erwarten des Unerwarteten" ist eine „demütige" Haltung und baut gerade durch ihre Unaufdringlichkeit eine Brücke von Person zu Person (Schmid 2001/2002).

Damit Empathie als förderliche Bedingung wirksam wird, ist es notwendig, sie zu kommunizieren, d.h. mitzuteilen, wie die Welt des Klienten vom Therapeuten verstanden wird – worin die dialogische Natur der Empathie liegt. Das empathisch Verstandene wird dabei oft *verbalisiert*, die *Symbolisierung* kann aber auch nichtverbal, beispielsweise körpersprachlich oder durch Zeichnen, Malen, Aufstellen und andere Ausdrucksformen erfolgen. Die Mitteilung des Verstandenen ist zugleich eine Einladung an den anderen, die Bewegung zu differenzierterem Verstehen des eigenen Erlebens bei sich selbst fortzusetzen. Durch genaue Empathie wird er höchst wirksam dabei unterstützt, mit sich selbst empathischer umzugehen und sich dem eigenen Erleben furchtloser und genauer zuzuwenden, sich auf Selbst-Erfahrung und eine Auseinandersetzung mit sich selbst einzulassen. In diesem Sinne ist Personzentrierte Therapie „Verändern durch Verstehen" (Biermann-Ratjen/Eckert/Schwartz 2003).

In der ständig wechselnden, oszillierenden Bewegung zwischen wertschätzendem, empathischem Beim-Anderen-Sein und kongruentem Bei-sich-selbst-Sein spiegelt sich die Haltung der Beziehung von Person zu Person. „Wenn Empathie vollständig verwirklicht wird, nehmen beide an einem Prozess teil, den man mit einem tanzenden Paar vergleichen kann: Der Klient führt, der Therapeut folgt. Die fließende, spontane Bewegung in der Interaktion folgt ihrem eigenen ästhetischen Rhythmus" (Raskin/Rogers 1989, S. 157).

Entsprechend wurde das Konzept der *Resonanz* entwickelt (Schmid 2008b; Schmid/Mearns 2006): Durch Achtsamkeit darauf, was in ihm vorgeht, wird der Therapeut sich des jeweils unmittelbar gegenwärtigen Stroms seines eigenen Erlebens bewusst. Was er erlebt, ist Resonanz auf die Welt des Klienten und/oder seine eigene Welt, das Echo, das im Therapeuten in der und durch die Beziehung ausgelöst wird. Davon zu unterscheiden ist *Selbstresonanz* als das Echo auf eigene Erfahrungen, die in der Therapie angerührt werden. Es ist ebenso wichtig, sie zu beachten, wie sie dann, weil sie nichts mit dem Klienten zu tun haben, beiseite zu stellen. *Empathische Resonanz* entsteht hingegen als Echo auf Erfahrungen des Klienten; ihre Symbolisierung unterstützt den Klienten beim Prozess, sich selbst zu verstehen. Neben der konkordanten empathischen Resonanz (der Therapeut ist in Übereinstimmung mit dem bewussten Erleben des Klienten) wird bei der komplementären empathischen Resonanz auch das einbezogen, was der Klient zwar (etwa nonverbal) von sich offenbart und zeigt, was ihm aber möglicherweise noch nicht ganz bewusst ist. Es bleibt daher vom Klienten unausgesprochen, weil er noch nicht imstande ist, es von sich aus alleine zu symbolisieren. Durch die komplementäre Resonanz wird der Klient mit einer anderen Seite von sich selbst konfrontiert. Um *personale (oder dialogische) Resonanz* schließlich handelt es sich, wenn sie ihren Ursprung in beiden bzw. in der Begegnung beider Personen hat. Hier nimmt der Therapeut die Position des Anderen für den Klienten ein und konfrontiert ihn mit sich selbst als Person, die vom Erleben des Klienten betroffen ist. Personale Resonanz ist immer Ko-Resonanz, d. h. Resonanz auf das Erleben beider in der Beziehung. Sie führt zu wechselseitigem Austausch von Erleben, zum Ausdruck des je schon vorgängigen Dialogs, den eine personzentrierte Therapie darstellt (s. u.; zur Empathie: Rogers 1975; Binder 1994; Bohart/Greenberg 1997; Schmid 2001/2002; Wyatt 2001/2002, Bd. II; Freire 2013).

„A way of being with"

Die personzentrierten Grundhaltungen beruhen auf einem Grundvertrauen in die Person, die eigene und die des Anderen, was sie scharf von der meist durch Misstrauen geprägten Haltung in der Gesellschaft, im Berufs- und oft auch im

Privatleben unterscheidet. Statt Menschen als unfähig, belehrungsbedürftig, destruktionsgeneigt und daher auf Kontrolle und Führung durch Experten angewiesen zu betrachten, geht die personzentrierte Sichtweise davon aus, dass die konstruktive Tendenz zur Aktualisierung Vertrauen verdient, findet sie nur einigermaßen geeignete Bedingungen vor. Sie wird aus der beschriebenen Grundhaltung gefördert, die eigentlich eine Lebenseinstellung darstellt, einen „way of *being*", ja einen „way of being *with*" (Rogers 1975, S. 4), eine Weise des Miteinander*seins*.

Dialog

In einem sehr bedeutungsvollen Sinn ist Psychotherapie daher Dialog. Nicht nur im verbreitet gebräuchlichen Sinn von Dialog als Wechselseitigkeit und Austausch und damit als symmetrische Entfaltung der Interpersonalität, wie ihn noch Buber (1948) charakterisiert, auch nicht als etwas, das sich aus der Begegnung erst ergibt und ihr folgt, wie wir üblicherweise meinen, sondern als Eintreten in ein ursprüngliches, vorgängiges Geschehen im Sinne Levinas' (1981): „Weil das Du absolut verschieden ist vom Ich, genau deshalb ereignet sich – vom Einen zum Anderen – Dialog." Klient und Therapeut sind von allem Anfang an in Dialog, noch bevor das erste Wort gesprochen wurde: Therapie ist das Eintreten in und Sich-Einlassen auf diese dialogische Grundsituation durch das Anerkennen des Andersseins des Anderen. Aus der fundamentalen Verschiedenheit jedes Menschen („der Andere") einerseits und der ebenso fundamentalen Gemeinsamkeit („Wir") andererseits ergibt sich die doppelte Herausforderung, zum einen den Anderen so zu verstehen, wie er sich zeigt (statt von mir auf ihn zu schließen und ihn damit auf das mir Bekannte zu reduzieren), und zum anderen auf das existenzielle Sich-Öffnen des Anderen in der Begegnung meinerseits existenziell zu antworten (statt sich in neutraler Distanz zu halten).

Dialog in der Therapie bedeutet also nicht, allmählich in Dialog zu kommen und Gemeinschaft herzustellen, sondern sie bedeutet, das vorgängige Wir zu realisieren und zu verwirklichen, indem auf der Basis des gemeinsamen Personseins die Einzigartigkeit des jeweils Anderen anerkannt und immer besser verstanden wird. Dialog ist also nicht das Endprodukt der Psychotherapie, sondern ihr Ausgangspunkt und ihre (zu entfaltende) Grundlage (Schmid 2006; 2009c).

Unter dem Stichwort „working at relational depth" hat sich auf der Basis eines solchen dialogischen Verständnisses der Personzentrierten Therapie eine Praxis und Forschungsrichtung entwickelt, die die heilsame Wirkung „tiefgehender Beziehungen" untersucht und auch eine gewisse Wechselseitigkeit in der therapeutischen Beziehung in den Blick nimmt (Mearns/Cooper 2005; Knox et al. 2013; Murphy 2013; Schmid 2013b; Schmid/Mearns 2006).

6 Entwicklungstheorie

Beide Aspekte des Personseins, Selbstbestimmung und Beziehungsabhängigkeit, sind auch die Grundlagen des Verständnisses der kindlichen Entwicklung: Die Aktualisierungstendenz strebt nach der Entfaltung der Möglichkeiten und der Realisierung der Bedürfnisse des Organismus. Die beschriebenen personzentrierten Grundhaltungen spielen dabei eine zentrale Rolle als Entwicklungsbedingungen in der Beziehung des heranwachsenden Kindes zu seinen relevanten Bezugspersonen.

Das Kind bedarf einer empathischen Begleitung durch eine es wertschätzende und in den Interaktionen mit ihm kongruente Person, kurz: jemandes, der in der Beziehung zu ihm ganz für es da ist, präsent ist. Das Kind hat oder entwickelt ein *Bedürfnis nach positiver Beachtung (Wertschätzung)* durch seine Eltern bzw. wichtigen Bezugspersonen. Erhält das Kind bedingungsfreie Wertschätzung, so hat es keinen Grund, die eigenen Wahrnehmungen abzuwehren; ein eigenes Bewertungssystem entsteht: Allmählich entwickelt das Kind die Fähigkeit, sich die Wertschätzung selbst zu geben *(positive Selbstbeachtung)*. Erlebt es aber, dass die Wertschätzung der Eltern an Bedingungen geknüpft ist, so übernimmt es allmählich diese Bewertungen, als ob es die eigenen wären; das heißt, diese Bewertungen stammen nicht aus der eigenen organismischen Erfahrung, sondern werden introjiziert, von anderen übernommen.

Die Eltern, die ihrerseits unter gesellschaftlichen Bewertungsbedingungen leben, versagen bis zu einem gewissen Grad notwendigerweise, weil sie das Kind nicht immer gleich liebenswert empfinden (können). Missbilligen sie etwas, was das Kind tut, etwa durch Liebesentzug, so kommt es zu einer Bedürfniskollision beim Kind. Rogers gebraucht zur Illustration das Bild vom schlimmen Buben, der seine Schwester an den Haaren zieht. Was dem Sohn zur Aktualisierung seines Selbst dient, missfällt der Tochter und den Eltern. Das Kind empfindet sich in der Folge in einigen Aspekten seiner Person und seiner Erfahrungen selbst als schlecht, weil es die Ablehnung durch die Eltern von der eigenen Bewertung nicht trennt, sondern sie übernimmt, als ob es eigene Bewertungen wären. Und so sagt der Kleine schließlich „böser Bub“ zu sich selbst (und den Eltern nach), während er die Schwester erneut traktiert. Ähnlich verhält es sich etwa beim behinderten Kind, das über seine Behinderung wütend ist, wenn die Eltern diese Wut nicht aushalten.

Fehlt die bedingungsfreie Zuwendung grundsätzlich, orientiert sich das Kind zunehmend an den Werten anderer, von deren Zuwendung es abhängig ist. Die eigenen Erfahrungen werden missachtet und das Kind richtet sich nach dem, was andere von ihm erwarten, weil es nicht deren Liebe verlieren will. Dabei werden die fremden Bewertungen so übernommen, als wären sie die eigenen. In der Folge wird das Selbstkonzept entsprechend viele fremde Elemente enthalten. Bedingte Zuwendung resultiert in einem bedingten Selbstwertgefühl („Nur wenn ich so und so bin, bin ich liebenswert"). Gewisse Bereiche (z.B. Aggressionen) werden schließlich verleugnet und sind dann dem Bewusstsein nicht zugänglich. Der Betreffende kann ihnen nicht Gestalt und Ausdruck verleihen. Inkongruenz ist gegeben und eine ständige weitere Bedrohung des Selbst ist die Folge. Ein beträchtlicher Aufwand ist erforderlich, um das Selbstbild aufrechtzuerhalten und vor Erfahrungen zu schützen, die es infrage stellen. Durch Wiederholung entstehen schließlich stereotype Bewertungsmuster (Rogers 1959, S. 48–52; Rogers/Wood 1974; Rogers/Tillich 1966, S. 246f.).

Man kann die Entwicklung auch unter dem *Aspekt der Empathie und des Bedürfnisses nach Verstandenwerden* sehen: Eine Mutter oder ein Vater, die ihr Kind authentisch und vorbehaltlos annehmen, verstehen das Bedürfnis nach Selbstaktualisierung ihres Kindes als ein Bedürfnis nach vollständigem Verstandenwerden, nach Empathie. Nur diese Form der Zuwendung beinhaltet Liebe, verbunden mit bedingungsfreier Wertschätzung. Wird dieses Bedürfnis nicht befriedigt, entwickelt das Kind immer neue Ausdrucksformen, mit denen es sein Erleben zum Verstandenwerden anbietet. Das tut es so lange, bis es tatsächlich verstanden wird. Aus der Interaktion zwischen Kind und Mutter oder Vater entsteht das Selbstbild des Kindes. Nicht empathisch verstandenes Erleben kann nicht in das Selbst integriert werden und bleibt fremd. Es besteht aber weiter und sucht weiterhin nach Möglichkeiten, sein Bedürfnis nach Empathie zu befriedigen, um kongruentes Erleben werden zu können. Die Wertvorstellungen eines Kindes orientieren sich dann an den Vorstellungen darüber, welche Bedingungen sein Erleben erfüllen müsste, damit es eine Chance hat, verstanden zu werden. Ganz allgemein ist das Entwicklungsziel eines Menschen, sich selbst zu verstehen, die eigene Person zu schätzen und authentisch zu erleben. Ausdruck von Erleben, das diese Bedingungen nicht erfüllt, ist ein Symptom, eine Form der Mitteilung des Wunsches nach Empathie: Erleben, das nach Verstandenwerden drängt (Biermann-Ratjen 2001; 2007; Biermann-Ratjen et al. 2003; Cooper 2013).

Die Säuglingsforschung und die Bindungstheorie weisen interessante Parallelen zu den Theorien der personzentrierten Entwicklungspsychologie auf (Höger 2007).

7 Theorie der leidenden Person

Wie kommt es zu Störungen? Auch ein inkongruentes Selbst tendiert natürlich dazu, sich weiter zu aktualisieren. So kommt es, dass die Selbstaktualisierungstendenz in einen mehr oder weniger großen Gegensatz zur organismischen Aktualisierungstendenz geraten kann: Es kommt zu einer Zwiespältigkeit in der Aktualisierungstendenz. Während diese nach Selbst-Transzendenz im Sinne ständiger Veränderung des Selbst durch Integration neuer Erfahrungen strebt, kann die Selbstaktualisierungstendenz das mehr oder weniger unterlaufen, wenn sie der

Erhaltung eines Selbst dient, das diese Erfahrungen (so) nicht wahrhaben will, weil es sie als zu bedrohlich erlebt. Das Ergebnis einer solchen *Spaltung in der Aktualisierungstendenz* ist eine Person, die sich von ihren Erfahrungen und damit von sich selbst in geringerem oder größerem Ausmaß entfremdet.

Entwicklung, Veränderung, Lernprozesse sind immer auch mit vorübergehenden Inkongruenzen verbunden, weil neue Erfahrungen nicht immer sofort ins Selbst integriert werden können. Jede Person ist partiell und temporär inkongruent. Die Inkongruenzen können dann zu ausgeprägtem psychischen Leiden werden, zur psychischen (Entwicklungs-)Störung, zu dem, was traditionellerweise psychische Krankheit genannt wird, wenn sie chronisch werden und wesentliche Bereiche der Person betreffen (d.h. dass wichtige Erfahrungen der Bewusstwerdung verweigert oder nur verzerrt bewusst werden).

Um Konnotationen mit dem traditionellen medizinischen Krankheitsbegriff zu vermeiden, sind nach dem personzentrierten Menschenbild die Begriffe „(Entwicklungs-)Störung" (von außen betrachtet) und „psychisches Leiden" (von innen betrachtet) angemessener; entsprechend werden statt „Krankheitslehre" besser die Begriffe „Störungslehre" bzw. zutreffender „Theorie der leidenden Person" gebraucht (weil immer der Person, nicht der Störung das Interesse gilt).

Zur Entfremdung kommt es, wenn von anderen übernommene, an Bedingungen geknüpfte positive Bewertungen *(Bewertungsbedingungen)* anstelle der organismischen Erfahrungen das Selbst prägen: Dann wird eine Erfahrung von der Person als positiv oder negativ beurteilt, weil sie von einer oder mehreren wichtigen anderen Personen so beurteilt worden ist, ohne Rücksicht darauf, ob sie für den eigenen Organismus förderlich oder hinderlich ist. Dies kann besonders während der kindlichen Entwicklung durch an Bedingungen geknüpfte Wertschätzung seitens der Eltern geschehen.

Solche von außen stammenden Bewertungen werden ins Selbst übernommen und behindern die exakte Symbolisierung der Erfahrungen, tragen dazu bei, dass starre (Selbst-)Konstrukte gebildet und so die Inkongruenzen verfestigt und ausgeweitet werden. Erfahrungen, die nicht zum Selbst passen, kommen gegen die ausgebildeten rigiden Vorstellungen über die eigene Person nicht mehr an und werden abgewehrt, damit sich das Selbst nicht ändern muss (weil dies aufgrund der übernommenen Bewertungen zu bedrohlich wäre). So kann die Inkongruenz nicht durch Erfahrung aufgelöst werden, sondern wird im Gegenteil chronifiziert; Selbsterfahrungen und damit auch das Selbst werden strukturgebunden (Gendlin 1996) und damit weniger flexibel, das heißt, es kommt mehr und mehr zu Wiederholungen von Erlebnismustern. So entsteht ein Teufelskreis zunehmender Inkongruenz: Je rigider das Selbstkonzept ist, umso häufiger muss Erfahrung abgewehrt werden, und dadurch wird wieder die Inkongruenz verstärkt. *Existenzielle Entfremdung* ist schließlich das Resultat.

Wenn Aktualisierungstendenz und Selbstaktualisierungstendenz solcherart in permanenten Widerstreit geraten, bewirken sie widersprüchlich erscheinendes, dem Betroffenen selbst unverständliches, sogenanntes „neurotisches" oder „psychotisches" Verhalten, weil einmal die eine, einmal die andere das Verhalten bestimmt (Rogers [1959, S. 53–55] bevorzugt die stärker phänomenologische Unterscheidung zwischen „Abwehrverhalten", wozu er neben den Neurosen auch etwa paranoides und katatones Verhalten zählt, und „desorganisiertem Verhalten" mit oft sprunghaft wechselnder Vorherrschaft von Aktualisierungstendenz oder Selbstaktualisierungstendenz). Der leidende Mensch erlegt sich Forderungen auf, die für ihn selbst destruktiv sind (z. B. Leistungen, die aber dann doch nie genug sind). „Die Person bemüht sich um ein Verhalten, das mit ihrem Selbstkonzept übereinstimmt. Aber ihr ‚neurotisches Verhalten' – in dem das gesamte Sein der Person nach Erfüllung strebt – ist sogar für sie selbst unbegreiflich, da es im Widerspruch steht zu dem, was sie bewusst tun ‚möchte', nämlich ein Selbst verwirklichen, das mit ihrem Erleben nicht mehr übereinstimmt" (Rogers/Wood 1974, S. 122). In einem solchen Zustand *chronischer Inkongruenz* wird dem Selbst die eigene Selbsterhaltung wichtiger als die Erhaltung und Entwicklung des Organismus als Ganzem. Angst, Verletzlichkeit, Bedrohung, defensives Verhalten und Desorganisation des Selbst sind die Folge (Rogers 1959).

Dies äußert sich in Symptomen verschiedenster Art und auf verschiedenen Ebenen (psychisch, körperlich, geistig), die als „Hilfeschrei" zu verstehen sind, als Ausdruck des Wunsches nach Verstandenwerden, als Aufruf an die Anderen, den Teufelskreis durch bedingungsfreie Wertschätzung und Empathie zu durchbrechen und stattdessen Selbstverstehen und somit vermehrte Kongruenz zu ermöglichen. Man kann also sagen: *Inkongruenz ist ein Signal; psychisches Leiden ist ein Appell* (Schmid 1995a; in Druck e).

Droht eine nicht bewusste Inkongruenz bewusst zu werden, so ist dies mit *Angst* (vor der notwendig werdenden Veränderung und damit vor Neuem) verbunden. Wird diese Angst in der therapeutischen Beziehung wahrnehmbar, ist dies oft ein prognostisch günstiges Zeichen: Bislang nicht wahrgenommenes Erleben drängt nach Symbolisierung; Veränderung steht an (s. u. zur Therapietheorie).

Aufgrund der mit diesem Verständnis der leidenden Person verbundenen therapeutischen Überflüssigkeit einer Neurosen- und Psychosenklassifizierung wurde der Personzentrierten Psychotherapie oft vorgeworfen, es handle sich um ein Einheitsmodell und einen Uniformitätsmythos; alle psychischen Krankheiten würden in einen Topf geworfen. Dies ist ein grobes Missverständnis: Nach diesem Ansatz wird eine leidende Person nicht einförmig, sondern jeweils differenziert gesehen und dementsprechend wird nicht uniform, sondern individuell und differenziell, jeweils der Person bzw. der Beziehung entsprechend therapeutisch vorgegangen (s. u.).

Im Lauf der Entwicklung des Ansatzes wurde u.a. nach der Ätiologie, der Symptomatologie, den Inkongruenzformen, den Beziehungsstrukturen und anderen Kriterien eine Reihe von differenziellen, störungsspezifischen Ansätzen entwickelt und auch andere Theorien zur Pathogenese aufgestellt, etwa im Bereich der Selbst-Entstehung oder bei schwierigen Prozessverläufen (Binder/Binder 1994; Swildens 2015; Biermann-Ratjen 2007; Biermann-Ratjen et al. 2003; Finke/Teusch 2007; Warner 2000; 2013). Diese können dann als genuin personzentriert gelten, wenn sie nicht hinter die phänomenologische Radikalität von Rogers zurückfallen und nicht von Sicherheitsbedürfnissen der Therapeuten (etwa durch Klassifikation und Expertendiagnose) oder von dem personalen Verständnis entgegenstehenden herrschenden gesellschaftlichen Interessen geleitet sind (etwa im Zuge der Verhandlungen mit Sozialversicherungen um die Krankheitswertigkeit einer Störung), sondern auf phänomenologischer Basis je spezifische Theorien der leidenden Person ausbilden (Schmid 2005a; Joseph/Worsley in Druck; Warner 2013). Während traditionelle Diagnosen (s.u.) also für die Therapie insofern irrelevant sind, als die Therapie immer durch Beziehung in ihrer je konkreten, individuellen Ausgestaltung geschieht, behalten sie für theoretische Modelle, für das interdisziplinäre Gespräch und die Forschung ihre Bedeutung.

8 Therapietheorie

Eine Möglichkeit, jene Beziehungsbedingungen zu erfahren, die für eine konstruktive Persönlichkeitsentwicklung maßgeblich sind, ist die Psychotherapie. Sie ist der Versuch, psychisches Leiden oder psychische Probleme zu mindern oder zu heilen, indem Bedingungen geschaffen werden, die ein Nachreifen ermöglichen, eine Symbolisierung abgewehrten Erlebens zulassen, eine Minimierung der Inkongruenzen zwischen Selbst und Erfahrung und eine Integration dessen möglich machen, was in der Entwicklung schiefgelaufen oder defizitär ist. Anders ausgedrückt: Psychotherapie ist Selbsterfahrung in Beziehungen und damit *Persönlichkeitsentwicklung durch personale Begegnung.*

Beide Aspekte des Personseins sind zentral: Sieht man es vom Selbstbestimmungsaspekt her, so sind mangelnde Selbstständigkeit und subjektiv erlebte Ausweglosigkeit die Ursachen für eine eingeschränkte Sicht der Möglichkeiten, zu handeln und leidvollem Erleben wirkungsvoll zu begegnen. Psychotherapie ist ein Prozess, welcher der Einschränkung der Selbstständigkeit entgegenwirkt durch die Unterstützung der Aktualisierungstendenz bei der Integration der Erfahrung in das Selbst: „Psychotherapeutisch handeln bedeutet, die potenziell vorhandenen Fähigkeiten eines kompetenten Individuums zu fördern“ (Rogers 1959, S. 47). Diese Förderung der Autonomie geschieht durch eine personzentrierte Beziehung, zu der der Therapeut durch seine Haltung ein Angebot macht.

Sieht man es vom damit bereits angesprochenen Beziehungsaspekt her, so ist eine Beziehungsstörung ebenso die Ursache von psychischem Leiden wie ein Aspekt dieses Leidens. Psychotherapie ist, so gesehen, eine Interaktion, welche die Beziehungsstörung aufzuheben bemüht ist durch eine Beziehung, die auf personale Begegnung hin offen ist.

Therapie als Persönlichkeitsentwicklung

Personzentrierte Psychotherapie ist daher, wie der Name sagt, nicht problem- oder lösungsorientiert, sondern personorientiert. Das heißt, dass man den verbesserten Umgang mit oder die Lösung von Problemen dadurch erwartet, dass der Klient in seiner Person reift und kompetenter im Umgang mit sich selbst wird. Je kongruenter der Klient wird, umso weniger hat er zu verteidigen und abzuwehren und umso offener wird er für Erfahrungen und deren genaue Symbolisierung. Psychotherapie bedeutet also, *korrektive Erfahrungen* zu machen. Dies hat zur Folge, dass der Klient mehr und oft bislang ungeahnte Möglichkeiten entdeckt, seinen Problemen effizient zu begegnen. Dazu gehört auch eine Veränderung in der Gestaltung von Beziehungen, die transparenter und individueller werden. Verstärktes Selbstvertrauen und zunehmende Selbstbestimmung gehen damit einher und die Angst vermindert sich. Der Klient lernt, Erfahrungen danach zu bewerten, ob sie befriedigend und persönlichkeitserweiternd sind oder nicht (organismischer Bewertungsprozess).

Personzentrierte Therapie ist eine Therapie des Selbst, eine Gelegenheit zur Reorganisation, zur Reifung des Selbst. Das Selbst(-konzept) stellt, wie beschrieben, eine zentrale Variable in der Persönlichkeitsdynamik und damit auch in der Entwicklung der Person unter den Bedingungen einer Personzentrierten Therapie dar. Durch die therapeutische Beziehung kann der Übergang von einem starreren zu einem flexibleren Selbst gefördert werden, die Entfremdung der Person von ihrem Erleben sowie ihre Inkongruenz in einer weitgehend angstfreien Atmosphäre besser wahrgenommen und schrittweise aufgehoben werden: „Der Weg der Therapie besteht in der Aufhebung der Entfremdung menschlichen Handelns“ (Rogers 1959, S. 52). Das Beziehungsangebot des Therapeuten unterstützt den Klienten darin, mit sich selbst ebenso umzugehen, wie es der Therapeut tut: authentisch, wertschätzend, einfühlsam. Auf diese Weise wird der Klient offener für sein Erleben und reduziert die Abwehr. Der Prozess der konstruktiven Aktualisierung kommt wieder bzw. differenzierter und exakter in Gang. „Psychotherapie ist ein Prozess, durch den der Mensch eins wird mit seinem Erleben, ohne Selbsttäuschung, ohne Verzerrung, [...] ein Prozess der Erkundung der eigenen Person“ (Rogers/Wood 1974, S. 140). Sie „ist eine Erfahrung des Selbst, nicht *über* das Selbst. Intellektuelle Einsicht allein reicht nicht aus. Änderungen im Verhalten stellen sich fast von selbst ein, wenn eine Reorganisation im Verhalten *erlebt* wird" (ebd., S. 123). Das Selbst kann durch die *Selbstexploration* des Klienten entsprechend den Erfahrungen modifiziert werden. Es ist der Klient, der die Therapie im wahrsten Sinn des Wortes ‚macht'. Der Therapeut ist dabei *Facilitator* („Förderer"), einer, der Persönlichkeitsentwicklung möglich macht, erleichtert, fördert, unterstützt. Therapie ist im wahrsten Sinn des Wortes Hilfe zur Selbsthilfe.

Therapie als Begegnung

Nach Rogers stellt Personzentrierte Therapie Heilung durch Begegnung im Sinne Bubers dar: unmittelbare persönliche Begegnung mit dem Klienten, dem der Therapeut von Person zu Person gegenübertritt (z. B. Rogers 1961b, S. 101; 1962a, S. 181 f.).

Genau betrachtet ist Psychotherapie ein Prozess, der sich von einer einseitigen, abhängigen Relation zwischen Therapeut und Klient in Richtung auf wechselseitige Begegnung entwickelt. Der Therapeut lässt sich als Person auf die Begegnung mit dem Klienten ein, den er gleichfalls als Person in den Blick nimmt, und tritt damit selbst in einen Prozess der Veränderung ein. Er gibt auf diese Weise den traditionellen Schutz der Expertenrolle auf. Auch wenn dies vom Klienten vielleicht (noch) nicht wahrgenommen wird, ist damit die Haltung des Therapeuten von Anfang an begegnungsorientiert (Wie erlebt er sich? Wie erlebe ich ihn?) und nicht expertenorientiert im traditionellen Sinn (Was hat er? Was fehlt ihm? Warum ist es so gekommen? Was muss ich ihm bieten? Worauf muss ich ihn aufmerksam machen? Was soll er dagegen tun? usw.). Das Expertentum des Therapeuten besteht, pointiert formuliert, vielmehr gerade darin, sich nicht als Experte für das Leben eines anderen aufzuspielen oder, wenn es heikel wird, in die Expertenrolle zu flüchten, sondern *in* der Beziehung mit dem Klienten zu bleiben und die schwierige Situation mit auszuhalten. Der Therapeut richtet seine Aufmerksamkeit auf die Person als ganze, nicht auf das Leiden oder das Problem, und ist dabei um die höchstmögliche Verwirklichung der beschriebenen Grundhaltungen bemüht. In der therapeutischen Beziehung, so Rogers, habe der Therapeut den Wunsch, eine Person kennenzulernen und nicht im üblich verstandenen Sinn „helfen" zu wollen. „Hilfe", d. h. nach personzentriertem Verständnis Förderung von Persönlichkeitswachstum, geschehe dann „von selbst", wenn es gelinge, einander im beschriebenen Sinne zu begegnen (vgl. Rogers/Buber 1960, S. 63; Rogers 1992, S. 32).

Personale Begegnung in der Therapie „stellt" aufseiten des Therapeuten die förderlichen Bedingungen „bereit" (was letztlich nichts anderes bedeutet als die Bereitschaft des Therapeuten, sich seinerseits auf Selbsterfahrung, also Selbstveränderung in der therapeutischen Beziehung durch die Begegnung mit dem Klienten einzulassen) *und* unterstützt sie beim Klienten. Es geht in der Therapie nicht einfach nur darum, die hilfreiche Beziehung einseitig anzubieten, sondern ebenso darum, wahrzunehmen, was an konstruktiven Elementen beim Klienten oder in der Gruppe vorhanden ist und diese zu fördern. So kann die eben genannte prozesshafte Bewusstwerdung von Inkongruenz und damit die Integration abgewehrter Erfahrungen in das Selbst erfolgen: durch Selbsterfahrung unter der Bedingung der Präsenz des Therapeuten, also in einer Begegnung von Person zu Person. Psychotherapie ist die Chance, die Bedrohung für das Selbst durch eine authentische, bedingungsfrei wertschätzende und empathische Beziehung zu vermindern; besonders wichtig ist dabei, dass die Beziehung frei von Bewertungen ist.

Bedeutsam ist in diesem Zusammenhang auch, was alles nicht zu den notwendigen Bedingungen gezählt wird und wie sich diese dadurch signifikant von den üblicherweise aufgestellten Theorien unterscheiden: Es wird nicht behauptet, für verschiedene Persönlichkeitstypen seien verschiedene Bedingungen nötig, man müsse verschiedene Gruppen von Leuten also verschieden „behandeln" bzw. die Beziehung in bestimmter Weise manipulieren (sehr wohl aber impliziert die Theorie, dass *jede* Beziehung anders und sie daher je nach Person unterschiedlich ist). Damit wird der Stellenwert einer Diagnose durch Experten enorm relativiert. Personzentrierte Psychotherapie vertritt den Standpunkt, dass die *Therapie sozusagen selbst die Diagnose* ist, diese also erst gemeinsam durch Therapeut und Klient im Prozess der Therapie gefunden und immer wieder modifiziert werden müsse. Letztlich geschieht die zutreffende Diagnose durch den Prozess der Therapie vom Klienten selbst (wofür der Ausdruck ‚Theragnose' geprägt wurde; s.u.).

Weiters wird, wie bereits erwähnt, der Stellenwert von *Methoden und Techniken* völlig relativiert. Rogers (1957) zufolge kommt ihnen ebenso wie den traditionellen Diagnosen bestenfalls eine Hilfsfunktion für unsichere Therapeuten zu; sie sind nur in dem Maß relevant, als sie als Kanäle für die Erfüllung der Grundhaltungen dienen. Von außen in die Beziehung eingebrachte Techniken im Sinne geplanter Interventionen und Strategien, auf die aus einem Reservoir zugegriffen wird, werden diesen Haltungen zweifellos nicht gerecht. Versteht man unter „Technik" (wörtlich: „Kunst") aber jeweils kreativ in der aktuellen Beziehung entwickelte Vorgangsweisen, konkrete Kunstfertigkeiten bzw. Merkmale der Beziehungsgestaltung, dann relativiert sich die Gegenüberstellung von Beziehung und Technik. In der Ausbildung und durch Erfahrung arbeitet jeder Therapeut seine ihm als Person entsprechenden „Techniken" heraus, die dann ihrerseits als Rahmen verstanden werden können, in dem sich die Beziehung entwickelt (Bozarth 1996; Frenzel 1992; Schmid 1996, S. 289–298; 2010b).

Personale Begegnung schließt den kritischen Blick nicht aus, im Gegenteil: Er ist in der Therapie unabdingbar notwendig (siehe z.B. unten zur Indikation). Beides ist (in wechselnder Abfolge, dialektisch) erforderlich: *sowohl* mit dem Klienten, sozusagen an seiner Seite sitzend und in die gleiche Richtung blickend, empathisch mitzuerleben und ihn von innen her zu verstehen *als auch* als Gegenüber („Be-gegn-ung"!) in der Beziehung seinen eigenen Stand und seine eigene Sicht, den Klienten face to face anblickend, zu behalten bzw. zu entwickeln und ihn von da aus anzuschauen.

Psychotherapie ist nach personzentriertem Verständnis also eine Form der zwischenmenschlichen Beziehung, die der fundamentalen Gleichrangigkeit aller beteiligten Personen Rechnung trägt. Sie ist deshalb letztlich für *wechselseitige personale Begegnung* offen. Davon auszugehen, Personzentrierte Therapie sei immer und von allem Anfang an wechselseitige Begegnung, wäre ein idealistisches Missverständnis; sie ist oft, jedenfalls meist zu Beginn, in vielfacher Hinsicht asymmetrisch. Aber sie ist offen für Wechselseitigkeit. Die Angebote des Therapeuten zur Begegnung mögen zunächst einseitig sein in dem Sinn, dass für den Therapeuten personale Begegnung ist, was für den Klienten noch nicht als solche angenommen werden kann. Der Prozess aber bewegt sich in Richtung auf volle, wechselseitige und symmetrische Begegnung, bei der beide Personen in freier und verantwortungsbewusster Weise einander als Personen gegenübertreten und einander somit als Personen gegenwärtig sind. Von ihrer Natur her tendiert gerade die Gruppe zur Überwindung einseitiger Begegnungsformen, weil die strikte Trennung in „hie Therapeut, hie Klienten" leichter aufgehoben werden kann. Ist dies verwirklicht, handelt es sich nicht mehr um Therapie. Damit ist das Ziel der Therapie letztlich ihre Überwindung und also Abschaffung, um wechselseitiger personaler Begegnung Platz zu machen.

Therapieprozess und Therapieziele

Der Therapieverlauf kann als ein allmähliches Voranschreiten auf einem Prozesskontinuum (Rogers 1961a; 1980; Frenzel 2001) verstanden werden. Es lassen sich Veränderungen in der Beziehung zu den Gefühlen, Veränderungen in der Art des Erlebens, in den persönlichen Konstrukten, in der Mitteilung des Selbst, in der Beziehung zu Problemen und in zwischenmenschlichen Beziehungen beschreiben (Rogers/Wood 1974, S. 124–128).

Eine Möglichkeit, die Entwicklung (eher von einem Innenaspekt aus) zu sehen, besteht darin, dass der Klient mehr und mehr dazu übergeht, mit sich selbst so umzugehen, wie der Therapeut mit ihm umgeht. Dabei handelt es sich um eine zunehmende Freisetzung der eigenen Möglichkeiten: Klienten lernen, genauer und differenzierter in sich hineinzuhören, offener für sich selbst zu werden und damit transparenter und vertrauenswürdiger in ihren Beziehungen; sie lernen, sich anzunehmen, wie sie sind (auch die zuvor als schrecklich und ablehnenswert empfundenen Seiten), sich zu schätzen (Selbstachtung) und für sich zu sorgen; sie lernen, sich selbst besser zu verstehen und sich selbst gegenüber einfühlsam zu verhalten – all dies, weil es ihrer eigenen Tendenz entspricht, so zu sein und daher so mit sich umzugehen (und nicht, weil sie den Therapeuten kopieren).

Eine andere Sichtweise (mehr von einem Außenaspekt) besteht darin, die Entwicklung des Klienten von einer rigiden Fixiertheit und Starrheit von Einstellungen, Konstrukten (die als Fakten angesehen werden) und Wahrnehmungen (Abwehr) zu einer fließenden Veränderlichkeit und Flexibilität (Offenheit) zu beobachten; von einem Zustand, in dem der Klient seinem eigenen Erleben fremd gegenübersteht, zu einer Unmittelbarkeit des Erlebens und einem kontinuierlichen Im-Prozess-Sein; von Inkongruenz zu Kongruenz zwischen Selbst und Erfahrung und damit von einem strukturgebundenen, starren Selbst zu einem Selbst, das das subjektive Bewusstsein dessen ist, was gerade erlebt wird; von der Überzeugung, dass die Strukturen und Bewertungen, nach denen der Klient sein Leben führt, reale Strukturen und Wertmaßstäbe außerhalb seiner selbst sind, zu der Erkenntnis, dass die Strukturen Produkte seiner Konstruktionen sind und der Ort des Bewertungsprozesses in ihm selbst liegt; von der Ablehnung und negativen Bewertung seiner selbst zu einem liebevollen Umgang mit sich selbst; von Bedrohung, Verletzlichkeit und Angst zu psychischer Ausgeglichenheit, Reife und Erfahrungsoffenheit; von emotionaler Gehemmtheit und Stereotypie zur Freiheit im Ausdruck von Gefühlen und persönlichen Bedeutungen; von der Vorstellung, von Unbeeinflussbarem völlig oder weitgehend abhängig zu sein (Fremdbestimmung), zur Freiheit in der Bewertung, zu einem Bewusstsein von Selbstverantwortung für Probleme und dazu, dass das Verhalten unter der eigenen Kontrolle steht (Selbstbestimmung); vom Verhaftetsein auf in der Vergangenheit Erlebtes zu einem reichen, farbigen, intensiven Leben in der Gegenwart mit der Orientierung auf Möglichkeiten in der Zukunft, die es zu ergreifen gilt; von defensiver zu authentischer Beziehungsgestaltung.

9 Therapiepraxis

In einem Buch kann nur bedingt eine Vorstellung davon vermittelt werden, wie Therapie in der Praxis aussieht. Die von Rogers in die Psychotherapie generell eingeführte Transparenz kennzeichnet Personzentrierte Psychotherapie jedoch bis heute. Durch Falldokumentationen und Therapieauszüge in Schrift (Farber/Brink/Raskin 1996; Cooper et al. 2007), Ton und Bild, Live-Therapiedemonstrationen („Demonstration Interviews“), durch Hospitation und durch die Teilnahme an interdisziplinären Auseinandersetzungen, Selbsterfahrungsgruppen oder allgemein zugänglichen Workshops (etwa nach dem traditionellen Modell des „La Jolla Program“ in Kalifornien oder des aus diesem hervorgegangenen „Austria-Programms“ in Europa; http://austriaprogramm.pfs-online.at; Schmid 1996, S. 411–424) ist es relativ einfach, sich mittels eigener Erfahrung von der personzentrierten Arbeitsweise ein Bild zu machen.

Indikation

Bevor Psychotherapie stattfindet, muss immer abgeklärt werden, ob sie überhaupt das Mittel der Wahl ist. Neben der Notwendigkeit zu klären, ob Psychotherapie generell bei einer bestimmten Person zu einem gegebenen Zeitpunkt angebracht ist (oder nicht besser eine beratende Aufklärung, Krisenintervention, eine medizinische Therapie oder was auch immer), ist aus personzentrierter Sicht nicht die Frage zu stellen, ob für eine bestimmte Störung eher diese oder jene therapeutische Schule geeignet ist. Weil es sich beim Verständnis von Psychotherapie ganz allgemein um einen Prozess der Veränderung von Inkongruenz in Richtung auf mehr Kongruenz durch Beziehung handelt, muss die Frage lauten, ob es generell Personen oder Situationen gibt, bei denen durch Personzentrierte Psychotherapie keine Hilfe zu erwarten ist. Die Einschränkungen liegen wohl dort, wo die eigene Inkongruenz vom Klienten überhaupt nicht wahrgenommen werden kann, wo das therapeutische Beziehungsangebot nicht wahr- oder angenommen werden kann (Ansprechbarkeit des Klienten für das therapeutische Angebot durch den konkreten Therapeuten) oder wo keinerlei Wunsch nach Veränderung vorliegt (vgl. Rogers' sechs Bedingungen). Daraus ergibt sich einerseits eine klare Grenze aufgrund der jeweiligen Beziehung im Einzelfall, andererseits ein sehr breites Indikationsprofil generell, das durch Literatur und Forschung bestätigt wird (Schmid 1996, S. 147–180; s. u.). Die dokumentierte Forschung widerlegt auch zweifelsfrei das Vorurteil, Personzentrierte Psychotherapie sei vorwiegend bei sogenannten leichten Störungen angebracht.

Die Frage der Indikation ist also – nach all dem Gesagten wohl nicht weiter verwunderlich – nur individuell und nicht durch (Krankheits- oder Klienten-) Klassifikation oder Diagnose festzumachen: Wenn ein Klient, für den Psychotherapie indiziert ist, auf das personzentrierte Beziehungsangebot im Erstkontakt konstruktiv anspricht (also eine Selbsterfahrung macht, sich mit sich selbst auseinanderzusetzen und sich in sich selbst einzufühlen beginnt usw.), dann erscheint es sinnvoll, weiter personzentriert zu arbeiten. Sonst kann er das, was für ihn förderlich ist, offenbar eher durch einen anderen Therapeuten oder durch ein andersartiges Therapieangebot bekommen.

Die Grenzen personzentrierten Arbeitens liegen an den Grenzen der beteiligten Personen und den Umgebungsbedingungen. Oft liegen diese Grenzen nicht beim Klienten, sondern beim Therapeuten: Denn es ist eben auch eine Frage des Angebots (und damit des Settings, der Flexibilität, Kreativität und Erfahrung des Therapeuten), ob es vom Klienten als hilfreich erlebt und daher angenommen wird.

Setting

Personzentrierte Psychotherapie findet häufig als Gespräch statt; je nach den Wünschen und Möglichkeiten des Klienten (und je nachdem, worauf der Therapeut sich einzulassen bereit ist) gehört zu einer an der Person orientierten Therapie aber genauso die Arbeit mithilfe von anderen, etwa kreativen und künstlerischen Ausdrucks- und Gestaltungsformen. Dazu zählen beispielsweise Malen, Modellieren, Musik, kreative Medien, Aufstellungen, jedenfalls auch die direkte und genuin personzentrierte Einbeziehung des Körpers, beispielsweise durch Berührung, Bewegung, Tanz, Aufstellungen usw. (Schmid 1994, S. 425–502; 1996, S. 425–448; 2010b). Personzentrierte Psychotherapie wird in der Gruppe und im Einzelsetting durchgeführt. In der Einzeltherapie sind Therapeut und Klient normalerweise einander face to face zugewandt. Je nach dem Bedarf des Klienten findet sie eine oder mehrere Stunden pro Woche statt, selten ist die Frequenz geringer.

Gruppentherapie findet meist in Form einer Doppelstunde einmal wöchentlich statt, seltener als geblockte Gruppe (beispielsweise über ein Wochenende – ein Setting, das sich eher für Encounter-Gruppen zur Selbsterfahrung anbietet). Im deutschsprachigen Raum wird traditionell die Zweierbeziehung in der Therapie überschätzt und Gruppentherapie unterschätzt. In der Gruppe (als Schnittstelle zwischen Person und Gesellschaft) ist eigentlich der natürliche und primäre Ort der Therapie zu sehen, weil Probleme in der Regel ja auch in Gruppen entstanden sind; die Zweierbeziehung ist eine spezielle Gruppe, die besonderen Schutz bietet, der auch geboten werden soll, wo dies angemessen erscheint. Die Gruppe ist nicht nur aus ökonomischen Gründen interessant, sondern sie bietet durch die Vielzahl von Möglichkeiten an Begegnungserfahrungen und wechselseitiger Unterstützung die Gelegenheit, Beziehungsgestaltung mit verschiedenen Personen und in verschiedenen Situationen „live“ und unmittelbar auszuprobieren, wovon in der Einzeltherapie oft nur reflektierend geredet werden kann (Rogers 1970; Wood 1988; Schmid 1994; 1996; Schmid/O’Hara 2013).

10 Ausbildung

Personzentrierte Therapie hängt primär von der Person des Therapeuten ab. Von allem Anfang an war daher selbsterfahrungsorientiertes, selbstgesteuertes, in Beziehungen reflektiertes (supervidiertes) Lernen entlang praktischer Erfahrungen das wesentliche Prinzip personzentrierter Ausbildung und nicht das Trainieren von Techniken. Die Ausbildung findet in Zweierbeziehungen („Lehr-“, besser Lern-Therapie, Einzelsupervision) und in Gruppen in möglichst vielfältigen Lernsituationen statt. Wie jeder Ausbildungsteilnehmer für sein praktisches Handeln eigenständig herausfinden muss, welche Möglichkeiten er hat und was ihm als Person am besten entspricht (statt andere zu kopieren oder zu imitieren), so wird auch größter Wert auf eine persönliche, eigenständige Theoriebildung und -entwicklung in Auseinandersetzung mit bestehenden Theoriemodellen (statt der bloßen Übernahme etablierter Theorien) gelegt.

Dem entscheidenden Ausbildungsprinzip Persönlichkeitsentwicklung bzw. -bildung entspricht ein möglichst individueller und weitgehend selbstgewählter Lernweg in der Ausbildung, in dem es möglich ist, die Schwerpunkte jeweils so zu setzen, wie es der persönlichen Entwicklung und dem Interesse entspricht. Die mit der Institutionalisierung (so ist es seit etwa zehn Jahren erstmals möglich, Psychotherapiewissenschaft als Vollstudium zu absolvieren und gleichzeitig auch die Ausbildung zum Psychotherapeuten zu machen) und mit gesetzlichen Bestimmungen einhergehende Reglementierung des Ausbildungscurriculums), verbunden mit einer dabei notwendigen Beurteilung durch die Ausbilder, steht dabei nicht selten in einer beträchtlichen Spannung zum personzentrierten Prinzip der Selbstbestimmung und Persönlichkeitsförderung.

Personzentrierte Theorie und Praxis erwecken bisweilen den Eindruck scheinbar leichter Erlernbarkeit, weil es ja nicht um die Aneignung eines Repertoires an Methoden und Interventionsformen geht (anderen kommt es wieder als eine Überforderung vor, in der beschriebenen Weise in der Therapie als Person präsent zu sein). Die Kunst der Begegnung besteht aber gerade darin, auch in schwierigen Situationen und im Wissen um eigene Beschränktheiten beim Klienten als Person präsent zu bleiben und nicht aus Angst bzw. zum eigenen Schutz in Techniken, Ratschläge oder eingefahrene Verhaltensweisen zurückzufallen. Dies erfordert eine gründliche Ausbildung im Sinne der Heraus-Bildung und Entwicklung des eigenen personalen Potenzials (Schmid 1996, S. 355–368; Mearns 1997; Barrett-Lennard 1998, S. 324–352; NEAPCEPC 2009; Schmid 2009b; 2015a).

11 Therapieforschung und Theorieentwicklung

Im Bereich empirischer *Psychotherapieforschung* hat Rogers Pionierarbeit geleistet. Verschiedene Hypothesen personzentrierter Arbeit wurden in Hunderten Studien mit den verschiedensten Therapeuten und unterschiedlichsten Klientenpopulationen, von Personen mit leichten Krisen bis zu schwer leidenden und hospitalisierten Patienten, in verschiedenen Altersstufen, angefangen von der Kinder(spiel)therapie über die Arbeit mit Jugendlichen bis zur Gerontotherapie, in verschiedenen Settings (einzeln, Paar, Familie, Gruppe) und auch jenseits von Psychotherapie untersucht (Rogers/Dymond 1954; Rogers et al. 1967; Watson 1984; Tscheulin 1992; Hutterer et al. 1996, S. 183–327; Schmid 1996, S. 381–392; Barrett-Lennard 1998, S. 232–323; Elliott 2007a; b; Cooper 2007c; 2008; Stiles et al. 2007; McLeod 2013). Die wesentlichen Theorien dürfen als empirisch ausgezeichnet abgesichert gelten.

Über die naturwissenschaftlich orientierte Forschung hinaus hat Rogers klinisch-phänomenologische Studien angeregt, die die Phänomene des Erlebens und daher das Subjekt (den Menschen als Person) in die Forschung miteinbeziehen, die Beteiligten zu Mitforschern machen und daher einer „menschlicheren Wissenschaft vom Menschen", einer wahren Human-Wissenschaft entsprechen (Rogers 1959, S. 76; 1970, S. 13; 1985). Damit vollzieht sich insgesamt eine Entwicklung in die Richtung, Forschung und veränderndes Handeln untrennbar miteinander zu verbinden – was nicht geringe wissenschaftstheoretische Probleme aufwirft und das Problem angemessener und aussagekräftiger Forschung noch als Aufgabe vor sich hat.

Die gegenwärtig von Gesundheitsverwaltungen stark favorisierten „empirisch gestützten (auch: evidenzbasierten) Behandlungsmethoden" (EST) stellen dabei ein derzeit einflussreiches Mainstream-Modell dar. Personzentriertes Arbeiten hat sich ja keineswegs in der Forschung als ineffizient herausgestellt, im Gegenteil. Das Problem liegt im Grundsätzlichen: Die zugrunde liegende „empirische Forschung" ignoriert die Entwicklung, dass Psychotherapie und Medizin sich längst als verschiedene Paradigmata entwickelt haben, und folgt (neben verhaltenstherapeutischen Annahmen) dem traditionellen medizinisch-psychiatrischen Modell, indem sie einzelne Psychopathologien wie somatische Krankheiten untersucht. Sie kontrastiert also hinsichtlich ihrer Forschungsphilosophie und -methodologie zu einem beträchtlichen Teil sowohl mit den personzentrierten anthropologischen und epistemologischen Grundannahmen wie auch mit der daraus folgenden Therapiepraxis (Diagnosenkategorisierung der Stichproben, Zufallszuweisung zu verschiedenen therapeutischen Bedingungen, manualisiertes Vorgehen, dekontextualisierte und deindividualisierte Datenanalyse u. a.). Die Kritik aus unter anderem personzentrierter Sicht bezieht sich dabei vor allem auf die unhinterfragte Annahme verschiedener Psychopathologiekategorien, den Bias durch Forschervoreingenommenheit (researchers' allegiance bei RCTs, den diagnosebasierten randomized clinical trials) sowie vor allem auf die vielfach angezweifelte Vorstellung, dass die Wirkung von Psychotherapie auf Schulenspezifizität und nicht auf allgemeinen Faktoren (wie therapeutische Beziehung, Klientenmotivation usw.) beruhe (Cooper et al. 2013; vgl. auch den einleitenden Beitrag von Slunecko in diesem Band).

Personzentrierte Theoriebildung versteht sich als permanente *Theorieentwicklung*, als beständig in Veränderung und niemals abgeschlossen. Rogers (1959, S. 16) wandte sich energisch dagegen, „jede beliebige Theorie sofort zum Dogma [zu] erheben"; er wollte vielmehr Theorien „als Anreiz für weiteres kreatives Denken" verstanden wissen. Viele Dimensionen des personzentrierten Paradigmenwechsels und des entsprechenden Zugangs zum Menschen sind noch nicht ausgelotet; vieles ist, v. a. auch in der Praxis, erst noch einzulösen (Schmid 1997; 2008a).

12 Ethik und Politik der Psychotherapie

Im Verständnis von Person, bei dem, ethisch fundiert, der Mensch als selbstständig Antwortender und Verantwortlicher in einer Kommunikation begriffen wird, liegt auch eine ethische Grundlegung für die Psychotherapie insgesamt. Der Therapeut ist ein auf die Not Antwortender; Psychotherapie ist Ergreifen der Verantwortlichkeit, Handeln aus der Begegnung, engagierter und solidarischer Dienst aus einer solchen ethischen Grundhaltung (Wittrahm 1995; Schmid 1996, S. 521–532; 1997). Dem liegt ein Verständnis von Macht als Empowerment (Ermächtigung) zugrunde, das traditionellem autoritätsgläubigen Denken völlig entgegensteht (Rogers 1977a; Schmid 1996, S. 451–468; Proctor 2002; Zurhorst 2007).

Psychotherapie ist damit immer, beabsichtigt oder unbeachtet, auch eine gesellschaftspolitische Tätigkeit. Ihrem Menschen- und damit auch Gesellschaftsbild entsprechend kann sich Personzentrierte Therapie nur als Förderung von Emanzipation, Partizipation und Demokratie verstehen und nicht als Anpassung oder Störungsbeseitigung – auch wenn dies vielfach in beachtlichem Gegensatz zum Mainstream der Gesundheitspolitik steht. Für emanzipatorisch orientierte Psychotherapeuten kann es daher keinen Rückzug in den Elfenbeinturm der Wissenschaft oder die Abgeschlossenheit der eigenen Praxisräume geben, sondern es gilt, auch politisch Standpunkt zu beziehen und damit schon bei den Ursachen anzusetzen, nicht zuletzt natürlich im Diskurs des Sozial- und Gesundheitswesens. Politische Abstinenz, nicht selten aus falsch verstandener Neutralität von Psychotherapeuten geübt, unterstützt den (oft störungsfördernden) gesellschaftlichen Status Quo und seine (vielfach destruktiven) Machtstrukturen. Darüber ist die Herausbildung einer Personzentrierten Soziotherapie im Entstehen, die die Therapie von gesellschaftlichen (Sub-)Strukturen zur Aufgabe hat (Proctor/Cooper/Sanders 2006; Schmid 2012; Schmid 2013c; 2014; 2015b; Wilkins 2012).

Ziel- und methodenorientierte Psychotherapieansätze erfreuen sich nicht zuletzt dank gesellschaftspolitisch aktueller Effizienzansprüche gegenwärtig einer beträchtlichen Konjunktur. Trotzdem gewinnen in den verschiedensten Schulen personale Konzepte und die aktuelle Beziehung in der Therapie immer stärker an Bedeutung. Hierin kann bereits ein Einfluss der humanistischen Psychologie im Allgemeinen, der Personzentrierten Therapie im Besonderen gesehen werden. Der Personzentrierte Ansatz sucht das Gespräch mit anderen Schulen (Korunka 1997; Slunecko 1998; Korbei 2001) und wendet sich zusammen mit anderen emanzipatorischen Ansätzen, die entwicklungsoffen sind, gegen die Versuchung zur Technifizierung, gegen eine einseitige Effizienzorientierung und damit letztlich gegen eine manipulative Anpassung der Psychotherapie – eine ethische und politische Herausforderung, die sich vielleicht heute mehr denn je stellt.

Integrative Gestalttherapie

Renate Hutterer-Krisch, Petra Klampfl und Barbara Stadler

Die Gestalttherapie zählt zu den therapeutischen Ansätzen der humanistischen Psychologie. Die Methode wurde, aufbauend auf ihre tiefenpsychologischen Wurzeln, durch die Integration der gestaltpsychologischen Wahrnehmungstheorie und des Konzeptes der Selbstorganisation des Organismus zu einem phänomenologisch-hermeneutischen und dialogischen Verfahren weiterentwickelt – von daher die Bezeichnung ‚Integrative Gestalttherapie'. Aus Gründen der einfacheren Lesbarkeit wird im Folgenden meist von „Gestalttherapie" gesprochen; „integrativ" ist dabei impliziert. Gestalttherapie sieht den Menschen als ein zur Verantwortung fähiges, auf soziale Begegnung und Beziehung ausgerichtetes Wesen an, das in einem lebenslangen Wachstums- und Integrationsprozess seine Potenziale verwirklichen kann.

Neben Frederick (häufig Fritz genannt) Salomon Perls (1893–1970) und seiner Frau Lore (angelsächsisch Laura) Perls, geb. Posner (1906–1990), zählen Paul Goodman, Ralph Hefferline, James Simkin und Paul Weiss zu den Mitbegründern der Gestalttherapie. Fritz Perls übernahm vorerst psychoanalytisches Gedankengut durch seine Lehranalysen bei Karen Horney, Clara Happel und Wilhelm Reich. Auf dieser Basis entwickelte er die erst später als Gestalttherapie bezeichnete „neue" Therapiemethode in der Auseinandersetzung mit den psychoanalytischen Hypothesen Sigmund Freuds sowie unter Miteinbeziehung gestaltpsychologischen Gedankenguts. Letzteres bezog er von Kurt Goldstein, dessen Assistent er war (1926), sowie von seiner Frau Lore Perls, die in Gestaltpsychologie promoviert hatte.

Auf dem Psychoanalysekongress von 1936 wurde Perls' Loslösung von Freud eingeleitet und Perls begann, zunehmend phänomenologische (Husserl 1962), psychodramatische (Moreno 1946) und nicht zuletzt zen-buddhistische Elemente in die Gestalttherapie einzubeziehen. Paul Goodman, der in Chicago promoviert hatte, steuerte ab Ende der 1940er-Jahre die sozialphilosophischen Bezüge und die Perspektive der Chicagoer Schule des Pragmatismus (u. a. Dewey und Mead) zur weiteren Entwicklung der Gestalttherapie bei. Perls betonte, dass es sich bei seinem gestalttherapeutischen Ansatz nicht um einen exklusiven Ansatz handelte, der aus neuen und revolutionären Elementen zusammengesetzt sei, sondern dass sich die meisten seiner Elemente vielmehr in vielen anderen Ansätzen finden ließen. Nicht die Bausteine und Teilerkenntnisse der Gestalttheorie seien neu, das Neue sei vielmehr die „Art ihrer Benutzung und Organisation, die diesem Ansatz seine Einzigartigkeit und seinen Anspruch auf Beachtung verleiht“ (Perls 1992, S. 20).

1 Grundlagen der Gestalttherapie

Der Begriff *Gestalt* wurde im psychologischen Wortschatz v. a. durch das Werk Wolfgang Köhlers (1947) verbreitet, der Prinzipien aus der Feldtheorie auf Wahrnehmungsprobleme anwandte. Aber schon 1890 hatte Christian von Ehrenfels den Gestaltbegriff in die Psychologie eingeführt und damit eine seelische Ganzheit mit den Eigenschaften der Übersummativität und der Transponierbarkeit bezeichnet. Das berühmteste Beispiel zur Erläuterung des ganzheitlichen Verständnisses seelischer Gegebenheiten ist das der Melodie. Eine Melodie lässt sich nicht allein aus der Summe ihrer Einzeltöne erklären (sie ist also übersummativ) und bleibt – etwa in einer anderen Tonhöhe – trotz Änderung aller Einzeltöne erkennbar (sie kann also transponiert werden). Das heißt, eine Gestalt entsteht durch die Gesamtheit der Beziehungen der Elemente zueinander, der Teilganzen zum Ganzen und umgekehrt.

Schon Ehrenfels wollte den Begriff der Gestaltqualitäten nicht nur auf die Sinneswahrnehmung beschränkt wissen. Der „Berliner Schule“ um Wertheimer, Köhler, Goldstein und Lewin gelang in der Folge der Nachweis, dass nicht nur Wahrnehmungs-, sondern auch Bewusstseinsphänomene als dynamische Ganzheiten, als Gestalten auftreten (vgl. Amendt-Lyon/Bolen/Höll 2004); ja, letztlich weist das gesamte psychische Leben Gestaltqualitäten auf.

Eine der wesentlichen Grundannahmen der Gestaltpsychologie besagt, dass Fakten, Sinneswahrnehmungen, Verhaltensweisen und Phänomene erst durch ihre Organisation ihre eigenständige und besondere Bedeutung erlangen und nicht schon durch ihre einzelnen Bestandteile definiert werden. Der Mensch nimmt keine unzusammenhängenden Bruchstücke wahr, sondern organisiert diese im Wahrnehmungsprozess zu einem sinnvollen Ganzen. Gestalten entstehen durch eine Strukturierung des Wahrnehmungsfeldes, die den Gestaltgesetzen der Organisation folgt: dem Gesetz der Ähnlichkeit, der Nähe, der Umschlossenheit usw. (Wertheimer 1964). Eine *Gestalt ist eine strukturelle Einheit,* das heißt, sie ist verschieden von und mehr – genauer: etwas anderes – als die Summe ihrer Teile. Sie ist die Figur im Vordergrund, die sich vom Hintergrund abhebt. Lore Perls betont in diesem Zusammenhang die *Relativität der Realitätswahrnehmung:* „Bei jeder ‚Berührung‘ der Sinnesorgane mit dem Wahrzunehmenden spielt die

Situation der wahrnehmenden Person eine wichtige Rolle. Interessen und Bedürfnisse (auch unbewusste) entscheiden mit darüber, was wir wie wahrnehmen und was wir ausblenden" (Perls, L. 1989, S. 177). „Unsere Betrachtung ist ganzheitlich: Die innere Wahrnehmung eines Bedürfnisses und das Vorherrschen bestimmter Inhalte im Bewusstsein sind wie zwei Seiten einer Münze [...] Ein Hungriger sieht andere Dinge in der Welt als ein Satter" (Schigutt 2004, S. 200).

Das wichtigste theoretische Konzept, das die gesamte Gestalttheorie durchdringt, ist die Auffassung von Ganzheit. Der Gestaltbegriff meint eine Ganzheit, die nicht zerlegt werden kann, ohne ihre Natur zu zerstören. Das Ganze ist de facto nicht mehr, sondern v.a. anders als die Summe seiner Teile, was auf Erkenntnisse von Ehrenfels und Wertheimer zurückzuführen ist. Perls demonstriert dies an einem Dreieck, das aus drei Teilen besteht: Nimmt man die Teile auseinander, so wird die spezifische Gestalt des Dreiecks zerstört – die einzelnen Teile aber sind weiter vorhanden. „Perls' holistischer Zugang zum Individuum umfasst und bestätigt Komplexität, Einschließung und Vielfalt und widersteht jedem Versuch von Reduktionismus" (Clarkson/Mackewn 1995, S. 54). Dass der Mensch einen einheitlichen Organismus bildet, bezeichnet Perls als einen der offenkundigsten Fakten in Bezug auf den Menschen (*holistische Doktrin*). Dieses holistische Prinzip zeigt sich in allen Daseinsformen; „es besagt, dass die Wirklichkeit von Grund auf holistisch ist und alle Daseinsformen nach Ganzheit streben; Evolution ist die Entfaltung immer neuer Ganzheiten, die die älteren Ganzheiten/Teile integrieren" (Fuhr/Sreckovic/Gremmler-Fuhr 2006, S. 121). Auf dieser Basis werden in der Gestalttherapie die leiblich-seelisch-geistige Einheit des Menschen und das Eingebundensein in seine Umgebung betont. Die Begründer distanzierten sich damit von traditionellen psychiatrischen und psychotherapeutischen Schulen, die am psychosomatischen Dualismus und den daraus entspringenden Kausalitätsproblemen festhielten. Perls führte demgegenüber ein ganzheitliches Konzept in die Psychotherapie ein, das *Konzept des geschlossenen Feldes*, demzufolge psychische und physische Aktivitäten beide als Manifestationen desselben menschlichen Wesens angesehen werden. Dieses Konzept soll „ein für allemal [aufräumen] mit dem verwirrenden und unbefriedigenden psycho-physischen Parallelismus, mit dem die Psychologie sich seit ihren Anfängen herumschlägt" (Perls 1992, S. 32). Es hat auch unmittelbare Auswirkungen auf die Praxis der Gestalttherapie, insofern sich diese in ihren Interventionen nicht auf das beschränkt, was gesagt oder gedacht wird. Sie kann vielmehr miteinbeziehen, was getan wird. „Psychotherapie wird auf diese Weise keine Exhumierung der Vergangenheit [...], sondern eine Erfahrung des Lebens in der Gegenwart" (Perls 1992, S. 33).

In Verbindung mit dem Ganzheitsprinzip sind noch zwei weitere Grundannahmen der Gestalttherapie zu nennen: das der *Selbstregulation*, das auf Kurt Goldstein und Wilhelm Reich zurückgeht, und das der *schöpferischen Anpassung* nach Paul Goodman. Dem Prinzip der Selbstregulation entsprechend, entwickeln sich Personen und Gemeinschaften am gesündesten und besten, wenn sie nicht durch rigide Vorgaben gegängelt werden, wobei damit zwar ein großes Ausmaß an persönlicher Autonomie, nicht aber zügellose Befriedigung von Bedürfnissen gemeint ist (Fuhr/Sreckovic/Gremmler-Fuhr 2006, S. 122). Hartmann-Kottek (2008, S. 65) verweist in diesem Zusammenhang auf Erkenntnisse der Selbstorganisationstheorie und Chaosforschung, wonach das freie Spiel der Kräfte immer wieder neue Strukturen herausbildet, die sich als „viabel" erweisen. Das Prinzip der *schöpferischen Anpassung* bezieht sich auf die Wechselbeziehungen zwischen Personen (und auch sozialen Einheiten) und ihrer Umwelt, wobei auf der Grundlage der jeweiligen Interessen und Bedürfnisse eine Balance hergestellt wird. Dabei wird der Organismus-Begriff über die zunächst physische Bedeutung hinaus auf eine soziale und gesellschaftliche Ebene gehoben. Das Grundprinzip der Selbstorganisation und der Aspekt der schöpferischen Anpassung dokumentieren das dynamische Verständnis von Gesundheit und Krankheit in der Gestalttherapie.

Gesundheit wird in diesem Sinne nicht normativ verstanden, weil Lebenssituationen ständigen Änderungen unterworfen sind, bei denen sich Person und Umwelt permanent (schöpferisch) aneinander anpassen müssen. Der Organismus ist aufgefordert, in Bewegung und in Kontakt mit sich und seiner Umwelt zu sein. Krankheit wird dementsprechend als Folge einer dauerhaften Störung der organismischen Selbstregulation verstanden, unter Umständen aber auch als eine Form erstarrter schöpferischer Anpassung an schwierige, belastende und bedrohliche Entwicklungs- und Lebenssituationen. Auf die Krankheitslehre der Gestalttherapie wird später nochmals genauer Bezug genommen.

Beim Studium der Art und Weise, wie der Mensch in seiner Umwelt existiert, richtete Perls seine Aufmerksamkeit v. a. auf die *Kontaktgrenze* bzw. auf das, was an der Kontaktgrenze zwischen dem Individuum und seiner Umwelt geschieht. An der Kontaktgrenze zwischen Individuum und Umwelt finden die psychischen Ereignisse statt. Der Mensch kann nur in einem ihn umgebenden Feld leben und ist unvermeidlich in jedem Augenblick Teil eines Feldes. Perls verwendete die präzisen, experimentell fundierten gestaltpsychologischen Gesetze gerne über den kognitiven und wahrnehmungspsychologischen Bereich hinaus in metaphorischer Analogie. Doch es war eigentlich Kurt Lewin, der die Entdeckungen über Gestaltwahrnehmung aus dem Labor auf das reale Leben und auf persönliche Beziehungen übertrug. Er entwickelte eine Theorie, in welcher die Person nach dem Figur-Grund-Prinzip ihre gesamte Umwelt gemäß ihrer eigenen dominanten Bedürfnisse und Interessen organisiert. Als Figur wird jeder Aspekt der Wahrnehmung bezeichnet, auf den die wahrnehmende Person aufmerksam wird (z. B. eine Person oder ein Gefühl) und der sich damit von einem (Hinter-)Grund (dem sinngebenden, spezifischen Bedeutungsrahmen) deutlich abhebt. Figur und Grund sind aufeinander bezogen und erst die Beziehung zwischen Figur und Grund macht die Bedeutung aus, d. h. der Kontext ist entscheidend. Perls übernahm Aspekte der Feldorientierung von den Gestaltpsychologen – besonders von Wertheimer – sowie Lewins Feldansatz und adaptierte sie. Insofern das soziale, historische und kulturelle Feld einer Person untrennbar zu ihr gehört, kann das Verhalten einer Person nur in Zusammenhang mit ihrer wechselseitigen Abhängigkeit von ihrer Umwelt verstanden werden. Das Verhalten des Menschen ist eine Funktion des ganzen Feldes, das ihn und seine Umwelt einschließt. Jedes Individuum hat seinen eigenen Charakter aufgrund seiner Beziehungen zum anderen und zum Ganzen. „Das Verständnis menschlichen Verhaltens muss mit einem Empfinden für die Situation oder das Feld als Ganzes beginnen und kann dann dazu übergehen, die Bestandteile immer weiter zu differenzieren" (Clarkson/Mackewn 1995, S. 63).

Eine weitere, eng damit zusammenhängende philosophische Grundannahme der Gestalttherapie ist das *dialogische Prinzip*, welches auf den Einfluss Martin Bubers (1994) zurückzuführen ist. Diesem Prinzip folgend wird der/die KlientIn als personales Gegenüber gesehen, dem der/die TherapeutIn im Hier und Jetzt begegnen kann, um gemeinsam neue Wege einer gesunden, lebendigen schöpferischen Anpassung entwickeln, anregen und unterstützen zu können. Gemeint ist eine Haltung, die von Gegenwärtigkeit, Offenheit, Absichtslosigkeit und von Respekt für das Gegenüber gekennzeichnet ist, ohne dabei die Selbstwahrnehmung außer Acht zu lassen.

Voraussetzung für gesunde Entwicklung und Wachstum ist jedenfalls ein lebendiges und kreatives Ausbalancieren von Bedürfnissen und Interessen zwischen Person und Umwelt. Das schließt auch das Differenzieren und Integrieren von Polaritäten, wie z. B. Eigenständigkeit und Zugehörigkeit, Geben und Nehmen, ein. Das Individuum mit seinen Bedürfnissen und seinem Orientierungs- und Handlungssystem, mit dem es diese befriedigen kann, ist immer auf eine Umwelt hin ausgerichtet, die seiner Suche nach Befriedigung hilfreich sein oder sie behindern kann. Im therapeutischen Prozess können verleugnete, verdrängte oder abgespaltene Aspekte (Pole) ins Bewusstsein gehoben und erst dadurch differenziert und nach und nach integriert werden. Die Polarität von Differenzierung und Integration ist dabei nicht statisch zu verstehen, sondern als ständiger, lebendiger Entwicklungsprozess.

Ein Beispiel dafür ist die Befreiung und Integration verdrängter Aggression. Für Perls und Goodman ist Aggressivität eine vitale Lebensäußerung, ein Auf-die-Welt-Zugehen und ein Zupacken (Fuhr/Sreckovic/Gremmler-Fuhr 2006, S. 128). Aggression wird in diesem Sinne als positive und notwendige Grundvoraussetzung menschlichen Lebens betrachtet (lateinisch: adgredere – herangehen) (vgl. Perls 1987). Herantreten an die Umwelt kann in diesem Sinne als ein unumgänglicher Akt der Aggression bezeichnet werden. Kein Organismus ist so autark, dass er allein aus sich heraus existieren oder gar wachsen könnte. Leben und Wachstum finden daher grundsätzlich in Auseinandersetzung mit der Umwelt statt. Der positive Sinn von Aggression, der ihre Unterdrückung problematisch werden lässt, wird von Goodman (1951) differenziert: 1. Beseitigung bzw. Sich-Wehren gegen eine Gefahr aus dem Organismus/Umwelt-Feld, 2. Zerstörung einer überkommenen Konstellation, die sich in der aktuellen Situation als hinderlich herausstellt, d.h. Herstellen des unterbrochenen Kontakts zwischen Konfliktparteien, und 3. Konfliktlösung, Setzen von etwas Neuem und – dem fehlbaren Urteil der Handelnden nach – Besserem an die Stelle des Bestehenden. „Mit der Unterdrückung aggressiver Impulse werden die sozialen Konflikte stets im Interesse der bestehenden Ordnung und zu Ungunsten des einzelnen gelöst" (Blankertz 1990, S. 51).

Zusammenfassend können die Grundlagen der Gestalttherapie so beschrieben werden: Gestalt ist als Ganzheit im Kontext größerer Ganzheiten zu verstehen. Eine Gestalt ist dynamisch – sie entsteht und vergeht wieder, wie alles Lebendige, wobei dieser Gestaltbildungsprozess nicht determiniert werden kann, da er dem Prinzip der Selbstorganisation unterliegt. Weiters steht eine Gestalt für den Prozess der Wahrnehmung, also der Figur-Grund-Bildung, wodurch immer wieder neue subjektive Realitäten erlebt werden, über die eine Verständigung im Dialog notwendig ist (vgl. Fuhr/Sreckovic/Gremmler-Fuhr 2006).

2 Wachstums- und Entwicklungsbegriff

Das Wachstum des Organismus erfolgt durch die Integration unserer Erfahrungen, d.h. durch Assimilation von „physischen, emotionalen und intellektuellen Substanzen, die die Umgebung anbietet und die auf ein Bedürfnis treffen" (Perls 1981, S. 165). Wachstum bedeutet auch ein differenzierendes Reifen als lebensbegleitender Veränderungsprozess, das darauf abzielt, „trotz der Integrations- und Anpassungsleistungen in Richtung Anlage und Umwelt durch Assimilation immer in sich stimmiger, d.h. selbstähnlicher zu werden" (Hartmann-Kottek 2008, S. 104).

Entwicklung ist als lebenslanger Prozess zu verstehen, mit unterschiedlichen zentralen Herausforderungen und Aufgaben, Verdichtungen, Übergängen und Abschnitten. Die Entwicklung verläuft in Phasen mit entsprechenden Entwicklungsschritten, die von der Umwelt adäquat aufgegriffen werden müssen. Besonders die frühe Entwicklung des Menschen basiert auf dem Zusammenwirken von Reifungsprozessen und Sozialisation und ist abhängig von entsprechend klaren, verlässlichen und dosierten Stimulierungen und Reaktionen der Umwelt. Stern (2007) betont in seinem Entwicklungsmodell, dass der Säugling von Geburt an in Kontakt mit seiner Umwelt ist, wobei diese Interaktionen in erster Linie leiblicher Art sind. Der Körper ist von den frühesten Lebenserfahrungen an in Interaktionen eingebettet und entwickelt sich aus ihnen (vgl. Dornes 1999). Körpererleben kann in diesem Sinne zusammengefasst werden „als leibliche Subjektivität (‚Leib sein'), aber auch als Vergegenständlichung von Aspekten des eigenen Leibes, also als körperliche Objektivierung (‚Körper haben‘)“ (Arbeitskreis OPD 2006, S. 485). Auch in der weiteren Entwicklung werden grundlegende Beziehungserfahrungen über leibliche Funktionen geprägt, wie z.B. nähren, halten, beruhigen, angreifen, abwehren, schlagen, laufen, kontrollieren; diese bleiben für die Persönlichkeitsentwicklung richtungsweisend. Die komplexen leiblichen Beziehungserfahrungen der ersten Lebensjahre prägen das Selbst- und Beziehungserleben (die ihrerseits eng miteinander verflochten sind) besonders nachhaltig und werden durch sprachliche Bedeutungsgebung vertieft. Die Fähigkeit zur Symbolisierung ermöglicht zunehmend eine Brückenfunktion zwischen körperlichem Erleben und sprachlichem Ausdruck (Hochgerner 2015, S. 49ff.). Inadäquate oder schädliche Erfahrungen in diesem Bereich, welche nicht kompensiert werden können, führen zu nachhaltig wirkenden Abwehr- und Bewältigungsstrategien, die als Grundschädigungen die weitere Entwicklung massiv beeinflussen und die Leib- bzw. Körpererfahrung prägen (Petzold 1993, S. 515ff.).

Lore Perls (1989) geht im Kontakt-Support-Konzept besonders auf den lebenslangen Entwicklungsaspekt ein. Sie betont die Wichtigkeit von Selbststützung als Voraussetzung für Kontakt und Entwicklung, wobei Kontakt als Tätigkeit an der Grenze zwischen sich und dem anderen verstanden wird. Grenze ist dabei gleichzeitig ein Ort der Berührung und der Trennung, wobei Kontakt als Grenzphänomen nur in dem Maß möglich ist, in dem eine Stütze dafür verfügbar ist. Stütze ist der gesamte Hintergrund, aus dem sich gegenwärtige Erfahrung hervorhebt, alles, was oft für selbstverständlich gehalten wird und worauf man sich verlässt. Dazu gehören neben frühen Erfahrungen im Bereich der Selbst- und Beziehungsregulation auch Körperfunktionen (z.B. Atmung), aber auch Haltungen, Sprache, Gewohnheiten, Beziehungen, welche im Entwicklungsverlauf verinnerlicht werden. „Jede Erfahrung, alles Gelernte, das voll assimiliert und integriert ist, wird zum organismischen Hintergrund, welcher der jeweiligen Gestaltbildung im Vordergrund Bedeutung und der Erregung des Grenzerlebnisses Stütze verleiht. Was nicht voll assimiliert ist, geht entweder wieder verloren oder bleibt als Introjekt ein Hindernis in der Entwicklungskontinuität“ (Perls, L. 1989, S. 111).

3 Zur Persönlichkeitstheorie der Gestalttherapie

Der Persönlichkeitsbegriff in der Gestalttherapie ist – in direktem Zusammenhang mit den vorher beschriebenen Grundlagen – als dynamisch und in die Lebenswelt eingebunden zu verstehen. Die ganze Person – das Selbst – gestaltet sich in Auseinandersetzung mit Organismus und Umwelt. Das Selbst wird also prozessual aufgefasst und nicht als stabiler Persönlichkeitskern. Laura Perls bezeichnet das Selbst als den „fundamentalen Akt der Integration“ (Perls, L. 1989, S. 183). Es ist immer Prozessen unterworfen und entwickelt sich, indem Kontaktprozesse durch genügend Stützung unbehindert verlaufen können. Durch integrierende Bewältigung von Belastungen und Krisen nehmen die Funktionen des Selbst im Laufe des Lebens zu. Wird diese Entwicklung beeinträchtigt oder erschüttert, so wird die integrative Funktion und damit die Ganzheitlichkeit des Selbst gefährdet. Die Person entwickelt sich durch Kontaktprozesse weiter und bildet so überdauernde, mehr oder weniger flexible oder rigide Strukturen und Merkmale aus, deren Gesamtheit als Persönlichkeit verstanden werden können. Laura Perls nannte die Konsistenz und Kontinuität der Gesamtheit des Selbsterlebens *„Persönlichkeit"*.

Die ganze Person, das *„Selbst"*, gestaltet sich also in dem Kontakt von Organismus und Umwelt. Das gestalttherapeutische Paradox der Grenze bzw. des Kontaktes bedeutet Berührung und Abgrenzung zugleich, impliziert damit jedoch keine Trennung von innen und außen. Das Selbst steht im Prozess der organismischen Selbstregulation und wird im Zusammenhang mit dem jeweiligen *„Kontaktzyklus"*, in dem die Auseinandersetzung des Organismus mit seiner Umwelt verläuft, gesehen. Je nach Bedürfnislage tritt eine Figur (z. B. ein Bedürfnis, eine Wahrnehmung) aus dem Hintergrund und drängt in den Vordergrund, um geschlossen zu werden. Glückt eine derartige Kontaktaufnahme zur Umwelt, so wird die Gestalt geschlossen, sinkt in den Hintergrund zurück und macht einer neuen Figur Platz. Dabei kann man sich jeden Kontaktzyklus in vier Schritten vorstellen:

1. *Vorkontakt:* Ein Bedürfnis bzw. ein Reiz taucht aus dem Organismus oder der Umwelt auf und wird zur Figur. Der übrige Körper bzw. die übrige Umwelt wird dabei aus der Sicht des Selbst zum Hintergrund.
2. *Kontaktnahme:* Die Möglichkeiten zur Befriedigung treten als Figur (Suchbild) in den Vordergrund (die Funktion des Ich wird entscheidend: Möglichkeiten werden differenziert und ausgewählt). Das Verlangen des Vorkontakts tritt in den Hintergrund.
3. *Kontaktvollzug:* Der Kontakt selbst wird zur Figur und intensiv erlebt; die Intention des Ich wird in die Spontaneität des Selbst transformiert, d. h. die ganze Person ist nun vom Erleben erfasst.
4. *Nachkontakt:* Die Figur tritt in den Hintergrund zurück. Der Kontaktprozess ist beendet; durch die Begegnung mit dem anderen vollzog sich – im günstigen Fall – ein Wachstums- und Reifeschritt. Damit ist der Organismus bereit für den nächsten Kontaktzyklus.

Betrachtet man dieses Geschehen aus der Innensicht der Person, so können dem Selbst verschiedene Funktionen zugeordnet werden.

1. *Es-Funktion:* Sie steht für das innere Geschehen am Beginn eines Kontaktprozesses, z. B. Erregungen, diffuse Gefühle, Gedankensplitter im Zusammenhang mit einer noch diffus wahrgenommenen Umwelt.
2. *Ich-Funktion:* Sie wird in der Phase des Kontaktnehmens und des Kontaktvollzugs realisiert, wenn sich Figuren vor dem Hintergrund bilden und Entscheidungen gefordert sind. Das Selbst erlebt sich dabei zunehmend als von der Umwelt abgegrenzt und aktiv.

3. *Persönlichkeitsfunktion:* Sie ist das gesamte und reflektierte Fazit dessen, was die Person in Kontaktprozessen erlebt hat und womit sie sich identifiziert. Sie spielt in den Phasen des Kontaktvollzugs und des Nachkontaktes eine wichtige Rolle (vgl. Fuhr/Sreckovic/Gremmler-Fuhr 2006, S. 132).

Die wiederholte Aufeinanderfolge derartiger Kontaktzyklen mit flexiblen und intakten Gestaltbildungsprozessen im Sinne der organismischen Selbstregulation ist die Grundlage für lebenslanges Wachsen und Reifen und damit für die Gesundheit schlechthin. Das Vermeiden einer Kontaktaufnahme oder eines Kontaktvollzugs hingegen lässt eine *unvollendete Gestalt* entstehen, die nach ihrer Schließung drängt. Offene Gestalten (unerwünschte Gefühle, vermiedene äußere Konflikte, peinliche Wünsche) lassen sich auf Dauer nicht wegschieben – analog zum *Zeigarnik-Effekt* (Zeigarnik 1927), demzufolge Unabgeschlossenes oder Unerledigtes in der Wahrnehmung im Sinne einer „Tendenz zu Erledigung" weiterwirkt und immer wieder gegen den bewussten Willen der Person auftaucht. Habitualisierte Unangemessenheit oder Unausgewogenheit von Kontaktprozessen zeichnen Krankheit aus. Deswegen befasst sich die Krankheitslehre der Gestalttherapie mit den Formen der Kontaktfunktionen, welche die Prozesse der Gestaltbildung unterstützen oder blockieren (siehe z. B. Dreitzel 2004).

4 Der Krankheits- und Gesundheitsbegriff in der Gestalttherapie

Krankheit wurde in der frühen Gestalttherapie als eine Störung des Wachstums bzw. der Entwicklung und als Folge einer dauerhaften Störung der organismischen Selbstregulation angesehen. Gemeint ist damit ein „unfreiwilliger Integrationsmangel im Innen- und/oder Außenfeld" (Hartmann-Kottek 2008, S. 156), welcher auf einer Beziehungsstörung der Teile zu ihrem Ganzen beruht. Wenn der Mensch, bedingt durch Störungen in seinem homöostatischen Prozess, nicht imstande ist, seine dominierenden Bedürfnisse zu spüren oder – so Perls – seine Umwelt für ihre Erfüllung heranzuziehen, wird er sich in einer unorganischen und ineffektiven Weise verhalten. In der Neurose hat der Mensch die Fähigkeit verloren (oder vielleicht nie entwickelt), sein Verhalten mit der notwendigen Hierarchie der Bedürfnisse in Übereinstimmung zu bringen, wobei im Sinne von Perls und Goodman der Begriff „neurotisch" als generelle Bezeichnung für „psychisch krank" verstanden wurde. Die Fähigkeit, adäquat zwischen sich selbst und der Außenwelt zu unterscheiden, schwindet, da die (neurotischen) Kontaktvermeidungsmechanismen von Projektion, Introjektion, Konfluenz, Retroflexion und Deflexion (s. u.) die Wahrnehmung der eigenen Grenzen beeinträchtigen. Damit wird die Kontaktfähigkeit in speziellen Bereichen geschwächt und der Mensch unfähig, sich auf Neues einzulassen und zu lernen.

Gesundheit bedeutet demgegenüber das Sich-Einlassen auf den fortwährenden Lebensprozess, ein Gleiten von Situation zu Situation, die jeweils durch innere Bedürfnisse, Gefühle, Erfahrungen und äußere Wahrnehmungen, Kontakte, Dialoge, Begegnungen gekennzeichnet ist; diese Situationen sind komplex und ganzheitlich miteinander verwoben, auch wenn das Bewusstsein bzw. die Aufmerksamkeit den Bedürfnissen entsprechend jeweils einzelne Aspekte, die Perls in gestaltpsychologischer Tradition *„Figuren"* nennt, herausgreift. Gesundheit hängt eng mit dem laufenden Kontakt zur Umwelt und der eigenen Innenwelt, dem Fluss von *Gewahrsein* oder Bewusstheit (*awareness continuum*) in der Begegnung im Hier und Jetzt zusammen. Gesundheit stellt also nichts Statisches dar, sondern ist ein dynamisches Geschehen. „Ein gesunder Mensch steht in gutem inneren und äußeren Kontakt und hat gleichzeitig die Fähigkeit, sich situations- und entwicklungsadäquat innerlich und äußerlich abzugrenzen" (Hartmann-Kottek 2008, S. 156). Allerdings hängt die Definition dessen, was als gesund oder krank zu bezeichnen ist, von der Bedeutung im jeweiligen Organismus-Umwelt-Feld eines Menschen ab. „Alles Leben ist durch dieses endlose Spiel von Gleichgewicht und Un-Gleichgewicht im Organismus gekennzeichnet" (Perls 1992, S. 22). Das vorrangige Bedürfnis eines Menschen wird zur *„Figur"*, drängt am heftigsten auf Befriedigung, ob es nun das Bedürfnis der Lebenserhaltung direkt oder weniger lebensnotwendiger Bereiche physiologischer oder psychologischer Art berührt. Damit nimmt Perls einen biologistischen Ansatz und überträgt ihn auf psychologische und soziale Bereiche. Mit dem Begriff der Homöostase bzw. der Selbstregulierung legt er den Grundstein für seinen Krankheitsbegriff. Wird ein Bedürfnis befriedigt, so verschwindet es als Figur vor dem Hintergrund und die Gestalt ist geschlossen. Kontakt und Rückzug, Annahme und Abweisung gehören zum Rhythmus des Lebens. Nicht alle Bedürfnisse können realistischerweise befriedigt werden. Aber auch das Zulassen von Gefühlen hinsichtlich eines Verzichts oder unfreiwilligen Verlustes kann vollständige Gestalten bilden (Eidenschink/Eidenschink 1999).

Lore Perls definiert den für Krankheit und Gesundheit zentralen Begriff des Kontaktes als

> „Wahrnehmung und Verarbeitung des Anderen, des Verschiedenen, des Neuen, des Fremden. Er ist kein Zustand, in dem man sich befindet oder nicht befindet [...], sondern eine Tätigkeit. Ich mache Kontakt, ich nehme Kontakt auf an der Grenze zwischen mir und dem anderen. Die Grenze ist gleichzeitig der Ort der Berührung und der Trennung. Sie ist [...] der Ort, wo vormals nicht wahrgenommenes und undeutliches Erleben in den Vordergrund tritt als prägnante Gestalt. Die frei fließende Gestaltbildung ist identisch mit dem Wachstumsprozess, der schöpferischen Entwicklung von Person und Beziehung" (Perls, L. 1989, S. 109).

Wird dieses Kontinuum von außen unterbrochen oder von innen blockiert, z. B. durch fixierte Gestalten, kann keine neue starke Gestalt in den Vordergrund treten und das Grenzerlebnis wird verwischt oder sogar ausgelöscht durch fixierte und unvollkommene Gestalten. Die Erregung des Grenzerlebnisses verwandelt sich in Angst und Schrecken oder Indifferenz und Langeweile. Nach dem gestalttherapeutischen Konzept beinhaltet psychische Gesundheit also intakte Gestaltbildungsprozesse, die lebenslanges Wachstum und die Nutzung des eigenen Potenzials erlauben. Perls spricht vom gesunden Menschen als einem „gut integrierten“ Menschen – eine Vorstellung, die sich in der gegenwärtigen OPD-Diagnostik wiederfindet: „Der Mensch, der in lebendigem Kontakt mit der Gesellschaft leben kann, der sich weder von ihr verschlingen lässt, noch sich völlig aus ihr zurückzieht, ist ein gut integrierter Mensch. Er ist selbständig; denn er begreift die Beziehung zwischen sich und der Gesellschaft, so wie die Teile des Körpers anscheinend ihre Beziehung zum Körperganzen instinktiv begreifen“ (Perls 1992, S. 44).

Wenn eine Person nicht in der Lage ist, Kontakt mit dem Objekt ihres Interesses oder Bedürfnisses aufzunehmen, bleibt die Gestalt unvollendet. Eine unvollendete Gestalt kann als gewaltige unterbrochene Kraft oder als uneingelöstes Energiepotenzial betrachtet werden. Je häufiger eine Person gezwungen ist, die Befriedigung ihrer Bedürfnisse und Interessen zu unterbrechen (infolge der Akkumulation unerledigter Geschäfte), desto weniger Aufmerksamkeit steht ihr für die gegenwärtige Situation zur Verfügung; sie muss ihre Energie darin investieren, das Drängen einer Reihe wichtiger, unerledigter Situationen zu ignorieren. Solange der Mensch in Berührung mit dem ursprünglichen Bedürfnis – z. B. dem der in der Kindheit ausgebliebenen Unterstützung – bleibt, besteht die Möglichkeit, es später zu befriedigen. Wird der Aufschub jedoch chronisch, verliert das Bedürfnis an Dynamik, wird verzerrt oder fixiert und die Person tendiert u. U. dazu, vieles in ihrem Feld im Sinne ihrer unvollendeten Gestalt zu interpretieren. Die Fixierung der Gestalt betrifft nach Perls das ganze Sein des Menschen, d. h. die physischen (z. B. Unterbrechung des Atems, Verhärtung der Brustmuskeln), emotionalen (z. B. Abschneiden des Schmerzes, der jedes Mal empfunden wird, wenn etwa die Sehnsucht nach liebevoller Unterstützung in den Vordergrund drängt) und kognitiven Prozesse (z. B.: „Ich brauche keine anderen Menschen“). „Der Prozess der Aufrechterhaltung einer fixierten Gestalt oder der Verleugnung oder der Verschiebung eines menschlichen Bedürfnisses ist eine aktive Störung an der Kontaktgrenze zwischen Individuum und Umwelt, die Anstrengung und Energie erfordert, obwohl das aktive Bemühen ebenso wie das ursprüngliche Bedürfnis aus der Bewusstheit herausgehalten werden“ (Clarkson/Mackewn 1995, S. 101).

Die Formen der *Kontaktvermeidung* waren aus der Perspektive der Erfahrungsgeschichte der Person ursprünglich Stütze, Bewältigungsstrategie oder Schutzmechanismus gegenüber einer starken Bedrohung des Lebens (Überlebensprinzip). Aus der Perspektive der therapeutischen Arbeit wird von Widerständen, Körperpanzerungen, Charakterpanzern (Reich), Abwehrmechanismen (Freud), Blockierungen oder Kontaktstörungen (Perls) gesprochen. Während diese Verteidigungsmanöver in der Psychoanalyse rein innerpsychisch als Abwehrmechanismen beschrieben werden, werden sie in der Gestalttherapie als Störungen an der Kontaktgrenze gefasst, d. h. als etwas, das den Kontakt im Hier und Jetzt behindert. Als Formen der Kontaktstörungen unterscheidet die gestalttherapeutische Terminologie zwischen *Introjektion, Projektion, Konfluenz, Retroflexion und Deflexion.*

Die *Introjektion* ist aus der Psychoanalyse als Abwehrmechanismus auch unter dem Begriff der Einverleibung bekannt. Introjektion ist „die Übernahme von Fremdem ohne Prüfung oder Verarbeitung durch den Organismus" (Gremmler-Fuhr 1999, S. 369). Demgegenüber ist Wachstum ein Prozess der zunehmenden Fähigkeit, zu unterscheiden, was wir von der Umwelt aufnehmen oder zurückweisen wollen. Diese Fähigkeit zur Unterscheidung ist eine Funktion der Ich-Umwelt-Grenze. Dabei können wir nur wachsen, wenn wir beim Aufnehmen völlig verdauen und assimilieren. Was wir aus unserer Umwelt wirklich assimilieren, wird unser Eigen. Was wir unzerkaut hinunterschlucken, unkritisch annehmen, ohne es zu verdauen, ist ein Fremdkörper, der sich in uns breit macht, kein Teil von uns, sondern immer noch ein Teil der Umwelt. Analog zum physischen sieht Perls den psychischen Assimilationsprozess: Theorien, Tatsachen, Verhaltensnormen, Werte kommen ursprünglich aus der Außenwelt auf uns zu und es braucht ein Stadium des Introjizierens, bevor eine Verarbeitung, Prüfung und Integration erfolgen kann. Unverdaute, unintegrierte Einstellungen, Handlungsweisen, Gefühle und Wertungen sind Introjekte und bleiben Fremdkörper. Der Gegenpol zum Introjizieren ist das Ablehnen all dessen, was als fremd empfunden wird. Perls vergleicht einen Menschen mit vielen Introjekten mit einem Haus, das so vollgestopft ist mit Besitztümern anderer Leute, dass kein Platz mehr für das Eigentum des Besitzers vorhanden ist. Introjekte machen Menschen „zu Mülleimern fremder und bedeutungsloser Informationen" (Perls 1992, S. 52). Häufige Introjekte sind Verbote, eigene Spontaneität und Aggressivität zu leben.

Der Begriff der *Projektion* ist ebenfalls aus der Psychoanalyse bekannt (Freud, A. 1936). Während die Introjektion die Tendenz ist, das Selbst für das verantwortlich zu machen, was in Wirklichkeit Sache der Umwelt ist, ist die Projektion die Tendenz, die Umwelt für das verantwortlich zu machen, was im Selbst begründet liegt. Die Projektion ist die Umkehrung der Introjektion. So können beispielsweise Emotionen, Impulse, Gedanken und Vorstellungen, welche beim Kontaktprozess im Organismus entstehen, in das Umweltfeld projiziert und dort für wirklich gehalten werden (vgl. Gremmler-Fuhr 1999). Die Projektion ermöglicht, Aspekte unserer Persönlichkeit zu verleugnen oder zu verwerfen, die wir schwierig, anstößig oder unattraktiv finden. Im Kontaktprozess erfüllt das Projizieren aber auch eine wichtige Aufgabe durch die Möglichkeit, Vorstellungen und Phantasien zu entwickeln. Problematisch wird der Vorgang, wenn diese Vorstellungen nicht im Kontakt durch Erfahrungen überprüft und modifiziert werden können. Der Gegenpol wäre extreme Zurückhaltung und Nüchternheit. In der Projektion wie auch in der Introjektion ist der Klient „unfähig, zwischen den Seiten seiner Gesamtpersönlichkeit, die wirklich seine sind, und denen, die ihm von außen aufgenötigt worden sind, zu unterscheiden" (Perls 1992, S. 55).

Ein Mensch ist in *Konfluenz* mit der Umwelt, wenn er keine Grenze zwischen sich und der Umwelt fühlt und wenn ihm ist, als seien sie beide eins. Er kann die Teile und das Ganze nicht voneinander unterscheiden, es entsteht keine oder nur eine diffuse Kontaktgrenze. Beispiele für Konfluenz sind Augenblicke der Ekstase, extremer Konzentration oder Rituale. Die Grenzen zwischen Individuum und Gruppe verschwinden, das Individuum ist so stark mit der Gruppe identifiziert, dass es sich gerade dadurch ganz bei sich fühlen kann. Nach Kegan (1986) bewegt sich jeder langfristige Prozess der Persönlichkeitsentwicklung zwischen den beiden Polen Zugehörigkeit (Konfluenz) und Eigenständigkeit (Widerstand). Psychisch krank ist ein Individuum erst dann, wenn dieses Gefühl äußerster Identifikation chronisch wird und es keinen Unterschied zwischen sich und der übrigen Welt erkennen kann. „Der pathologisch konfluente Mensch verknotet seine Bedürfnisse, seine Emotionen und seine Aktivitäten in ein hoffnungslos verwirrtes Knäuel, bis er sich selbst nicht mehr dessen bewusst ist, was er tun möchte und wie er sich daran hindert. [...] Ein konfluenter Mensch verlangt Angleichung und weigert sich, Differenzen zu tolerieren" (Perls 1992, S. 57). Der pathologisch konfluente Mensch hat jedes Gefühl für die Grenze verloren. Unabgegrenztheit nach innen und außen ist das Merkmal pathologischer Konfluenz. So stellen beispielsweise Menschen mit Borderline-Erkrankungen häufig heftige Konfluenzanforderungen bei gleichzeitiger Angst, die als brüchig erlebte eigene Identität dabei zu verlieren oder aufgeben zu müssen.

Die *Retroflexion* wird in der Psychoanalyse als Wendung gegen das Selbst beschrieben (Freud, A. 1936). Impulse, die normalerweise nach außen gegen ein bestimmtes Objekt gewendet sind, werden auf sich selbst zurückgerichtet (z. B. sich die Haare raufen, sich selbst streicheln). Spontane Reaktionen werden oft gehemmt, sodass als somatisches Korrelat der Retroflexion häufig Muskelverspannungen entstehen (z. B. zusammengebissene Zähne, hochgezogene Schultern, Verspannung im Brustraum), aber auch selbstschädigende Handlungen gesetzt werden. Oft werden vor dem Auftreten der Retroflexion Aggressionsverbote introjiziert; spürt nun die Person trotzdem solche aggressiven Impulse oder führt sie diese teilweise sogar aus, entstehen Selbstvorwürfe und Schuldgefühle. Im Gegensatz zur/m Konfluenten kann die retroflektierende Person eine Grenze zwischen sich und der Umwelt ziehen. Sie zieht sie zwar sauber und ordentlich, aber sie zieht sie genau durch ihre eigene Mitte. Nach Polster und Polster (2001) kann Retroflexion als eine „Zwitterfunktion" verstanden werden, bei welcher der Mensch sich selbst das zufügt, was er gerne einem anderen zufügen würde, bzw. für sich dasjenige tut, von dem er möchte, dass es ihm ein anderer tut. Retroflexion verdeutlicht eine besondere menschliche Fähigkeit, sich selbst in Beobachter und Beobachteten oder Ausführer und Dulder aufzuteilen. Werden Aggressionen nicht adäquat ausgedrückt, so können sie bei chronifizierter Retroflexion zur Entstehung von Depressionen, Selbstverletzung, Selbstmordgefahr und psychosomatischen Erkrankungen führen.

Deflexion ist eine Form der Kontaktvermeidung, bei der das Individuum nichts an sich herankommen lässt – eine Methode, sich dem direkten Kontakt mit einem anderen Menschen zu entziehen. Der aktuelle Kontakt wird abgeschwächt, z. B. durch Zynismus, Vermeiden des Blickkontakts, Höflichkeit, Ausweichen auf die Vergangenheit, um die Gegenwart zu vermeiden, durch das Infragestellen der eigenen Werte. Wendungen wie z. B. „Ja, aber" helfen dem Deflektor, den Kontakt zu umgehen. Der Mensch stellt dabei Kontakt mit der Umwelt her, bereichert sich daran, hält das Ausmaß an Erregung jedoch dabei so klein wie möglich. Weitere phänomenologische Beispiele für Deflexionen sind Weitschweifigkeit, abweisender Gesichtsausdruck, Indirektheit, Abwimmeln, Abspeisen, Auflaufenlassen. Jeder engere Kontakt mit der Außenwelt wird dadurch vermieden und Gewahrsein und Empfindungen werden auf ein Minimum reduziert (Desensitivisierung). Die Deflexion erinnert an den Abwehrmechanismus der Isolierung des Affekts (Freud, A. 1936). Ein der Deflexion entsprechendes Sprichwort lautet: „Wasch mir den Pelz, aber mach mich nicht nass." Auch die Handlung eines Deflektors ist meist schwächer, weniger effektiv oder verfehlt ihr Ziel. Wenn die vom geplanten Kontakt abgelenkte Energie wieder auf das Ziel gerichtet werden kann – z. B. durch kurzes, prägnantes Zusammenfassen von weitschweifigen Reden –, wird das Gefühl des Kontaktes wesentlich stärker.

5 Diagnostischer Prozess

Die Unterscheidung von „kranker" und „gesunder" Persönlichkeit wird in der Gestalttherapie problematisiert, insofern die Begründer der Gestalttherapie auch gesellschaftliche Gegebenheiten und Normen als krank(-machend) bezeichneten. Fritz Perls und insbesondere der „Anarchist" Paul Goodman beschäftigen sich intensiv mit den sozialen Normen der Gesellschaft, die das Feld ist, in dem Menschen neurotische Störungen entwickeln (vgl. Hutterer-Krisch 2005a; b). Lässt man dieses prinzipielle „Caveat" außen vor, so ist die diagnostische Leistung in der Gestalttherapie zutiefst mit dem therapeutischen Prozess verbunden (vgl. Amendt-Lyon/Hutterer-Krisch 2000; Hutterer-Krisch/Amendt-Lyon 2014). Der/Die PsychotherapeutIn betrachtet sich nicht als außenstehend, sondern als Teil des Feldes. „Diagnose im Sinne der Gestalttherapie dient dazu, Auffälligkeiten im Organismus-Umwelt-Feld zu identifizieren und ihnen eine Bedeutung zu geben; damit werden Einstellungs- und Handlungsalternativen möglich, die zu einer neuen, angemesseneren kreativen Anpassung im Organismus-Umwelt-Feld führen können" (Fuhr/Sreckovic/Gremmler-Fuhr 2006, S. 135).

Diagnose ist dabei nicht als ein Abetikettieren von PatientInnen oder als Ausweichen vor menschlicher Begegnung zu verstehen, sondern – dem Begriff *Diagnosis* (griech. „dia" – durch; „gnosis" – kennen, Wissen, Weisheit, Können) entsprechend – als Prozess des Kontaktierens, um die einzelne Patientin/den einzelnen Patienten als Menschen zu sehen, in seinen Unterschieden und Ähnlichkeiten zu anderen (Hutterer-Krisch/Amendt-Lyon 2004). Trotz bzw. im Rahmen dieses prozesshaften Verständnisses von Diagnostik gab es in den letzten Jahren Versuche, gestalttherapeutische Diagnostik zu objektivieren und zu operationalisieren, wie beispielsweise die „kategoriale Diagnostik" von B. Müller (1999), das „Typisierungsmodell" von Dreitzel (2004), aber auch Modelle von Fuhr, Sreckovic und Gremmler-Fuhr (1999) sowie Hartmann-Kottek (2008). Andererseits hat das schulenübergreifende standardisierte Diagnosesystem des Arbeitskreises zur Operationalisierten Psychodynamischen Diagnostik (Arbeitskreis OPD 2006) zunehmend an Bedeutung und Verbreitung gewonnen und wird auch in der Gestalttherapie verstärkt aufgegriffen. Dieses System wurde zur psychodynamischen Ergänzung des deskriptiven Diagnosesystems ICD-10 (Dilling et al. 1993) entwickelt und beleuchtet besonders die Aspekte der Selbst- und Beziehungsregulation der PatientInnen. Die OPD umfasst fünf Achsen, wobei neben der deskriptiven ICD-10-Achse vier psychodynamisch konzipierte Achsen (Krankheitserleben, Beziehung, Konflikt und Struktur) eingerichtet wurden. Darin sind auf einer phänomenologischen und psychodynamischen Basis mehrere Dimensionen psychischen Erlebens und Verhaltens in bestimmten Kontexten ausgearbeitet, welche sich relativ standardisiert und methodenunabhängig zur Unterscheidung verschiedener klinischer Bilder heranziehen lassen.

Während Perls in seiner Krankheitslehre von der klassischen Dreiteilung diagnostischer Kategorien ausgegangen war (Neurosen, Psychosen, Psychopathien) und sich besonders mit Neurosen auseinandersetzte, verlagerte und differenzierte sich später der diagnostische Zugang. In den 1980er-Jahren begann insbesondere die theoretische Auseinandersetzung mit einer PatientInnengruppe, die heute unter dem Begriff der „strukturellen Störungen" zusammengefasst werden kann. Beaumont (1987), Delisle (1993) und Greenberg (1989) widmeten sich der differenzierten Betrachtungsweise gestalttherapeutischer Arbeit mit Menschen mit Persönlichkeits- und Charakterstörungen. Beispielsweise arbeitete Beaumont (1987), ausgehend von den Arbeiten Anna Freuds, Kohuts, Kernbergs und Millers zur psychoanalytischen Entwicklungstheorie, in einer prägnanten Phänomenologie den Unterschied zwischen neurotischen und charaktergestörten Personen heraus. Bei Letzteren ist die Kontinuität zwischen den verschiedenen Momenten der Erfahrung dünn und nicht belastbar, sodass Stress zu einem Fragmentieren des Erfahrungsflusses führen kann. Während bei einem gut integrierten Menschen, der eine Einheit (Gestalt) bildet, eine qualitativ gute dialogische Verbindung zwischen allen „Teilen" oder Identifikationen besteht, droht bei Menschen mit strukturellen Defiziten ständig ein Auseinanderfallen der Ganzheit. Diese Nichtbelastbarkeit des Verbindungssystems ist der Kern der Charakterisierung aus der Sicht von Beaumont, der für die therapeutische Praxis dieser Personengruppe als Schwerpunkte das dialogische Prinzip, achtsames Frustrieren der Widerstände und therapeutisches Halten setzt. Die Einbeziehung psychoanalytischer und psychodynamischer Arbeiten für eine differenzierte Diagnostik und in der Folge für eine abgestimmte therapeutische Vorgehensweise setzte sich fort. In diesem Zusammenhang sind v.a. Bezüge zu Kernberg (1996), Mentzos (1996) und Rudolf (2012) zu nennen, aber auch die Einbeziehung der OPD. In der Therapie von Menschen mit strukturellen Störungen wird oft auf den Strukturbegriff der OPD Bezug genommen, welcher die „Gestaltung und Funktionsweisen des Selbst in der Beziehung zum anderen" (Arbeitskreis OPD 2006, S. 117) bezeichnet. Zugrunde liegt diesem Strukturbegriff die Wahrnehmung nicht des intrapsychischen, sondern vorwiegend des interpersonellen Verhaltens und Erlebens. Dementsprechend kommt der Wahrnehmung und Nutzung von Übertragung und Gegenübertragung bereits in der Diagnostik eine große Bedeutung zu. So wird – durchaus im Einklang mit dem Begegnungs- und Beziehungstheorem der Gestalttherapie – bereits in den ersten Stunden dem wechselseitigen Beziehungsgeschehen die allergrößte Aufmerksamkeit geschenkt. In diesem Zusammenhang ist aus gestalttherapeutischer Perspektive auch auf Votsmeiers Begriff der „psychischen Struktur" hinzuweisen, mit dem „das Gefüge von psychischen Funktionen und deren inneren Zusammenhalt, welches der Person ihre Selbstregulierung und kreative Anpassung in ihrer Lebensgestaltung und das Empfinden von Identität und Selbstwert ermöglicht" (Votsmeier 1999, S. 715), beschrieben wird.

6 Zu Methodik und Technik der gestalttherapeutischen Behandlung

Die Methodik der Gestalttherapie kann grundsätzlich als dialogisch und feldtheoretisch begründet sowie als phänomenologisch und existenzialistisch beschrieben werden. Dementsprechend versteht Hartmann-Kottek Gestalttherapie als methodisches Ganzes mit verschiedenen Teilaspekten, „das sich an den offensichtlichen Erscheinungen im inneren und äußeren Beobachtungsraum orientiert, über diese Wirklichkeit unmittelbar und hypothesenfrei im ‚Hier und Jetzt' austauschen lässt – und im therapeutischen Experiment die Freiheit zu alternativen, korrigierenden Erfahrungen und Handlungsentwürfen eröffnet" (Hartmann-Kottek 2008, S. 11). Auswahl und Dosierung der therapeutischen Angebote ergeben sich aus dem therapeutischen Prozess und der therapeutischen Beziehung und haben immer den ganzen Menschen im Blick, dessen Persönlichkeitsstruktur und Belastungsgrad, aber auch die jeweiligen Rahmenbedingungen. Im Folgenden werden, ausgehend von grundsätzlichen Praxiskonzepten, exemplarisch einige Beispiele zur Methodik und Technik in der Gestalttherapie dargestellt.

Therapeutische Beziehung

Eines der grundlegenden Praxiskonzepte der Gestalttherapie ist das der *dialogischen TherapeutIn-KlientIn-Beziehung*: „Zwei oder mehrere Menschen begegnen sich als Personen in ihrer Ganzheit – und das heißt auch in ihrer jeweiligen existentiellen Situation" (Fuhr/Sreckovic/Gremmler-Fuhr 2006, S. 138). Dialog entsteht „aus dem Zwischen zweier Menschen, die in Kontakt treten", er entsteht in der Interaktion (Yontef 1993, S. 60). Kontakt geschieht, Beziehung muss erarbeitet werden. Wesentlich ist, was zwischen TherapeutIn und PatientIn passiert. Die therapeutische Beziehung ist in der Gestalttherapie eine dialogische, das heißt, der/die TherapeutIn ist für die Patientin/den Patienten ein Gegenüber, ein/e PartnerIn in der Auseinandersetzung, wobei Klarheit und Eindeutigkeit der Therapeutin/des Therapeuten in der Beziehung zur Patientin/zum Patienten sehr wichtig sind. Es ist die Verantwortung der Therapeutin/des Therapeuten, die Beziehungsklärung zu gestalten. Das Prinzip der *„selektiven Offenheit"* ist für die therapeutische Beziehung ebenso wichtig wie das Prinzip des *„partiellen Engagements"*. „Alles, was gesagt wird, muss echt sein, aber nicht alles, was echt ist, muss gesagt werden" (vgl. Cohn in Rahm et al. 1993, S. 353).

Die *Präsenz der Psychotherapeutin/des Psychotherapeuten* mit ihrer/seiner ganzen Persönlichkeit ist der „Boden" für die Gestalttherapie noch vor jeglicher „technischen" Intervention. Das *Hier-und-Jetzt-Prinzip* prägt den Kontakt und die Beziehung zwischen PatientIn und TherapeutIn. Therapie kann so als „sichere Notfallsituation" verstanden werden, wo genügend Schutz in der Beziehung vorhanden ist, um dosiert an Grenzen, Unsicherheiten und Verletzungen heranzugehen und diese in einer Balance zwischen Konfrontation, Begleitung und Unterstützung zu bewältigen und sich weiterzuentwickeln. Für die Gestaltung der therapeutischen Beziehung ist – neben der Einschätzung des Strukturniveaus und der aktuellen Belastung des Gegenübers – auch ein entsprechendes Verständnis von *Übertragung und Gegenübertragung* notwendig. Übertragung wird nicht gefördert, sondern bearbeitet und ins *Gewahrsein* gebracht. Gegenübertragungsphänomene können den Blick der Therapeutin/des Therapeuten verstellen und/oder diagnostische Bedeutung haben und müssen ebenfalls bewusst gemacht und reflektiert werden.

Dialog

Die Technik des *Dialogs* ist in der Gestalttherapie grundlegend und kann auf vielfältige Weise eingesetzt werden. Das Ich-Du-Prinzip der Gestalttherapie kommt hier deutlich zum Tragen (Buber 1994; Staemmler 1993). Der Dialog kann vielfältig eingesetzt werden. Er verdeutlicht, dass zu wirklicher Kommunikation zwei gehören: eine/r, die/der sich mitteilt, und eine/r, die/der aufnimmt. In der Gruppe kann der Dialog dazu dienen, den lebendigen Kontakt zu fördern, sich direkt und unverstellt an eine/n andere/n zu wenden. Der Dialog kann bei Paartherapien zu einem bewegenden Kontakt zwischen zwei Partnern führen, deren Beziehung langweilig geworden ist, nachdem sie sich jahrelang auf Rollen festgelegt hatten, die gar nicht ihren Bedürfnissen und Fähigkeiten entsprachen. Der Dialog ist auch ein wirksames Mittel in der *Arbeit mit unerledigten Geschäften.* Beispielsweise kann der/die PatientIn bei unerledigter Trauerarbeit aufgefordert werden, dem verstorbenen Menschen zu sagen, was sie/er ihm noch nicht gesagt hat und noch loswerden muss, bevor sie/er ihn in Frieden ruhen lassen kann. Lange Zeit unterdrückte Trauer kann so im Dialog mit dem verstorbenen Menschen freigesetzt werden. Ebenso kann der Patientin/dem Patienten ihre/seine Identifikation mit dem anderen helfen, unbekannte, verdrängte Teile ihrer/seiner Persönlichkeit zu integrieren. Erving und Miriam Polster (2002, S. 236) sprechen von verschiedenen Selbsten in ein- und derselben Person, die miteinander in Dialog treten und vernachlässigte Aspekte erneut voll erfahren lassen können – in diesem Sinne kann die fragmentierte Persönlichkeit zu einem Ganzen werden. Die dialogische Arbeit mit verschiedenen Selbstanteilen hat auch in der Traumafolgentherapie besondere Bedeutung.

Bewusstheit und die Arbeit im Hier und Jetzt

Eine weitere grundlegende Prämisse in der gestalttherapeutischen Arbeit ist das Verständnis, dass das Bewusstsein des Menschen in unterschiedlicher Weise aktiviert und intentional gelenkt werden kann; „es kann erweitert und verengt werden und sich verschiedener Modi bedienen – von der fokussierten Aufmerksamkeit bis zur gelassenen, aber dennoch höchst wachen ‚Absichtslosigkeit'" (Fuhr/Sreckovic/Gremmler-Fuhr 2006, S. 140). Anliegen ist es, das Bewusstsein immer wieder zu erweitern und dessen Potenzial in allen verfügbaren Modi zu nutzen. Das Bewusstsein ist immer gegenwartsbezogen. Dem entspricht auch das *Hier-und-Jetzt-Prinzip* in der Gestalttherapie – wichtig ist das momentane Erleben. Die Betonung des Hier und Jetzt bedeutet allerdings nicht, dass Vergangenes und Zukünftiges keine Bedeutung haben; denn die Vergangenheit ist in der Situation, in der Ganzheit unserer Lebenserfahrung, immer gegenwärtig: „in unseren Erinnerungen, im Bedauern und Ressentiment und vor allem in unseren Gewohnheiten und unvollendeten Handlungen, den fixierten Gestalten. Die Zukunft ist gegenwärtig in unseren Vorbereitungen und Anfängen, in Erwartung und Hoffnung oder Furcht und Verzweiflung" (Perls, L. 1985, S. 256). Das Gewahrwerden des gegenwärtigen Prozesses ist das wichtigste Mittel zur Wiederherstellung von organismischer Selbstregulierung in der Gestalttherapie. Der/Die TherapeutIn teilt der Patientin/dem Patienten mit, was sie/er wahrnimmt, was für sie/ihn im Vordergrund steht, und lädt die Patientin/den Patienten immer wieder ein, sich ihrer/seiner augenblicklichen Gegenwart zuzuwenden. Sie/Er benutzt dazu Fragen wie „Was fühlst du?", „Was möchtest du?", „Was vermeidest du?" oder „Wie machst Du das genau?". Hingegen bringt die „Warum"-Frage nur schlagfertige Antworten, Verteidigungen, Rationalisierungen, Entschuldigungen und die Selbsttäuschung hervor, „dass ein Ereignis mit einer einzigen Ursache erklärt werden kann. Das ‚Warum' unterscheidet nicht Zweck, Ursprung oder Hintergrund. [...] Anders ist es bei ‚Wie'. Das ‚Wie' fragt in die Struktur eines Ereignisses hinein" (Perls 1992, S. 96). Eine nicht auf das Warum, sondern auf das Wie fokussierte Haltung schützt gleichzeitig vor Behandlungsfehlern, die mit mangelndem Respekt vor der Autonomie der Patientin/des Patienten zu tun haben (Hutterer-Krisch 2001; 2007), und hilft, beim eigentlichen *„Phänomen"* zu bleiben.

Bewusstheit wird in der Integrativen Gestalttherapie als wesentliches Element für Veränderung und Wachstum angesehen. Gemeint ist damit das unmittelbare Wahrnehmen all dessen, worauf sich gegenwärtige Aufmerksamkeit richtet. Die Nutzung der Bewusstheit als therapeutische Ressource ermöglicht PatientInnen, die Bedeutung ihrer eigenen Reaktionen zu verstehen und damit zu mehr Einsicht in Prozesse und Muster zu gelangen (vgl. Votsmeier 1999). Erst wenn PatientInnen ihre Handlungen und Reaktionsweisen besser erfassen und verstehen, können mit ihnen Alternativen erarbeitet werden. Diese Herangehensweise knüpft an die *paradoxe Theorie der Veränderung* von Beisser (1970) an: „Veränderung geschieht, wenn jemand wird, was er ist, nicht wenn er versucht, etwas zu werden, das er nicht ist. Veränderung ergibt sich [...], wenn man sich die Zeit nimmt und die Mühe macht, zu sein, was man ist" (Beisser 1997, S. 144).

Das Aufgreifen von Konfusion

Konfusion bedeutet schlechten Selbstsupport bei Kontakten. Häufig offenbart sich das Problem der Patientin/des Patienten in ihren/seinen Konfusionsbereichen. Eine therapeutische Technik ist die des Zugangs zu den Bereichen der Konfusion über deren manifeste Blockierungen. Die Erfahrung der Konfusion ist sehr unangenehm; im Menschen besteht der Wunsch, Konfusion zu beseitigen – ebenso wie Angst, Scham oder Ekel –, und zwar durch Vermeidung, durch Wortreichtum oder durch andere Formen der Blockierung. Die Aufgabe der Therapeutin/des Therapeuten lautet, die Patientin/den Patienten auf solche Bereiche oder Blockierungen hinzuweisen, die für Erstere/n offen zutage treten, über die der/die PatientIn aber hinweggeht. Häufig handelt es sich um Körperhaltungen, Bewegungen, einen Gesichtsausdruck, einen anderen Klang in der Stimme, aber auch Unterbrechungen im Redefluss. Die therapeutische Arbeit besteht darin, dass sich der/die PatientIn dessen bewusst werden kann, um in einem nächsten Schritt die Bedeutung dessen zu erforschen und schließlich ihren/seinen Anteil am Zustandekommen dieser Erscheinungen zu übernehmen (Schigutt 2004, S. 201). Wenn die Person die Tatsache, dass sie Konfusionsbereiche hat, akzeptiert, mit der Therapeutin/dem Therapeuten kooperiert und z. B. zu den Löchern in ihrer Rede zurückkehrt, kann sie viel Material entdecken, das sie während der Blockierung ausgelöscht oder beiseitegeschoben hat.

Phänomenologisch-hermeneutisches Vorgehen

Da die Gestalttherapie ein *phänomenologisch-hermeneutisches Verfahren* ist, wird sowohl in der Theorie als auch in der Praxis die Aufmerksamkeit auf das gerichtet, was in Erscheinung tritt, und nicht auf das, was hinter den Erscheinungen vermutet werden kann. Fuhr, Sreckovic und Gremmler-Fuhr betonen die Wichtigkeit einer phänomenologischen Bestandsaufnahme und – auf dieser Basis – einer dialogischen *hermeneutischen Einordnung* und Verständigung. „Der Klient wird gefordert, eine Mitverantwortung zu übernehmen für den Sinn dessen, was phänomenologisch erforscht wurde, letztlich also auch für sein Leiden, seine ‚Krankheit' oder ‚Störung'" (Fuhr/Sreckovic/Gremmler-Fuhr 2006, S. 147). Es geht um ein erweitertes Erleben und Verstehen (z. B. von Verhaltensweisen) auf dem Hintergrund der Lebens- und Lerngeschichte der Person. Gestalttherapie ist demnach auch als existenzialistische Methode mit Techniken als Formen der Selbstexploration und Selbstgestaltung zu verstehen. Diese Techniken sind hermeneutisch in dem Sinn, dass sie den PatientInnen helfen sollen zu entdecken, wie sie bisher ihre Welt konstruiert haben, und sie anregen, damit zu experimentieren, wie dies auf andere, befriedigendere Weise möglich sein könnte. Das Anliegen ist dabei eine möglichst ganzheitliche Beteiligung der Person, z. B. durch wahrnehmungsorientierte oder erlebnisaktivierende Interventionen.

Unterstützung von Wahrnehmung und Erleben

Selbstexploration kann auf unterschiedliche Weise erfolgen, entweder durch schlichte Hinweise oder Anleitungen (z. B. im Hinblick auf Atmung, Körperhaltung) oder durch verschiedene Methoden, welche den Bewusstseinsprozess situationsangemessen und respektvoll unterstützen. Dabei handelt es sich einerseits um Angebote, welche dazu dienen, sowohl die Innen- als auch die Außenwahrnehmung zu fördern, z. B. Übungen zu Körperwahrnehmung, Bewegung oder Kontakt; andererseits kann das Erzählen von Vergangenem in der Gegenwart, das Inszenieren von erlebten oder phantasierten Situationen oder die Identifikation mit Körperbereichen (s. u.) hilfreich sein, um das Erleben zu verstärken und bestimmte Aspekte besser erfassen zu können. Schließlich können Rollenspiele, Experimente oder Hausaufgaben helfen, dass KlientInnen Erfahrungen und Erlebnisse aus der therapeutischen Situation in die konkrete Alltagswelt übertragen und dort erproben. Im Folgenden werden exemplarisch einige Techniken, Interventionen und Experimente dargestellt.

Einen breiten Raum nehmen Interventionen zur Unterstützung der Wahrnehmung ein. Das sind z. B. das *Aufmerksam-Machen* (auf bestimmte Verhaltensweisen, nonverbale Signale …), das *Wiederholen* oder *Übertreiben* von bestimmten Aussagen und Gesten, um bestimmte Gedanken, Gefühle oder Handlungen prägnanter wahrnehmbar zu machen. Während beispielsweise die *Schweiftechnik* (ein Hin-und-her-Schweifen zwischen verschiedenen Wahrnehmungsbereichen) hilft, Konfluenzmuster anzugehen, indem die PatientInnen dadurch zu mehr Bewusstheit für Wechselbeziehungen innerhalb ihres Fühlens, Denkens und Verhaltens gelangen können, unterstützt das *Vergegenwärtigen vergangener Situationen* mehr das unmittelbare Erleben. Erzählt z. B. der/die PatientIn vergangene Inhalte sichtlich affektlos, obwohl diese wahrscheinlich affektgeladen sind, so kann die Aufforderung, die vergangene Situation in der Gegenwartsform zu erzählen, sie/ihn näher zum Erleben bringen und Empfindungen, Gefühle, Gedanken wieder lebendig werden lassen, die vorher nicht zugänglich waren.

Eine wichtige Technik ist die Arbeit mit *Identifikationen*. Mithilfe von Identifikation können Gedanken und Handlungen verdeutlicht werden; z. B. kann der/die TherapeutIn die Patientin/den Patienten bitten sich vorzustellen, was die geballte Faust wohl sagen würde, wenn sie sprechen könnte, nachdem dieses Faustmachen für die Patientin/den Patienten wahrnehmbar geworden ist, nicht aber dessen Bedeutung. Die Technik der Identifikation ist besonders gut geeignet für die Arbeit mit kreativen Medien und speziell für die Traumarbeit. Ebenso gibt es eine Reihe von Techniken, welche die Veränderung von Verhalten initiieren sollen, beispielsweise das *Frustrieren von unpersönlichen Äußerungen*, also Äußerungen, bei denen der/die PatientIn von sich selbst und ihrem/seinem Erleben in der dritten Person spricht, indem sie/er „man" oder „es" statt „ich" sagt. Darin drückt sich zum Teil bereits die Entfremdung der Patientin/des Patienten aus. Fragen der Therapeutin/des Therapeuten wie z. B.: „Können Sie den Satz mit ‚ich' anfangen?" oder „Wer ist ‚man'?" helfen, das Gefühl der Beteiligung der Patientin/des Patienten zu stärken und ihre/seine Selbstverantwortung herauszufordern.

Kreative Medien, szenisches Arbeiten, Körperarbeit

Kreative Medien haben eine Brückenfunktion zwischen dem sprachlosen Raum und dem Bewusstsein, Symbolisierung ermöglicht dabei z.B. die Verbindung zwischen Körpererleben und Sprache (vgl. Richter 2011; Hochgerner 2015). Der therapeutische Umgang mit *kreativen Medien* eröffnet Möglichkeiten, „um die Dynamik der ‚inneren Landschaft' und ihr Kräftespiel [...] in die Außenwelt zu projizieren, dadurch einen Abstand zu schaffen, der die erneute Hinwendung aus der Distanz erlaubt" (Hartmann-Kottek 2008, S. 216). Unter kreativen Medien werden beispielsweise Farben, Gegenstände, Fotos, Musik, Naturmaterialien, Puppen, Märchen, Bewegung oder Imagination verstanden, die in vielfältiger Weise verwendet werden können.

Besonderen Stellenwert hat die *Traumarbeit* in der Gestalttherapie. Perls bezeichnet den Traum als die „spontanste Schöpfung des Unbewussten" und als den „Königsweg zur Integration" (Perls 1985), da er nicht durch vorsätzliches Tun zustande kommt. Bei seiner Traumarbeit geht Perls systematisch vor. Um den Traum wieder lebendig werden zu lassen, arbeitet er in mehreren Stufen: Perls lässt zuerst den Traum (oder Teile davon) wie eine Geschichte in Gegenwart erzählen. Dabei legt er großen Wert darauf, dass sich der/die PatientIn die entsprechende Szene wirklich vorstellen, sie vor ihrem/seinem geistigen Auge wieder auferstehen lassen kann. Ist der/die PatientIn soweit, dass sie/er das Traumstück deutlich sieht, kann man vorschlagen, die Szene zu spielen und die einzelnen Rollen auszuagieren. Dabei wird die Auseinandersetzung der Patientin/des Patienten mit den einzelnen Rollen gefördert. Jeder Teil des Traumes wird als eine Projektion der Patientin/des Patienten betrachtet und damit als Teil der Patientin/des Patienten selbst. Die anfängliche Unvereinbarkeit der verschiedenen Seiten wandelt sich im Laufe der Traumarbeit langsam zu einer Anerkennung der Unterschiede bzw. der inneren Möglichkeiten der zunächst einander diametral gegenüberstehenden Pole. Therapeutisches Anliegen ist dabei die Reidentifikation und Wiederaneignung der (z.B. durch Verleugnung, Verdrängung oder Projektion) entfremdeten Persönlichkeitsanteile für Wachstum und Reife.

Ein weiteres Instrument gestalttherapeutischer Technik zur Unterstützung von Bewusstseinsprozessen ist die *Arbeit mit dem leeren Stuhl*, die Perls aus dem Psychodrama (Moreno) weiterentwickelte. Der leere Stuhl dient dazu, dass der/die PatientIn ihre/seine Projektionen oder Übertragungsfiguren „hinsetzt" und einverleibte, unverdaute Stimmen der Vergangenheit zum Sprechen einlädt bzw. dazu, einen Dialog zwischen zwei in Konflikt befindlichen Persönlichkeitsanteilen herzustellen. Der leere Stuhl füllt sich durch die Worte bzw. das Rollenspiel der Patientin/des Patienten, die/der mit der Stimme ihrer/seiner Peiniger und manchmal auch ihrer/seiner Freunde oder mit ihrer/seiner eigenen Stimme als Kind spricht. Da in der Verleugnung irgendeiner menschlichen Eigenart bzw. im – damit zusammenhängenden – Kampf zwischen den dominanten („topdog") und den verleugneten („underdog") Aspekten der Persönlichkeit vitale Energie gebunden ist, zielte Perls' Arbeit mit Polaritäten darauf ab, die beiden Charakteristiken bewusst zu machen und die verborgenen Konflikte zwischen ihnen offenzulegen. Durch den Dialog, der zwischen diesen beiden Teilen (oder Stühlen) entsteht, gewinnt der/die PatientIn häufig größeres Wissen und mehr Verständnis hinsichtlich der zuvor abgespaltenen Polarität.

> „In dem Maß, in dem eine Person ihre polaren Merkmale kennenlernt und das Gefühl bekommt, dass die offensichtlich gegensätzlichen Qualitäten tatsächlich komplementär sind und koexistieren können, vergrößert sich die Möglichkeit und Fähigkeit, geschickt zwischen den Polen ihrer Existenz hin- und herzupendeln. Sie entwickelt ihr Potential zum Handeln als flexibel integrierter, ganzer Organismus statt als Gruppe getrennter Parteien, die miteinander Krieg führen." (Clarkson/Mackewn 1995, S. 146)

Die *Körperarbeit* hat in der Gestalttherapie eine große Bedeutung; sie ist eingebettet in die theoretischen Grundlagen des Verfahrens, etwa in das Prinzip der Ganzheit: „Körperarbeit ist Teil der Gestalttherapie. Gestalttherapie ist ein ganzheitlicher Therapieansatz. Das heißt, dass der ganze Organismus einbezogen wird, nicht nur Stimme, Verbalisierung, Ausagieren und so weiter" (Perls, L. in Doubrawa/Doubrawa 2005, S. 121). Körperarbeit unterstützt den Zugang zu tiefgehenden Erfahrungsbereichen und ist im Wesentlichen Erleben an der Grenze, Arbeit an Wahrnehmung und Ausdruck bzw. an Kontakt und Begegnung (Richter 2011). Ausgehend von verschiedenen Einflüssen in der Gründungszeit der Methode (Bioenergetik, Ausdruckstanz, „sensory awareness" u. a.) reicht das Spektrum heute von einfachen Körperinterventionen (z. B. das Bewusstmachen der Haltung oder Angebote zur Atmung und Bewegung) über fokussierte Interventionen (z. B. mit direkter Berührung oder zur Ausdrucksförderung) bis zur „integrativen Bewegungs- und Leibtherapie" als gesondertem Verfahren (vgl. Petzold 1977; 1990).

Einbeziehung von Experimenten

In Zusammenhang mit den oben genannten Formen der Kontaktvermeidung können Experimente das Selbsterleben verbessern, den Selbst-Support fördern und Möglichkeiten aufzeigen, wie Interaktionen zufriedenstellender gestaltet werden können. Beispielsweise kann der/die TherapeutIn bei einer/einem zu *Introjektion* neigenden Patientin/Patienten Experimente anbieten, die sich etwa auf das Üben von Distanz und Kritik, von Entfernung oder auf das Abschiednehmen beziehen. Beim Auftreten von *Projektionen* kann die Einladung an die Patientin/den Patienten hilfreich sein, die Projektion als ihr/sein eigenes Verhalten auszuprobieren, Nähe zu üben, sich zu identifizieren. Typische gestalttherapeutische

Experimente bei konfluentem Verhalten sind z. B. strukturierte Kontakt- und Wahrnehmungsübungen. Beim Auftreten von *Retroflexion* kann die Empfehlung lauten, jemand anderem das anzutun, was der/die PatientIn sich selbst antut, z. B. den Ärger nach außen zu bringen, anstatt sich selbst zu beschimpfen, oder auch andere zu hetzen, wenn sie/er sich selbst dauernd beeilt. Beim Auftreten von *Deflexion* arbeiten GestalttherapeutInnen z. B. mit allen Experimenten, die Kontakt erhöhen und den Fokus schärfen. Bringt ein/e PatientIn ihre/seine Äußerungen affekt- und tonlos vor, so macht der/die GestalttherapeutIn etwa den Vorschlag, das Gesagte deutlicher und lauter zu äußern, Übertreibungen und Unterstreichungen anzustellen oder den ganzen Körper zum Ausdruck zu verwenden.

Die hier eben punktuell aufgelisteten Methoden und Techniken schließen in der Praxis nahtlos aneinander an. Dem Prinzip des „organismic flow" und Perls' Motto „Don't push the river, it flows by itself" entsprechend, treibt der/die GestalttherapeutIn die Patientin/den Patienten dabei weder an noch entlässt sie/er sie/ihn aus dem Fluss. Ein wichtiges Kennzeichen des Interventionsstils ist das Wechselspiel zwischen Unterstützung („support") und Frustration („skillful frustration") (vgl. Schneider 1990). *„Support"* ist dabei gekennzeichnet durch empathisches Mitgehen, durch Ich-Du-Kontakt, Kooperation, Ermutigung, Haltgeben, während *„skillful frustration"* durch Konfrontation die Wahrnehmungskontexte der Patientin/des Patienten erweitern soll, indem z. B. der/die TherapeutIn ihre/seine Wahrnehmungen rückspiegelt oder auf logische Brüche und Widersprüche in Aussagen hinweist. Frustrierende, konfrontative oder provozierende Interventionen werden nur auf der Basis einer tragfähigen TherapeutIn-PatientIn-Beziehung gemacht und dienen der Transparenz im Zuge der Selbst-Entdeckung der Patientin/des Patienten. Diese Interventionen setzen stabile Ich-Grenzen voraus und sind daher für neurotische Tendenzen indiziert. Für PatientInnen mit strukturellen Schädigungen sind Modifikationen bezüglich Haltung, Methodik und Intervention notwendig. Im Vordergrund aller Interventionen stehen die phänomenologische Herangehensweise und die Wichtigkeit der heilsamen Beziehungserfahrung. Intersubjektivität und Evidenzerleben werden gefördert, der Zugang zu Ressourcen unterstützt.

7 Indikation und therapeutisches Vorgehen in der Gestalttherapie

Die Gestalttherapie wurde ursprünglich in erster Linie für PatientInnen auf neurotischem Niveau konzipiert und besonders durch die Workshops von Fritz Perls bekannt. Der eher klinisch orientierte Bereich, den v. a. Lore Perls vertrat, war lange Zeit weniger beachtet. Innerhalb der letzten Jahrzehnte vollzog sich diesbezüglich ein Wechsel der Ausrichtung, in dessen Gefolge die Praxis der klassischen Gestalttherapie differenziert und zum Teil auch relativiert wurde. Vor allem werden in der Integrativen Gestalttherapie zunehmend störungsspezifische Konzepte formuliert. In diesem Zusammenhang hat sich u.a. die „Operationalisierte Psychodynamische Diagnostik" (OPD) innerhalb der Methode etabliert (Arbeitskreis OPD 2006). In der OPD erfolgt eine Unterscheidung von vier in unterschiedlichen Dimensionen zu erhebenden Integrationsniveaus psychischer Struktur auf einer Strukturachse (von „gut integriert" bis „desintegriert"). Menschen mit gut integrierter psychischer Struktur profitieren von einem anderen therapeutischen Vorgehen als Menschen mit strukturellen Einschränkungen und Verletzlichkeiten.

Traditionell eindeutige Indikationen für Gestalttherapie in ihrer „klassischen Form" gab und gibt es bei strukturell gut integrierten Menschen mit neurotischen Störungen. Diese profitieren von konfliktzentriert-aufdeckender Arbeit. Die Erlebnisaktivierung im Hier und Jetzt steht im Vordergrund. Menschen, die in ihrer (frühen) Lebensgeschichte massivem Stress und schweren Erschütterungen ausgesetzt waren und diese nur eingeschränkt verarbeiten konnten, leiden in ihrem Erwachsenenalter häufig unter *strukturellen Defiziten* oder Vulnerabilitäten und dysfunktionalen Anpassungen, welche unter dem Begriff „strukturelle Störungen" zusammengefasst werden. Menschen mit strukturellen Schädigungen, psychosomatisch Erkrankte, Menschen mit traumatischen Erfahrungen, Suchtproblematik, Psychosen u.Ä. benötigen Modifikationen in der methodischen Herangehensweise, aber auch in der therapeutischen Haltung.

Gestalttherapie bei neurotischen Störungen

Für die therapeutische Arbeit mit strukturell gut integrierten PatientInnen mit konfliktneurotischer Problematik wurde von Perls ein Phasenmodell entwickelt, welches *fünf Schichten* beschreibt, die das Individuum wie Zwiebelschalen um sein authentisches Selbst gelegt hat (Fünf-Schichten-Modell). Diese Schichten stellen gleichzeitig Phasen des therapeutischen Prozesses dar. Diesen einzelnen Schalen lassen sich auch Typen von kontaktgestörten Lebensweisen zuordnen:

1. *Klischeephase (Schicht der Klischees, „cliche layer"):* Dazu zählt die erste oberflächliche Kontaktaufnahme; die Höflichkeit dominiert, Floskeln, Rituale und Klischees stehen im Vordergrund und erleichtern die erste Kontaktaufnahme, z.B. Händeschütteln, gegenseitiges Begrüßen.
2. *Rollenspielphase (Als-Ob-Schichten, „role-playing"):* In dieser Phase redet der Mensch *über* etwas, spielt eine Rolle, zeigt sich aber nicht so, wie er ist, bzw. hat selbst dazu keinen Zugang – oder er hat einen Zugang, zeigt ihn aber nicht. Im Vordergrund steht, dass er sich anders zeigt, als er ist. Die neurotische Unfreiheit besteht in der Fixierung auf bestimmte Aspekte der Identität, die den Vordergrund der Lebensbühne besetzt halten; andere Aspekte werden nicht angenommen und hinter die Kulissen verdrängt.

3. *Blockierungsphase (Enge, Sackgassen-Schicht, „impasse layer")*: Die jeweilige Rolle wird in dieser Phase fallengelassen; damit fallen die schützenden Panzer der ersten beiden Phasen weg und Gefühle der Leere, Rat- oder Ausweglosigkeit können in den Vordergrund treten. Subjektiv ist mit der Blockierung das Gefühl verknüpft, festgefahren oder verloren zu sein. Deswegen ist diese Phase auch durch Vermeidungsverhalten bzw. eine diffuse Verwirrung gekennzeichnet. Denn sobald die Person in die Nähe einer Erfahrung gelangt, bei der sich eine festgefahrene Gestalt lösen könnte, tritt die akute Angst auf, jenen Schmerz und jene Verzweiflung wieder zu erleben, die sie empfand, als sie das Bedürfnis erstmalig aufgab. Die Kunst der Gestalttherapie besteht an dieser Stelle darin, die Klientin/den Klienten einerseits den Impasse spüren zu lassen – und dann aber neue Differenzierung zu ermöglichen. Kommt man nämlich an die schwierigen Stellen bzw. an die eigenen Blockierungen heran und lässt den Schmerz zu, so tritt man in die
4. *Implosionsphase (Implosion, „implosive layer")* ein. In dieser Phase zieht und ballt sich der Mensch zusammen, er „implodiert". Die Person ist in dieser Phase noch nach innen gerichtet und kann daher nicht situationsadäquat handeln. Gefühle von Leblosigkeit oder Todesangst können in den Vordergrund treten – wegen der Lähmung entgegengesetzter Kräfte. Mit Friedlaender (1918) lässt sich dieser Zustand aber auch in einer positiveren Wendung beschreiben, insofern „keine polare Differenzierung in Vorder- und Hintergrund statt[findet], hier wird deren kreative Mitte erfahren, der Grund, das Nichts der Schöpferischen Indifferenz. Was als ‚furchtbare' Leere drohte, als Verlust, erweist sich im Nachhinein als ‚fruchtbare' Leere. Nach einseitiger, schiefer Identifikation findet der Mensch wieder zum ‚mittleren Modus', aus dem heraus das Selbst frei und spontan gestaltet" (Frambach 2006, S. 140). Dies geschieht in der
5. *Explosionsphase (Explosion, Ausgang, „explosive layer")*. Die bisher vermiedenen, abgespaltenen, blockierten Bedürfnisse oder Gefühle werden voll, situations- und umweltadäquat zum Ausdruck gebracht. Der leblose Charakter der Implosionsphase macht einer Lebendigkeit Platz, die für Perls das Bindeglied zum „echten Menschen" hin darstellt, der fähig ist, seine Gefühle zu erfahren und auszudrücken. Zum Beispiel kann „ein bislang hintergründiger psychischer Aspekt, wie z. B. Aggression oder Trauer, sich nun unbehindert im Vordergrund entfalten und dadurch eine ‚unerledigte Situation', eine ‚offene Gestalt' schließen" (Frambach 2006, S. 140).

Grundlegendes Ziel der Therapie bei Neurosen ist somit die Integration nicht angenommener seelischer Aspekte, die Aufhebung einseitiger Fixierungen auf Vordergründiges (Hinführung zum Grund), das Erarbeiten eines indifferenten Stadiums (kreativer mittlerer Modus) und die Integration starrer Dualitäten zu flexiblen Polaritäten. Staemmler und Bock (2016) greifen das Prozessmodell von Perls auf und stellen ein differenziertes Modell ganzheitlicher, d. h. körperliche und psychische Phänomene umfassender Veränderungsprozesse dar, in dem einer auf dessen Phasen abgestimmten therapeutischen Kontakt- und Beziehungsgestaltung zentrale Bedeutung zukommt.

Dreitzel beschreibt neurotische Mechanismen in Zusammenhang mit Kontaktprozessen. Er definiert neurotische Prozesse als „eine Form des Erlebens und Verhaltens, die durch eine bestimmte Kombination von Projektionen, Retroflektionen und Introjektionen den jeweiligen Kontaktprozess schwächt oder unterbricht“ (Dreitzel 2004, S. 88) und führt neben diagnostischen Aspekten auch therapeutische Vorgehensweisen an.

Gestalttherapeutische Arbeit mit Menschen mit Persönlichkeitsstörungen

Votsmeier stellt ein mehrdimensionales Modell zum Verständnis und Therapieansatz bei *strukturellen Störungen* vor, in welchem er mehrere gestalttherapeutische Konzepte zusammenfügt und – den strukturellen Defiziten und dysfunktionalen Regulationsmechanismen entsprechend – vier Fokussierungspunkte für Therapieziele und Interventionsstrategien formuliert (Votsmeier 1999, S. 727 ff.):

- *Fokus Ich-Grenze:* Die Ich-Grenze ist eingeschränkt und unflexibel, das Vertrauen in die eigenen Möglichkeiten ist begrenzt. Ziel ist es, das Spektrum an Kontaktmöglichkeiten zu erweitern, sowohl im Umgang mit sich selbst als auch mit der Umwelt.
- *Fokus Differenzierungsvermögen:* Gearbeitet wird an der Unterscheidung und dem Erleben seiner selbst und anderer als Voraussetzung für individuelles Balancieren zwischen Bezogenheit und Abgrenzung in der Beziehungsgestaltung, aber auch an der Differenzierung unterschiedlicher Zustände. Im Zentrum steht die Arbeit an der Beschaffenheit der Kontaktgrenzen.
- *Fokus Selbst-Stützung:* Die Selbst-Stützung umfasst alle organisierenden Stützfunktionen des organismischen Hintergrundes. Die Arbeit an der Funktionsfähigkeit des *„selbstreflexiven Modus“* als Voraussetzung für die Bewusstwerdung dysfunktionaler Anpassungsmuster sowie Assimilation und Integration neuer Erfahrungen stehen im Vordergrund.
- *Fokus integrierendes Selbst:* Voraussetzung für Integrations- und Veränderungsprozesse ist die Verbesserung der organisierenden Stützfunktionen. Dafür ist die Bewusstheit für Reaktionen und die Einsicht in die Struktur der jeweiligen Situation hilfreich und notwendig. Ansatzpunkte sind die Verbesserung der Kontaktprozesse und der Verarbeitung.

Salem (1999; 2004) verbindet Konzepte und Haltungen der Gestalttherapie mit einem psychodynamischen Verständnis (Mentzos 1996) zu einer für PatientInnen mit schweren Persönlichkeitsstörungen förderlichen Vorgangsweise. Dabei liegen die therapeutischen Schwerpunkte auf der Orientierung im Hier und Jetzt, der Wahrnehmung von Übertragung und Gegenübertragung sowie der Ganzheitlichkeit des anderen. Mit ihrer

> „wohlwollend neutralen und doch selektiv authentischen Grundhaltung scheint die Gestalttherapie besonders geeignet, Borderline-PatientInnen ein haltendes, aber auch standhaltendes Gegenüber zu bieten. Eine hohe Sensibilität für Übertragung und Gegenübertragung lässt uns die damit verknüpften Wahrnehmungen und Phantasien nutzen, rechtzeitig aufgreifen und im Hier und Jetzt bearbeiten, damit die daraus gewonnene Erfahrung integriert werden kann“ (Salem 2004, S. 306).

Klampfl (2003; 2015; 2016) greift daran anschließend u. a. den Aspekt der Selbstdestruktivität und mangelnden Fähigkeit zur Selbstfürsorge bei Menschen mit strukturellen Störungen auf und beschreibt Besonderheiten im Bereich der Selbst- und Beziehungsregulation und der Reflexionsfähigkeit aufgrund defizitärer und/oder traumatisierender Entwicklungsverläufe. Dabei werden die Ansätze von Votsmeier und Salem aufgegriffen und um psychodynamische Aspekte (OPD 2006; Rudolf 2012) erweitert.

Gestalttherapie in der Psychosomatik

„Psychosomatisch Erkrankte imponieren mit der Unmöglichkeit, ihr soziales Erleben mit ihrer psychischen Befindlichkeit und deren Wechselwirkung mit körperlichem Erleben zu erfassen“ (Hochgerner/Schwarzmann 2004, S. 328). Der eigene Körper wird nicht als sicherer Resonanz- und Erlebensraum wahrgenommen, sondern ist reduziert auf Leistung und/oder Symptomerleben. Bezüglich der Arbeit mit psychosomatisch erkrankten Menschen hat in der Gestalttherapie in den letzten Jahren eine differenzierte theoretische Auseinandersetzung über Möglichkeiten und Grenzen psychosomatischer Störungs- und Behandlungskonzepte stattgefunden (Hochgerner 2015; Hochgerner/Schwarzmann 2004). Zusammenfassend kann gesagt werden, dass psychosomatische Symptome auf jedem Strukturniveau in unterschiedlicher Schwere vorkommen können. Die Abstimmung des therapeutischen Angebotes – sowohl was die Beziehungsgestaltung als auch was die therapeutische Vorgangsweise betrifft – ist entscheidend vom Strukturniveau der Patientin/des Patienten abhängig. Beispielsweise steht bei PatientInnen auf gering integriertem Strukturniveau die existenzielle Verneinung ihres Selbst im Vordergrund, die sich in Beziehungsabbrüchen und Verlassenheit manifestieren kann. In der Therapie können diese PatientInnen von einem übungszentriert-funktionalen und vorsichtigen erlebniszentriert-stimulierenden Vorgehen profitieren, welches die Entwicklung der eigenen Wahrnehmungsfähigkeit begünstigt. Wichtig ist ein therapeutisches Gegenüber, das Schutz und Sicherheit bietet. PatientInnen auf mäßig integriertem Strukturniveau fehlt die innere Erlaubnis, „selbst“ zu sein; im Vordergrund stehen das Nichtanerkennen der eigenen Schwäche, Kontrolle und Orientierung am Ideal. In der Therapie profitieren diese PatientInnen neben den oben genannten Angeboten v. a. von einem die Psychodynamik aufdeckenden Vorgehen. Dabei brauchen sie ein Gegenüber, welches ihnen Resonanz und die Möglichkeit gibt, sich selbst in der Resonanz zu erleben, aber auch sich von anderen zu unterscheiden.

In der gestalttherapeutischen Arbeit mit psychosomatisch erkrankten Menschen stehen die Verbindung von Körpererleben, symbolischem Ausdruck und Sprache sowie die Verknüpfung von körperlicher, affektiver und kognitiver Ebene im Vordergrund (Hochgerner 2015).

Psychosenpsychotherapie

Bei Psychosen oder präpsychotischen Zustandsbildern besteht wegen der begrenzten Integrationsfähigkeit des Erlebens eine Kontraindikation für zu erlebnisintensives Arbeiten. Ähnlich wie die Psychoanalyse kann sich die Gestalttherapie jedoch prinzipiell anpassen und sich auf Nachreifung und auf den Aufbau von fehlenden oder brüchigen Persönlichkeitsstrukturen konzentrieren (Hartmann-Kottek 2008). Ziel ist dann das Erarbeiten von integrationsfördernden Strategien, Stabilisierung und das Ermöglichen von korrigierenden Neuerfahrungen mit anderen Menschen, das Erweitern der Bewältigungsmöglichkeiten in belastenden Situationen sowie Strukturbestätigung und die Unterstützung von Strukturbildung. Wichtig in der Behandlung von Menschen, „die sich nicht auf die Stabilität ihrer Person als Gestalt im Sinne von Ganzheitlichkeit verlassen können, ist vor allem, zu helfen, Einheit in allen Lebensqualitäten zu entwickeln" (Gollner 2004, S. 288).

Hutterer-Krisch (2007, S. 277 ff.) fasst Behandlungsüberlegungen methodenübergreifend zusammen und spricht sich für einen Dialog der unterschiedlichen Therapiemethoden aus, um „schizophreniespezifisches Wissen" in die Behandlungsüberlegungen einzubeziehen. Das Kennen, Wahrnehmen und Ernst-Nehmen der Frühwarnsymptomatik ist ein notwendiges Therapiethema, um selbständig angemessene Schritte einleiten zu können, einen möglichen Rückfall zu verhüten. Sie verweist in diesem Zusammenhang z. B. auf die Ergebnisse der Expressed-Emotion-Forschung im Bereich der Schizophrenieforschung (Hutterer-Krisch 2007): Angehörige fühlen sich häufig überfordert, ohnmächtig, schuldig und beschämt und reagieren z. B. mit Rückzug oder Überengagement. Dabei ist mit high expressed emotion kein Synonym für problematisches Angehörigenverhalten im Sinne einer „Mitverursachung" der schizophrenen Erkrankung gemeint. Nicht die Angehörigen verursachen die Erkrankung, sondern die PatientInnen sind ebenso wie die Angehörigen in negativen Eskalationsmustern gefangen, die bei der Entstehung und Aufrechterhaltung der Symptomatik eine Rolle spielen. Wenn Angehörige der Patientin/dem Patienten kritisch-feindselig und emotional überengagiert begegnen (high expressed emotion), ist das Rezidivrisiko wesentlich höher als bei jenen mit weniger feindseligen und emotional weniger engagierten Angehörigen (low expressed emotion). Daraus folgt die Notwendigkeit der Angehörigenarbeit, die Arbeit an den Kommunikationsmustern und im Falle einer Partnerschaft ggf. die Notwendigkeit der Überweisung zu einer Paartherapie.

Weitlaner (2016) beschreibt in jüngster Zeit eine philosophisch begründete und subjektorientierte Form der Psychosenpsychotherapie aus gestalttherapeutischer Perspektive. Dargestellt wird eine therapeutische Haltung, welche dem die Psychose erfahrenden Menschen als Subjekt dialogisch begegnet, dem psychotischen Geschehen Sinn unterstellt und Respekt vor Widerstand und Eigensinn lebt.

Traumafolgentherapie

Traumatische Erfahrungen, welche die integrativen Funktionen der Person überfordern, verursachen eine Katastrophenreaktion. Neurobiologische Befunde haben Aufschluss über die veränderte Informationsverarbeitung nach traumatischem Stress gegeben und sind für das Verständnis und therapeutische Vorgehen von großer Bedeutung. Für die therapeutische Arbeit mit Menschen, die an *Traumafolgen* leiden, wurden in der Integrativen Gestalttherapie unter Einbeziehung von traumarelevanter Diagnostik sowie von Ergebnissen der Hirnforschung Methoden bereitgestellt, welche die körperliche, emotionale und kognitive Ebene in der Komplexität der Thematik erfassen können (vgl. Anger/Schulthess 2008; Hoffmann-Widhalm 2004).

Die Basis des therapeutischen Vorgehens bilden gestalttherapeutische Grundprinzipien, wie das Arbeiten im Hier und Jetzt, die phänomenologisch-hermeneutische Arbeitsweise und der dialogische Ansatz. In der methodischen Weiterentwicklung von Hoffmann-Widhalm (2004; 2005; 2016) wurde der gestalttherapeutische Ansatz nach Butollo et al. (1998) erweitert und integrierend ergänzt durch Techniken aus den traumaspezifischen Methoden EMDR (Shapiro 1998) und Brainspotting (Grand 2014). „Um traumaspezifischen Störungen gerecht zu werden, ist die Kombination von mehreren Behandlungsansätzen notwendig, wobei einer beziehungsorientierten Form der Therapie und dem Konzept der Übertragung und Gegenübertragung besondere Bedeutung zukommt" (Hoffmann-Widhalm 2004, S. 349).

In der therapeutischen Behandlung werden *vier Phasen* unterschieden:

- *Sicherheit:* Zu Therapiebeginn steht das Wahrnehmen und Festigen von Sicherheitsaspekten im Vordergrund. Wesentlich dafür sind die *therapeutische Beziehung* und das *therapeutische Setting.*
- *Stabilität:* In dieser Phase geht es vor allem darum, Unsicherheiten wahrnehmen und bewältigen zu können. Fokussiert werden die Arbeit an Selbstwahrnehmung (von sich und in Beziehung), Selbstakzeptanz und die Aktivierung von Grenzen.
- *Konfrontation:* Die Aktivierung und Stabilisierung der Ich-Grenzen bekommt besondere Bedeutung, um die Konfrontation mit traumatischen Inhalten und intensiven Gefühlen bestehen zu können. Wahrnehmungsübungen, Dialogtechniken und die Einbeziehung von kreativen Medien unterstützen das Erleben von mehr Selbstschutz, Selbstachtung und Würde.
- *Integration:* Im letzten Therapieabschnitt wird an der Integration der gesamten Erfahrung in Bezug auf das traumatische Erleben gearbeitet. Anliegen ist das Annehmen der Lebensveränderung durch das Trauma und die Integration unterschiedlicher Selbstanteile.

Traumaspezifische Verfahren, wie EMDR und/oder Brainspotting, werden besonders in der Phase der Konfrontation einbezogen. Ein optimales Erregungsniveau aus dem Zusammenspiel von sympathischer und parasympatischer Aktivierung soll erreicht werden, um traumatische Erfahrungen bearbeiten zu können.

8 Entwicklungstendenzen auf gestalttherapeutischer Basis

Durch Differenzierung und Einbeziehung neuer Erkenntnisse über Entwicklung und Störung entstehen laufend neue Ausprägungen der angewandten Gestalttherapie (z. B. Krisch/Ulbing 1992; Hutterer-Krisch et al. 1999; Fuhr et al. 1999; Hochgerner et al. 2004; Neumayr/Klampfl 2016). Im klinischen Bereich sind in der *Psychosenpsychotherapie* z. B. Publikationen von Hutterer-Krisch (1996; 1999; 2007), Gollner (2004), Hartmann-Kottek (2008) und Weitlaner (2016) zu nennen. Mit *strukturellen Störungen* setzten sich in den letzten Jahren beispielsweise Yontef (1999), Salem (1999; 2004), Votsmeier (1999; 2011), Janssen (1999), Klampfl (2003; 2015; 2016) und Hutterer-Krisch (2007) auseinander. In der *Psychosomatik* konnte sich die Gestalttherapie u. a. durch Arbeiten von Hochgerner und Schwarzmann (2004), Wolf (1999) und Wardetzki (2004) positionieren. Im Bereich *neurotischer Störungen* sind K. und H. Eidenschink (1999) und Dreitzel (2004) zu nennen.

Weitere spezielle Anwendungsbereiche sind u. a. *Traumafolgentherapie* (Hoffmann-Widhalm 1999; 2004; 2005; Anger/Schulthess 2008; Neumayr 2016) und *Krisenintervention* (Till 2004), aber auch Therapie im *Strafvollzug* (Warta 2004; Schmoll 2013), bei Suchtthematik (Stadler 2016; Grechenig 2016) sowie mit *geistig behinderten* (Luif 1992), *schwer kranken* und *sterbenden* Menschen (Rösing/Petzold 1992; Baldauf/Waldenberger 2003).

Gestalttherapie findet in unterschiedlichsten Settings – mit *Einzelnen* (Rosenblatt 1986; Hartmann-Kottek 2008), *Gruppen* (Ronall/Feder 1983; Petzold/Frühmann 1986; Lindmaier 1999; Bernstädt 2010), *Paaren* und *Familien* (Zinker 1997; Miller 1995; Feder/Ronall 1996; Hutterer-Krisch 2013) – und in allen Altersstufen – mit *Kindern und Jugendlichen* (Oaklander 1989; Katz-Bernstein/Zaepfel 2004; Pauls 2008; Tenschert 2015), *Adoleszenten* (McConville 1995) und *alten* Menschen (Battistich 1992; Schneider 1999) – statt.

Über den klinisch-psychotherapeutischen Bereich hinaus haben gestalttherapeutische Konzepte in die *Selbsterfahrung* und *Persönlichkeitsentwicklung* (Stevens 1993), in die Beschäftigung mit *Lebensqualität* und *Prophylaxe* (Hutterer-Krisch/Pfersmann/Farag 1996), in die *Pädagogik* (Goodman 1989; Skala 1992), *Supervision* (Luif 1999; Fengler 1999; Schigl 2011) und *Organisationsberatung* (Nevis 1988; 2006; Looss 2008) Eingang gefunden. Gestalttherapeutisch orientierte AutorInnen beschäftigen sich mit *ethischen* Fragen (Blankertz 1990; Polster/Polster 2001; Hutterer-Krisch 2001; 2007), mit *philosophischen* und *gesellschaftspoliti-*

schen Aspekten (Blankertz 1988; 2012; Lichtenberg 1990; Stoffl-Höll 1992; Höll 1999; Nausner 2004; 2016) sowie mit spezifischen Aspekten des *Frauseins* und *Genderthemen* (Frühmann 1985; Ulbing 1999; Polster 1994; Schigl 2006; 2012). Schließlich widmen sich GestalttherapeutInnen auch der *Psychotherapieforschung* (Schigl 1999; 2016; Butollo/Maragkos 1999; Strümpfel 2006).

Im deutschsprachigen Raum gehen theoretische Weiterentwicklungen der Gestalttherapie in den 1990er-Jahren auf Petzold (1993; 1999; Orth/Petzold 2001), Walter (1985), Schneider (1990), Fuhr/Sreckovic/Gremmler-Fuhr (1999; 2006), Staemmler/Bock (1987) sowie Staemmler (1993) zurück.

Petzold (1985) setzte sich u.a. intensiv mit den Arbeiten von und über Fritz Perls und mit der Beziehung zwischen Psychoanalyse und Gestalttherapie auseinander. Berührungspunkte zwischen Psychoanalyse und Gestalttherapie zeigen sich beispielsweise in Zusammenhang mit Arbeiten von Cremerius (1984) und Winnicott (2004) und wurden u.a. auch in Arbeiten von Bocian und Staemmler (2000) differenziert aufgegriffen. Petzold (1993) erarbeitete einen eigenen Entwurf einer Persönlichkeitstheorie, Krankheitslehre, konsistenten Anthropologie und Methodologie und sieht in der Zwischenzeit Gestalttherapie als eine Quelle neben vielen anderen Quellen im Rahmen der *Integrativen Therapie*, einem tiefenpsychologisch fundierten und tiefenhermeneutisch arbeitenden Verfahren (Petzolds Ansatz wird in diesem Band auf S. 82f. vorgestellt).

Walter untersuchte die gestalttheoretischen Wurzeln gestalttherapeutischer Praxis genauer. Er beschrieb die Gestalttheorie der Berliner Schule und die daraus hervorgegangene Feldtheorie Kurt Lewins als klinisch-psychologischen Ansatz sowie die Beziehungen der Gestalttheorie zu den wichtigsten psychotherapeutischen Strömungen (Walter 1985). Auch Stemberger und Lustig (2004) beschreiben die Wiederentdeckung und Fortführung der Ansätze der Gestalttheorie im Zusammenhang mit einer psychotherapierelevanten Krankheitslehre.

Schneider (1990) beschäftigte sich mit dem Misslingen der Grenzbildung, das bei allen Motiven, therapeutische Hilfe zu suchen, in unterschiedlicher Weise eine wesentliche Rolle spielt, und setzte sich mit dem *„Wie"* dieses Misslingens, aber auch mit der Wirksamkeit von Gestalttherapie auseinander.

Fuhr, Sreckovic und Gremmler-Fuhr (1999) bemühten sich mit dem „Handbuch der Gestalttherapie" um eine Standortbestimmung der Gestalttherapie mit ihren theoretischen Grundlagen und Anwendungsmöglichkeiten. Sie betonen, dass es bei der Gestalttherapie auf die „grundlegenden Sichtweisen zur Realität, die Einstellungen und Haltungen zu sich und seiner Umwelt sowie auf das gemeinsame Sich-Einlassen auf existentiell bedeutsame Prozesse" ankommt (Fuhr/Sreckovic/Gremmler-Fuhr 2006, S. 117). In ihrem Artikel über das Menschenbild der Gestalttherapie versuchten sie, einerseits die philosophischen, ästhetischen und erkenntnistheoretischen Prämissen der Gründer aufzugreifen und andererseits auf notwendige Weiterentwicklungen hinzuweisen.

Staemmler und Bock (1987; 2016) entwickelten und aktualisierten eine Theorie menschlicher Veränderung als integrativen Rahmen, um therapeutische Theorien, Prinzipien und Techniken unterschiedlicher Herkunft in einen übergreifenden Zusammenhang einordnen zu können. Dabei geht es ihnen um Veränderung auf allen Ebenen menschlicher Existenz. Sie sehen sich damit in der Tradition von Fritz Perls, der weder nach Gründen der Veränderung noch auf verbales Material, sondern vorrangig auf den Prozess achtete.

In den USA bildeten sich bereits in den 1960er-Jahren zwei Strömungen der Gestalttherapie heraus: eine individualistische, persönlichkeitsentfaltende Richtung an der Westküste (*Westküstenstil,* Fritz Perls, Claudio Naranjo, James S. Simkin) und eine psychotherapeutische Richtung für klinisches Klientel an der Ostküste (*Ostküstenstil,* Lore Perls, Paul Goodman, Isadore From).

Erving und Miriam Polster (2001; 2002) gehören zur zweiten Generation der GestalttherapeutInnen. Beide achten die integrative Kraft der Psychoanalyse in der gesellschaftlichen Entwicklung während der ersten Hälfte des 20. Jahrhunderts, stellen aber wie Perls und andere BegründerInnen der Gestalttherapie tradierte psychoanalytische und psychiatrische Konzepte infrage. Während Perls Kritik am „Reden über" betonte, zeigte Erving Polster (Polster 1987; Polster/Polster 2002) gerade den besonderen Wert auf, den das Erzählen der eigenen Lebensgeschichte hat. Engagiertes Zuhören und ursprüngliche Neugier können den PatientInnen helfen, echtes Interesse an sich selbst und ihren eigenen Geschichten zu entwickeln. Die Betonung des Hier-und-Jetzt-Prinzips und der dramatischen Techniken darf nicht das Grundlegende überschatten, nämlich „das gemeinsame menschliche Engagement. Dazu zählt viel Alltägliches: Unterstützung, Neugier, Güte, freimütige Sprache, Lachen, Zynismus, Integration von Tragischem, Wut, Sanftheit und Zähigkeit. Einfache Menschlichkeit kann in der Tat Faszination erzeugen und zusammen mit unterstützenden Techniken das Drama und damit die Wirklichkeit jedes gelebten Lebens erhellen" (Polster 1987, S. 223).

Joseph Zinker, einer der Begründer des „Gestalt Institute of Cleveland", fokussierte die Gestalttherapie auf die fortschreitende kreative Anpassung an das Potenzial der therapeutischen Situation, die die Therapeutin/den Therapeuten, die Klientin/den Klienten und ihre sich entwickelnde Beziehung umfasst (Zinker 1987). Gordon Wheeler (1993) verlagert den Akzent der Gestalttherapie vom *Vordergrund* des Kontaktgeschehens auf die Strukturen des *Grundes,* ermöglicht dadurch ein *Neuverständnis der Widerstandsformen* im Kontaktprozess und demonstriert dies anhand von Falldarstellungen aus Psychotherapie, Ausbildung und Organisationsberatung.

Gestalttheoretiker der jüngeren Generation haben das *Konzept der Beziehung* in der Gestalttherapie wesentlich gründlicher erforscht als Fritz Perls. Dabei bezogen sich die meisten Gestalttheoretiker auf Martin Buber (1994) und folgten damit Lore Perls, die von den Lehren Bubers stark beeinflusst war. Doubrawa und Staemmler (2003), Yontef (1993; 2003) und Hycner (1991; 2003) haben den dialogischen Ansatz der Gestalttherapie eingehend erläutert. Durch das Medium der Beziehung wird Bewusstheit erhöht und der/die KlientIn in ihrem/seinem Wachstum unterstützt. Nicht der/die PsychotherapeutIn, sondern die Begegnung oder Beziehung heilt. Nach Yontef hat der/die PsychotherapeutIn die Aufgabe, ein Klima zu unterstützen, in dem eine derartige *dialogische Beziehung* gedeihen kann. Für Hycner (2003) ist die dialogische Gestalttherapie eine therapeutische Anwendung dieser Philosophie des Dialogs. „*Awareness*" (Bewusstheit) ist für ihn ein Mittel, das der Patientin/dem Patienten hilft, eine gesündere Interaktion zwischen Person und Umwelt zu entwickeln. Damit differenzierten Hycner und Yontef das Konzept wirklichen menschlichen Kontakts als wesentlichen Kern therapeutischer Beziehung von Perls, Hefferline und Goodman (1992; 1993) weiter aus. Weiters setzt sich Yontef (1993) dafür ein, dass Gestalttherapie Überlegungen aus anderen Disziplinen integriert, wie z.B. aus der Psychoanalyse und der Diagnostik. Er legt dabei auf das Verständnis und auf die angemessene Handhabung der Übertragungs- und Gegenübertragungsphänomene besonderen Wert und tritt für eine Erweiterung des „Hier-und-Jetzt-Konzepts" um das „Da und Jetzt", das „Hier und Dann" und das „Da und Dann" ein, um ein reicheres Spektrum der Raum-Zeit-Zonen erschließen zu können.

In all diesen Entwicklungen und Differenzierungen der Gestalttherapie werden einerseits zunehmend schulenübergreifende Ergebnisse moderner Forschung (z.B. Säuglingsforschung, Hirnforschung) und diagnostischer Vorgehensweisen (z.B. in der OPD) aufgegriffen und andererseits gestalttherapeutische und psychodynamische Konzepte zu einem zeitgemäßen integrativen Konzept zusammengefügt. Es zeigt sich aber auch, dass psychoanalytisches Gedankengut und gestalttheoretische Sichtweisen integriert werden können, sodass sie nicht als Gegensätze, sondern als Komplementaritäten gesehen werden können. Offensichtlich ist die Zeit der starren Grenzziehungen inzwischen weiter in die Vergangenheit gerückt und kann zunehmend einem befruchtenden Austausch Platz machen: An die Stelle gegenseitiger Schulenabwertung können Sehen, Wahrnehmen sowie Achtung der anderen Schulen treten und vermehrt Austausch und Kommunikation stattfinden.

9 Weiterentwicklung und Therapieforschung

In der methodischen Weiterentwicklung der letzten Jahre wurde besonderes Augenmerk auf neue Erkenntnisse verschiedener angrenzender Bereiche (z.B. Neurobiologie und Bindungstheorie) gelegt. Die mittlerweile selbstverständliche Einbeziehung von OPD und das Aufgreifen spezifischer Anforderungen in Abstimmung auf die jeweiligen KlientInnengruppen ermöglichte sowohl eine Erweiterung im diagnostischen Verständnis als auch im therapeutischen Vorgehen. Diese Entwicklungen zeigen sich auch in den Ausbildungs- und Weiterbildungsangeboten und in wissenschaftlichen Projekten. Im Folgenden wird dazu besonders auf die Bereiche Paardynamik sowie Kinder- und Jugendpsychotherapie eingegangen:

Paardynamik im Paar- und Einzelsetting

Integrative Gestalttherapie ist in der psychotherapeutischen Behandlung sowohl von Paaren als auch von Einzelpersonen für den Bereich der Paardynamik sehr wertvoll (Stadler, in Vorbereitung). Dabei wird die Arbeit am Vordergrund (insbesondere aktuelles Geschehen, Machtkampfthematiken) von der Arbeit am Hintergrund (insbesondere die in der Kindheit gelernten Schutzmechanismen bzw. Charakteranpassungen sowie jene der Eltern) unterschieden (vgl. Hutterer-Krisch 2013). Im *Vordergrund* stehen oft Machtkampfprobleme. Der Blick durch die Brille des Gestaltzyklus (Perls 1987) sowie der daraus weiterentwickelte interaktive Zyklus der Gestaltpsychologie (Zinker 1997, S. 87ff.) liefern ein wertvolles Instrumentarium, um die Stelle des Widerstands zum guten Kontakt zu markieren. Im Sinne der Selbstregulationsfähigkeit erweist es sich als hilfreich, dem Einzelnen den Punkt im Prozess ihrer Bedürfniserfüllung gemeinsam zu markieren. Um das Therapieziel zu erreichen, hilft die Frage: „Was brauche ich, um in meinem Anliegen erfolgreich zu sein?“ Daraus lassen sich hilfreiche Interventionen ableiten und eine gute Form finden, um die wesentlichen Dialoginhalte in der Senderrolle besser zu beschützen oder in der Empfängerrolle besser aufzunehmen. Denn Partnerschaften gelingen nach Zinker dann gut, wenn die Partner klare, eindeutige und flexible Grenzen haben, damit guter Kontakt möglich wird, wenn sie einander zugestehen, dass sie verschieden sind, einander anerkennen und sich gegenseitig unterstützen, wenn sie Verständnis für ihren eigenen „Kampf“ und Mitgefühl für den „Kampf“ des anderen haben, wenn sie in der Gegenwart bleiben und neue Interaktionen erst nach Beendigung der vorherigen Interaktion beginnen, wenn sie einerseits geduldig und ausdauernd und andererseits loslassend sind und eine Neugier auf die Gefühle und Ansichten des anderen pflegen. Der/Die GestalttherapeutIn bezieht sich bei ihrer/seiner Arbeit in erster Linie auf die Form, die Partner liefern dazu die Inhalte. Viele Analogien dazu finden sich in jüngster Zeit im schematherapeutischen Zugang von Roediger, Behary und Zarbock (2013).

Im *Hintergrund* der Paarprobleme verhindern oft auch introjizierte Paar-Beziehungsmuster der Eltern guten Kontakt. Anne Teachworth hatte in ihrer therapeutischen Begleitung von Paaren erkannt, dass Paare an der gleichen Stelle Schwierigkeiten haben wie schon ihre Eltern davor. Es handelt sich dabei um jene hartnäckigen Stellen, wo unsere Partner uns sagen: „Du bist wie Deine Mutter, wie dein Vater, wie der Opa …“ An jener Stelle, wo sich Machtkämpfe wiederholen, können introjizierte Paarbeziehungsmuster in einer Erweiterung der „leeren Stuhlarbeit" erforscht werden: gestalttherapeutische Interventionen zur Bearbeitung der Probleme zwischen den Elternteilen, um verinnerlichte Paar-Beziehungsmuster („introjected couple patterns" nach Anne Teachworth) erkennbar und für Musteränderungen nutzbar zu machen. Diese gestalttherapeutische Interventionsserie nach Teachworth (1999) ist oft besonders bereichernd, weil sie vom Fokus der verletzten Kinder von damals weggeht – hin zum Blick des heute erwachsenen Menschen, der mit all seiner Beziehungserfahrung die guten wie leidbringenden Seiten des Elternverhaltens anschaut. Da, wo wir unerwünschte Analogien zum Beziehungsverhalten der Eltern vorfinden, kann diese Interventionsserie das Ziel unterstützen, auch wirklich Verhaltensänderungen und Erlebensänderungen zu realisieren (Hutterer-Krisch 2013). Bei dieser Arbeit werden etwa auch Themen und Traumatisierungen des 2. Weltkriegs sichtbar, wie sie in letzter Zeit in den Publikationen zur Kriegskinder- und Kriegsenkelgeneration vielfältig dargestellt wurden (vgl. z. B. Müller-Hohagen 2005; Reddemann 2016).

Hunter Beaumont (1999) beschreibt eine spezielle Form des Paarkonfliktes: „Wenn man Dinge tut, die man nicht meint." Er fokussiert damit – in Anlehnung an Martin Buber – die negativen Effekte der Instrumentalisierung in der Partnerschaft, wenn tiefe Angst und Verzweiflung des einen Partners abgewehrt werden zugunsten des Versuchs, den/die PartnerIn zu verändern. Damit spricht sich Beaumont für eine Verbesserung der Selbstorganisation als primäres Behandlungsziel aus. „Ich weiß nicht, was über mich gekommen ist, ich war so aufgebracht, ich war nicht ich selbst", mag eine Erklärung in ruhigerem Zustand sein (deswegen nennt Beaumont dieses Phänomen „Selbstverlust"). Es handelt sich dabei um eine „kontaktlose Wut fragiler Selbst-Organisation, die – wenn sie sich oft wiederholt – zu Verletzung und destruktiver Kommunikation führt und die Liebe zerstört. Erwartungen, der/die PartnerIn möge sich so verhalten, dass der emotionale Sturm dieses „Selbstverlustes" erleichtert oder vermieden werden kann, führen in die Abhängigkeit vom Partner/von der Partnerin und lösen das Problem nicht an der Wurzel (deswegen nennt dies Beaumont „Verrat am Selbst"). „Das Problem dieser Paare ist nicht in erster Linie ein schwacher Kontakt zwischen Organismus und Umwelt, sondern vielmehr, dass ihr selbstorganisierendes Selbst-System keine dauerhafte Stabilität aufweist" (Beaumont 1999, S. 99). In jüngster Zeit gehen aufgrund zunehmender diagnostischer Differenzierung z. B. Daitch und Lorberbaum (2013; 2016) in die gleiche Richtung wie Beaumont und liefern auf einer sehr hohen konkreten Stufe Vorschläge, wie sich diese starken Impulsdurchbrüche doch selbst handhaben lassen.

Setting und Wirksamkeit von gestalttherapeutischer Paartherapie

Kennzeichen einer gelungenen Bearbeitung der Paardynamik sind das Erkennen der eigenen Anteile am Beziehungsgeschehen, die Zurücknahme von Schuldzuschreibungen und die Erweiterung der Erlebens- und Verhaltensweisen, sodass dysfunktionale Muster reduziert und funktionale Verhaltensweisen unterstützt werden. Die Therapieziele und die diagnostischen Gegebenheiten bestimmen letztlich auch die Settingempfehlungen, die für die Wirksamkeit und die Erreichung der Therapieziele günstig oder notwendig sind. Im Einzelsetting zeigt sich die Indikation für Paartherapie, wenn die Paardynamik vordergründig das Thema bestimmt. Ein zeitlich paralleles Setting von Einzel- und Paartherapie kann positive Synergien hervorbringen. Genauso kann es umgekehrt sinnvoll sein, in der Paartherapie einen Beziehungspartner in eine Einzeltherapie zu überweisen, insbesondere, wenn sich die persönlichen Schwierigkeiten im Paargeschehen abbilden. Liegt eine Traumatisierung vor, kann eine begleitende Traumatherapie indiziert sein. Eine traumatherapeutische Sequenz im Beisein der Partnerin/des Partners durchzuführen, kann im Einzelfall auch notwendig sein, um den guten Kontakt in der Paarbeziehung an schwierigen, sich wiederholenden Stellen überhaupt erst zu ermöglichen.

Gestalttherapie im Kinder- und Jugendbereich

In der therapeutischen Arbeit mit Kindern und Jugendlichen und ihren oft komplexen Familien- und Umfeldstrukturen müssen Besonderheiten in Zusammenhang mit ethischen und rechtlichen Fragen und Rahmenbedingungen ebenso berücksichtigt werden wie der Umgang mit speziellen Settingfragen (Einzelarbeit mit begleitender Elternberatung, Gruppensetting, Familiensetting, Vernetzung mit Hilfssystem u.a.). Vertiefende Kenntnisse der Entwicklungstheorie und Persönlichkeitsentwicklung in Verbindung mit lebensphasenspezifischen Entwicklungsaufgaben und -risiken, der damit verbundenen Psychodynamik sowie altersspezifische Vulnerabilitäten ermöglichen differenziertes diagnostisches Erfassen von Dynamiken und Prozessen und altersabgestimmte therapeutische Vorgehensweisen. Dementsprechend sind Beziehung und Interventionen in der therapeutischen Arbeit mit Säuglingen, Kleinkindern, Schulkindern und Jugendlichen und ihren Bezugspersonen und in Abstimmung mit der jeweiligen Problematik sehr unterschiedlich zu gestalten.

Aus gestalttherapeutischer Perspektive ist die Beachtung von Kontaktphänomenen, Wahrnehmung sowie sprachlichem und nichtsprachlichem Ausdruck ebenso zentral wie Leiblichkeit, geschlechtsspezifische Aspekte, familiäre Hintergründe sowie die Einbeziehung von Umweltphänomenen. Die Basis bilden sowohl das Entwickeln einer dem jeweiligen Alter gemäßen Kommunikation als auch der Einsatz von Spiel, szenischem Arbeiten und kreativen Medien.

Psychotherapieforschung und Integrative Gestalttherapie

Forschung bekommt im psychotherapeutischen Feld in den letzten Jahren zunehmend mehr Aufmerksamkeit und Bedeutung; dies spiegelt sich auch in der Integrativen Gestalttherapie wider. Eine umfassende Forschungsübersicht zur Gestalttherapie wurde beispielsweise von Strümpfel (2006) vorgelegt mit Daten aus 74 publizierten Forschungsarbeiten zu Therapieprozessen und -ergebnissen, welche in Metaanalysen reanalysiert wurden. Diese Arbeiten und auch spätere Untersuchungen belegen die Effekte von Gestalttherapie für eine große Bandbreite von klinischen Störungsbildern, z.B. bei affektiven Störungen, Persönlichkeitsstörungen, Anpassungsstörungen u.a. (vgl. Hartmann-Kottek 2014). Gestalttherapie zeigt ein gut fundiertes, breites klinisches Wirksamkeitsspektrum bei unterschiedlichen Altersgruppen.

Als wesentliche Wirkfaktoren sind dabei vor allem die Qualität der therapeutischen Beziehung und Interaktion zu nennen, aber auch gestalttherapeutische Methoden und Techniken, welche besonders das prozesshafte Erfahren im Hier und Jetzt fördern und ganzheitliches Erleben unterstützen (vgl. Strümpfel 2006). Beispielsweise kann die Arbeit mit Träumen, Metaphern, Körperbildern und kreativen Medien zu mehr Bewusstheit impliziter Gefühle und Überzeugungen verhelfen und damit den Zugang und die therapeutische Bearbeitung vorher nicht zugänglicher biographischer Erinnerungen oder Gefühle unterstützen.

Schigl konnte dies anhand einer Evaluationsstudie zu Wirkung und Wirkfaktoren von Integrativer Gestalttherapie aus katamnestischer Sicht ehemaliger KlientInnen bestätigen (Schigl 1999). Sie zeigt anschaulich auf, wie unterschiedliche Forschungsmethoden aus Sozial-, Geistes- und Naturwissenschaften kombiniert werden können, um ein möglichst umfassendes Bild zu therapierelevanten Forschungsfragen zu erhalten (Schigl 2016). Dieser Zugang in Form komplexer Forschungsdesigns, z.B. durch die Kombination qualitativer und quantitativer Verfahren, ermöglicht wertvolle Ansätze zur Weiterentwicklung des Verfahrens Integrative Gestalttherapie und stellt einen zusätzlichen Faktor des lebendigen Differenzierungs- und Entwicklungsprozesses der Methode dar.

Systemische Familientherapie

Jürgen Kriz

1 Einführung: Standortbestimmung

Die Systemische Familientherapie ist Ende der 40er-Jahre des 20. Jahrhunderts zunächst aus rein praktischen Erwägungen entstanden, nicht nur mit einzelnen Patienten bzw. Klienten psychotherapeutisch zu arbeiten, sondern auch die Familienmitglieder einzubeziehen. In der Anfangszeit waren die Patienten – die bald „Indexpersonen" genannt wurden, um zu betonen, dass sie eben nur als besonders beachtete Teile innerhalb eines insgesamt problematischen (Familien-)Systems zu sehen sind – ganz überwiegend sozial oder psychisch auffällige Jugendliche oder junge Erwachsene, die noch bei ihren Eltern lebten. Da hier oft den Eltern juristische oder soziale Verantwortlichkeiten zugeschriebenen wurden, war es sinnvoll, sie in die Veränderungsprozesse miteinzubeziehen. Mindestens ebenso bedeutsam aber war die typische Erfahrung (von Therapeuten), dass deutliche Veränderungen eines Menschen im therapeutischen Prozess die engeren Sozialpartner oft stark verunsichern – besonders dann, wenn diese nicht verstehend nachvollziehen können, „was da eigentlich geschieht" und was diese Veränderungen zu bedeuten haben. Die Verunsicherung resultiert daraus, dass sich die Familie trotz aller leidvollen Symptome meist auf einen gewissen Status quo eingependelt hat, von dem aus „Veränderung" aufgrund der Erfahrungen in der Vergangenheit eine „Verschlechterung" des Zustandes bedeutet. Es ist daher verständlich, dass jeglicher Veränderung entgegengewirkt wird – besonders dann, wenn über die genaueren Gründe und Prozesse sowie die Bedeutung dieser Veränderung Unklarheit besteht. Aus einem solchen Verständnis heraus liegt es auf der Hand, durch die Einbeziehung der anderen Familienmitglieder in die therapeutischen Prozesse diese Unsicherheiten zu verringern und damit statt eines – mehr oder minder unbewussten – Boykotts der therapeutisch induzierten Veränderungen eine eher kooperative und unterstützende Mitwirkung zu erreichen.

Die historische Situation der USA unmittelbar nach dem Zweiten Weltkrieg war ein bedeutsamer Katalysator für die praktische Umsetzung dieser naheliegenden Idee: Psychotherapeuten mit einer Ausbildung in den bis dato entwickelten Ansätzen – d. h. ganz überwiegend in Psychoanalyse und ihren tiefenpsychologisch fundierten Varianten – waren voll durch die große Zahl heimgekehrter traumatisierter Soldaten oder die Reaktionen auf tote bzw. verwundete Söhne, Brüder und Gatten absorbiert. Die vorhandenen therapeutischen Angebote reichten nicht einmal für diese Patienten – geschweige denn für andere Patientengruppen. Es bestand eine deutlich spürbare Unterversorgung. Dies erklärt den Entwicklungsboom von weiteren, auf kürzere Behandlungsdauer ausgelegten Therapieformen in den USA in jener Zeit (z. B. Verhaltenstherapien, humanistische Therapien). Im großflächig zerstörten Europa fanden übrigens solche Entwicklungen deshalb zunächst nicht statt, weil es hier an erster Stelle um noch basalere Bedürfnisse ging: nämlich um das nackte Überleben in einer zertrümmerten materiellen Umwelt. Psychische Probleme waren da eher zweitrangig.

Der hohe Bedarf an neuen, weniger aufwändigen Psychotherapie-Ansätzen und die vermehrte Einbeziehung von Kräften, die keine Psychotherapie-Ausbildung im engeren Sinne – also v. a. Psychoanalyse – durchlaufen hatten und daher auch konzeptionell weniger festgelegt waren, führten dazu, dass scheinbar unabhängig voneinander an mehreren Orten der USA besonders in der Arbeit mit psychisch oder sozial auffälligen Jugendlichen die Familien miteinbezogen wurden. Diese Anfänge der Familientherapie waren somit durch ein hohes Ausmaß an praxeologischen Motiven bestimmt – eine fundierte Theorie fehlte. Daher war Familientherapie zunächst eher eine Frage des Settings: Im Zentrum stand, statt mit Einzelpersonen nun mit Familien zu arbeiten.

Wie in den folgenden Abschnitten noch deutlich wird, ist mittlerweile ein solches Mehrpersonen-Setting von faktisch allen psychotherapeutischen Richtungen übernommen und schulenspezifisch ausdifferenziert worden. Der engere Strang der ehemaligen „Familientherapie" hat sich inzwischen konzeptionell zu einer Systemischen Psychotherapie weiterentwickelt, deren Konzepte sich nun auch wieder auf die Arbeit mit einzelnen Patienten anwenden lassen. Die Setting-Frage ist daher zweitrangig geworden. Ganz explizit wird dies durch eine Entscheidung des Wissenschaftlichen Beirats Psychotherapie (WBP) in Deutschland dokumentiert. Dieses Gremium, das die wissenschaftliche Anerkennung von Psychotherapieverfahren begutachten soll(te), inzwischen aber faktisch für die berufsrechtliche Anerkennung zuständig ist, hat Ende 2008 nach vieljährigen Diskussionen und Prüfungen die Systemische Therapie anerkannt. Der Antrag der einreichenden Fachverbände hatte allerdings noch auf „Systemische Therapie/Familientherapie" gelautet. Dies lehnte der WBP mit der Begründung ab, dass „unter Familientherapie in erster Linie ein psychotherapeutisches Setting verstanden wird, welches auch im Rahmen anderer [d. h. nicht systemisch orientierter; J. K.] psychotherapeutischer Verfahren und Methoden realisiert wird".

Auf internationaler Ebene wird aber mit den großen Organisationen *European* bzw. *International Family Therapy Association* (EFTA bzw. IFTA) nach wie vor von Familientherapie gesprochen, wobei allerdings auch hier vorwiegend systemische Konzepte (und nicht so sehr Settings aus anderen Verfahren) im Zentrum stehen. Auch in Österreich und der Schweiz wird vorwiegend von Systemischer Familientherapie gesprochen. So bietet beispielsweise die *Österreichische Arbeitsgemeinschaft für systemische Therapie und systemische Studien* ihr Fachspezifikum unter der Bezeichnung „Systemische Familientherapie" an. In den USA ist eine typische Bezeichnung ebenfalls „Family Therapy" – noch häufiger findet man allerdings „Brief Therapy", wohl schon deswegen, um in Bezug auf die meist nur wenige Therapiestunden erstattenden Sparmodelle der Versicherungen besonders konkurrenzfähig zu sein.

Aus heutiger Sicht kann man daher resümierend festhalten, dass sich zwar insgesamt noch keine einheitliche Bezeichnung für die Systemische Familientherapie durchgesetzt hat und die Grenzen zu Mehrpersonen-Therapien anderer Verfahren nicht sehr scharf gezogen sind. Dennoch ist im Kern ein psychotherapeutischer Ansatz gemeint, der sich während seiner rund 60-jährigen Geschichte von einer am Mehrpersonen-Setting orientierten Praxeologie zu einer systemtheoretisch fundierten Konzeption entwickelt hat, bei der „Familie" primär als konzeptionelle Matrix für kognitiv repräsentierte, historisch und biografisch essenzielle Deutungs- und Interaktionsmuster verstanden wird.

Mit den Veränderungen im Verständnis dessen, was mit Systemischer Familientherapie gemeint ist, haben sich auch die Schwerpunkte in Teilkonzeptionen und Vorgehensweisen verlagert. Wenn im folgenden Abschnitt zentrale Positionen nachgezeichnet werden, so ist dies nicht so sehr als ein historischer Rückblick zu verstehen; vielmehr sind auch heute nicht mehr explizit diskutierte Teilkonzepte in bedeutsamer Weise in das aktuelle Verständnis und die gegenwärtigen Vorgehensweisen eingeflossen. Sie bilden gleichsam den epistemologischen Hintergrund, vor dem die heutige Gestalt des Ansatzes überhaupt erst ihre Konturen gewinnt. Ohne Mitberücksichtigung dieses Kontextes droht der systemische Ansatz in der Psychotherapie missverstanden zu werden oder zu einem reinen Werkzeugkasten zu verkommen. Aus diesem Grunde werden auch die systemtheoretischen Fundierungen dieses Ansatzes erst im übernächsten Abschnitt vorgestellt. Diese Reihenfolge mag auf den ersten Blick verwundern, entspricht aber durchaus der Entwicklung dieses Ansatzes: Die Systemische Familientherapie zeichnete sich in ihrer Geschichte stets durch eine blühende Praxeologie aus, der die theoretischen Konzepte als Begründungen meist deutlich zeitverzögert folgten. Es erscheint sinnvoll, dies auch in der vorliegenden Darstellung zu berücksichtigen.

2 Konzeptionelle Meilensteine auf dem Weg zur systemischen Perspektive

Psychoanalytisch orientierte Familientherapie

Es liegt auf der Hand, dass in den Anfängen der Familientherapie für die Entwicklung der praktischen Vorgehensweisen am ehesten Vorstellungen aus der Psychoanalyse Pate standen: Es waren zu jener Zeit die einzigen ausgearbeiteten und verbreiteten theoretischen Konzepte von Psychotherapie überhaupt. Verhaltenstherapie und humanistische Ansätze entwickelten sich erst zeitgleich mit der Familientherapie. Und aus heutiger Sicht relevante theoretische Konzepte aus anderen Bereichen – etwa die Systemtheorie (v. Bertalanffy), die Kybernetik (Wiener) und die Kulturanthropologie (Bateson) – waren den Praktikern kaum bekannt.

Es gab schon zwischen 1930 und 1950 Psychoanalytiker, die ihr Augenmerk auf Familien richteten – etwa Erik Erikson, René Spitz, Erich Fromm und besonders Harry S. Sullivan –, ohne aber überhaupt oder nennenswert mit Familien zu arbeiten. Ein konträres Beispiel wäre Carl Whitaker, der bereits 1946 in Atlanta Schizophrene innerhalb ihrer Familien behandelte, allerdings ohne psychoanalytische Konzeption im Hintergrund. Als einer der Pioniere psychoanalytisch orientierter Familientherapie im eigentlichen Sinn gilt Nathan Ackermann, der ab 1951 in New York Familien mit emotional gestörten Kindern therapierte. Ihm ging es darum, der Familie Einsichten in ihre Probleme zu geben, die er als Manifestationen früherer Erfahrungen verstand. Am National Institute of Mental Health arbeitete Murray Bowen ab 1954 mit Schizophrenen und deren Familien mit stark psychoanalytisch orientierten Konzepten (später kam u. a. Lyman Wynne dazu). Weitere häufig genannte Pioniere sind Ivan Boszormenyi-Nagy und James Framo (Philadelphia) sowie Theodore Lidz (Yale).

Unter „psychoanalytisch orientiert" ist aber selten zu verstehen, dass psychoanalytische Konzepte, die ja aufs Individuum bezogen sind, in direkter Form auf die Familienebene übertragen werden. Ein Beispiel hierfür wäre aber Norman Paul (vgl. Hoffman 1982, S. 254), der, Freuds Konzept der Verdrängung entsprechend, von ungelösten Trauervorgängen in der Familie sprach, die den Symptomen zugrunde liegen und die aufgedeckt und durchgearbeitet werden müssten. Im Hintergrund der Dynamik sah er oft einen Todesfall oder andere Verluste, die zur entsprechenden Zeit nicht angemessen betrauert wurden. Vorwiegend wurde in der psychoanalytischen Familientherapie die *Beziehung* zwischen den Familienmitgliedern in das Zentrum der Betrachtung gerückt und direkt thematisiert. Beispiele für solche Konzepte sind etwa „maritial schism (Ehespaltung) und „maritial skew (eheliche Strukturverschiebung) von Theodore Lidz, „pseudomutuality (Pseudo-Gegenseitigkeit) von Lyman Wynne oder „emotional fusion (emotionale Verstrickung) bzw. „undifferentiated family ego mass (undifferenzierte Familien-Ego-Masse) von Murray Bowen. Wie Nichols (1984) ausführt, dient Freuds Theorie der Objektbeziehungen als Verbindungsglied zwischen der individuellen Psychodynamik klassisch-psychoanalytischer Prägung und dem Fokus auf *Beziehungen*: Die Interaktion zwischen Personen wird demzufolge als Manifestation der internalisierten frühen Mutter-(bzw. Eltern-)Kind-Beziehung gedeutet.

James Framo dehnte das Verständnis von Objektbeziehungen über die Familie hinaus aus und bezog alle Personen, die von den Familienmitgliedern für wesentlich gehalten wurden, in seine Familientherapie mit ein. Viele psychoanalytisch orientierte Familientherapeuten erweiterten die Perspektive zudem nicht nur vom Individuum auf die gegenwärtige Kernfamilie, sondern auch auf die Multigenerationen-Familie. Dabei wurden Großeltern oder noch weiter zurückliegende Generationen in die Therapie miteinbezogen: Sie wurden entweder gebeten, persönlich an den Sitzungen teilzunehmen oder (was meist der Fall war) es wurde zumindest der Beziehung der Kernfamilie zu diesen Personen ein besonderer Stellenwert eingeräumt. Entsprechend wurden auch Begrifflichkeiten gebildet: So verwendete Boszormenyi-Nagy als Metapher gern ein über mehrere Generationen hinweg geführtes „Konto-Buch" angefallener „Schuldverschreibungen" mit genauen Aufzeichnungen über Schuld und Sühne (Boszormenyi-Nagy/Framo 1975). Pathologische Symptome sah er im Zusammenhang mit einer zu großen Anhäufung von Ungerechtigkeit auf dem „Konto" des identifizierten Patienten. Wie schon Wynne mit dem o.a. Begriff der „Pseudogegenseitigkeit" hervorhob, werden nämlich die individuellen Interessen oft dem Überleben der Gruppe bzw. Familie geopfert – etwa wenn das heranwachsende Kind durch Festhalten an der Mutter-Kind-Symbiose die Mutter vor dem Zusammenbruch bewahrt oder wenn das Kind Symptome produziert, „damit" die Eltern, statt zu streiten, sich gemeinsam um es kümmern. Ein wesentlicher Aspekt der Therapie lag für Boszormenyi-Nagy daher in der Vergebung. Diese könne durch die Einsicht ermöglicht werden, dass Eltern, Großeltern usw. ihrerseits, eingebettet in ihre Familien, in bestimmter Weise handeln „mussten". Symptome können dabei meist in einen positiven Kontext gestellt werden, indem herausgearbeitet wird, was sie für die familiäre Gleichgewichts- und die Intergenerationsdynamik bedeuten (etwas, was man heute „Reframing" nennt – s.u.).

Ein weiteres wichtiges Konzept der psychoanalytischen Familientherapie, das auch für die heutige Arbeit noch einen bedeutsamen Hintergrund darstellt, wurde von Murray Bowen eingeführt: Danach ist es für die psychische Gesundheit wichtig, durch die weitgehende Lösung von der Ursprungsfamilie zu einer Differenzierung des Ich zu gelangen – d.h. vor allem nicht in symbiotischen Verstrickungen zu verharren. Symptome werden hier als Zeichen mangelnder Individualisierung verstanden, die wiederum mit starren Interaktions- und Koalitionsmustern zusammenhängen. Bowen selbst demonstrierte die Wirkung der Sprengung solcher starren Formen an seiner eigenen (sehr großen) Ursprungsfamilie: Er verschickte dazu Briefe, in denen Mitgliedern der familiären Subsysteme jeweils der Klatsch der anderen über sie zugetragen wurde. Er mischte sich somit in die festgefahrenen Konstellationen ein und erreichte auf diese Weise nach eigenen Aussagen erstaunliche Änderungen und Auflockerungen in den verkrusteten Strukturen.

Auch für Horst-Eberhard Richter, einen deutschen Pionier familientherapeutischer Arbeit, stand ein Freud'sches Konzept – das der „Objektwahl" – im Zentrum: Richter (1963/69) entwickelte daraus für die Analyse der Eltern-Kind-Beziehung eine Rollentheorie, die sich auch zur Beschreibung von Paarverhältnissen unter Erwachsenen eignet. Diese Rollen sind durch die unbewussten und bewussten gegenseitigen Erwartungen der Partner charakterisiert, wobei diese Erwartungsstrukturen oft Abwehrprozessen dienen, nämlich um sich kompensatorisch von intraindividuellen Konfliktspannungen zu entlasten. Statt Konflikte also selbst auszutragen, wird der Partner manipuliert, als entschädigendes Ersatzobjekt zu fungieren. Solche Konstellationen finden sich besonders häufig dann, wenn sich ein Elternteil durch Scheidung oder Tod des anderen allein gelassen fühlt und dann Teile der Rolle des Partners auf eines der Kinder überträgt – etwa auf den heranwachsenden Sohn, der „als Großer" dann die Mutter stützt und Verantwortung für die Familie übernimmt, die nicht kind- bzw. jugendlichengerecht ist.

Einflussreicher auf die Entwicklung der Systemischen Therapie im deutschen Sprachraum war die Dynamische Familientherapie nach Helm Stierlin (1982) – dies schon deswegen, weil das zunächst „klassische Heidelberger Konzept", das von Boszormenyi-Nagy beeinflusst war, später von Stierlin und seinen Mitarbeitern selbst zu einer mehr zirkulär-systemischen Konzeption erweitert bzw. transformiert wurde. Die im vorliegenden Abschnitt dargestellte Entwicklung der Familientherapie hin zur systemischen Perspektive wurde somit über mehrere Jahrzehnte von den „Heidelbergern" mitvollzogen und teilweise sogar stimuliert.

Stierlins Dynamische Familientherapie umfasst „horizontale" und „vertikale" Aspekte: Bei den Ersteren geht es um die Beziehungen zwischen Mitgliedern der gleichen Generation, bei den Letzteren u. a. um die Frage, wie sich eine ungelöste Bindung an die eigenen Eltern auf die Beziehung zum Ehepartner auswirkt. Dabei werden fünf Hauptgesichtspunkte unterschieden, von denen jeder psychoanalytische und systemische Aspekte miteinander verbindet und Möglichkeiten für therapeutische Interventionen eröffnet:

1. *Bezogene Individuation* meint ein allgemeines Prinzip, demzufolge ein höheres Niveau an Individuation – d. h. die Entfaltung einer individuellen Identität und die Ausbildung von psychischen Grenzen der Familienmitglieder – auch jeweils ein höheres Niveau an Bezogenheit auf andere sowohl verlangt als auch ermöglicht. Es geht dabei also um „Ko-Individuation", d. h. um die systemisch-wechselseitige Bedingtheit der Individuation der Familienmitglieder. Misslingt die notwendige Abgrenzung, sind die Grenzen also zu weich, durchlässig und brüchig und verschwimmen die Partner symbiotisch

miteinander, so spricht Stierlin von Unterindividuation. Im anderen Extremfall findet man Überindividuation: zu starre und dichte Grenzen, Unabhängigkeit verwandelt sich in Isolation, Getrenntheit in ausweglose Einsamkeit, der Austausch mit den anderen erstirbt. Daneben ist in der klinischen Praxis eine dritte Störung zu beobachten, nämlich das ambivalente Hin- und Herpendeln zwischen beiden Extremen. Alle drei Störungen zeigen sich deutlich in mangelnder Fähigkeit und Bereitschaft zum Dialog.
Als therapeutische Konsequenz dieser Perspektive ergibt sich die Förderung der Bereitschaft zum Dialog und das Training konkreter Kommunikation: Trainiert werden z. B. Fähigkeiten wie Verallgemeinerungen, Verzerrungen und Auslassungen zu bemerken und zu korrigieren, sich besser gegeneinander abzugrenzen, nur im eigenen Namen und in der Ich-Form zu sprechen usw.

2. *Interaktionsmodi von Bindung und Ausstoßung* beziehen sich auf die Trennungsdynamik zwischen den Generationen, d. h. den Prozess der Ablösung im Jugendalter. Überwiegt der Bindungsmodus, so bleibt der Jugendliche im Familienghetto gefangen, was zu psychosomatischen und psychotischen Symptomen führen kann. Hingegen überwiegt in vielen Familien mit verwahrlosten, delinquenten Kindern der Ausstoßungsmodus. Sowohl bei Bindung als auch bei Ausstoßung spielt oft eine nicht geleistete Trauerarbeit eine bedeutsame Rolle. So beobachtet man einerseits, dass ein Elternteil nicht Abschied von den eigenen Eltern nehmen konnte, sondern an diese gebunden blieb und dies nun durch die Bindung an eine andere Person – oft das Kind – kompensiert. Andererseits kann die Fixierung auf eigene Probleme ein Desinteresse an Gedanken, Gefühlen und Wahrnehmungen des Kindes zur Folge haben.
Für den Therapeuten ergibt sich daraus die Aufgabe, Trauerarbeit nachholen zu lassen. Je nach Interaktionsmodus sind dabei unterschiedliche Akzente zu setzen: Entweder muss die Bindung gelockert und die „Ent-Bindung" gefördert werden (beim Bindungsmodus) oder es muss zunächst einmal versucht werden, eine tragende Bindung herzustellen (beim Ausstoßungsmodus).
3. *Delegation* meint Aufträge und Vermächtnisse, die oft über Generationen hinweg wirksam werden. Kernelement der Delegation ist das Loyalitätsband, das Delegierenden und Delegierten miteinander verbindet – ein Band, das sich bereits in der frühen Eltern-Kind-Beziehung ausbildet. Delegation muss nicht immer pathologisch sein, sondern ist oft Ausdruck eines legitimen Beziehungsprozesses, der dem Leben Richtung und Sinn zu geben vermag. Der Delegationsprozess kann aber insbesondere dadurch entgleisen, dass die Aufträge nicht mit den Fähigkeiten bzw. Bedürfnissen des Delegierten in Einklang zu bringen sind oder aber unterschiedliche Delegationen in Konflikt geraten.
Die Delegationsperspektive ermöglicht dem Therapeuten, das symptomatische Verhalten nicht mehr nur negativ zu sehen, sondern auch dessen positive Leistung für die Familie zu betonen – damit werden auch zugleich die Eltern von Angst, Scham und Schuld entlastet (dies ist faktisch „Reframing"). Entsprechend hat das therapeutische Vorgehen diese positiven Aspekte herauszuarbeiten und für eine Revision der Verteilung von Anerkennung, Einfluss und Zuwendung in der Familie zu sorgen.
4. *Vermächtnis und Verdienst* stellen die Mehrgenerationendynamik hinsichtlich der Delegationen ins Zentrum der Aufmerksamkeit. Denn sowohl die Erfüllung bestimmter Aufgaben, das Erreichen erstrebter Ziele als auch materieller und ideeller Besitz werden typischerweise von einer Generation auf die folgenden als eine Art Vermächtnis weitergegeben. Andersherum wird bei der Übernahme solcher Aufgaben von unter-

schiedlichen Familienmitgliedern Unterschiedliches geleistet, d. h. werden „Verdienste" erworben (analog zum o. a. „Konto-Buch" Boszormenyi-Nagys). Für den Therapeuten ergibt sich daraus, auch die Großeltern miteinzubeziehen (ggf. nicht physisch, sondern nur in die Erörterungen) und widersprüchliche Vermächtnisse sowie unausgeglichene Verdienstkonten zur Sprache zu bringen.

5. *Status der Gegenseitigkeit* thematisiert, dass bei schweren Beziehungsstörungen häufig sich ständig anheizende Machtkämpfe im Sinne „symmetrischer Eskalation" stattfinden: ein sogenannter maligner Clinch. Es geht hier also um die Starrheit des Familiengleichgewichts: Speziell in schizophrenen Familien ist oft ein großes „Waffenarsenal" zu beobachten, mit dem die Mitglieder sich (subtil) kränken, hilflos machen, unter Schulddruck setzen und die eigenen und fremden Kommunikationen disqualifizieren.

Als allgemeine Grundlagen therapeutischer Intervention in der dynamischen (bzw. psychoanalytischen) Familientherapie hebt Stierlin folgende vier Aspekte hervor:

- *Allparteilichkeit:* Das Bemühen und die Fähigkeit, sich aktiv in die Position eines jeden Familienmitgliedes einzufühlen.
- *Aktivität:* Die Notwendigkeit für ein häufiges Eingreifen des Therapeuten, da sonst leicht der maligne Clinch, die Abwehrstrategien oder die Pathologie des Systems verstärkt wird.
- *Betonung des Positiven:* Statt pathologisch-dysfunktionaler Aspekte soll die Funktionalität der Symptome und deren Beitrag für die Familie in den Vordergrund gestellt werden, wie oben im Zusammenhang mit dem Delegationskonzept erläutert wurde.
- *Mobilisierung der Ressourcen der Familie:* Die mit der Betonung des Positiven einhergehende Tendenz der Intervention, vorhandene Ressourcen wie Einsatzbereitschaft und -freudigkeit, Opferbereitschaft usw. zu entdecken und zu fördern, was oft tiefgreifende Veränderungen in kurzer Zeit ermöglicht.

Auch in der heutigen Systemischen Familientherapie sind diese frühen psychoanalytischen Konzepte durchaus als (implizite) Interpretationsfolien für das Verständnis der stattfindenden Prozesse bedeutsam. Dies ist deshalb zu betonen, weil in der Phase einer paradigmatischen Hybris dieses Ansatzes (in den 1980er-Jahren) selbstbewusst verkündet wurde, alle solche „individualisierenden" Beschreibungen überwunden zu haben – offenkundig eine Fehleinschätzung. Die danach einsetzende Rückbesinnung und die Rücknahme der Entwertungen solcher Konzepte werden vielleicht daran besonders deutlich, dass eine der europäischen Leitfiguren und Hauptprotagonisten einer rein strategischen Sichtweise, Mara Selvini Palazzoli (s. u.), inzwischen wieder (mit neuem Team) unter expliziter Einbeziehung psychoanalytischer Konzepte arbeitet und z. B. „der ursprünglichen Entwicklung des Selbst durch Bindungen" eine Schlüsselfunktion zuschreibt (Selvini Palazzoli 1999).

Struktureller Ansatz

Die Bezeichnung „strukturelle Familientherapie" wurde von Salvador Minuchin geprägt, dessen Arbeit in den 1960er-Jahren – erst in New York, später in Philadelphia – sehr einflussreich war. Der Begriff Struktur bezieht sich hier insbesondere auf die Gliederung der Familie in Subsysteme (einzelne Personen, Kinder/Eltern usw.), auf das Ausmaß an Starrheit bzw. Flexibilität dieser Subsysteme, auf die Transaktionen zwischen ihnen sowie auf Aspekte der Abgrenzung und der Durchlässigkeit solcher Subsysteme.

Die Intervention des Therapeuten erfolgt vor dem Hintergrund der normativen Vorstellung Minuchins darüber, wie die Struktur einer gut funktionierenden Familie beschaffen sein sollte und wie nicht: „Die Ursache der Schwierigkeiten sind die dysfunktionalen Transaktionen der Familie, die im Verlauf der Therapie verändert werden müssen" (Minuchin/Fishman 1983, S. 50). Aus diesem Grunde geht der Therapeut auch recht direktiv vor, er muss „von Anfang an die Führung übernehmen" (ebd.).

Wichtig im normativen strukturellen Familienmodell sind klare Grenzen zwischen den Subsystemen, denn sie haben die Funktion, die Differenzierung des Systems (in Subsysteme) zu bewahren, wodurch das Familiensystem seine Funktionen erfüllt (z.B. die einzelnen Mitglieder zu schützen, sich Veränderungen anzupassen, Kontinuität zu gewährleisten usw.). Klarheit bedeutet in diesem Zusammenhang, dass die Grenzen weder unangemessen starr noch diffus sind. Im ersten Fall wären die Subsysteme voneinander losgelöst bzw. isoliert, im zweiten Fall spricht Minuchin von „Verstrickung". Positiv formuliert kann ein Subsystem bei klaren Grenzen seine Funktionen ohne eine unzulässige Einmischung von außen vollziehen und gleichzeitig Kontakt nach außen haben.[1]

Aus struktureller Perspektive werden drei charakteristische Subsysteme hervorgehoben, deren Abgrenzung und Funktionsfähigkeit im Gesamtzusammenhang betrachtet werden: das eheliche, das elterliche und das geschwisterliche Subsystem. Das *elterliche Subsystem* kann ggf. auch einen Großelternteil oder ein Kind enthalten, an welches elterliche Funktionen delegiert wurden. Eltern haben Normen und Werte zu vermitteln, das heißt, sie tragen die Verantwortung für die Sozialisation; und sie übernehmen für einen großen Zeitraum einen bedeutenden Teil der materiellen Absicherung. Das *eheliche Subsystem* hat lebenswichtige Funktionen für die Familie – allein schon deshalb, weil es in der Regel die Familie überhaupt erst gründet (vgl. Herlth et al. 1993). Die Interaktionsmuster zwischen den Partnern sollten weitgehend komplementär sein, „so dass jeder Ehegatte „nachgeben" kann, ohne das Gefühl, sich „aufgegeben" zu

---

1 Es sei angemerkt, dass trotz der häufigen Verwendung des Begriffes „Funktion" an zentralen Stellen in Minuchins Werk dessen Bedeutung – etwa auf einer soziologisch-gesellschaftskritischen Ebene – weitgehend unreflektiert bleibt.

haben“ (Minuchin 1977, S. 76). Die Abgrenzung gegenüber den anderen Familienmitgliedern muss für dieses System besonders klar sein, da „Mann und Frau ein Refugium vor den vielfältigen Anforderungen des Lebens“ brauchen. „In der therapeutischen Situation schreibt dieses Bedürfnis zwingend vor, dass der Therapeut die Grenzen rund um das eheliche Subsystem schützt“ (ebd., S. 77). Dies gilt auch dann, wenn Kinder vorhanden sind, wenn also die Personen des ehelichen Subsystems auch ein elterliches bilden. Beide Subsysteme müssen in angemessener Weise zeitlichen und physischen Raum erhalten. Problematisch wird es, wenn das elterliche oder das eheliche System zugunsten des anderen vernachlässigt wird. Kinder wiederum haben das Recht und die Verpflichtung, zu wachsen und Autonomie zu entwickeln, das heißt, auch die Grenzen des *geschwisterlichen Subsystems* müssen gewahrt und geschützt werden.[2]

Die Zusammenhänge zwischen den Subsystemen – oft über mehrere Generationen hinweg – lassen sich in einem spezifischen Notationssystem grafisch anschaulich darstellen. Man spricht dann von einem Familiengenogramm (Gerson et al. 2008). Dies wird heute vielfach im systemisch-familientherapeutischen Ansatz eingesetzt, besonders auch in der systemischen Einzeltherapie, weil sich hier gut mit diesen symbolisierten Beziehungsmustern arbeiten lässt.

Die Familie, die in die Therapie kommt, hat meist klare Vorstellungen von den Problemen – sie fokussieren in der Regel auf die Symptome eines einzelnen Familienmitgliedes, das „repariert“ werden soll. Statt diese Definition zu übernehmen, ist es Aufgabe des Therapeuten, pathogene bzw. dysfunktionale Strukturen aufzudecken. Diese entstehen häufig dann, wenn das System Familie auf Veränderungen (z. B. Kinder werden erwachsen) nicht flexibel, sondern mit Stereotypierung seiner Funktionsweise und starren Transaktionsmustern reagiert. Was hier „pathogen“ meint, leitet sich aus den normativen Vorstellungen ab – z. B. wenn sich das elterliche Subsystem gegenüber den Kindern nur diffus abgrenzt oder wenn ein Mitglied der Kernfamilie isoliert (statt klar abgegrenzt) ist. Verstrickung oder/und Isolierung kann/können für jedes einzelne Subsystem, für beliebige Kombinationen von Subsystemen und/oder für die ganze Familie festgestellt werden. Starre, dauerhafte Koalitionen (das Sich-Verbünden bestimmter Subsysteme gegen andere) oder ungelöste bzw. verdeckte Konflikte sind vom Therapeuten ebenfalls zu beachten.

Wichtig ist in diesem Zusammenhang das Konzept der Triangulation (Dreiecksbildung): Hierunter versteht man die „Erweiterung einer konflikthaften Zweierbeziehung um eine dritte Person“ (z. B. ein Kind), die den Konflikt verdeckt oder entschärft. So kann in einem Konflikt heimlich eine Koalition mit einem Dritten eingegangen werden, um das Gleichgewicht der Kräfte wieder herzustellen. Ein

---

2 Es lässt sich aber bemängeln, dass in Minuchins Texten normative Forderungen – „muss“ ist eines seiner am häufigsten gebrauchten Wörter – weder in kultureller noch historischer oder gesellschaftskritischer Perspektive hinterfragt werden.

Konflikt kann auch dadurch verdeckt werden, dass der Dritte (meist ein Kind) ein Problem (z. B. ein psychosomatisches Symptom) entwickelt, weil sich dann z. B. die Eltern gemeinsam diesem Problem widmen können bzw. müssen. Fast immer sind an solchen Triangulationen oder „starren Triaden" mehrere Generationen beteiligt. Die Einbeziehung der Großeltern in die therapeutische Arbeit ist deshalb besonders wichtig. Auch lassen sich in Familien mit Triangulationen gestörte Beziehungen oft in der vorherigen Generation wiederfinden. So tritt die Koalition zwischen einem Kind und einem Elternteil beispielsweise häufig zusammen mit der Koalition eines Elternteils und eines Großelternteils auf.

Für die Therapie sind aus dieser Perspektive drei „Axiome" wichtig: 1. Die Familienstruktur beeinflusst als Kontext die inneren Prozesse des Individuums (und umgekehrt), 2. Veränderungen in diesem Kontext bewirken Veränderungen im Individuum und 3. das Verhalten des Therapeuten wird Teil des Kontextes. Der Therapeut *tritt* also nicht der Familie *gegenüber*, sondern – so Minuchin – *schließt sich* der Familie *an*. Allerdings nimmt er eine recht aktive Funktion ein, zu der z. B. Konfrontationen und andere Aktivitäten zur (Zer-)Störung der familiären Realitätssicht gehören. Auf diese Weise verändert er das Gleichgewicht der Kräfte in der Familie, was Möglichkeiten für neue Strukturierungen schafft. Dies wiederum ist eine wesentliche Bedingung für die Umwandlung der dysfunktionalen Transaktionsmuster.

Minuchin und Fishman (1983) stellen drei Hauptstrategien der strukturellen Familientherapie heraus:

- *Herausforderung des Symptoms:* Das Symptom (des „identifizierten" Patienten) ist als protektive Lösung zur Erhaltung der Homöostase unter Stressbedingungen zu verstehen. Daher besteht ein wesentlicher Therapieschritt darin, die Problemsicht der Familie neu zu definieren. Nachdem der Therapeut die Familienstruktur unter besonderer Berücksichtigung der Transaktionen um den Symptomträger beobachtet und schriftlich formuliert hat, versucht er auf unterschiedliche Weise – z. B. durch paradoxe Intervention oder durch direkte Anweisungen für bestimmte Transaktionen – die Definition des Problems und die Art der Familie, darauf zu reagieren, herauszufordern. Ziel ist die Umdefinition dieser Sicht, das „Reframing".
- *Herausforderung der Familienstruktur:* Nachdem der Therapeut seine Hypothesen über die Struktur der Familie fixiert hat, enthüllt er Bündnisse und Koalitionen, zeigt Konflikte und deren Umleitungen über Dritte auf, macht zu starre und/oder diffuse Grenzziehungen erfahrbar, deckt die Funktion einzelner Subsysteme bei der Lösung von Konflikten auf usw. Dazu arbeitet er abwechselnd mit den einzelnen Subsystemen, geht unterschiedliche Koalitionen ein, gibt Anweisungen, Nähe und Distanz neu zu gestalten usw. Daraus erhält er weitere Informationen über die dysfunktionalen Strukturen in der Familie, aber auch über die Stärken und die Möglichkeiten zu Veränderung. Ziel ist es, das Gleichgewicht der Familie so zu erschüttern, dass ein Phasenübergang zu einem neuen Regelsystem notwendig wird.

- *Herausforderung der Familienrealität:* Die Symptome zeigen auch, dass die Familie mit der Realität, die sie geschaffen hat, nicht mehr fertig wird. Minuchin verweist darauf, dass die Realitätserfahrung der Menschen in der Familie von den Transaktionsmustern abhängig ist – sicher gilt im systemischen Sinne gleichzeitig auch das Umgekehrte. Veränderung der Struktur und der Realitätserfahrung gehen also Hand in Hand. Als Techniken dienen hier wieder Reframing, paradoxe Intervention und die Arbeit an kognitiven Konstrukten. In Fallbeispielen von Familien, in denen psychosomatische Symptome vorkommen, haben Minuchin, Rosman und Baker (1981) gezeigt, wie oft überraschend strukturelle Neuordnung, Veränderung der Realitätssicht und neue Handlungsmöglichkeiten auftreten, wenn die Familienmitglieder sich selbst und die anderen in neuer Weise erfahren.

Erfahrungszentrierter Ansatz

Die hier gewählte Bezeichnung „erfahrungszentriert" ist (z.B. neben „entwicklungsorientiert") eine von mehreren Bezeichnungen, unter die Vorgehensweisen und Konzepte einiger systemischer Familientherapeuten subsumiert werden, die eine deutliche Nähe zur humanistischen Psychologie aufweisen. Existenzialistische, phänomenologische und humanistische Themen wie Autonomie, Wachstum, Begegnung, Ganzheit, Einzigartigkeit spielen hier eine große Rolle. Die Übergänge zu verschiedenen Richtungen, die auf dieser Basis Einzeltherapie durchführen – besonders Gestalttherapie, klientenzentrierte Therapie und Psychodrama – sind oft fließend. Allerdings werden in der Familientherapie stärker der Kontext der Symptome und die systemische Vernetzung von Kommunikationen (im weitesten Sinne) berücksichtigt.

Personen, die sich diesem Ansatz zuordnen lassen, sind u.a. Virginia Satir, Peggy Papp und Walter Kempler. Virginia Satir, die Mitbegründerin des MRI in Palo Alto (s.u.), ist durch ihre umfangreiche praktische Arbeit und deren Demonstration auf vielen Seminaren bekannt geworden. Wie Peggy Papp verwendete und verbreitete sie insbesondere den Ansatz der „Familienskulptur" – ein psychodramatisches Element, um die Beziehungen in der Familie darzustellen, zu erleben und experimentell zu verändern (s.u.). Walter Kempler schließlich hat seinen Ansatz der Familientherapie aus der Gestalttherapie unter Einbeziehung von Aspekten der Encounter-Gruppen-Bewegung entwickelt.

Im Zentrum dieser Ansätze stehen nicht die Struktur der Familie, die Strategie des therapeutischen Vorgehens oder psychodynamische Theorievorstellungen, sondern die Erfahrung im doppelten Sinne des Wortes: Erstens geht es um die gegenseitige Erfahrung der Familienmitglieder hinsichtlich ihrer emotionalen Äußerungen in ihren Aktionen, Reaktionen und Interaktionen im Hier und Jetzt. Zweitens geht es um die bisherige Erfahrung (individuell wie familiär) als kontextueller Hintergrund für das jetzige Geschehen und die weiteren Erfahrungsmöglichkeiten – dies schließt also den Entwicklungsbegriff mit ein.

Erfahrungszentrierte Familientherapie hat trotz der systemischen Perspektive durchaus auch die Änderung (besser: das Wachstum) der einzelnen Personen im Auge. Dem humanistischen Menschenbild entsprechend wird eine Person unter natürlichen, nicht behindernden Bedingungen als grundsätzlich gesund angesehen: als kreativ, produktiv und liebenswert. Wie schon der psychodynamische betont aber auch der erfahrungszentrierte Ansatz, dass das Paar, das sich zur Gründung einer Familie zusammentut, bereits von seinen Ursprungsfamilien bestimmte Aufgaben (bzw. Lebenspläne, Skripts) delegiert bekam, die es zu erfüllen gilt. Nach Kempler (1981) geraten Personen in ihrer Entwicklung oft in einen Loyalitätskonflikt: Loyalität gegenüber der (Ursprungs-)Familie versus Loyalität gegenüber sich selbst.

Whitaker und Keith (1981) formulierten dies so, dass in pathologisch-dysfunktionalen Familien oft nicht die Heirat am Beginn steht, sondern dass zwei Sündenböcke („scapegoats") von ihren Familien ausgesandt wurden und nun ihre Funktionen perpetuieren. Eine solche Beziehung ist dann von Sicherheitsstreben statt von Erfahrung, Begegnung und Wachstum bestimmt. Kennzeichen einer unter solchen Vorzeichen gegründeten Familie ist die Entfremdung von Erfahrung (Kempler) – der emotionale Tod der Familie (Whitaker). Paradoxerweise, so die Satir-Schüler Luthman und Kirschenbaum (1977), ist dieser emotionale Tod, die Starrheit in den Kommunikations- und Erlebensmustern und die Angst vor Veränderung mit einem „Überlebensmythos" verbunden. Dieser „hängt mit der Illusion aller Familienmitglieder zusammen, dass sie ihre bestehenden familiären Beziehungen (so) aufrecht erhalten müssen, um psychisch überleben zu können" (ebd., S. 213).

Auf diesen Aspekt weisen auch viele andere Familien- und Paartherapeuten hin: In der engen Umklammerung, in der Bewegungslosigkeit, in der Angst, den anderen und dessen Liebe/Zuwendung zu verlieren, wird gerade diese Liebe erstickt. Liebe, Zuwendung, gute Kommunikation usw. sind eben nicht wie Perlen, die man festhalten und sichern müsste oder könnte, sondern wie Pflanzen, die ständiger Erneuerung im Wachstum bedürfen, um nicht einzugehen.

Für Virginia Satir hat der „Selbstwert" in Verbindung mit Wachstum eine besondere Bedeutung für die Kommunikationsstrukturen in der Familie: „Ich bin überzeugt, dass das Gefühl des Wertes nicht angeboren ist, es ist erlernt. [...] Du hast Dein Gefühl von Wert oder Unwert in der Familie gelernt, die Deine Eltern gegründet haben, und Deine eigenen Kinder lernen es in ihrer Familie gerade jetzt" (Satir 1975, S. 42). Kommunikation ist der „Maßstab, mit dem zwei Menschen gegenseitig den Grad ihres Selbstwertes messen, und sie ist auch das Werkzeug, mit dem dieser Grad für beide geändert werden kann" (ebd., S. 49). Ein geringer Selbstwert führt zu dysfunktionaler Kommunikation, weil dann auf bestimmte starre Reaktionsmuster (s. u.) zurückgegriffen werden muss, um den Selbstwert zu schützen.

Durch diese Verbindung von Selbstwert und Kommunikation findet man bei Satir eine Mehr-Ebenen-Perspektive: Kommunikation – etwas Interpersonales, Kennzeichen des Systems Familie – wird unmittelbar in Beziehung gesetzt zu etwas Intrapersonalem – dem Selbstwert. Gleichzeitig wird aber auch in dynamisch-systemischer Zirkularität darauf aufmerksam gemacht, dass diese intrapersonale Größe nur im System der Ursprungsfamilie erworben wurde – relativ zu den Kommunikationsstrukturen – und nun in der Interdependenz zwischen Selbstwert und Kommunikation perpetuiert wird.

„Wie ich mich fühle, mit mir umgehe, hat eine direkte Auswirkung darauf, wie ich mit anderen Menschen umgehe und umgekehrt", betont v. Schlippe (1984, S. 65) und zitiert ein Gespräch mit Satir (zit. nach Schneider 1983, S. 15):

> „In meiner Praxis und in meinem Leben stelle ich fest, dass Menschen, die sich selbst als Ganzheit erleben und das Gefühl besitzen, selbst etwas wert zu sein, fähig sind, mit allen Herausforderungen des Lebens in schöpferischer und angemessener Weise fertig zu werden – auch in liebevoller Weise. Wachstum bedeutet, dass das Leben in beständiger Veränderung besteht, und es gibt keine Möglichkeit, das zu unterbinden, so wie der Tag in die Nacht übergeht, die Jahreszeiten einander folgen und sich ein Jahr im nächsten auflöst."

Satir beschrieb vier universelle Reaktionsmuster bzw. Kommunikationsformen, die Menschen verwenden, um einer Minderung ihres Selbstwertes vorzubeugen: *Beschwichtigen, Anklagen, Rationalisieren* und *Ablenken*. Diese Kommunikationsmuster sind nach Satir oft in gestörten Familien vorzufinden und als Abwehr eines zu schwachen Selbstwertes gegen (vermeintliche) Bedrohung zu verstehen. Die Muster betreffen v.a. die Beziehung der Personen untereinander. Sie gehen über den reinen Inhalt der gesagten Worte hinaus und umfassen u.a. auch Mimik und Gestik, wobei z.B. Wortinhalt und nonverbale Kommunikation oft durchaus Unterschiedliches ausdrücken. Solche „doppeldeutigen Botschaften" treten besonders dann auf (vgl. Satir 1975, S. 83), wenn eine Person ein geringes Selbstwertgefühl hat oder befürchtet, Gefühle anderer zu verletzen und dadurch den Abbruch der Beziehung hervorzurufen. Auch wenn man Vergeltung befürchtet oder sich nicht aufdrängen möchte, wird häufig zu diesen Mustern gegriffen. In ko-evolutionärem Zusammenhang mit den Reaktionsmustern stehen verfestigte körperliche Haltungen, welche den körperlichen Ausdruck des Selbstwertgefühls repräsentieren.

Den o.a. Mustern *gestörter* Kommunikation – um die (vermeintliche) Schwäche des Selbstwertes zu verbergen – stellt Satir eine *kongruente* Kommunikationsform gegenüber: Der Mensch, der sich in Kontakt zu sich selbst befindet, sendet auf allen Ebenen übereinstimmende Botschaften aus, Diskrepanzen bei anderen können wahrgenommen und angesprochen werden. Die Interaktion beruht auf Wertschätzung, Selbstwert, klaren Regeln, Realitätsbezogenheit, Zuverlässigkeit und Zuversichtlichkeit.

Entsprechend der humanistischen Ausrichtung stehen im erfahrungsorientierten Ansatz keine Techniken im Vordergrund, sondern die Einzigartigkeit der Personen und der Situation sowie die Spontaneität des Therapeuten in der existenziellen Begegnung. Das gilt ganz besonders für die oben genannten „Pioniere" dieser Richtung, die sich als starke Persönlichkeiten keiner schematisierten Technik unterworfen hätten. Die allgemeine Haltung des Therapeuten entspricht dabei den Grundprinzipien der humanistischen Psychologie – ist also getragen von Begegnung, Wertschätzung, Ganzheit usw.

Trotz dieser starken Betonung der Authentizität und Spontaneität des Therapeuten gibt es durchaus gemeinsame Handlungsprinzipien. Wichtigstes Ziel ist es, die erstarrten Kommunikationsstrukturen ins Fließen zu bringen, das Problem umzudefinieren und die Interaktionsprozesse der Personen (in der Familie) sowohl für die eigenen Wünsche und Gefühle als auch für die der jeweils anderen zu fördern.

Prototypisch für die Leitprinzipien des erfahrungszentrierten Ansatzes sind praktische Anweisungen für den Therapeuten, wie sie Kempler (1975) für die Gestalt-Familientherapie publiziert hat; einige wesentliche davon sind:

- Finde Bedürfnisse heraus – und beginne damit beim Therapeuten.
- Wünsche müssen aufrichtig, detailliert, persönlich sein – und vorzugsweise klein und erfüllbar.
- Während der Therapie werden Ablenkungen zielbewusst auf ein Minimum gesetzt. Die Hitze der Frustration muss genutzt werden, um eine neue Beziehung zu schmieden.
- Das Unmittelbare ist in den Vordergrund zu stellen.
- Sprich lieber zu jedem Einzelnen als zu mehreren auf einmal.
- Verankere das Gespräch lieber in der praktischen Wirklichkeit als in Ideen.
- Erlaube nicht, dass Interventionen zum Gesprächsgegenstand gemacht werden.
- Bringe Einzelheiten und nochmals Einzelheiten! Bitte um Feedback und nochmals um Feedback!
- Dirigiere alle anstehenden Mitteilungen zu ihrer wirklichen Zielscheibe: zu der Person, die sie betreffen. Alle Bemerkungen über eine Person, die zu einer dritten gesagt werden, sind als unerwünschter Klatsch zu betrachten. „Sagen Sie es ihm (ihr, ihnen)", ist das Stichwort.

Strategischer Ansatz

Die familientherapeutische Entwicklung und Diskussion in den 1970er- und 1980er-Jahren wurde am stärksten durch die Konzepte der strategischen Familientherapie beeinflusst. Dabei wurden Probleme auf der Ebene der einzelnen Personen weitgehend unberücksichtigt gelassen. Stattdessen stand die Dynamik der gesamten Familie als kommunikatives System im Zentrum der Betrachtung und Interventionen. Es wurden somit bewusst alle psychischen Phänomene wie individuelle Konflikte, Bedürfnisse, Schicksale, Motivationen, körperliche Dispositionen usw. vernachlässigt – unabhängig davon, dass und wie sie Manifestationen und Repräsentanten der Familienstrukturen sind.

Gregory Bateson und Milton Erickson leisteten die Pionierarbeit für die Konzepte der strategischen Therapie. Die wichtigsten Verfechter in den 1970er- und 1980er-Jahren waren Jay Haley, einige (ehemalige) Kollegen der Palo-Alto-Gruppe – besonders Paul Watzlawick, John Weakland und Richard Fisch – sowie Lynn Hoffman. In Europa wurde der strategische Ansatz besonders durch die Gruppe um Mara Selvini Palazzoli in Mailand übernommen und unter der Bezeichnung Systemische Therapie eigenständig weiterentwickelt. Ihr ging es nach eigenen Aussagen nun nicht mehr darum, der Familie zu helfen, ihre Situation rational zu verstehen, zu erklären oder zu interpretieren. Vielmehr ging es darum, so schnell wie möglich das Spiel der Familie zu erfassen, das zur Aufrechterhaltung der Symptome beiträgt (Selvini Palazzoli et al. 1977) – wobei „erfassen" nicht im Sinne einer korrekt verstehenden Rekonstruktion gemeint ist, sondern als ein rein pragmatischer Ansatzpunkt, das Spiel zu ver- oder zerstören.

Die zugrunde liegende Überlegung des strategischen Ansatzes ist dabei folgende: Wenn die Beeinträchtigungen, deretwegen die Familie in die Therapie kam, – z. B. bestimmte Symptome bei einem Mitglied – wesentlich als Erscheinungsbild von familiären Kommunikationsstrukturen verstanden werden können oder zumindest durch diese Strukturen aufrechterhalten werden, müsste eine Veränderung bzw. Zerstörung dieser Strukturen eine Besserung zur Folge haben. Dabei müsste man sich noch nicht einmal die Mühe machen, genau analytisch zu erfassen, welche Struktur es war, die man zerstörte.

Das Mailänder Team hatte ein spezielles Setting entwickelt: Zwei Therapeuten arbeiten mit der Familie, zwei weitere beobachten den Prozess durch einen Einwegspiegel. Zwischen den beiden Teilteams besteht reger Kontakt, da über ein Telefon zwischen beiden Räumen kommuniziert werden kann. Ein Therapeut kann auch aus dem Therapieraum gehen, um etwas mit den Beobachtern zu besprechen. Er kann auch herausgerufen werden oder schriftliche Botschaften werden hereingereicht (z. B. welche Fragen zu stellen sind) usw. Dies dient einerseits dazu, den Prozess des Hypothetisierens (s. u.) über die Interaktionen, die wesentlichen zu erfragenden Informationen und die Interventionen zu optimieren. Ein nicht unwichtiger Nebeneffekt besteht aber darin, dass die Familie solche Therapeuten, die ganz offensichtlich von außen „beherrscht" werden, nicht in ihr Spiel einbeziehen kann: Der Versuch, diese Therapeuten selbst zu beherrschen, ist offenbar zwecklos.

Gegen Ende der Sitzung wird eine Pause gemacht, in der sich das gesamte Team in einem Nebenraum miteinander bespricht. Dann verkündet das Team z. B. geschlossen eine Definition der Situation oder eine Aufgabe. Allerdings hat ein „therapeutisches Splitting" auch in dieser Konstellation einen besonderen Sinn: Der Therapeut kommt dabei nach der Beratung im Team wieder herein und spiegelt die bestehende Ambivalenz etwa in folgender Form wieder: „Wir sind uns nicht einig geworden: Meine Kollegen hinter dem Spiegel meinen, dass Sie derzeit noch nichts an dem Problem verändern sollten, weil ... Ich persönlich aber meine, dass ...". Auch ein solches Vorgehen macht eine „Beherrschung" der Therapeuten durch die Familie praktisch unmöglich.

Allen Konzepten therapeutischer Intervention im Mailänder Modell liegt die Perspektive zugrunde, dass nicht das einzelne Familienmitglied, auch nicht der identifizierte Patient und nicht einmal die Familie selbst als Objekt dieser Interventionen gesehen wird, sondern das „Familienspiel": Jede Familie konstituiert sich in einem gewissen Zeitraum, Transaktionen werden quasi experimentell erprobt, bis das System zu einer Struktur findet, die durch implizite Regeln gesteuert wird. Das, was eine bestimmte Familie gegenüber einander unbekannten Personen, die zufällig aufeinandertreffen, auszeichnet, sind ja die von gemeinsamen Vorstellungen, Erinnerungen, Zukunftsbildern etc. durchzogenen Interaktionen, in denen für Außenstehende, aber auch für die Beteiligten bestimmte Regeln zu erkennen sind. Auch eine „pathologische" Familie reguliert sich somit durch Transaktionen, die die Art der Symptome widerspiegeln.

Mit diesem Fokus soll allerdings nicht geleugnet werden, dass die Personen, die sich zur Konstitution einer Familie zusammenfinden (in der Regel das Ehepaar), bereits bestimmte Erfahrungen und Gewohnheiten mitbringen, die dann in die Ausdifferenzierung bestimmter Regeln einfließen. Auch Selvini Palazzoli et al. (1977) verweisen auf Bowens Behauptung, dass mindestens drei Generationen notwendig seien, um einen Schizophrenen hervorzubringen: Das Elternpaar stammt demnach aus Ursprungsfamilien mit jeweils starren Normen. Kommt nun noch eine Scheu vor persönlicher Auseinandersetzung hinzu (z.B. aus Angst vor Abweisung), so ist die Grundlage für ein Regelsystem gelegt, in dem als Symptom Schizophrenie entsteht.

Bei der Beschreibung schizophrener Familien geht die Mailänder Gruppe von der Perspektive aus, die die Bateson-Gruppe im Rahmen der „Double-bind"-Theorie herausgearbeitet hatte: Deren Kern ist ein Paradoxon aufgrund von inkongruenter Kommunikation auf der Inhalts- und der Beziehungsebene, dem man sich nicht durch Metakommunikation (oder offene Flucht) entziehen kann.

So wird beispielsweise ein junger, als schizophren hospitalisierter Mann von seiner Mutter in der Klinik besucht. Er geht auf sie zu, um sie zu umarmen – sieht aber, wie sie erstarrt. Sensibel, wie er ist, weicht er wieder zurück. Darauf sagt die Mutter: „Warum umarmst du mich nicht? Hast du mich denn nicht lieb?" Pragmatisch paradox ist hier, dass ganz gleich, was der Mann nun tut, es etwas „Falsches" ist. Gleichzeitig hat er nicht die Kompetenz, dies zu durchschauen und anzusprechen. Auch den Kontakt zu seiner Mutter kann er nicht einfach abbrechen, der ist ihm trotz allem zu wichtig. Er ist quasi „gefangen" – und kann dem am ehesten durch „verrücktes" Verhalten ausweichen.

Nach Selvini Palazzoli wird in schizophrenen Familien klärende Metakommunikation oft durch einen „Nebelschleier" verhindert, der durch die Scheu entsteht, sich auseinanderzusetzen und die Beziehungen zu definieren. Hinzu kommt noch ein subtiler Machtkampf in einer symmetrischen Beziehung: Jeder will die Kontrolle über die Definition der Beziehung erlangen, weicht aber dem gefürchteten Fehlschlag und der Niederlage aus, indem er zu einem wirksamen Mittel greift: die eigene Definition der Beziehung abzuwerten, und zwar, bevor der andere es tun kann, (um) dem unerträglichen Schlag zuvorzukommen (Selvini Palazzoli et al. 1977). Häufig lassen sich daher zwei Möglichkeiten der Entwertung beobachten: erstens die Botschaften und Beziehungsdefinitionen der anderen zu ignorieren, zweitens beim Senden der Botschaften irgendwie zu signalisieren: „Ich existiere nicht in der Beziehung mit dir" – jemand, der nicht in Beziehung existiert, kann nicht verletzt werden und man kann die Beziehung zu ihm nicht bestimmen.

Sowohl durch Erfahrungen mit erfolglosen Versuchen, im System die Regeln zu ändern (also gewissermaßen mitzuspielen), als auch durch die Veröffentlichungen der Bateson-Gruppe, die mit „therapeutischen Doppelbindungen" experimentierte, entwickelte das Mailänder Team das Konzept des „Gegenparadoxons": Es geht darum, die Logik des paradoxen Spiels außer Kraft zu setzen. Der erste wesentliche Schritt besteht darin, die Selbstdefinition der Familie bezüglich der Symptomatik umzuformulieren. Dies geschieht über positive Konnotation bzw. Symptomverschreibung: Sowohl das symptomatische Verhalten des identifizierten Patienten als auch das Verhalten der anderen Familienmitglieder, die dies (im systemischen Sinn) unterstützen, wird positiv für die dynamische Stabilität des Familiensystems definiert und dessen Beibehaltung daher (gestützt auf diese Interpretation) empfohlen. Sofern nun die Familie dieser Empfehlung nicht folgt, ändert sich offensichtlich das symptomatische Verhalten. Falls sie aber folgt, übernimmt sie indirekt auch die Interpretation – was z. B. bedeutet, dass man das aktiv hervorbringt, von dem man sich bisher nur als Opfer bedroht sah. Doch was man aktiv hervorbringt, kann man auch ändern.

In einem resümierenden Artikel stellen Selvini Palazzoli et al. (1981) drei zentrale Konzepte ihres Ansatzes heraus:

- *Hypothetisieren:* Die von den Therapeuten gesammelte komplexe Information in Bezug auf das Symptom muss in systemische Hypothesen gebracht werden. Diese Hypothesen gelten jeweils als Ausgangspunkt für die Informationserhebung und die Intervention (s. obiges Beispiel). Damit wird dieses Vorgehen zu einem experimentellen Tun im Sinne der Aktionsforschung: Das Prüfen der Hypothesen (unabhängig, ob sie richtig oder falsch sind) ist ein Eingriff in das zu untersuchende Feld. Besonders wenn die Hypothese richtig und wirksam war, modifiziert sie das System, das allein schon hierdurch in der nächsten Sitzung ein anderes ist. Handlung als „Datensammlung" und Handlung als „Intervention" sind somit nicht mehr getrennt.

- *Zirkularität:* Unter Zirkularität verstehen die Autoren zunächst ganz allgemein die Fähigkeit des Therapeuten, sich „in seiner Befragung vom Feedback leiten zu lassen, das sich ihm aus dem Verhalten der Familie darbietet, wenn er um Information über ihr Verhalten untereinander, d.h. über die Unterschiede und Veränderungen bittet" (ebd., S. 131). Konkret bedeutet das, bei der Befragung besonders Unterschiede im Verhalten der Familienmitglieder hervorzuheben (statt die jeweils eigenen Gefühle und Befindlichkeiten zu thematisieren). Besonders bekannt ist die Technik der „zirkulären Fragen", die das Mailänder Team entwickelt hat, um unterschiedliche Sichtweisen deutlich zu machen: Eine Person wird über ihr Erleben und ihre Vermutungen bezüglich der Beziehung zwischen zwei anderen befragt. So könnte man den Sohn angesichts der Tränen der Mutter fragen: „Was glaubst du, wie es deinem Vater geht, wenn er deine Mutter so weinen sieht?" Dabei werden auch nicht anwesende Personen und hypothetische Situationen angesprochen, zum Beispiel: „Wer mischt sich mehr in den Streit deiner Eltern ein, dein Großvater oder deine Großmutter?" oder: „Wenn eines von euch Kindern zuhause bleiben würde, ohne zu heiraten, wer wäre da wohl am besten für euren Vater? Und wer wäre am besten für eure Mutter?" Auch geht es darum, wie jedes Familienmitglied auf das Symptom reagiert, statt „in langweilige Aufzählungen symptomatischer Verhaltensweisen verstrickt zu werden" (ebd., S. 135) – zum Beispiel: „Wenn X a tut, wie reagiert dann Y? Und wie reagiert Z?" Ein Vorteil dieser Vorgehensweise ist, neben der Gewinnung detaillierter Informationen differenziertes Denken und Unterscheiden bei den Familienmitgliedern zu fördern – Fähigkeiten, an denen es vielfach stark mangelt.
- *Neutralität:* Damit ist eine pragmatische Wirkung der Therapeuten (nicht eine Haltung oder eine innerpsychische Verfassung) gemeint: Die Familienmitglieder sollten am Ende einer Sitzung nicht sagen können, mit wem der Therapeut ein Bündnis eingegangen ist. Es ist nach Ansicht der Autoren wichtig, dass der Therapeut eine Funktionsebene (Metaebene) erreicht und aufrechterhält, die von der Familie verschieden ist. Dies wird auch durch das o.a. Setting erleichtert. „Die Therapeuten müssen vor allem gelernt haben, so unbeteiligt und kühl wie möglich zu spielen, so, als handle es sich um einen reinen Schachwettbewerb, bei dem man von den Gegnern als Individuen so gut wie nichts weiß. Wichtig ist nur, ihr Spiel zu begreifen, damit man sich entsprechend verhalten kann" (Selvini Palazzoli 1977, S. 121). Diese pragmatische Wirkung ist gerade für die Therapie mit schizophrenen Familien wichtig – sie vermag zu verhindern, in das Paradoxon der Familie verstrickt zu werden, und sichert die Effektivität des Gegenparadoxons.

Inzwischen hat sich das Mailänder Team längst aufgelöst: Schon Ende der 1970er-Jahre trennten sich die beiden Männer im Team, Boscolo und Cecchin, und schlugen einen anderen Weg ein. Sie kritisierten in Publikationen die Metaphern des „Kalten Kriegs" in der Sprache des Mailänder Ansatzes – wie „Manöver", „Gegenangriffe", „Strategie" etc. – und entwickelten eine Arbeitsweise, in der narrative Strukturen, Metaphernanalyse und v.a. dialogische Aspekte eine viel größere Bedeutung haben (Boscolo et al. 1988; Boscolo/Bertrando 1994). Auch bei den Frauen des ursprünglichen Mailänder Teams ist eine starke Wende eingetreten. So sprechen Selvini Palazzoli et al. (1987) von familiärem Reduktionismus und bezeichnen es inzwischen als Irrtum, den Hypothesen über das Beziehungssystem die ausschließliche Aufmerksamkeit zuzuwenden. Sie fordern Modelle, die es ermöglichen, biologische, individuelle, familiäre und soziale Ebenen zu integrieren (ebd., S. 145). Selbstkritisch merken sie an, in früheren Phasen „päpstlicher als der Papst" gewesen zu sein und das Fokussieren auf einzelne Individuen prinzipiell als „Falle" begriffen zu haben. Selvini Palazzoli und Prata beziehen nun stärker individuumsbezogene Aspekte mit ein und nähern sich der ursprünglich verschmähten psychoanalytischen Sichtweise wieder an (Selvini Palazzoli et al. 1987).

Narrativer Ansatz

Seit etwa drei Jahrzehnten ist in den Geistes- und Sozialwissenschaften eine deutliche Zunahme an Beiträgen mit postmodernem und narrativem philosophischen Hintergrund zu verzeichnen. Davon blieben auch die systemtherapeutischen Konzepte nicht unberührt. Vielmehr trugen diese Ideen dazu bei, dass die in den vorhergehenden Abschnitten beschriebenen Konzepte und Arbeitsweisen modifiziert wurden, und zunehmend stärker in den Mittelpunkt der Arbeit rückte, dass unsere Realität und insbesondere auch „Probleme" wesentlich durch Konstruktionen und Beschreibungen bestimmt sind.

Die Interdependenz zwischen individuellen und familiären Wirklichkeiten – und deren Einbettung in die historische Geschichte und in die narrativen Geschichten einer Kultur – wurde wiederentdeckt. Als eine Folge wurde das von vielen als Relikt einer antiquierten epistemologischen Sichtweise diskreditierte Individuum konsequenterweise wieder stärker in die Betrachtungen und Interventionen einbezogen. Sinndeutungen, verwoben zu Geschichten, entfalten aber nicht nur für die zu behandelnden Systeme die jeweilige Realität, sondern auch die Therapeuten sind in die Geschichten und ihre Veränderungen miteingewoben, statt diese nur – strategisch oder strukturell – „von außen" zu beeinflussen. In diesem Zusammenhang wird von der „Kybernetik zweiter Ordnung" gesprochen: Beobachter (bzw. Intervenierender) und das Beobachtete (bzw. das System, in das interveniert wird) sind nicht mehr streng zu trennen. Dieses Verständnis therapeutischer Prozesse leitete eine Entwicklung von distanzierten Interventionen hin zu gemeinsamen Konversationen ein. Ins Zentrum rückten zunehmend therapeutische Gespräche *aller* Beteiligten über eben solche Sinndeutungen in Form von Problemen, Lösungsmöglichkeiten, Erklärungen usw.

Für Therapeuten wurde dabei immer weniger wichtig, eine *Kompetenz zur inhaltlichen Analyse* eines Problems oder eines Interaktionsmusters zu haben als vielmehr eine *Kompetenz für den Prozess der Veränderung* – eine Veränderung, die wegführt von solchen Geschichten, die eher einengen, kaum Handlungsalternativen ermöglichen und immer wieder „zum Selben" führen, und die stattdessen hinführt zu solchen Geschichten, die neue Perspektiven, Ideen, Sicht- und Handlungsmöglichkeiten eröffnen. Dies soll an drei Konzeptionen innerhalb des narrativen Ansatzes erläutert werden:

Lösungsorientierte Kurztherapie

Die von Steve de Shazer am Brief Family Therapy Center in Milwaukee, USA, entwickelte „lösungsorientierte Kurztherapie" zentriert die Arbeit stark auf die vorhandenen Ressourcen des Systems (de Shazer 1989; de Jong und Berg 1998). So werden z. B. nicht lange die Probleme in der Geschichte des Systems, die interaktionelle Verstrickung und Bedeutung betrachtet, sondern die situativen Ausnahmen in den Blickpunkt gerückt. Es geht dabei um jene Umstände, unter denen diese Probleme einmal *nicht* auftreten. Dadurch wird die Aufmerksamkeit auf Lösungswege gerichtet, die offenbar bereits vorhanden sind, aber bisher zu wenig beachtet wurden.

Typisch für diese Vorgehensweise ist auch die Vereinbarung von Therapiezielen. Dies lässt sich leicht mit der sogenannten *Wunderfrage* verbinden: „Wenn Sie morgen früh durch ein Wunder dieses (vorher definierte) Ziel erreicht hätten bzw. das Problem über Nacht verschwunden wäre, woran genau würden Sie dies merken? Was würden Sie als Erstes machen? Wie würden Ihre Familienangehörigen, Ihr Chef ... reagieren?" Diese Fragen schärfen die Wahrnehmung für die kleinen Veränderungen in Richtung auf das Ziel bzw. die möglicherweise schon erreichten Schritte – besonders auch in der Folgezeit. Unterstützt wird dies durch Hausaufgaben, die sowohl die Beobachtungsfähigkeit als auch die Aufmerksamkeit für kleine Verhaltensänderungen schärfen sollen.

Diese Vorgehensweise eignet sich besonders für die systemische Einzeltherapie, da die Familie als System hier ggf. nur eine untergeordnete oder sogar gar keine Rolle spielt. Wesentlich ist, ob ggf. andere Teilnehmer an der Sitzung bereit sind, den Prozess der Neudefinition von Realität zu unterstützen.

Problemdeterminierte Systeme

Die narrative Diskussion innerhalb der Familientherapie wurde stark von Veröffentlichungen und der Arbeitsweise Harold A. Goolishians beeinflusst. Bis zu seinem Tod 1992 leitete er das Galveston Familiy Institute, Texas (Nachfolgerin ist die langjährige Koleiterin Harlene Anderson, die auch bei vielen Beiträgen als Koautorin fungierte). Nach Goolishian ist es die brauchbarste Art, die menschliche Gemeinschaft wahrzunehmen, wenn man die Menschen als solche Systeme begreift, die v. a. Bedeutung erzeugen. Sie tun dies durch sprachlichen und kommunikativen Austausch. Insbesondere lässt sich oft beobachten, dass Menschen zusammenkommen, um über ein bestimmtes Problem zu reden. Diese Menschen hätten *ohne* dieses Problem keinen oder wenig Kontakt miteinander – erst das Problem macht somit diese Menschen (besser: ihre spezifischen Kommunikationen und Verhaltensweisen in Bezug auf das Problem) zu Mitwirkenden an einem System – eben an einem Problem-System (Goolishian/Anderson 1997).

Aus diesem Grunde sei es am sinnvollsten, auch in der Therapie mit der Vorstellung von problemdeterminierten Systemen zu arbeiten. In klassisch-soziologischer Sicht sind soziale Systeme durch bestimmte Rollen gekennzeichnet – etwa eine Schule durch Schüler, Lehrer, Aufsichtsbeamte etc. In problemdeterminierten Systemen sind die Akteure hingegen durch ein gemeinsam definiertes Problem miteinander verbunden. Entsprechend betonen Goolishian und Anderson (1997, S. 283), dass der Therapieprozess auf der Konstruktion eines Kontextes beruhe, der wiederum durch einen dialogischen Raum gebildet werde. In einem solchen kommunikativen Raum sind die Mitglieder eines problemdeterminierten Systems damit beschäftigt, Bedeutungen und Verstehen hinsichtlich dessen zu entwickeln, was sie Problem nennen.

Therapie bietet so gesehen v.a. die Gelegenheit, gemeinsam eine neue Konversation, eine neue Sprache und neue Realitäten zu erkunden. Diese Realitäten sind mit der jeweils individuellen Art verträglich, wie wir unseren Erfahrungen Bedeutung zuschreiben. Die Systeme, mit denen wir arbeiten, existieren nur in der Sprache und deshalb existieren auch Probleme nur in der Sprache. Das Ziel der Therapie liegt nicht darin, Lösungen für Probleme zu finden, sondern an einem Prozess teilzunehmen, in dessen Verlauf eine Sprache entwickelt wird, in der das Problem nicht mehr existiert.

Aus dieser Perspektive wird Therapie als Kunst des Dialogs gesehen: Ein dialogisches Gespräch soll in Gang kommen und aufrechterhalten werden, in dem ständig neue Bedeutungen entstehen, die auf die Auflösung eines Problems hinwirken. Auch das therapeutische System ist ein sprachliches System: Es organisiert sich um das Sprechen über bestimmte Fragen, die das System erhalten. Ist das Problem gelöst, so löst sich auch dieses (spezielle) therapeutische System wieder auf.

Für die praktische Arbeit heben Goolishian und Anderson (1997, S. 272) hervor, dass es als Therapeut wichtig sei, ein guter *Zuhörer* zu sein. Zu rasches Verstehen berge nämlich die Gefahr in sich, dass Missverständnisse und Vorurteile entstünden. Verstehen sei ein Vorgang, der sich mit dem Fortgang des Gespräches ändere. Die Kompetenz des Therapeuten besteht demnach darin, einen Kontext zu bieten, in dem alle Beteiligten Gelegenheit zu einem dialogischen Austausch haben. Die Position des Therapeuten soll dabei durch Gegenseitigkeit, Bescheidenheit und Respekt gekennzeichnet sein. „Durch Respekt und Neugier gegenüber Menschen und ihren Ideen, gegenüber uns selbst und unseren Klienten, durch Offenheit und Flexibilität gegenüber der Entwicklung neuen Sinns und Verstehens in dieser therapeutischen Haltung wird weder das Erleben von Sinn noch die Integrität irgendeines der Beteiligten angefochten" (ebd., S. 270).

Das reflektierende Team

Die gleiche Grundeinstellung finden wir auch beim *reflektierenden Team,* das auf den Norweger Tom Andersen (1990) zurückgeht. Dieser Ansatz lässt sich allerdings auch und zunächst durch das Setting beschreiben, das aus einer Modifikation des Mailänder Settings entstanden ist: Es wird dabei zwischen zwei Gruppen unterschieden, nämlich erstens der Familie (bzw. Paar, Arbeitsteam oder anderen Konstellationen von Menschen, in deren alltäglichem Miteinander Probleme auftreten) zusammen mit einem oder zwei Therapeuten, deren Hauptaufgabe es ist, möglichst viele Informationen über die Sichtweisen und Problemdefinitionen der Familie explizit zu machen. Zweitens befindet sich im selben Raum, aber deutlich abgerückt davon, ein weiteres Team von zwei bis vier Therapeuten, die den Prozess aufmerksam verfolgen, aber nicht eingreifen. Allerdings wendet sich die Familie mit ihren Therapeuten nach ca. 15 min – und dann nochmals nach rund weiteren 20 bzw. 45 min – diesem Team zu, das nun über das Wahrgenommene miteinander reflektiert, während die anderen nur zuhören und nicht eingreifen.

Aufgabe dieser Reflexionen ist es, möglichst viele neue Deutungen, Lösungsentwürfe, Ideen, Perspektiven zu entwickeln. Diese sollen wertschätzende, positive Konnotationen sein – wobei positiv nicht bedeutet, alles gutzuheißen. Vielmehr können die Äußerungen durchaus auch Konfrontationen solcher Art enthalten, dass daraus ein Bemühen um Begegnung und Verständnis erfahrbar wird (besser wäre daher vielleicht, von nicht abwertenden, nicht beurteilenden Konnotationen zu sprechen). Ferner sollen die Äußerungen im Konjunktiv vorgebracht werden und sie sollen insgesamt „neutral" sein – d.h. Erklärungen, Beschreibungen etc. sollen nicht auf Kosten einer oder weniger Person(en) vorgenommen werden.

Die Interviewer und das reflektierende (besser: kontextualisierende) Team schaffen dabei eine Umgebung mit stark angereicherter Semantik. Die Deutungen, Erwartungen, Vermutungen der Klienten „kommen nun auf den Tisch" – was allein schon weit mehr semantische Komplexität ermöglicht als stillschweigende Vermutungen. Dieses Spektrum an Narrationen der Familienmitglieder wird zudem um die Perspektiven aus dem reflektierenden Team bereichert. Die Wirkung dieser Narrationen wird dadurch erhöht, dass die „alten" Sichtweisen wegen der Indirektheit der Interventionen nicht verteidigt werden müssen: Es geht ja nur um Antworten auf Fragen des therapeutischen Interviewers bzw. um ein Zuhören beim „Expertengespräch". Mögliche Widerstände werden auch dadurch verringert, dass in dieser Arbeit die vielen Deutungshypothesen mit aktuellem Bezug in positiver Konnotation (s. o.) formuliert werden sollen.

Die folgenden Aspekte, durch die sich die Arbeit mit dem reflektierenden Team kennzeichnet (vgl. Kriz et al. 1996), gelten weitgehend auch für andere heutige Ansätze, die durch postmoderne narrative Sicht- und Vorgehensweisen (s. u.) beeinflusst sind:

- Vielfalt der Konnotationen/Semantiken: Es gibt nicht eine Wahrheit, sondern viele Standpunkte – die damit möglichen Perspektiven bereichern den „Betrachtungsgegenstand".
- Positive Konnotationen: Jedes Handeln hat „Sinn" – und zumindest dort, wo bewusst gehandelt wird, ist dieser Sinn letztendlich positiv (wenn diese Positivität auch in der koevolvierten hilflosen Verstrickung so verborgen sein kann, dass es dem Beobachter – auch dem Selbstbeobachter – Mühe bereitet, sie unter der Fülle von scheinbar „Bösem" oder „Krankem" zu entdecken). Positive Konnotation meint aber nicht Vernebelung, Verleugnung, Beschwichtigung „negativer" Aspekte – vielmehr schafft ggf. erst die klare Konfrontation damit ein Gefühl für die Achtung des letztendlich positiven und sinnvollen Bedeutungswesens hinter diesen Erscheinungen.
- Deutungsalternativen dürfen nicht auf Kosten des (Gesamt-)Selbstwertes irgendeiner Person gehen, wenn sie hilfreich sein sollen.
- Deutungsalternativen und Lösungen, die bereits vorhandene Tendenzen aufgreifen und verstärken, sind wahrscheinlich erfolgreicher als „Lebensweisheiten" der Therapeuten.
- Explizites Reden über die jeweiligen Gedanken, Vermutungen und Deutungen schafft gegenüber den starren impliziten Erwartungsstrukturen stets neue Wirklichkeiten.
- Es ist besonders sinnvoll, aktuelles Handeln (hier und jetzt im Raum) neu zu konnotieren (denn dies ist jetzt erfahrbar).

Es sollte aus dieser Aufzählung deutlich geworden sein, dass die Art, wie über die „Welt" gesprochen wird, und die Geschichten (Narrationen), mit denen man seine Erfahrungen anderen (und sich selbst) mitteilt, im Zentrum stehen.

Nachdem Andersen 1990 ein Buch über das Reflecting Team auf Deutsch veröffentlicht hatte (erst später erschien eine amerikanische Version), wurde dieser Ansatz rasch bekannt und in unterschiedlichen Kontexten eingesetzt: Reiter (1991) modifizierte ihn zum „fokussierenden Team", in dem nur über bestimmte, vorher mit der Familie abgesprochene Bereiche reflektiert wird; Hargens und v. Schlippe (1998) zeigen weitere unterschiedliche Anwendungsfelder auf – von der Supervision über psychiatrische Kontexte bis hin zur Beratung und zum Einsatz in der Schule. Das Setting wird dabei zunehmend unwichtiger bzw. lässt Spielraum für viele Veränderungen. Wesentlich ist die Veränderungskraft reflektierender Positionen nach den o. a. Prinzipien.

3 Theoretische Grundlagen der Systemischen Familientherapie

Neben den im vorigen Abschnitt diskutierten konzeptionellen Entwicklungen, die eng mit der therapeutischen Praxis verzahnt waren und meist eine reflexive Verdichtung und Untermauerung der konkreten Vorgehensweisen darstellten, ist die theoretische Fundierung der Systemischen Familientherapie insbesondere von zwei Strömungen beeinflusst:

Die kommunikationstheoretische Fundierung

Von großer Bedeutung für die Entwicklung der Systemischen Therapie war die kommunikationsanalytische Theorie, wie sie v.a. am Mental Research Institute (MRI) in Palo Alto erarbeitet wurde. Dieses Institut war nach seiner Gründung durch Virginia Satir, Don Jackson und Jules Riskin 1959 über Jahrzehnte weltweit richtungweisend. Satir entwickelte dort international verbreitete Ausbildungsprogramme, während Gregory Bateson, einer der „Väter" systemischer Betrachtungsweisen, die Entwicklung als „Spiritus Rector" beeinflusste, obwohl er direkt am MRI nur zwischen 1961 und 1963 arbeitete. In den 1960er-Jahren stießen auch Paul Watzlawick, Jay Haley, John Weakland und John Bell dazu. Ebenso bestanden Anfang der 1960er-Jahre regelmäßig Kontakte zu Milton Erickson, dem Begründer moderner Hypnosetherapie (Haley und Weakland hatten bei ihm ihre Ausbildung gemacht). Bedeutsam für die Verbreitung war auch das Buch „Pragmatics of Human Communication" (Watzlawick et al. 1967 – deutsch: „Menschliche Kommunikation" 1969), das weltweite Beachtung fand.

In diesem Werk sind wesentliche Grundeigenschaften menschlicher Kommunikation herausgearbeitet und in Form von fünf Axiomen beschrieben. Obwohl es sich nach dem Verständnis der Autoren nur um vorläufige Formulierungen – ohne Anspruch auf Vollständigkeit – handelt, gibt es kaum ein Werk über menschliche Kommunikation der letzten vier Jahrzehnte, das nicht auf diese Axiome Bezug nimmt. Unter Kommunikation verstehen die Autoren in diesem Zusammenhang alles Verhalten in einer zwischenmenschlichen Situation. Phänomene der Massenkommunikation – Presse, Fernsehen etc. – sind nicht gemeint. Allerdings geht es keineswegs nur um Worte, sondern auch um paralinguistische Aspekte – Tonfall, Betonung, Modulation, Geschwindigkeit, Pausen, Lachen etc. – sowie Mimik, Gestik, Körperhaltung usw.

Gegenstand der Analyse sind der Verwendungszweck und die Wirkung von Zeichen (z.B. Sprache) im Hinblick auf die Kommunikation. Im Rahmen der Semiotik – der Wissenschaft von den Zeichen (Morris 1938) – betrifft diese Beziehung den *Pragmatik*-Aspekt. Dieser wird abgegrenzt gegenüber dem *Syntaktik*-Aspekt, der die Beziehung der Zeichen zueinander thematisiert (z.B. Grammatik), und zum *Semantik*-Aspekt, der die Beziehung der Zeichen zu den bezeichneten „Objekten" (im weitesten Sinne) betont.

Kommunikation kann auch selbst zum Gegenstand der Kommunikation werden. So kann man auf die Frage „Wie spät ist es?" sagen: „Warum fragst du das?" oder: „Musst du mich dauernd fragen!?" Diese Kommunikation über Kommunikation bezeichnet man als „Metakommunikation" – wobei natürlich auch über die Metakommunikation kommuniziert werden kann. Dies wäre dann Meta-Metakommunikation – etwa wenn die erste Person nun sagt: „Mich ärgert es, wenn du meine Frage nicht beantwortest, sondern meine Frage hinterfragst!" Theoretisch lässt sich zu jeder Ebene E eine noch höhere E' generieren, indem die Kommunikationsprozesse in E zum Gegenstand der Kommunikation gemacht werden.

Die folgenden fünf Axiome sind Watzlawick et al. (1969) entnommen (der kursive Text der Thesen selbst ist wörtlich zitiert, die anschließende Diskussion setzt allerdings teilweise andere Schwerpunkte).

Axiom 1: *„Man kann nicht nicht kommunizieren."*

Alles Verhalten in einer zwischenmenschlichen Situation ist Kommunikation. Zum Verhalten gibt es kein Gegenteil, denn auch z. B. „wie tot dasitzen" ist Verhalten. Das Schweigen auf eine Frage kann sehr beredt sein – es kann vieles bedeuten, aber es kann nicht nichts bedeuten. Der Mensch als soziales Wesen kann sich dem sozialen Kontext nicht entziehen – selbst der Rückzug eines Eremiten in die Einsamkeit wird von der Sozialgemeinschaft gedeutet und bedeutet natürlich auch aus der Sicht des Eremiten etwas.

Manche Kommunikationsstörungen lassen sich so verstehen, dass versucht wird, *nicht* zu kommunizieren. So kann man sich einer bedrängenden Situation, in der der andere z. B. versucht, einen auszufragen oder die eigenen Aussagen umzudeuten, nicht nur dadurch entziehen, dass man entweder fortgeht oder explizit sagt, man wolle nicht weiterreden, sondern es gibt darüber hinaus noch die Möglichkeiten, die Aussagen zu entwerten und absichtlich Unklarheiten, Missverständnisse, Widersprüche etc. zu schaffen.

Axiom 2: *„Jede Kommunikation hat einen Inhalts- und einen Beziehungsaspekt derart, daß letzterer den ersteren bestimmt und daher eine Metakommunikation ist."*

Sprache teilt nicht nur Sachverhalte mit, sondern stellt v. a. Beziehung her. So kann der Satz „Hast du ein Auto?" je nach Betonung und Kontext sehr Unterschiedliches bedeuten – etwa bei Betonung des „du" ausdrücken, dass man das dem anderen nicht zugetraut hätte.

Aussagen sind niemals völlig eindeutig. Allein schon dadurch, dass jede Aussage z. B. ironisch gemeint sein könnte (also ihr Gegenteil bedeuten könnte), kann die Unterscheidung zwischen „ist so gemeint" und „ist nicht so gemeint" nur auf einer metakommunikativen Ebene getroffen werden.

Schulz v. Thun (1981) weist in Anlehnung an Bühler (1934) darauf hin, dass neben den Aspekten Sachinhalt und Beziehung in einer Kommunikation auch noch die beiden Aspekte „Selbstoffenbarung des Senders" und „Appell an den Empfänger" betrachtet werden können. Sagt z. B. ein Teilnehmer eines Seminars: „Die Luft hier ist schlecht!", so schwingen z. B. als Beziehungsaspekt mit: „Was muten Sie uns zu!", als Selbstoffenbarung: „Ich kann nicht mehr zuhören" und als Appell: „Fenster auf und Pause!" Watzlawick et al. (1967) berücksichtigen diese beiden letzten Aspekte aber nicht, da es ihnen nicht um (innere) Motive geht, sondern um (beobachtbares) Verhalten.

Kommunikationsstörungen ergeben sich oft aus einer Vermengung von Inhalts- und Beziehungsebene. Um z. B. eine sachliche Kontroverse austragen zu können, muss man sich auf der Beziehungsebene weitgehend einig sein, d. h. man muss einig darin sein, uneins zu sein. Wird dies von einer oder beiden Seiten bestritten, so kann daraus erhebliche Konfusion folgen. Andere Störungen können sich daraus ergeben, dass die Kommunizierenden ihre Beziehungsdefinitionen, die mit jeder Aussage implizit gemacht werden, gegenseitig nicht bestätigen, sondern dem Partner z. B. andere Motive unterstellen.

Axiom 3: *„Die Natur einer Beziehung ist durch die Interpunktionsabläufe seitens der Partner bedingt."*

Da Wahrnehmen, Handeln, Verstehen und Kommunizieren Phänomene sind, die sich stets im Fluss der Zeit befinden, lassen sich zu jeder Situation eine vorhergehende und eine nachfolgende finden. Nach Axiom 1 verhalten sich in jeder Situation beide Partner. Daher kann zu jedem kommunikativen Verhalten (Ka) von Person A ein kommunikatives Verhalten (Kb) von Person B gefunden werden, das diesem vorausging (und umgekehrt).

Interpunktion liegt vor, wenn diese endlose Abfolge von Verhalten in Teile zerlegt und damit in bestimmter Weise strukturiert wird.

Nehmen wir z. B. eine Frau (F) und ihren Mann (M) und die beiden kommunikativen Akte K_f und K_m, so lässt sich die beobachtbare Abfolge

$$\ldots \rightarrow K_m \rightarrow K_f \rightarrow K_m \rightarrow K_f \rightarrow K_m \rightarrow K_f \rightarrow$$

von beiden Partnern ganz unterschiedlich deuten und interpunktieren: Sie lassen jeweils ihren eigenen Beitrag zur Abfolge weg – dieses Weglassen wird hier mit ( ) markiert – und sehen sich selbst nur als „Opfer" der Handlung des anderen. Das heißt, für die Frau ergibt sich

$$\ldots (\quad) / K_m \rightarrow K_f / (\quad) / K_m \rightarrow K_f / (\quad) / K_m \rightarrow K_f / (\quad) \ldots,$$

während es für den Mann so aussieht:

$$\ldots (\quad) / K_f \rightarrow K_m / (\quad) / K_f \rightarrow K_m / (\quad) / K_f \rightarrow Km \ldots$$

Besonders interessant wird es, wenn diese Gliederungen nun kausal interpretiert werden: Bei der ersten Interpunktion erscheint dann K_f durch K_m verursacht, bei der zweiten K_m durch K_f. Ein einfaches Beispiel wäre für K_f das Nörgeln einer Frau, für K_m das Zurückziehen des Ehemannes. Die Frau erklärt ihr Nörgeln dann als eine Reaktion auf das Zurückziehen ihres Partners, der Mann erklärt hingegen sein Zurückziehen als eine Reaktion auf das Nörgeln seiner Frau – eine Dynamik, die wir bereits diskutiert haben.

Neben der unterschiedlichen kausalen Interpretation besteht ein weiteres Phänomen, das Störungen zugrunde liegt, in der sogenannten *selbsterfüllenden Prophezeiung*. Wenn beispielsweise jemand glaubt, andere hätten etwas gegen ihn, wird er diesen möglicherweise so voreingenommen und misstrauisch begegnen, dass sie sich als Reaktion darauf wirklich „merkwürdig" verhalten. Daraus lässt sich eine Bestätigung der eigenen Vermutung ableiten.

Axiom 4: *„Menschliche Kommunikation bedient sich digitaler und analoger Modalitäten. Digitale Kommunikationen haben eine komplexe und vielseitige logische Syntax, aber eine auf dem Gebiet der Beziehungen unzulängliche Semantik. Analoge Kommunikationen dagegen besitzen dieses semantische Potential, ermangeln aber die für eindeutige Kommunikationen erforderliche logische Syntax."*

Dieses – zumindest in der deutschen Übersetzung schwierig und holprig ausgedrückte – Axiom unterscheidet zwischen digitaler und analoger Kommunikation: Mit digital ist hier die per Konvention erlernte Zuordnung von Zeichen zu Inhalten gemeint – z. B. die der Zeichenfolge K-a-t-z-e zum Tier *Katze*. Analog hingegen ist eine Zuordnung dann, wenn eine grundsätzliche Ähnlichkeitsbeziehung zwischen dem Inhalt und dem (Kenn-)Zeichen besteht – z. B. zwischen dem Bild einer Katze und dem Tier Katze.

Der Inhaltsaspekt einer Kommunikation wird vorwiegend digital – z. B. in Form von Wörtern –, der Beziehungsaspekt hingegen vorwiegend analog übermittelt – z. B. durch Mimik, Gestik, Tonfall etc. Mit Worten lässt sich z. B. recht präzise argumentieren, dass und warum man den Partner liebt; für die Beziehung ist es einfacher, klarer und überzeugender, man nimmt ihn einfach in den Arm. Hingegen kann man durch Mimik, Gestik etc. kaum vermitteln, dass es von Hamburg nach Osnabrück 90 km weiter ist als von Hamburg nach Hannover. Logische Operatoren, ein Hauptmerkmal digitaler Modalität zur Konstruktion komplexer, vom Hier und Jetzt unabhängiger Kommunikationsgegenstände, fehlen der analogen Modalität weitgehend.

Axiom 5: *„Zwischenmenschliche Kommunikationsabläufe sind entweder symmetrisch oder komplementär, je nachdem, ob die Beziehung zwischen den Partnern auf Gleichheit oder Unterschiedlichkeit beruht."*

Ein symmetrischer Kommunikationsablauf liegt z. B. vor, wenn der andere auf Anschreien ebenfalls mit Anschreien reagiert. Gleiches finden wir häufig beim

Anrempeln, Angeben, Kämpfen etc. Bei einem komplementären Kommunikationsablauf würde sich der andere hingegen immer leiser, zurückgezogener oder defensiver verhalten. In beiden Fällen wirken die Verhaltensweisen gegenseitig verstärkend aufeinander – z. B. macht Hilfe (oft) noch hilfloser und „erfordert" so mehr Hilfe usw. –, und beide Partner empfinden meist ihr Verhalten als notwendige Reaktion auf den anderen. Dies lässt sich im Rahmen der Systemtheorie (s. nächster Abschnitt) noch präziser formulieren und verstehen.

Störungen in symmetrischen und komplementären Interaktionen sind besonders mit einer starren, *ausschließlichen* Wahl einer der beiden Möglichkeiten verbunden, während in einer guten Beziehung bei beiden Partnern jeweils beide Formen vorkommen und durchaus flexibel gewechselt werden können.

Die systemtheoretische Fundierung

Die zweite Fundierung der Systemischen Therapie kam aus dem Diskurs der interdisziplinären Systemtheorie, der anfangs von den Naturwissenschaften ausging und dann zunehmend von Nachbardisziplinen rezipiert wurde. Für die systemische Psychotherapie spielte dabei aber zunächst eine philosophisch-soziologische Epistemologie eine wichtige Rolle, weil diese ohne Formeln und daher in scheinbar größerer Nähe zur Arbeit mit Menschen vorgetragen wurde: die Theorien der *Autopoiese*, einerseits von Maturana und Varela (Maturana 1982; Maturana/Varela 1987), andererseits von Luhmann (1984). Dem ersteren Ansatz ging es darum, Prozesse des Lebens auf der Ebene einer einzelnen Zelle zu erfassen, der letztere bewegt sich auf der Ebene gesellschaftlicher Makroprozesse – und dies in einer soziologisch hoch elaborierten und abstrakten Begrifflichkeit. Die große Attraktivität, welche die Autopoiese-Konzeptionen auch im Rahmen psychotherapeutischer Diskurse hatten, erklärt sich u. a. dadurch, dass sie eine Alternative zu den vorherrschenden behavioralen Konzepten darstellten. Denn vielen Therapeuten war klar, dass im Rahmen von Psychotherapie Phänomenen wie Selbstorganisationsprozessen, Entwicklungssprüngen, Veränderung aufgrund nichtdeterminierender Intervention etc. ein zentraler Stellenwert einzuräumen sei, dass diese aber im Rahmen des behavioralen Paradigmas keinen Raum haben. Daher waren gerade humanistische und systemische Therapeuten davon begeistert, dass in Nachbardisziplinen der Psychologie in erheblichem Ausmaß Konzepte im wissenschaftlichen Diskurs standen, die ihre Erfahrungen in weit besserem Maße thematisieren konnten als das ihnen Bekannte. Noch heute hat daher der Begriff *Autopoiese* auch in der Psychotherapie bei manchen Autoren eine beachtliche Bedeutung – wobei aber oft nicht klar wird, welches der beiden doch recht unterschiedlichen Autopoiese-Konzepte eigentlich jeweils gemeint ist.

Andere haben sich allerdings von der Autopoiese als Erklärungs- oder Beschreibungskonzept für therapeutisch relevante Phänomene wieder abgewendet, da beide Versionen keinen Anschluss an die interdisziplinäre Systemdiskussion hergestellt haben. Vor allem vermögen sie die für Psychotherapeuten relevanten Fragen nach den Möglichkeiten für Veränderung nicht in dem Ausmaß zu beantworten, wie man gehofft hatte. Eine Verbindung kann bestenfalls über vage metaphorische Ausdeutungen hergestellt werden. Hilfreicher erscheinen daher die Verbindungen zwischen Psychotherapie und interdisziplinärer Systemtheorie, wie sie beispielsweise in Werken von Tschacher et al. (1992) sowie Schiepek und Tschacher (1997) oder auch in der Personzentrierten Systemtheorie (Kriz 2004; 2017) entwickelt werden.

Ein zentrales Kennzeichen des systemischen Ansatzes liegt darin, die Phänomene unserer Welt stärker als Prozesse und weniger als Dinge zu sehen. Ein damit verbundener wichtiger Aspekt ist, dass typischerweise bei einem Prozess etliche Teilprozesse (bzw. Elemente, die diese repräsentieren) sich gegenseitig beeinflussen und in komplexer Weise zusammenwirken – sie also quasi als Wirkungsnetz miteinander verbunden sind. Daraus wiederum folgt, dass eine Veränderung an einer beliebigen Stelle eines solchen Netzwerkes sich nicht nur ausbreitet, sondern – meist zeitverzögert und abgeschwächt – letztlich auch wieder auf diese Stelle zurückwirkt. Man spricht hier von *Rückkoppelung* oder *Zirkularität* (in der Logik und Linguistik, wo die Zeitdimension keine oder eine geringe Rolle spielt, spricht man von *Selbstreferenz* oder *Selbstrückbezüglichkeit*). Zwischen den Elementen bzw. Teilprozessen und dem Gesamtprozess besteht typischerweise eine komplizierte Bottom-up- und Top-down-Beziehung: Die Teile tragen – bottom-up – zur Struktur des Ganzen bei; andererseits beeinflusst diese dynamische Struktur – top-down – aber in erheblichem Maße die Dynamik bzw. die Eigenschaften dieser Teile. So bestimmen beispielsweise einzelne Äußerungen und Handlungen der Beteiligten die Kommunikationsstruktur bzw. die Interaktionsregeln in einer Partnerschaft oder einer Familie. Andererseits bestimmt diese Struktur wiederum die Dynamik der einzelnen Äußerungen bzw. Handlungen.

Interessanterweise waren diese Konzepte bereits im Rahmen der Gestaltpsychologie (Max Wertheimer, Kurt Koffka, Wolfgang Köhler, Kurt Goldstein und Kurt Lewin) Anfang des 20. Jahrhunderts von zentraler Bedeutung. Viele dieser Wissenschaftler mussten allerdings als Juden im „Dritten Reich" emigrieren und diese Forschungsrichtung wurde zerschlagen – als Ansatz, der Selbstorganisationsprozesse und schöpferische Freiheit ins Zentrum stellt, passte er nicht zur diktatorischen Ideologie des Nazi-Regimes. Auch nach dessen Ende 1945 fand die deutsche Psychologie leichter Anschluss an den amerikanischen Behaviorismus, als dass sie sich auf die Gestaltpsychologie besonnen hätte. „Klassische" Gestaltpsychologie und moderne Systemtheorie haben jedenfalls viele Gemeinsamkeiten (Kriz 2008). Ein wichtiger Aspekt ist, dass, wie man formal und anhand zahlreicher Beispiele aus unterschiedlichsten Gegenstandsbereichen zeigen kann, ein rückgekoppelter Prozess häufig auf eine feste Struktur hinausläuft. Dabei wird eine große Vielfalt an Teildynamiken radikal reduziert und eine vergleichbar einfache Ordnung entsteht.

Ein einfaches Beispiel aus der Mathematik, das für sehr viele solcher Vorgänge als paradigmatisch angesehen werden kann, liefert die Rückkoppelung einer Rechenoperation, das heißt, das Ergebnis der Operation wird wieder als Ausgangswert der folgenden Operation verwendet. Nimmt man z.B. als Operation das Wurzelziehen und beginnt mit der Zahl 100, ist die (Quadrat-)Wurzel daraus 10. Die Wurzel daraus ist 3,162; daraus dann 1,778, daraus 1,333 usw., und der Wert nähert sich immer mehr 1,0 an. Dieses Zulaufen des Prozesses auf den Wert 1,0 ergibt sich aber auch, wenn man statt mit 100 mit 600 oder 45.897 oder jedem beliebigen anderen Wert >1 beginnt. Ja, sogar vom Ausgangswert irgendeiner Zahl >0 und <1 läuft der Prozess auf die 1 zu.

Häufig zitierte Beispiele aus den Naturwissenschaften sind etwa große Strömungsrollen, zu denen sich unter bestimmten Bedingungen Myriaden von Molekülen mit ihren je unterschiedlichen Bewegungsrichtungen selbstorganisiert ordnen. Und das extrem homogene Licht des Lasers entsteht, indem Myriaden von Atomen die Emission von Photonen selbstorganisiert synchronisieren. Derartige Rückkoppelungen finden aber auch in Sinnstrukturen statt: In der Psychologie wurde bereits in den 1930er-Jahren untersucht, wie komplexe Geschichten, die von Person zu Person weitererzählt werden, immer einfacher und geordneter werden (Bartlett 1932). Man kann auch statt Geschichten ein komplexes Bild aus ungeordneten Punkten nehmen und dieses – analog zum „Weitererzählen" – von Person zu Person weiterreichen lassen, wobei jeweils nach kurzer Darbietungszeit die Punkte aus dem Gedächtnis nachgezeichnet werden sollen. Auch hier entsteht zunehmend ein einfaches aber prägnantes geometrisches Punktemuster. Im Alltag ordnen sich aus unzähligen Sätzen, die der Nachbar über seinen Sohn in Amerika im Laufe vieler Jahre beiläufig geäußert hat, ein einfaches „inneres Bild" dieses Sohnes. Und ein zerstrittenes Ehepaar reduziert eine große Vielfalt an Äußerungen des Partners typischerweise auf wenige Kategorien.

Eine solche Ordnung, auf die ein Prozess von recht unterschiedlichen Ausgangszuständen zuläuft und die dann dynamisch stabil bleibt, nennt man einen *Attraktor* und den entsprechenden Prozess *attrahierende Dynamik.* Da es in der Psychotherapie mit Einzelnen und Familien vor allem um Prozesse der Konstruktion, Stabilisierung und Veränderung von Sinn und Deutungsmustern geht, wurde dementsprechend das Konzept des *Sinnattraktors* (Kriz 1999; 2004) eingeführt.

So ist beispielsweise die Beschreibung „Kevin hat eine Verhaltensstörung", mit der eine Familie in die Beratungsstelle kommt, eine solche festschreibende, Handlungsoptionen nehmende Reduktion und Abstraktion einer Vielfalt von konkreten Situationen. Wie sich zeigen lässt (Kriz 2017), kann dies als ein Sinnattraktor verstanden werden, der durch sinnerzeugende Rückkoppelungen in der familiären Kommunikation entstanden ist. Ein wichtiger Schritt in der Therapie wäre dann, in den Beschreibungen der Familienmitglieder die Komplexität hinsichtlich situativer Deutungen zu erhöhen: Viele Situationen lassen sich nämlich bei genauerer Betrachtung anders verstehen, als sie immer nur als „Verhaltensstörung von Kevin" zu deuten. Aus so veränderten Sinnzuschreibungen folgen in manchen Situationen unmittelbar neue Handlungsoptionen.

In der systemischen Literatur wird die Reduktion vielfältiger Situationen auf zu enge, zu starre und zu eingefahrene Beschreibungen als „Verkrustung" oder „Versteinerung" bezeichnet. Der umgekehrte Weg, solche starren Abstraktionen in eine Vielzahl von lebensnäheren Situationsbeschreibungen aufzufächern und so die Interpretations- und Handlungsoptionen zu erhöhen, wird „Verflüssigung" genannt.

Ohne auf Details eingehen zu können (s. Kriz 1999; 2004), seien einige weitere wesentliche – und auch für die systemische Therapie bedeutsame – Aspekte der Systemtheorie genannt:

Unter *Komplettierungsdynamik* versteht man, dass ein System eine sich abzeichnende Ordnung im Sinne der Attraktoren komplettiert – ebenso, wenn eine Ordnung nur ein wenig gestört wird. Im therapeutischen Bereich finden wir solche Phänomene dort, wo jemand die Äußerungen seines Partners entsprechend seinen inneren Bildern (= Sinnattraktoren) interpretiert oder vervollständigt, ohne genau hinzuhören, was dieser wirklich gesagt hat. Ein anderes Beispiel wäre die vorübergehende Heimunterbringung eines Kindes. Es wird dann zwar ggf. aus einer malignen familiären Interaktionsstruktur herausgenommen und „behandelt", aber wenn es dann nach einiger Zeit in die Familie zurückkommt und die Interaktionsstruktur sich inzwischen nicht geändert hat, so ist es wahrscheinlich, dass wieder ein problematisches Verhalten des Kindes „komplettiert wird".

Mit dem Begriff *Nichtlinearität* wird auf das Phänomen verwiesen, dass zwischen Einflüssen und ihren Auswirkungen kein linearer Zusammenhang besteht, etwa derart, dass ein großer Einfluss immer eine große Auswirkung hat. Vielmehr ist die Dynamik von der Geschichte des Systems und seinem augenblicklichen Zustand abhängig. Recht große Einflüsse können weitgehend wirkungslos bleiben, während bei anderen Systemzuständen auch recht kleine Einflüsse sehr große Wirkungen entfalten können. Für viele Entwicklungsverläufe bei Individuen, Paaren, Familien oder Organisationen ist dies geradezu typisch. Lange Zeit geschieht auch bei größeren Einflüssen fast nichts – sie werden vom System immer wieder nivelliert (= Attraktor). Ist dann allerdings ein kritischer Zustand (eine *sensible Phase*) erreicht, so reicht ein kleiner weiterer Anstoß und das System vollzieht einen oft großen Entwicklungsschritt.

Mit Ordnungs-Ordnungs-Übergang (die allgemeine Systemtheorie spricht hier von *„Phasenübergang")* wird der wichtige Aspekt thematisiert, dass ein System von einem bestimmten stabilen Ordnungszustand in einen anderen übergeht. Dies entspricht typischen Erfahrungen im Umgang mit Menschen, Paaren und Familien: Diese kommen ja in die Therapie, weil etwas an ihrer Lebens- und Interaktionsstruktur leidvoll ist (das heißt, die Wahrnehmungs-, Denk-, Fühl-, Handlungs- oder Interaktionsprozesse weisen Ordnungen auf, die als „Symptome“ oder „Probleme“ benannt werden). Aus systemischer Sicht hat dies oft damit zu tun, dass die Mitglieder ihre Lebenswelt – und damit u. a. verbunden die Art, wie sie Beziehungen zur Welt, zu anderen Menschen und zu sich selbst aufnehmen – verengt und erstarrt beschreiben, sodass sich wenige Optionen für Neues eröffnen. Aufgabe von Therapie ist es dann, diese reduzierenden Selbstverständlichkeiten zu destabilisieren. Es geht um das kleine „Stirb und werde!“, das jedem bedeutsameren Entwicklungsschritt zugrunde liegt: Die alten, in Bezug auf die veränderten Umgebungsbedingungen nicht mehr adaptiven Strukturen bzw. Ordnungen müssen (teilweise) „absterben“, um neue zu ermöglichen. Erst aus solchen Zuständen komplexer *Instabilität* heraus kann das System so viele Optionen entwickeln, dass dann auch neue, inhärent längst vorhandene Ordnungen realisiert werden können.

Diese wenigen systemtheoretischen Schlüsselbegriffe verweisen bereits darauf, dass unterschiedliche Prozessebenen auseinandergehalten werden müssen, die für die Systemische Familientherapie von Bedeutung sind. Es geht v. a. um die kognitive Prozessebene, auf der wiederum Teilprozesse von Wahrnehmung, Denken und Fühlen sowie Bewusstseinsprozesse analytisch unterschieden werden können. Hinzu kommen auf individueller Ebene Handlungsprozesse. Letztere sind bereits auf Paar- und Familienebene Grundlagen für Interaktionsprozesse, deren Attraktoren als familiäre Regeln oder Muster in der Literatur beschrieben werden.

Der ursprünglich sehr einseitige Fokus systemischer Familientherapie auf interpersonelle Prozesse hat in den letzten zwei Jahrzehnten zumindest eine Erweiterung um die Sinndeutungsprozesse der einzelnen Personen erfahren. Weniger bedacht wird allerdings immer noch die systemische Einbettung der Interaktion des psychischen und interpersonellen Geschehens in somatische sowie in kulturelle Prozesse. Erstere sind wesentlich mit zu beachten, weil z. B. präformierte abstrakte Kategorien der Erkenntnis („Raum“, „Zeit“, „Gesicht“, „Bindungsperson“, „Feind“ etc.), die in der evolutionär erworbenen Architektur des Organismus verankert sind, ebenso wie aktuelle biochemische Prozesse als somatische Basis affektiver Stimmungslagen oder auch biographisch erworbene chronische Muskelverspannungen (die „Körperpanzer“ der Bioenergetik) in erheblichem Maße die kognitiv-psychischen und damit auch die interpersonell-familiären Prozesse mit beeinflussen. Und mit dem Kulturwerkzeug „Sprache“ wird auf Metaphern, Erklärungsprinzipien oder auch Narrationen zurückgegriffen, die weder vom Individuum noch von der Familie selbst stammen, gleichwohl psychische und interpersonelle Dynamiken mit beeinflussen.

Alle diese Ebenen gilt es für Fragen hinsichtlich der Stabilität, Instabilität und Veränderung der Probleme und Symptome zu berücksichtigen. Es lassen sich

Sinn-Attraktoren beschreiben, die Komplexität reduzieren, Sicherheit geben, aber auch die Gefahr der Erstarrung in sich bergen und Adaptation an neue Bedingungen verhindern können. Und es lässt sich erörtern, wie Phasenübergänge begünstigt werden können – das heißt, wie mehr Komplexität eingeführt werden kann, sodass rigide Prozessstrukturen destabilisiert, Optionen erhöht und neue, adaptivere Strukturen ermöglicht werden. Diese Zusammenhänge auf und zwischen den Prozessebenen systemtheoretisch fundiert zu beschreiben, wird im Rahmen der „Personzentrierten Systemtheorie" (Kriz 2004; 2017) versucht. Dabei zeigt sich, wie eine solche integrative Prozessperspektive den Diskurs über Systemische Familientherapie erheblich präzisieren kann. Wichtig ist in diesem Zusammenhang auch, der Person als Subjekt in ihrer Lebenswelt mehr Beachtung zu schenken. Denn die Systemische Familientherapie neigte bisher dazu, selbst psychisches Geschehen fast ausschließlich aus der 3.-Person-Perspektive zu beschreiben.

Metapraktische Leitlinien aus der Systemtheorie

Aus diesen theoretischen Grundlagen lassen sich Leitlinien für die konkrete Arbeit in der Systemischen Familientherapie ableiten (nach v. Schlippe 2003):

1. Ein Problem wird als *Prozessgeschehen* gesehen, an dem viele verschiedene miteinander interagierende Menschen beteiligt sind – nicht als ein „Ding", das eine Person „hat". Der Fokus verschiebt sich damit von der Frage „Wer hat das Problem, seit wann und warum?" zu der Frage „Wer ist als bedeutsames Mitglied des jeweiligen sozialen Kontextes zu sehen und wer beschreibt „das Problem" wie?" „Patient" ist also „die Beziehung" – auf allen oben skizzierten Prozessebenen – und nicht allein die kranke, gestörte „Person".
2. Hauptaugenmerk liegt auf den *Wirklichkeitskonstruktionen* in der Familie. Menschen befinden sich permanent in einem *Prozess selbstorganisierter Bedeutungserzeugung*, in dem sie die Möglichkeiten, die Dinge zu sehen und zu beschreiben, wechselseitig einschränken (trivialisieren). „Wirklichkeit" wird als Ergebnis sozialer Konstruktion angesehen, als eine Art der „Einigung" auf bestimmte Sinnattraktoren, nicht als etwas, das objektiv und ein für allemal Gültigkeit besitzt. Eine besondere Rolle spielen dabei die von den verschiedenen Menschen erzählten *Geschichten*.
3. *Beschreibungen dekonstruieren.* Gleichzeitig werden diese Beschreibungen sehr genau daraufhin angeschaut, ob der Rahmen, der durch sie aufgespannt wird, beweglich ist oder festschreibend. So werden etwa Beschreibungen, die einer Person eine invariante Eigenschaft unterstellen, immer wieder hinterfragt: „Was tut Ihr Sohn, wenn er das macht, was Sie „böse" nennen?" Aus den Berichten der Familie über Alltagssituationen versuchen systemische Therapeuten, deren Deutungsmuster und Bedeutungszuweisungen zu hinterfragen. Darüber hinaus arbeiten sie mit dem System, wie es sich direkt im Raum zeigt, lassen die Familienmitglieder neue Erfahrungen machen, stellen Fragen, die ihre gewohnte Weise, die Dinge zu sehen, verstören und durcheinanderwirbeln.

4. Eine besondere Bedeutung kommt dabei dem Blick auf die *Erwartungserwartungen* zu: Wie eine Person sich in ihrem Bezugssystem erlebt, hat sehr viel damit zu tun, wie sie glaubt, dass sie von anderen gesehen wird. Über Fragen, Skulpturen und andere Methoden wird versucht, hier komplexe Feedbackschleifen einzurichten, die im Vergleich zu den gewohnten Mustern neue Informationen anbieten.
5. Es wird versucht, *sensibel für die Möglichkeiten* zu sein, die als inhärente Möglichkeiten bereits in dem jeweiligen System vorhanden sind. So wird vordringlich nach Ressourcen gefragt, danach, was gut funktioniert und ob sich in diesen Qualitäten Ansatzpunkte für Lösungen finden. Die Suche nach neuen Ideen und neuen Bildern hat Vorrang vor dem Gespräch über das, was nicht funktioniert.
6. Systemische Therapeuten achten besonders auf die *Autonomie und Eigendynamik des Systems*, mit dem gearbeitet wird, da dieses sich letztlich der steuernden Kontrolle entzieht. So wird eher mit freibleibenden Angeboten operiert, die Wirklichkeit anders und neu zu sehen, und möglichst genau darauf geachtet, dass das Rat suchende System nicht unter Druck gerät, eine Sichtweise – etwa die des Therapeuten – als die dominierende, richtige Sicht wahrzunehmen. Diese Haltung drückt sich am deutlichsten im Modell des reflektierenden Teams aus, in dem explizit die Vielfalt der verschiedenen Perspektiven nebeneinander stehen bleibt.
7. Mit allen Beteiligten soll eine *Kooperationsbeziehung* entwickelt werden. Diese bezieht das Familiensystem, aber auch Außenstehende mit ein, etwa Lehrer, Kinderarzt, Jugendrichter, Behördenvertreter usw. Kernfrage ist: Wie können die Beteiligten ihre Möglichkeiten so zusammenbringen, dass ein gutes Ergebnis erzielt wird?
8. Eine besondere Herausforderung für die systemische Beratung besteht darin, für alle Beteiligten in diesem Kooperationsnetzwerk *wertschätzende Beschreibungen* zu finden, also auch hinter scheinbar destruktivem Verhalten nach dem potenziell konstruktiven Beitrag zu suchen. Lösungen haben besonders dann Bestand, wenn alle gewinnen.

Als Quintessenz könnte man die Maxime formulieren: *Versuche, die Welt so zu beschreiben, dass die Anzahl an Freiheitsgraden und Optionen sowie der Raum der Möglichkeiten vergrößert werden.* Dies stimmt sowohl mit der Maxime von Bertold Brecht überein, die Welt so darzustellen, dass sie veränderbar wird, als auch mit dem sogenannten „systemischen Imperativ" von v. Foerster: „Handle stets so, dass du die Anzahl deiner Möglichkeiten vergrößerst" (v. Foerster 1993, S. 234).

4 Aspekte systemisch-familientherapeutischer Praxis

Bereits in Abschnitt zwei wurde deutlich, wie im Laufe der Entwicklung von einer familientherapeutischen Praxeologie hin zu einer theoretisch fundierten Systemischen Familientherapie zahlreiche Konzepte einen unmittelbaren Bezug zur praktischen Vorgehensweise hatten. Ebenso wurden die theoretischen Fundierungen im dritten Abschnitt sowohl in ihren kommunikationstheoretischen als auch systemtheoretischen Aspekten im Hinblick auf ihre praktische Relevanz diskutiert. In diesem Abschnitt sollen daher lediglich ergänzend und exemplarisch weitere konkrete Momente der praktischen Arbeit vorgestellt werden.

Joining

Der Begriff „Joining" (therapeutisches Arbeitsbündnis) wurde zunächst im Rahmen des strukturellen Ansatzes entwickelt; jedoch spielt die Frage der Gestaltung des therapeutischen Arbeitsbündnisses natürlich grundsätzlich eine sehr wichtige Rolle. In dem Augenblick, in dem ein Therapeut mit einer Familie zu arbeiten beginnt, findet unter systemischen Gesichtspunkten bereits eine Transformation des Familiensystems in ein neues System – bestehend aus Familie und Therapeut – statt. Fast alle Familientherapeuten betonen die entscheidende Bedeutung der ersten gemeinsamen Sitzung. Denn hier werden die gemeinsamen Regeln festgelegt und nicht selten findet ein subtiler Kampf statt, wer diese Regeln zu bestimmen hat.

Zu diesen Regeln gehört auch die Art der gemeinsamen Kommunikation, die vom Therapeuten stark beeinflusst wird. Hier gibt es zwischen den einzelnen Ansätzen große Unterschiede: Viele Therapeuten fördern die direkte Kommunikation zwischen den Familienmitgliedern („Sagen Sie es ihm direkt") und bezeichnen sogar jedes Reden über einen anderen als „unerwünschten Klatsch" (Walter Kempler). Im Kontrast dazu verwendete die Mailänder Gruppe um Selvini Palazzoli mit dem zirkulären Fragen (s. o.) eine spezielle Technik, in der faktisch dieser „Klatsch" zu einem mächtigen Interventionsinstrument ausgebaut wurde. Scheinbar sind beide Vorgehensweisen einander diametral entgegengesetzt, in Wirklichkeit haben sie aber gemeinsam, dass sonst verschwiegene – oder oft auch gar nicht bewusste – Meinungen, Ansichten, Vermutungen etc. zum Gegenstand der Kommunikation werden können. Sehr wichtig ist auch, gleich in dieser ersten Sitzung ein stabiles Arbeitsbündnis zwischen Therapeut und Familie herzustellen. Simon und Stierlin (1984, S. 174) betonen sogar, dass sonst im Allgemeinen kein therapeutischer Prozess zustande kommt.

Wenn im Einzelnen aus den verschiedenen Darstellungen auch nicht klar und explizit hervorgeht, wie dieses Arbeitsbündnis erfolgreich aufgebaut wird, gehören dazu doch Aspekte wie die Ansprache eines jeden Familienmitgliedes, der Abbau von Vorurteilen, Angst und Scham durch positive Umdefinition der Symptome und der daran „Schuldigen" (Reframing – s. u.) oder die Förderung des persönlichen Selbstwertes der Einzelnen. In jüngerer Zeit ist die affektive Komponente der Beziehungsgestaltung in diesem Zusammenhang verstärkt in den Vordergrund getreten. Indem der Therapeut im Gespräch zu jedem einzelnen Systemmitglied einen persönlichen und stabilen Kontakt herstellt, schafft er einen vertrauensvollen „affektiven Rahmen" (Welter-Enderlin/Hildenbrand 1998), innerhalb dessen sich dann die Dynamik des therapeutischen Prozesses entfalten kann.

Systemisches Fragen

Der Zusammenhang zwischen dem, was als Problem oder Symptom thematisiert wird, und der allzu stabilen Familiendynamik wurde eingehend dargelegt. Daher ist es die Aufgabe von Therapeuten, die einengenden Konstruktionen über Wirklichkeitsdeutungen und den durch rigide Interpretationen beschränkten Verständnis- und Handlungsraum zu erweitern. Besonders Narrationen mit engen, starren Alternativen wie „gesund – krank“, „schuldig – unschuldig“, „Täter – Opfer“, „gut – böse“ etc. verhindern oft die Umsetzung vorhandener Veränderungsmöglichkeiten.

Daher dient systemisches Fragen in seinen vielfachen Schattierungen dazu, diese rigiden, quasi „versteinerten“ bzw. verdinglichten Konstruktionen wieder zu verflüssigen: Wenn – wie im o. a. Beispiel – Kevin keine „Verhaltensstörung“ als eine Art Krankheit „hat“ (bezüglich derer man höchstens noch fragen könnte: „Von wem geerbt?“), sondern sich nur „gestört verhält“, kommt man schon zu der Frage, wann und wo dies der Fall ist. Dies eröffnet Einsicht in Zusammenhänge – führt allerdings auch zu der vielleicht unliebsamen Erkenntnis, dass ggf. auch das Verhalten der anderen davon nicht ganz unabhängig ist. Durch weiteres Fragen lässt sich im Sinne des oben diskutierten Situationsschemas wahrscheinlich sogar erkennen, dass manches, was als „gestört“ gesehen wurde, der hilflose und misslungene, aber evtl. doch wohlgemeinte Versuch sein könnte, irgendetwas Gutes für sich oder gar für alle zu tun. Statt vieler Belege für die Verhaltensstörung ist dann eine große Vielfalt an unterschiedlichen Handlungen und Motiven erfahrbar – auf die die Familienangehörigen dann auch nicht immer gleich reagieren müssen, sondern angesichts derer sie sich selbst entsprechend differenziert verhalten können. Allein schon diese neuen Sichtweisen können manchmal ausreichen, dass die Familie ohne weitere Hilfen nun ihre vorhandene Kompetenz zur Erhöhung der positiven und erträglichen Handlungen nutzen und umsetzen kann – und somit eine Reduzierung der unerwünschten und problemgenerierenden Verhaltensweisen stattfindet.

Systemisches Fragen dient daher der Verstörung und Verflüssigung von verkrusteten kognitiven und interaktiven Strukturen. Es soll Unterschiede verdeutlichen, vorhandene einengende Wirklichkeits- und Möglichkeitskonstruktionen sichtbar machen bzw. erweiternde Konstruktionen fördern. Ebenso können damit Problem- und Lösungsszenarien in ihren Beschränkungen erkennbar gemacht und um erweiternde und verflüssigende Möglichkeiten bereichert werden. Wichtig ist dabei, den Respekt gegenüber Menschen zum Ausdruck zu bringen, bei gleichzeitiger Respektlosigkeit gegenüber Ideen (v. Schlippe/Schweitzer 2016).

Eine besondere Frageform, das zirkuläre Fragen, bei dem in Anwesenheit der anderen einzelne Familienmitglieder aufgefordert werden, ihre Vermutungen darüber zu äußern, was eine bestimmte Handlung wohl für einen Dritten bedeutet, wurde bereits oben diskutiert.

Arbeit an den Grenzen

Auch die Beachtung von Systemgrenzen spielt in allen Vorgehensweisen der Systemischen Familientherapie eine große Rolle. Es geht hier um die Abgrenzungen einer Person oder Personengruppe gegenüber anderen – z. B. der Eltern gegenüber den Kindern. Gerade im Hinblick auf das (Eltern-)Paar sind intra- und extradyadische Grenzen für die weitere Paar- und Familiendynamik zentral. Entsprechend müssen Therapeuten sehr sorgfältig hinsichtlich der Grenzen bestimmter familiärer Subsysteme intervenieren. Indem Therapeuten dies tun, kommen sie um bestimmte Bewertungen nicht herum; denn es gilt zu entscheiden, ob z. B. eine bestimmte Koalition – beispielsweise zwischen Mutter und Sohn gegen den Vater – gestärkt oder geschwächt, die Abgrenzungen eines Subsystems (z. B. des Elternpaares) gefördert werden oder nicht usw. Auch hier sind die einzelnen konkreten Techniken durchaus unterschiedlich – sie reichen von Erklärungen über Rollenspiele bis hin zur Konfrontation und zur Verschreibung bestimmter Verhaltensweisen.

Reframing

Es wurde bereits betont, dass eine wichtige Aufgabe des Therapeuten darin besteht, die Sichtweise der Probleme und der damit verbundenen Bedeutung der Symptome – kurz: die familiäre Wirklichkeit – umzudefinieren. Die leidvoll überstabile Symptomstruktur des Systems Familie mit seinen Interaktionen sowie den damit verbundenen Erwartungsstrukturen und Beziehungen beruht oft auf einer starren Perpetuierung pathologischer Kommunikations-, Definitions-, Erwartungs- und Interpretationsmuster, die man als pathogenes Familienspiel bezeichnen könnte. Sofern man dieses „Spiel" nicht durch Veränderung wichtiger äußerer Lebensbedingungen durchbricht – z. B. durch die Einweisung eines Mitgliedes in die Psychiatrie oder in ein Erziehungsheim –, bedeutet Veränderung der Familienstruktur in diesem weiten Sinne immer ein Reframing (Umdeuten): Die Probleme – und damit verbunden die Erwartungsstrukturen etc. – werden dabei in einen veränderten Verstehens- und Interpretationsrahmen gestellt.

Ähnlich wie Joining ist auch Reframing eine übergeordnete Kategorie, die jeweils eine Reihe unterschiedlicher Interventionen umfasst. So gehört zum Reframing zunächst die Technik positiver Konnotation: Hierbei wird das Verhalten der einzelnen Familienmitglieder – auch das des identifizierten Patienten hinsichtlich seiner Symptome – positiv gedeutet. Von Schlippe und Schweitzer (2016) weisen allerdings auf die Gefahr des Missverständnisses von „positiv" hin und plädieren dafür, von wertschätzender Konnotation zu sprechen.

Zum Reframing zählen ferner bestimmte paradoxe Interventionen und Symptomverschreibungen, hypnotherapeutische Interventionen, bei denen dem Patienten in einem Trancezustand suggestive Umdeutungen seiner Symptome angeboten werden (Erickson/Rossi 1981; Haley 1978), sowie die erweiterten Techniken von Bandler und Grinder, die auch unter dem Namen Neurolinguistisches Programmieren (NLP) bekannt geworden sind (vgl. Bandler/Grinder 1988; Walker 2014).

Beim NLP zieht der Therapeut aus bestimmten Hinweisen in Sprache und Motorik des Patienten Rückschlüsse auf dessen Repräsentationssysteme, das heißt, ob eine bestimmte Erinnerung z.B. eher als auditive, optische oder kinetische Erfahrung präsent ist und abgerufen wird (vgl. Weerth 1992). Damit können die Bedeutungsmuster der Patienten besser rekonstruiert werden. Ferner vermag der Therapeut dadurch auch eher solche Erfahrungsmodalitäten beim Reframing zu wählen, die vom Patienten selbst bevorzugt werden und ihn damit auf dessen jeweiliger Erfahrungsebene besser ansprechen (vgl. z.B. Bandler/Grinder 1981; 1982). Der neue Rahmen für eine veränderte Weltsicht wird leichter angenommen, wenn er gut zu jenen Modalitäten passt, in denen der Klient selbst bevorzugt denkt und spricht.

Familienanamnese und Genogramm

Die Familienanamnese kann ebenfalls als Technik des Joinings gesehen werden, denn sie stellt ein gutes Mittel dar, mit allen Familienmitgliedern in Kontakt zu kommen, ohne in eine bestimmte Koalition gedrängt zu werden. Auch hier gibt es verschiedene Vorgehensweisen, die zu erhebende Information grafisch anschaulich für alle darzustellen. Es geht dabei u.a. um Geburtsdaten, die Großelterngeneration, wichtige Familienereignisse (z.B. Tod, Unfälle, schwere Krankheiten, Umzüge, Arbeitslosigkeit etc.), wichtige Personen, die nicht zur Kernfamilie gehören (z.B. weitere Verwandte, Freunde), etc.

Die Beteiligung aller Mitglieder an der Vorgehensweise und die Konzentration auf zunächst recht sachliche Informationen mindert oft Angst. Besonders der identifizierte Patient sieht sich bei dieser Anamneseform in eine Geschichte familiärer Ereignisse eingebettet und nicht, wie befürchtet, auf der Anklagebank sitzend. Für die Darstellung der Daten in grafischer Form, d.h. durch ein sogenanntes Genogramm, sind unterschiedliche Notationssysteme vorgeschlagen worden (vgl. v. Schlippe/Schweitzer 2016). In einem solchen Genogramm werden nicht nur biografische, geschichtliche und historische Beziehungen deutlich, sondern es können auch – aufgrund von direkten Fragen oder aufgrund von oft in Interviews am Rande mitgeteilten Informationen – bestimmte Leit- und Leid-Sätze, Symptomgeschichten etc. hervortreten.

Familienskulptur, Metaphern und Rituale

Das Konzept der Familienskulptur geht auf Ansätze des Psychodramas zurück, wurde im Rahmen der Familientherapie von Duhl, Kantor und Duhl (1973) sowie durch Peggy Papp und Virginia Satir entwickelt und weit verbreitet (Papp 1976; 1989). In Form eines pantomimischen Bildes stellen die Familienmitglieder bestimmte familiäre Beziehungen und Haltungen dar. Ein Familienmitglied fungiert dabei als „Bildhauer", die anderen Personen müssen sich entsprechend seinen Anweisungen aufstellen und bestimmte Haltungen einnehmen. Statt mittels digitaler Sprache werden hier also Strukturen analog dargestellt (Papp erweitert die statische Darstellung um choreografische Szenen). Familienskulpturen sind sowohl als diagnostisches Instrument als auch zur therapeutischen Aufarbeitung geeignet. Ein Vorteil der Skulptur liegt darin, dass Bedeutungen und Strukturen körperlich dargestellt und sinnlich erfahren werden – und der verdinglichende und kategoriell-reduzierende Einfluss der Sprache, der ja oft in besonderem Maße mit symptomatischen Dynamiken verbunden ist, deutlich verringert wird.

Ähnlich ist auch die Wirkung von Metaphern und anderen symbolischen Hilfsmitteln – von expressiv-künstlerischen Ausdrucksformen bis zur Verwendung von Kult- und Alltagsgegenständen, die dann etwas Bestimmtes symbolisieren sollen: Obwohl oft weit stärker als die Skulptur mit Sprache verbunden, ist diese Sprache durch ihren Symbolcharakter dennoch der üblichen Alltagskategorisierung und Verdinglichung enthoben; die Sprache erlaubt hier somit, was sie üblicherweise verhindert: nämlich neue Perspektiven des Verstehens und Erlebens auf scheinbar Bekanntes zu richten und damit auch der bisher zu wenig entdeckten Möglichkeiten im bereits Vorhandenen gewahr zu werden.

Eine weitere Möglichkeit ist die Einbeziehung von therapeutischen Ritualen (vgl. Imber-Black et al. 1993) in die Familientherapie: Hier geht es darum, die struktur- und bedeutunggebende Kraft von Ritualen für den sozialen Zusammenhalt und das Zusammengehörigkeitsgefühl in Gruppen und Gesellschaften auch für den therapeutischen Raum nutzbar zu machen.

Eine Variante der Skulpturarbeit, die im letzten Jahrzehnt stark und sehr kontrovers diskutiert wird, ist die sogenannte Familienaufstellung (Hellinger 1994; Drexler 2015; von Kibed/Sparrer 2016). Dabei werden Familien- oder Problemstrukturen mit einer Anzahl anwesender Teilnehmer von einem Protagonisten aufgestellt und die Aufgestellten gebeten, ihre Wahrnehmungen und Empfindungen mitzuteilen. Auf komplexe, analoge Weise wird dadurch oft ein möglicher Kern der Gesamtproblematik in den Aufmerksamkeits- und Arbeitsfokus gerückt; Veränderungen in den Aufstellungen und deren Wirkungen auf alle Beteiligten können ausprobiert werden, Einsichten werden durch Rituale prägnant unterstützt. Leider ist diese Vorgehensweise durch Kontroversen in Verruf geraten, die v. a. mit der Person Hellingers zu tun haben: Ihm werden autoritäre

Verhaltensweisen, guruhaftes Gebaren und wenig Offenheit für eine kritische und wissenschaftliche Überprüfung seiner kurzfristigen Erfolge vorgeworfen – ferner, dass er sich nicht von jenen Anhängern distanziert, die ohne erkennbare Qualifikation nach seiner Methode vorgehen und sich dabei auf ihn berufen. Es sollte beachtet werden, dass auch die Familienaufstellung eben nur eine unter zahlreichen technischen Varianten zur Familienskulptur darstellt, deren positive Möglichkeiten insgesamt unter Systemikern unbestritten sind.

5. Fazit und Ausblick

Insgesamt ist die Systemische Familientherapie heute durch ein sehr breites Spektrum an Interventionsmöglichkeiten vor einem gut elaborierten theoretischen Hintergrund gekennzeichnet. In zahlreichen Studien wurde die Wirksamkeit und der Nutzen nachgewiesen, was auch durch Metaanalysen und im Vergleich zu anderen Ansätzen der Psychotherapie bestätigt wird (v. Sydow et al. 2007). Selbst der deutsche „Wissenschaftliche Beirat Psychotherapie" (WBP), der auf der Grundlage einer recht rigiden „evidenzbasierten" Methodologie die nachgewiesene Wirksamkeit begutachtet, hat diese sowohl für die Therapie mit Erwachsenen als auch mit Kindern und Jugendlichen 2008 festgestellt.

Allerdings werden dennoch in Deutschland seit 1999 nur noch Therapien aus dem Spektrum der psychodynamischen und verhaltenstherapeutischen Ansätze von den Kassen bezahlt, was dazu führt, dass es mangels Refinanzierungsmöglichkeiten der sehr teuren Ausbildungen de facto keine Approbationsausbildungen in Systemischer Therapie gibt. Dies wiederum wurde und wird als Argument dafür verwendet, dass dieser Ansatz in universitären Studiengängen zur Psychotherapie nicht mehr vertreten wird und Forschungsressourcen verschwunden sind. Der deutsche Sonderweg der Ausblendung eines großen Teils des Spektrums psychotherapeutischer Verfahren in Wissenschaft und Praxis zugunsten von nur zwei Ansätzen schränkt die Entwicklung der Psychotherapie erheblich ein – und dies in einer Zeit, in der sie ohnedies durch Trends zur Medikalisierung und „Pharmakolisierung" bereits stark beeinträchtigt und gelenkt ist. Eine gewisse Kompensation dieser Verengung findet dadurch statt, dass gerade die Konzepte der Systemischen Therapie in außerklinischen Studiengängen – vor allem Beratung bzw. Counselling und Coaching – stark vertreten sind und viele Fachhochschulen entsprechende Angebote machen. Auch sind in den Ausbildungsgängen zur Psychotherapie zunehmend systemtherapeutische Aspekte im Gewande von psychodynamischen und verhaltenstherapeutischen Vorgehensweisen „integriert" worden – allerdings oft in ausgedünnter und theoretisch mangelhaft fundierter Form.

Innerhalb der systemisch-familientherapeutischen Ansätze wird daher auch besonders kontrovers die Frage der Verträglichkeit der systemtheoretischen

Grundlagen und eines entsprechenden nichtreduktionistischen Menschenbildes mit der üblichen ICD- oder DSM-Diagnostik bzw. mit einer störungsspezifischen Betrachtungsweise diskutiert. Schweitzer und v. Schlippe (2014), die ein umfangreiches Kompendium störungsspezifischen Wissens im Rahmen der Systemischen Familientherapie vorgelegt haben, sehen mithin auch die Gefahr, dass aus einer solchen Perspektive defizitäres statt lösungsorientiertes und verdinglichendes statt verflüssigendes Denken gefördert werden könnte. Kategorien einer medikalisierten Sichtweise – und damit auch Reduktion statt Komplexität – drohen so auch vom systemischen Ansatz unterstützt zu werden bzw. diesen zu unterwandern.

Ein Problem der systemischen Familientherapie besteht darin, dass ihre ehemalige Innovationskraft, nämlich die Psychotherapie praktisch wie konzeptionell um die Dynamik der Familie und anderer Sozialsysteme zu erweitern, erlahmt, weil das „Systemische" zu sehr auf reale Personen-Konfigurationen bezogen wird. Die Forderung der Personzentrierten Systemtheorie, die systemischen Perspektiven sowohl um die evolutionär-organismische Prästrukturierung menschlicher Erkenntnismöglichkeiten als auch um den Einfluss der Kulturwerkzeuge – vor allem der Sprache mit ihren Metaphern und Erklärungsprinzipien – zu erweitern, könnte diese Engführung überwinden helfen (Kriz 2017). Das gilt auch für deren zweite grundsätzliche Forderung: Beim Verständnis menschlicher Lebenswelten zwischen der Beschreibung „von außen" (3.-Person-Perspektive) und einer stärker subjektbezogenen Perspektive zu unterscheiden und beide Perspektiven anzuerkennen. Auch dies läuft allerdings dem derzeit vorherrschenden unkritischen Realismus mit seiner ausschließlichen Fokussierung auf die 3.-Person-Perspektive zuwider.

Insgesamt ist es aber für heute professionell betriebene Psychotherapie auch wichtig, die Strukturen ihres praktischen Arbeitsfeldes, die entsprechenden Diskurse und die Bedeutungsfelder der Entscheidungsdynamiken von sozial- und gesundheitsbürokratischen Akteuren nicht zu ignorieren. Vermutlich sind es solche gesellschaftspolitischen Rahmenbedingungen, welche die größte Herausforderung an die weitere Entwicklung der Systemischen Familientherapie stellen.

Literaturverzeichnis

Abbass, A.A./Kisely, S.R./Town, J.M./Leichsenring, F./Driessen, E./De Maat, S./Gerber, A./Dekker, J./Rabung, S./Rusalovska, S./Crowe, E. (2014) Short-term psychodynamic psychotherapies for common mental disorders. Cochrane Database Syst Rev, Issue 7: CD004687. doi: 10.1002/14651858.CD004687.pub4.

Adler, A. (1907) Studie über Minderwertigkeit von Organen. Frankfurt/M.: S. Fischer, 1977.

Adler, Y./Rauchfleisch, U./Müllejans, R. (1996) Die Bedeutung der Konzepte zu Krankheitsursachen und Behandlungserwartungen in der ersten Behandlungsphase. Psychotherapie, Psychosomatik, Medizinische Psychologie 46, 321–326.

Adorno, T.W. (1952) Die revidierte Psychoanalyse. In: Adorno, T.W. (1972) Gesammelte Schriften 8: Soziologische Schriften 1. Frankfurt/M.: Suhrkamp, 20–41.

Alexander, F./French, T. (1946) Psychoanalytic therapy: Principles and applications. New York: Ronald Press.

Alexander, J.C. (1993) Soziale Differenzierung und kultureller Wandel. Campus: Frankfurt/M.

Altmeyer, M./Thomä, H. (Hg.) (2006) Die vernetzte Seele. Die intersubjektive Wende in der Psychoanalyse. Stuttgart: Klett-Cotta.

Ambühl, H./Orlinsky, D. (1997) Zum Einfluß der theoretischen Orientierung auf die psychotherapeutische Praxis. Psychotherapeut 42, 290–298.

Amendt-Lyon, N./Bolen, I./Höll, K. (2004) Konzepte der Gestalttherapie. In: Hochgerner, M./Hoffmann-Widhalm, H./Nausner, L./Wildberger, E. (Hg.) Gestalttherapie. Wien: Facultas, 101–124.

Amendt-Lyon, N./Hutterer-Krisch, R. (2000) Diagnostik in der Integrativen Gestalttherapie. In: Laireiter, A.-R. (Hg.) Diagnostik in der Psychotherapie. Wien, New York: Springer, 179–192.

American Psychiatric Association (2014) Diagnostic and Statistical Manual of Mental Disorders DSM-5. Washington, DC: American Psychiatric Association. (dt.: Diagnostisches und Statistisches Manual psychischer Störungen DSM-5®. Göttingen: Hogrefe).

Anger, H./Schulthess, P. (2008) Gestalt-Traumatherapie. Bergisch Gladbach: Edition Humanistische Psychologie.

Andersen, T. (1990) Das reflektierende Team. Dortmund: verlag modernes lernen.

Angyal, A. (1941) Foundations for a science of personality. New York: Commonwealth Fund.

Ansbacher, H.L./Ansbacher, R.R. (2004) Alfred Adlers Individualpsychologie. Eine systematische Darstellung seiner Lehre in Auszügen aus seinen Schriften. München: Reinhardt, 5., erg. Aufl.

Anzieu, D. (1990) Freuds Selbstanalyse und die Entdeckung der Psychoanalyse. München: Verlag Internationale Psychoanalyse.

Arbeitskreis OPD (2006) Operationalisierte Psychodynamische Diagnostik OPD-2. Das Manual für Diagnostik und Therapieplanung. Bern: Huber.

Arbeitskreis PISO (2012) Somatoforme Störungen – Psychodynamisch-Interpersonelle Psychotherapie (PISO). Göttingen: Hogrefe.

Arntz, A./Klokman, J./Sieswerda, S. (2005) An experimental test of the schema mode model of borderline personality disorder. Journal of Behavior Therapy and Experimental Psychiatry 36, 226–239.

Bakels, E. (2015) Die Psychiatrie aus Sicht (ehemaliger) Patientinnen und Patienten – eine qualitativ-rekonstruktive Studie auf Basis der dokumentarischen Methode. Journal für Psychologie 23/2, 113–138.

Baldauf, D./Waldenberger, B. (2003) Die Brüchigkeit des menschlichen Lebens. Erfahrungen existentiellen Leidens am Beispiel Krebsbetroffener. Würzburg: Diametric.

Bandler, R./Grinder, J. (1981) Neue Wege der Kurzzeittherapie. Paderborn: Junfermann.

Bandler, R./Grinder, J. (1982) Reframing. Moab: Real People (dt.: Reframing. Ein ökologischer Ansatz in der Psychotherapie [NLP]. Paderborn: Junfermann, 1988).

Bandura, A. (1962) Social learning through imitation. Nebrasca Symposium on Motivation, 211–269.

Barfield, G.L./Rogers, N. (2007) Applications beyond the therapeutic context. In: Cooper, M./O'Hara, M./Schmid, P.F./Wyatt, G. (Hg.) The handbook of person-centred psychotherapy and counselling. Houndmills: Palgrave, 305–324.

Barrett-Lennard, G.T. (1998) Carl Rogers' helping system. Journey and substance. London: Sage.

Barrett-Lennard, G.T. (2004) Relationship at the centre. Healing in a troubled world. London: Whurr.

Bartlett, F.C. (1932) Remembering. A Study in experimental and social psychology. Cambridge: Cambridge University Press.

Bartling, G./Echelmeyer, L./Engberding, M./Krause, R. (1992) Problemanalyse im therapeutischen Prozeß. Stuttgart: Kohlhammer.

Bateman, A.W./Fonagy, P. (2008) 8-year follow-up of patients treated for borderline personality disorder: Mentalization-based treatment versus treatment as usual. American Journal of Psychiatry 165, 631–638.

Bateman, A.W./Fonagy, P. (2014) Psychotherapie der Borderline-Persönlichkeitsstörung: Ein mentalisierungsgestütztes Behandlungskonzept. Gießen: Psychosozial, 2. Aufl.

Beaumont, H. (1987) Neurose oder Charakterstörung – Fehldiagnosen in der Gestalttherapie. In: Latka, H.F./Maack, N./Merten, R./Trischkat A. (1988) Gestalttherapie und Gestaltpädagogik zwischen Anpassung und Auflehnung. Dokumentation der Münchner Gestalt-Tage 87, 2.–4. Oktober 1987. Eurasburg: Gesellschaft zur Förderung der Humanisierung des Erziehungswesens, 325–339.

Beaumont, H. (1994) Selbst-Organisation und Dialog. In: Wheeler, G./Backman, St. (Hg.) Gestalttherapie mit Paaren. Köln: Peter Hammer, 91–112.

Bechterev, V.M. (1913) Objektive Psychologie oder Psychoreflexologie, die Lehre von den Assoziationsreflexen. Leipzig: Teubner.

Bechterev, V.M. (1923) Die Krankheiten der Persönlichkeit vom Standpunkt der Reflexologie. Zur Begründung der pathologischen Reflexologie. Zeitschrift für die gesamte Neurologie und Psychiatrie 80/1, 265–309.

Beck, A.T. (1976) Cognitive therapy and the emotional disorders. New York: International Universities Press.

Beck, A.T./Freeman, A. (1990) Cognitive therapy of personality disorders. New York: Guilford (dt.: Kognitive Therapie der Persönlichkeitsstörungen. Weinheim: Beltz, 1993).

Beck, A.T./Rush, A.J./Shaw, B.F./Emery, G. (1979) Cognitive therapy of depression. New York: Guilford (dt.: Kognitive Therapie der Depression. Weinheim: Beltz, 1994).

Becker, E./Margraf, J. (2002) Generalisierte Angststörung. Weinheim: Beltz.

Beisser, A.R. (1970) The paradoxical theory of change. In: Fagan, J./Shepard, I.L. (Hg.) Gestalt Therapy Now. New York: Harper & Row, 77–80.

Benecke, C./Huber, D./Staats, H./Zimmermann, J./Henkel, M./Deserno, H./Wiegand-Grefe, S./Schauenburg, H. (2016) A comparison of psychoanalytic therapy and cognitive behavioral therapy for anxiety (panic/agoraphobia) and personality disorders (APD Study): Presentation of the RCT study design. Zeitschrift für Psychosomatische Medizin und Psychotherapie 62, 252–269.

Bernstädt, J./Hahn, St. (2010) Gestalttherapie mit Gruppen. Handbuch für Ausbildung und Praxis. Bergisch Gladbach: Edition Humanistische Psychologie.

Beutel, M.E./Leuzinger-Bohleber, M./Rüger, B./Bahrke, U./Negele, A./Haselbacher, A./ Fiedler, G./Keller, W./Hautzinger, M. (2012) Psychoanalytic and cognitive-behavior therapy of chronic depression: Study protocol for a randomized controlled trial. Trials 13, 117. doi: 10.1186/1745-6215-13-117.

Beutler, L.E. (1983) Eclectic psychotherapy: A systematic approach. New York: Pergamon.

Beutler, L.E. (1986) Systematic eclectic psychotherapy. In: Norcross, J.C. (Hg.) Handbook of eclectic psychotherapy. New York: Brunner & Mazel, 94–131.

Beutler, L.E./Mohr, D.C./Grawe, K./Engle, D./Macdonald, R. (1991) Looking for differential treatment effects: Cross-cultural predictors of differential therapeutic efficacy. Journal of Psychotherapy Integration 1, 121–141.

BGBl. 361/1990: Österreichisches Bundesgesetz vom 7. Juni 1990 über die Ausübung der Psychotherapie.

Biermann-Ratjen, E.-M. (2001) Zur Entwicklungspsychologie von Rogers. Person 5/2, 38–42.

Biermann-Ratjen, E.-M. (2007) Die Störungslehre des klientenzentrierten Konzepts. In: Kriz, J./Slunecko, T.: Gesprächspsychotherapie. Die therapeutische Vielfalt des personzentrierten Ansatzes. Stuttgart: UTB, 49–63.

Biermann-Ratjen, E.-M./Eckert, J./Schwartz, H.-J. (2003) Gesprächspsychotherapie. Verändern durch Verstehen. Stuttgart: Kohlhammer, 9. Aufl.

Binder, U. (1994) Empathieentwicklung und Pathogenese in der klientenzentrierten Psychotherapie. Eschborn: Klotz.

Binder, U. (1996) Die Bedeutung des motivationalen Aspekts von Empathie und kognitiver sozialer Perspektivenübernahme in der personzentrierten Psychotherapie. In: Hutterer, R./Pawlowsky, G./Schmid, P.F./Stipsits, R. (Hg.) Client-Centered and Experiential Psychotherapy. A paradigm in motion. Frankfurt/M.: Peter Lang, 347–362.

Binder, U./Binder, H.-J. (1994) Studien zu einer störungsspezifischen klientenzentrierten Psychotherapie. Schizophrene Ordnung – Psychosomatisches Erleben – Depressives Leiden. Eschborn: Klotz.

Bion, W.R. (1963) Eine Theorie des Denkens. Psyche 17, 426–435.

Bion, W.R. (1992) Lernen durch Erfahrung. Frankfurt/M.: Suhrkamp.

Bion, W.R. (2006) Aufmerksamkeit und Deutung. Frankfurt/M.: Brandes & Apsel.

Blankertz, S. (1988) Der kritische Pragmatismus Paul Goodmans. Zur politischen Bedeutung der Gestalttherapie. Köln: Edition Humanistische Psychologie.

Blankertz, S. (1990) Gestaltkritik. Paul Goodmans Sozialpathologie in Therapie und Schule. Köln: Edition Humanistische Psychologie.

Blankertz, S. (2012) 100 Jahre Paul Goodman. Eröffnungsvortrag zur Paul-Goodman-Tagung, 11.–13.11.2011 in Wien. In: Deutsche Vereinigung für Gestalttherapie (Hg.) Gestalttherapie. Köln: Edition Humanistische Psychologie, Heft 1, 3–15.

Bocian, B./Staemmler, F.-M. (Hg.) (2000) Gestalttherapie und Psychoanalyse. Göttingen: Vandenhoeck & Ruprecht.

Bohart, A.C. (2013) The actualizing person. In: Cooper, M./O'Hara, M./Schmid, P.F./Wyatt, G. (Hg.) The handbook of person-centred psychotherapy and counselling. Houndmills: Palgrave, 47–63.

Bohart, A.C./Greenberg, L.S. (Hg.) (1997) Empathy reconsidered. New directions in psychotherapy. Washington: American Psychological Association.

Bohart, A.C./Tallman, K. (1999) How clients make therapy work. The process of active self-healing. Washington: American Psychological Association.

Bohleber, W. (2000) Die Entwicklung der Traumatheorie in der Psychoanalyse. Psyche 54, 797–839.

Bohleber, W. (2013) Der psychoanalytische Begriff des Unbewussten und seine Entwicklung. Psyche 67, 807–816.

Boorstein, S. (Hg.) (1988) Transpersonale Psychotherapie. Bern: Scherz.

Boscolo, L./Bertrando, P. (1994) Die Zeiten der Zeit. Eine neue Perspektive in systemischer Therapie und Konsultation. Heidelberg: Carl Auer.

Boscolo, L./Cecchin, G./Hoffman, L./Penn, P. (1988) Familientherapie – Systemtherapie. Das Mailänder Modell. Dortmund: Modernes Lernen.

Boszormenyi-Nagy, I./Framo, J.L. (Hg.) (1975) Familientherapie – Theorie und Praxis, 2 Bde. Reinbek b. Hamburg: Rowohlt.

Bott Spillius, E. (Hg.) (1990) Melanie Klein heute: Entwicklungen in Theorie und Praxis, Band 1: Beiträge zur Theorie. Stuttgart: Verlag Internationale Psychoanalyse.

Bott Spillius, E. (Hg.) (1991) Melanie Klein heute. Entwicklungen in Theorie und Praxis, Band 2: Anwendungen. Stuttgart: Verlag Internationale Psychoanalyse.

Bowlby, J. (1975) Bindung. München: Reinhardt, 2006.

Bowlby, J. (1976) Trennung. Angst und Zorn. München: Reinhardt, 2006.

Bowlby, J. (1983) Verlust. Trauer und Depression. München: Reinhardt, 2006.

Bozarth, J. (1996) Client-centered therapy and techniques. In: Hutterer, R./Pawlowsky, G./Schmid, P.F./Stipsits, R. (Hg.) Client-centered and experiential psychotherapy. A paradigm in motion. Frankfurt/M.: Peter Lang, 363–368.

Bozarth, J. (1998) Person-centered therapy. A revolutionary paradigm. Ross-on-Wye: PCCS Books.

Bozarth, J. (2013) Unconditional positive regard. In: Cooper, M./O'Hara, M./Schmid, P.F./Wyatt, G. (Hg.) The handbook of person-centred psychotherapy and counselling (2nd ed.). Houndmills: Palgrave, 180–192.

Breuer, J. (1895) Beschreibung I. Frl. Anna O. … (Breuer). In: Freud, S.: Gesammelte Werke, Nachtragsband. Frankfurt/M.: S. Fischer, 221–243.

Breuer, J./Freud, S. (1895) Studien über Hysterie. Leipzig, Wien: Deuticke.

Britton, R. (2001) Vor und nach der depressiven Position: Ps(n) à D(n) à Ps(n+1). In: Britton, R.: Glaube, Phantasie und psychische Realität: Psychoanalytische Erkundungen. Stuttgart: Klett-Cotta, 95–110.

Bröckling, U./Krasmann, S./Lembke, T. (2000) Gouvernementalität der Gegenwart. Frankfurt/M.: Suhrkamp.

Bruder-Bezzel, A. (1999) Die Geschichte der Individualpsychologie. Göttingen: Vandenhoeck & Ruprecht.

Brunner, R./Titze, M. (Hg.) (1995) Wörterbuch der Individualpsychologie. München: Reinhardt, 2., neu bearbeitete Aufl.

Buber, M. (1923) Ich und Du. In: Dialogisches Leben. Zürich; zit. nach der Ausgabe Heidelberg: Lambert Schneider, 8. Aufl. 1974.

Buber, M. (1948) Das Problem des Menschen. Heidelberg: Lambert Schneider, 5. Aufl. 1982.

Buber, M. (1962/63) Werke, Bd. I. München: Kösel.

Buber, M. (1994) Das dialogische Prinzip. Heidelberg: Lambert Schneider.

Buchholz, M.B. (2003) Metaphern der Kur. Opladen: Westdeutscher Verlag.

Buchholz, M.B. (2014) Patterns of empathy as embodied practice in clinical conversation – a musical dimension. Frontiers in Psychology 5. http://doi.org/10.3389/fpsyg.2014.00349.

Buchholz, M.B./von Kleist, C. (1997) Szenarien des Kontakts. Eine metaphernanalytische Untersuchung stationärer Psychotherapie. Gießen: Psychosozial.

Buchholz, M.B./Spiekermann, J./Kächele, H. (2015) Rhythm and blues – Amalie's 152nd session. From psychoanalysis to conversation and metaphor analysis – and back again. International Journal of Psychoanalysis 96/3, 877–910.

Bugental, J.F. (1964) The third force in psychology. Journal of Humanistic Psychology 4/19, 19–26.

Bühler, K. (1934) Sprachtheorie. Jena: G. Fischer.

Butollo, W./Maragkos, M. (1999) Gestalttherapie und empirische Forschung. In: Fuhr, R./Sreckovic, M./Gremmler-Fuhr, M. (Hg.) Handbuch der Gestalttherapie. Göttingen: Hogrefe, 1091–1120.

Cain, D.J./Keenan, K./Rubin, S. (Hg.) (2015) Humanistic psychotherapies. Handbook of research and practice (2nd ed.). Washington: APA.

Clarkson, P./Mackewn, J. (1995) Frederick S. Perls und die Gestalttherapie. Köln: Edition Humanistische Psychologie.

Combs, A.W. (1989) A theory of therapy. Guidelines for counseling practice. Newbury Park: Sage.

Condrau, G. (1974) Einführung in die Psychotherapie. Geschichte, Schulen, Methoden, Praxis. Ein Lehrbuch. Frankfurt/M.: S. Fischer, 1989.

Cooper, M. (2003) Existential therapies. London: Sage.

Cooper, M. (2007a) Experiential and phenomenological foundations. In: Cooper, M./O'Hara, M./Schmid, P.F./Wyatt, G. (Hg.) The handbook of person-centred psychotherapy and counselling. Houndmills: Palgrave, 64–76.

Cooper, M. (2007b) Developmental and personality theory. In: Cooper, M./O'Hara, M./Schmid, P.F./Wyatt, G. (Hg.) The handbook of person-centred psychotherapy and counselling. Houndmills: Palgrave, 77–92.

Cooper, M. (2007c) Wirksamkeit Personzentrierter Therapie im Vergleich zu kognitiv-behavioralen und psychodynamischen Therapien, wie sie im Rahmen des britischen National Health Service praktiziert werden. Person 11/2, 105–113.

Cooper, M. (2008) Essential research findings in counselling and psychotherapy: The facts are friendly. London: Sage.

Cooper, M. (2012) Existentially-informed person-centred therapy. In: Sanders, P. (Hg.) The tribes of the person-centred nation (2nd ed.). Ross-on-Wye: PCCS, 131–160.

Cooper, M. (2013a) Experiential and phenomenological foundations. In: Cooper, M./O'Hara, M./Schmid, P.F./Wyatt, G. (Hg.) The handbook of person-centred psychotherapy and counselling (2nd ed.). Houndmills: Palgrave, 102–117.

Cooper, M. (2013b) Developmental and personality theory. In: Cooper, M./O'Hara, M./Schmid, P.F./Wyatt, G. (Hg.) The handbook of person-centred psychotherapy and counselling (2nd ed.). Houndmills: Palgrave, 118–135.

Cooper, M. (2015) Existential psychotherapy and counselling. London: Sage.

Cooper, M./Dryden, W. (Hg.) (2016) The handbook of pluralistic counselling and psychotherapy. London: Sage.

Cooper, M./McLeod, J. (2011) Pluralistic counselling and psychotherapy. London: Sage.

Cooper, M./O'Hara, M./Schmid, P.F./Wyatt, G. (Hg.) (2007) The handbook of person-centred psychotherapy and counselling. Houndmills: Palgrave.

Cooper, M./O'Hara, M./Schmid, P.F./Wyatt, G. (Hg.) (2013) The handbook of person-centred psychotherapy and counselling (2nd ed.). Houndmills: Palgrave.

Cornelius-White, J. (2013) Congruence. In: Cooper, M./O'Hara, M./Schmid, P.F./Wyatt, G. (Hg.) The handbook of person-centred psychotherapy and counselling. Houndmills: Palgrave, 193–208.

Cornelius-White, J./Motschnig-Pitrik, R./Lux, M. (Hg.) (2013a) Interdisciplinary applications of the person-centered approach. New York: Springer.

Cornelius-White, J./Motschnig-Pitrik, R./Lux, M. (Hg.) (2013b) Interdisciplinary handbook of the person-centered approach. Research and theory. New York: Springer.

Cosgrove L./Krimsky S. (2012) A comparison of DSM-IV and DSM 5 panel members´ financial associations with industry: A pernicious problem persists. PloS Med 9(3) e: 1001190. doi: 101371/journal.pmed. 1001190.

Cosgrove L./Krimsky S./Vijayaraghavan, M./Schneider, L. (2006) Financial ties between DSM-IV panel members and the pharmaceutical industry. Psychotherapy and Psychosomatics 75, 154–160.

Craske, M. (2015) Optimizing exposure therapy for anxiety disorders: An inhibitory learning and inhibitory regulation approach. Verhaltenstherapie 25, 134–143.

Cremerius, J. (1984) Vom Handwerk des Psychoanalytikers: Das Werkzeug der psychoanalytischen Technik, 2 Bde. Stuttgart, Bad Cannstatt: frommann-holzboog (problemata 101, 102).

Crits-Christoph, P. (1991) Meta-Analysis of therapist effects in psychotherapy outcome studies. Psychotherapy Research 1, 81–91.

Cushman, P. (1990) Why the self is empty. Toward a historically situated psychology. American Psychologist 45, 599–611.

Cushman, P. (1991) Ideology obscured. Political uses of the self in Daniel Stern's infant. American Psychologist 46, 206–219.

Cushman, P. (1995) Constructing the self, constructing America. A cultural history of psychotherapy. Reading, MA: Addison-Wesley.

Daitch, C./Lorberbaum, L. (2013) Anxious in love: How to manage your anxiety, reduce conflict, and reconnect with your partner. New York: W.W. Norton & Company.

Daitch, C./Lorberbaum, L. (2016) The road to calm workbook. Life-changing tools to stop runaway emotions. New York: W.W. Norton & Company.

Danckwardt, J. (2014) Von Jenseits des Lustprinzips zur Banalität des Bösen: Weitere Bruchstücke zu Sigmund Freuds Lebens-Todestriebhypothese. Jahrbuch der Psychoanalyse 68, 219–249.

Dannecker, M./Katzenbach, A. (2005) 100 Jahre Freuds „Drei Abhandlungen zur Sexualtheorie". Aktualität und Anspruch. Gießen: Psychosozial.

Datler, W./Felt, U. (1996) Psychotherapie – eine eigenständige Disziplin. In: Pritz, A. (Hg.) Psychotherapie – eine neue Wissenschaft vom Menschen. Wien: Springer, 45–73.

De Jong P./Berg, I.K. (1998) Lösungen (er)finden. Das Werkstattbuch der lösungsorientierten Kurztherapie. Dortmund: verlag modernes lernen.

Delisle, G. (1993) Personality disorders: A gestalt perspective. Highland, NY: Gestalt Journal Press.

De Maat, S./de Jonghe, F./de Kraker, R./Leichsenring, F./Abbass, A./Luyten, P./Barber, J.P./ Van, R./Dekker, J. (2013) The current state of the empirical evidence for psychoanalysis: A meta-analytic approach. Harvard Review of Psychiatry 21, 107–37.

De Shazer, S. (1989) Wege der erfolgreichen Kurztherapie. Stuttgart: Klett.

DGVT – Deutsche Gesellschaft für Verhaltenstherapie (Hg.) (1986) Verhaltenstherapie, Theorien und Methoden. Tübingen: DGVT.

Dilling, H./Mombour, W./Schmidt, M.H. (Hg.) (1993) Internationale Klassifikation psychischer Störungen: ICD-10, Kapitel V (F). Klinisch-diagnostische Leitlinien/Weltgesundheitsorganisation. Bern: Huber.

Doering, S. (2016) Übertragungsfokussierte Psychotherapie (TFP). Göttingen: Vandenhoeck & Ruprecht.

Doering, S./Hörz, S. (2012) Handbuch der Strukturdiagnostik: Konzepte, Instrumente, Praxis. Stuttgart: Schattauer.

Doering, S./Hörz, S./Rentrop, M./Fischer-Kern, M./Schuster, P./Benecke, C./Buchheim, A./Martius, P./Buchheim, P. (2010) Transference-focused psychotherapy v. treatment by community psychotherapists for borderline personality disorder: randomised controlled trial. The British Journal of Psychiatry 196, 389–395.

Dörner, D. (1983) Empirische Psychologie und Alltagsrelevanz. In: Jüttemann, G. (Hg.) Psychologie in der Veränderung. Perspektiven für eine gegenstandsangemessenere Forschungspraxis. Weinheim: Beltz, 13–29.

Dornes, M. (1999) Der kompetente Säugling. Die präverbale Entwicklung des Menschen. Frankfurt/M.: S. Fischer.

Doubrawa, A./Doubrawa, E. (2005) Meine Wildnis ist die Seele des Anderen. Der Weg zur Gestalttherapie. Laura Perls im Gespräch mit Daniel Rosenblatt u. a. Köln: Peter Hammer.

Doubrawa, A./Staemmler, F.-M. (Hg.) (2003) Heilende Beziehung. Dialogische Gestalttherapie. Wuppertal: Peter Hammer.

Dreitzel, H.P. (2004) Gestalt und Prozess. Eine psychotherapeutische Diagnostik oder: Der gesunde Mensch hat wenig Charakter. Köln: Edition Humanistische Psychologie.

Drexler, D. (2015) Einführung in die Praxis der Systemaufstellungen. Heidelberg: Auer.

Duhl, F./Kantor, D./Duhl, B. (1973) Learning, space, and action in family therapy. In: Bloch, D. (Hg.) Techniques of family psychotherapy. New York: Grune & Stratlon.

Eberwein, W. (2009) Humanistische Psychotherapie. Quellen, Theorien und Techniken. Stuttgart: Thieme.

Eckert, J./Biermann-Ratjen, E.-M./Höger, D. (Hg.) (2012) Gesprächspsychotherapie. Lehrbuch für die Praxis. Heidelberg: Springer, 2. Aufl.

Egan, G. (2013) The skilled helper. A client-centered approach. Cheriton House, Hampshire: Cengage Learning EMEA.

Egger, J. (2015) Wer ist der Scharlatan? – Eine gegenwarts-historische Betrachtung zur Frage der Abgrenzung der Psychotherapie von esoterischen, spirituellen und religiösen Methoden. Unveröff. Diplomarbeit. Universität Wien.

Ehrenfels, Chr. v. (1890/1932) Über „Gestaltqualitäten". In: Weinhandl, F. (1978) Gestalthaftes Sehen. Ergebnisse und Aufgaben der Morphologie. Zum hundertjährigen Geburtstag von Christian von Ehrenfels. Darmstadt: Wissenschaftliche Buchgesellschaft, 11–43, 61–63.

Eidenschink, K./Eidenschink, H. (1999) Gestalttherapie mit neurotischem Leid. In: Fuhr, R./Sreckovic M./Gremmler-Fuhr M. (Hg.) Handbuch der Gestalttherapie. Göttingen: Hogrefe, 689–714.

Elkin, I./Shea, M.T./Watkins, J.T./Imber, S.D./Sotsky, S.M./Collins, J.F./Glass, D.R./Pilkonis, P.A./Leber, W.R./Docherty, J.P./Fiester, S.J./Parloff, M.B. (1989) National Institute of Mental Health Treatment of Depression Collaborative Research Program: General effectiveness of treatments. Archives of General Psychiatry 46, 971–982.

Ellenberger, H.F. (1970) Die Entdeckung des Unbewußten. Geschichte und Entwicklung der dynamischen Psychiatrie von den Anfängen bis zu Janet, Freud, Adler und Jung. Zürich: Diogenes, 1985.

Elliott, R. (2007a) Personzentrierte Wissenschaft. Was wir wissen und wie wir mehr über Personzentrierte/Experienzielle Psychotherapien lernen können. Person 11/2, 93–104.

Elliott, R. (2007b) Person-centred approaches to research. In: Cooper, M./O'Hara, M./ Schmid, P.F./Wyatt, G. (Hg.) The handbook of person-centred psychotherapy and counselling. Houndmills: Palgrave, 327–340.

Elliott, R./Watson, J.C./Goldman, R./Greenberg, L.S. (2004) Learning emotion-focused therapy. The process-experiential approach to change. Washington: APA.

Erickson, M.H./Rossi, G. (1981) Hypnotherapie. München: Pfeiffer.

Erlacher-Farkas, B./Jorda, C. (Hg.) (1996) Monodrama. Heilende Begegnung. Vom Psychodrama zur Einzeltherapie. Wien: Springer.

Eysenck, H.-J. (1952) The effects of psychotherapy: an evaluation. Journal of Consulting Psychology 16, 319–324.

Eysenck, H.-J. (1959) Learning theory and behavior therapy. Journal of Mental Sciences 105, 61–75.

Fäh, M./Fischer, G. (1998) Sinn und Unsinn in der Psychotherapieforschung. Eine kritische Auseinandersetzung mit Aussagen und Forschungsmethoden. Gießen: Psychosozial.

Faller, H. (1994) Das Forschungsprogramm Qualitative Psychotherapieforschung. Versuch einer Standortbestimmung. In: Faller, H./Frommer, J. (Hg.) Qualitative Psychotherapieforschung. Grundlagen und Methoden. Heidelberg: Asanger, 15–37.

Faller, H. (1997) Subjektive Krankheitstheorien bei Patienten einer psychotherapeutischen Ambulanz. Zeitschrift für Klinische Psychologie, Psychiatrie und Psychotherapie 45, 264–278.

Faller, H. (1998) Behandlungserwartungen bei Patienten einer psychotherapeutischen Ambulanz. Psychotherapeut 43, 8–17.

Faller, H./Frommer, J. (1994) Qualitative Psychotherapieforschung. Grundlagen und Methoden. Heidelberg: Asanger.

Faller, H./Rudolf, G. (1998) Die Bedeutung der therapeutische Arbeitsbeziehung in Diagnostik und Indikationsstellung bei Psychotherapiepatienten. Zeitschrift für Psychosomatische Medizin und Psychoanalyse 44, 54–71.

Farau, A./Cohn, R. (2008) Gelebte Geschichte der Psychotherapie. Zwei Perspektiven. Stuttgart: Klett-Cotta.

Farber, B.A./Brink, D.C./Raskin, P.M. (1996) The psychotherapy of Carl Rogers. Cases and commentary. New York: Guilford.

Feder, B./Ronall, R. (1996) A living legacy of Fritz and Laura Perls: Contemporary case studies. USA: Walden Printing.

Fehringer, Ch. (2003) Konstruktivistische Perspektive. In: Stumm, G./Wiltschko, J./Keil, W.W. (Hg.) Grundbegriffe der Personzentrierten und Focusing-orientierten Psychotherapie und Beratung. Stuttgart: Pfeiffer, 190–192.

Feldhege, F./Krauthan, G. (1979) Verhaltenstrainingsprogramm zum Aufbau sozialer Kompetenz. Berlin: Springer.

Fengler, J. (1999) Gestalt-Supervision. In: Fuhr, R./Sreckovic, M./Gremmler-Fuhr M. (Hg.) Handbuch der Gestalttherapie. Göttingen: Hogrefe, 1025–1035.

Fiedler, P. (1996) Verhaltenstherapie in und mit Gruppen. Weinheim: Beltz.

Finke, J. (2010) Gesprächspsychotherapie: Grundlagen und spezifische Anwendungen. Stuttgart: Thieme.

Finke, J./Teusch, L. (2007) Die störungsbezogene Perspektive in der Gesprächspsychotherapie. In: Kriz, J./Slunecko, T.: Gesprächspsychotherapie. Die therapeutische Vielfalt des personzentrierten Ansatzes. Stuttgart: UTB, 227–232.

Fleischmann, S. (1930) Aktive Psychotherapie. Medizinische Klinik 52, 1919–1921.

Foa, E.B./Kozak, M.J. (1986) Emotional processing of fear: Exposure to corrective information. Psychological Bulletin 99, 20–35.

Foerster, H.v. (1993) Wissen und Gewissen. Versuch einer Brücke. Frankfurt/M.: Suhrkamp, 1997.

Fonagy, P./Target, M. (2007) The rooting of the mind in the body: New links between attachment theory and psychoanalytic thought. Journal of the American Psychoanalytic Association 55, 411–456.

Foucault, M. (2003) *Die Ordnung des Diskurses.* Frankfurt/M.: Fischer Taschenbuch Verlag.

Foucault, M. (2004a) Geschichte der Gouvenementalität I. Sicherheit, Territorium, Bevölkerung. Vorlesungen am College de France 1977/78. Frankfurt/M.: Suhrkamp.

Foucault, M. (2004b) Geschichte der Gouvernementalität II. Die Geburt der Biopolitik. Frankfurt/M.: Suhrkamp.

Frambach, L. (2006) Das weltenschwangere Nichts: Salomo Friedlaenders „Schöpferische Indifferenz". In: Spagnuolo Lobb, M./Amendt-Lyon, N. (Hg.) Die Kunst der Gestalttherapie. Eine schöpferische Wechselbeziehung. Wien, New York: Springer, 129–144.

Frank, J. (1961) Persuasion and healing. Baltimore: John Hopkins University Press (dt.: Die Heiler. Wirkungsweisen psychotherapeutischer Beeinflussung. Vom Schamanismus bis zu den modernen Therapien. Stuttgart: Greif, 1997).

Frankl, V.E. (1982) Der Wille zum Sinn. Bern: Huber.

Frankl, V.E. (1994) Logotherapie und Existenzanalyse. Texte aus sechs Jahrzehnten. München: Quintessenz.

Freire, E. (2013) Empathy. In: Cooper, M./O'Hara, M./Schmid, P.F./Wyatt, G. (Hg.) The handbook of person-centred psychotherapy and counselling (2nd ed.). Houndmills: Palgrave, 165–179.

Frenzel, P. (Hg.) (1991) Selbsterfahrung als Selbsterfindung. Personzentrierte Psychotherapie nach Carl R. Rogers im Licht von Konstruktivismus und Postmoderne. Regensburg: Roderer.

Frenzel, P. (1992) Die Technik: Das Rad neu erfinden. Leitfäden zur Entwicklung personzentrierter Technik in der Psychotherapie. In: Frenzel, P./Schmid, P./Winkler, M. (Hg.) Handbuch der Personzentrierten Psychotherapie. Köln: Edition Humanistische Psychologie, 207–240.

Frenzel, P. (1998) Vielfalt versus Beliebigkeit. Person 2/1, 45–56.

Frenzel, P. (2001) Prozesse personzentrierter Therapie. In: Frenzel, P./Keil, W.W./Schmid, P.F./Stölzl, N.: Klienten-/Personzentrierte Psychotherapie. Kontexte, Konzepte, Konkretisierungen. Wien: Facultas, 272–293.

Frenzel, P./Keil, W.W./Schmid, P.F./Stölzl, N. (2001) Klienten-/Personzentrierte Psychotherapie. Kontexte, Konzepte, Konkretisierungen. Wien: Facultas.

Frenzel, P./Schmid, P./Winkler, M. (Hg.) (1992) Handbuch der Personzentrierten Psychotherapie. Köln: Edition Humanistische Psychologie.

Freud, A. (1936) Das Ich und die Abwehrmechanismen. In: Die Schriften der Anna Freud, Bd. I. München: Kindler, 1990, 193–355.

Freud, S. (1900) Die Traumdeutung. Gesammelte Werke II/III. Frankfurt/M.: S. Fischer.

Freud, S. (1901) Zur Psychopathologie des Alltagslebens. Gesammelte Werke IV. Frankfurt/M.: S. Fischer.

Freud, S. (1904 [1903]) Die Freudsche psychoanalytische Methode. In: Gesammelte Werke V. Frankfurt/M.: S. Fischer, 3–10.

Freud, S. (1905a) Drei Abhandlungen zur Sexualtheorie. In: Gesammelte Werke V. Frankfurt/M.: S. Fischer, 27–145.

Freud, S. (1905b [1901]) Bruchstücke einer Hysterieanalyse. In: Gesammelte Werke V. Frankfurt/M.: S. Fischer, 161–286.

Freud, S. (1909a) Analyse der Phobie eines fünfjährigen Knaben. In: Gesammelte Werke VII. Frankfurt/M.: S. Fischer, 243–377.

Freud, S. (1909b) Bemerkungen über einen Fall von Zwangsneurose. In: Gesammelte Werke VIII. Frankfurt/M.: S. Fischer, 379–463.

Freud, S. (1912) Zur Dynamik der Übertragung. In: Gesammelte Werke VIII. Frankfurt/M.: S. Fischer, 364–374.

Freud, S. (1913) Die Disposition zur Zwangsneurose. In: Gesammelte Werke VIII. Frankfurt/M.: S. Fischer, 442–452.

Freud, S. (1916–17) Vorlesungen zur Einführung in die Psychoanalyse. Gesammelte Werke XI. Frankfurt/M.: S. Fischer.

Freud, S. (1917 [1916]) Eine Schwierigkeit der Psychoanalyse. In: Gesammelte Werke XII. Frankfurt/M.: S. Fischer, 3–12.

Freud, S. (1920) Jenseits des Lustprinzips. In: Gesammelte Werke XIII. Frankfurt/M.: S. Fischer, 1–69.

Freud, S. (1923a) Libidotheorie. Psychoanalyse. In: Gesammelte Werke XIII. Frankfurt/M.: S. Fischer, 211–233.

Freud, S. (1923b) Das Ich und das Es. In: Gesammelte Werke XIII. Frankfurt/M.: S. Fischer, 235–289.

Freud, S. (1926) Die Frage der Laienanalyse. In: Gesammelte Werke XIV. Frankfurt/M.: S. Fischer, 207–286.

Freud, S. (1927) Nachwort zur „Frage der Laienanalyse". In: Gesammelte Werke XIV. Frankfurt/M.: S. Fischer, 287–296.

Freud, S. (1930) Das Unbehagen in der Kultur. In: Gesammelte Werke XIV. Frankfurt/M.: S. Fischer, 419–505.

Freud, S. (1933a) Neue Folge der Vorlesungen zur Einführung in die Psychoanalyse. In: Gesammelte Werke XV. Frankfurt/M.: Fischer.

Freud, S. (1933b [1932]) Warum Krieg? Brief an Albert Einstein. In: Gesammelte Werke XVI. Frankfurt/M.: S. Fischer, 13–27.

Friedlaender, S. (1918) Die schöpferische Indifferenz. München: Reinhardt.

Frischenschlager, O. (Hg.) (1994) Wien, wo sonst? Die Entstehung der Psychoanalyse und ihrer Schulen. Wien: Böhlau.

Frischenschlager, O. (1996) Kommunikation und Beziehung als spezifischer Gegenstand der Psychotherapie. In: Pritz, A. (Hg.) Psychotherapie – eine neue Wissenschaft vom Menschen. Wien: Springer, 273–291.

Fromme, D.K. (2011) Systems of psychotherapy: Dialectical tensions and integration. New York: Springer.

Frommer, J./Rennie, D.L. (2006) Qualitative psychotherapy research. Methods and methodology. Lengerich: Pabst.

Frühmann, R. (1985) Frauen und Therapie. Paderborn: Junfermann.

Fuhr, R./Sreckovic, M./Gremmler-Fuhr, M. (Hg.) (1999) Handbuch der Gestalttherapie. Göttingen: Hogrefe.

Fuhr, R./Sreckovic, M./Gremmler-Fuhr, M. (2006) Das Menschenbild der Gestalttherapie von Frederick S. Perls, Laura Perls und Paul Goodman. In: Petzold, H.G. (Hg.) Die Menschenbilder in der Psychotherapie. Paderborn: Junfermann (Serie Integrative Therapie, Jg. 32, Heft 2), 117–155.

Fürst, J./Ottomeyer, K./Pruckner, H. (Hg.) (2004) Psychodrama-Therapie. Ein Handbuch. Wien: Facultas.

Gabbard, G.O. (1995) Countertransference: The emerging common ground. The International Journal of Psychoanalysis 76, 475–485.

Garfield, S.L. (1994) Research on client variables in psychotherapy. In: Bergin, A.E./Garfield, S.L. (Hg.) Handbook of psychotherapy and behavior change (4th ed.). New York: Wiley, 190–229.

Gay, P. (1989) Freud. Eine Biographie für unsere Zeit. Frankfurt/M.: S. Fischer.

Geissler, P. (2009) *Analytische Körperpsychotherapie. Eine Bestandsaufnahme.* Gießen: Psychosozial-Verlag.

Geissler, P./Heisterkamp, G. (2008) Psychoanalyse der Lebensbewegungen: Zum körperlichen Geschehen in der psychoanalytischen Therapie – ein Lehrbuch. Wien: Springer.

Geissler, P./Heisterkamp, G. (2013) Einführung in die analytische Körperpsychotherapie. Gießen: Psychosozial-Verlag.

Gendlin, E.T. (1962) Experiencing and the creation of meaning. A philosophical and psychological approach to the subjective. New York: The Free Press of Glencoe.

Gendlin, E.T. (1996) Focusing-oriented psychotherapy. A manual of the experiential method. New York: Guilford (dt.: Focusing-orientierte Psychotherapie. Ein Handbuch der erlebensbezogenen Methode. München: Pfeiffer, 1998).

Gergen, K.J. (1985) The social constructionist movement in modern psychology. American Psychologist 40/3, 266–275.

Gergen, K.J. (1997) Realities and relationships: Soundings in social construction. Cambridge: Harvard University Press.

Gergen, K.J. (2000) Ghost in the therapy machine: An interview with Kenneth Gergen. New Therapist 5, 22f.

Gergen, K.J. (2006) Therapeutic realities: Collaboration, oppression and relational flow. Chagrin Falls/Ohio: Taos Institute Publications.

Gerson, R./McGoldrick, M./Petry, S. (2008) Genogramme in der Familienberatung. Bern: Huber.

Gilbert, P. (2013) Compassion focused therapy. Paderborn: Junfermann.

Glaser, B./Strauss, A.L. (2010) Grounded Theory. Bern: Huber.

Gollner, Ch. (2004) Psychosenpsychotherapie. In: Hochgerner, M./Hoffmann-Widhalm, H./Nausner, L./Wildberger, E. (Hg.) Gestalttherapie. Wien: Facultas, 275–288.

Goodman, P. (1951) Gestalttherapy. New York: Delta.

Goodman, P. (1989) Natur heilt. Psychologische Essays. Köln: Edition Humanistische Psychologie.

Goolishian, H.A./Anderson, H. (1997) Menschliche Systeme. In: Reiter, L./Brunner J.E/ Reiter-Theil, S. (Hg.) Von der Familientherapie zur systemischen Perspektive. Heidelberg: Springer, 2. Aufl., 253–287.

Green, A. (2001) Todestrieb, negativer Narzissmus, Desobjektalisierungsfunktion. Psyche 55, 869–877.

Grand, D. (2014) Brainspotting. Wie sich Probleme, Traumata und emotionale Belastungen gezielt auflösen. Kirchenzarten bei Freiburg: VAK.

Grawe, K. (1995) Grundriss einer Allgemeinen Psychotherapie. Psychotherapeut 40/3, 130–145.

Grawe, K. (1998) Psychologische Therapie. Göttingen: Hogrefe.

Grawe, K./Donati, R./Bernauer, F. (1994) Psychotherapie im Wandel. Von der Konfession zur Profession. Göttingen: Hogrefe.

Grechenig, K. (2016) Über Scham und Beschämung in der Arbeit mit Suchtkranken. In: Neumayr, H./Klampfl, P. (Hg.) Integrative Gestalttherapie im klinischen Feld. Gestalt aktuell, Band 1. Wien: Facultas, 169–210.

Greenberg, E. (1989) Healing the borderline. Gestalt Journal 12/2, 11–55.

Greenberg, L.S. (2007) Emotion-focused therapy. Coaching clients to work through their feelings. Washington, DC: APA (dt.: Emotionsfokussierte Therapie. Lernen, mit den eigenen Gefühlen umzugehen. Tübingen: DGVT, 2007).

Greenberg, L.S. (2011) Emotionsfokussierte Therapie. München: Reinhardt.

Greenberg, L.S./Rice, L.N./Elliott, R. (1993) Facilitating emotional change. The moment-by-moment process. New York: Guilford.

Greenberg, L.S./Watson, J./Lietaer, G. (1998) Handbook of experiential psychotherapy. Foundations and differential treatment. New York: Guilford.

Gremmler-Fuhr, M. (1999) Grundkonzepte und Modelle der Gestalttherapie. In: Fuhr, R./Sreckovic, M./Gremmler-Fuhr, M. (Hg.) Handbuch der Gestalttherapie. Göttingen: Hogrefe, 345–392.

Gross, E. (1984) Heilatmung für jeden. München: Gräfe & Unzer.

Grossmann, K./Grossmann, K.E. (2004) Bindungen – das Gefüge psychischer Sicherheit. Stuttgart: Klett-Cotta.

Guardini, R. (1955) Die Begegnung. Ein Beitrag zur Struktur des Daseins. In: Hochland 47/3, 224–234.

Guidano, V.F./Liotti, G. (1983) Cognitive processes and emotional disorders. New York: Guilford Press.

Guthrie, E.R. (1935) The psychology of learning. New York: Harper.

Guthrie, E.R. (1938) The psychology of human conflict. New York: Harper.

Haley, J. (1978) Gemeinsamer Nenner Interaktion. München: Pfeiffer.

Hargens, J./Schlippe, A.v. (1998) Das Spiel der Ideen. Reflektierendes Team und systemische Praxis. Dortmund: Borgmann.

Hand, I. (1995) Ambulante Verhaltenstherapie bei Zwangsstörungen. Sonderheft Zwangsstörungen. Fortschritte der Neurologie und Psychiatrie 63, 12–18.

Handlbauer, B. (1984) Die Entstehungsgeschichte der Individualpsychologie. Wien: Geyer.

Handlbauer, B. (1990) Die Adler-Freud-Kontroverse. Frankfurt/M.: S. Fischer.

Hartmann-Kottek, L. (2008) Gestalttherapie. Berlin, Heidelberg: Springer.

Hayes, S.C./Strosahl, K.D./Wilson, K.G. (1999) Acceptance and Commitment Therapy – An experiential approach to behavior change. New York: The Guilford Press (dt.: Akzeptanz- und Commitment-Therapie. Ein erlebnisorientierter Ansatz zur Verhaltensänderung. München: CIP-Medien, 2004).

Heidenreich, T./Michalak, J. (Hg.) (2006) Achtsamkeit und Akzeptanz in der Psychotherapie. Tübingen: DGVT, 2. Aufl.

Heimann, P. (1964) Bemerkungen zur Gegenübertragung. Psyche 18, 483–493.

Hellinger, B. (1994) Ordnungen der Liebe. Heidelberg: Carl Auer.

Herlth, A./Brunner, E.-J./Tyrell, H./Kriz, J. (Hg.) (1993) Abschied von der Normalfamilie? Elternschaft kontra Partnerschaft. Berlin, Heidelberg: Springer.

Hinshelwood, R.D. (1993) Wörterbuch der kleinianischen Psychoanalyse. Stuttgart: Verlag Internationale Psychoanalyse.

Hochgerner, M. (2015) Die Verwendung von Gegenständen in der Psychotherapie. Theorie und Praxis des heilsamen Gebrauchs konkreter Objekte in der psychotherapeutischen Behandlung Erwachsener. Saarbrücken: Akademikerverlag, Reihe Humanwissenschaften.

Hochgerner, M./Hoffmann-Widhalm, H./Nausner, L./Wildberger, E. (Hg.) (2004) Gestalttherapie. Wien: Facultas.

Hochgerner, M./Schwarzmann, M. (2004) Psychosomatik in der Integrativen Gestalttherapie. In: Hochgerner, M./Hoffmann-Widhalm, H./Nausner, L./Wildberger, E. (Hg.) Gestalttherapie. Wien: Facultas, 307–330.

Hoffman, L. (1982) Grundlagen der Familientherapie. Hamburg: Isko Press.

Hoffmann, N. (1996) Therapeutische Beziehung und Gesprächsführung. In: Margraf, J. (Hg.) Lehrbuch der Verhaltenstherapie. Berlin, New York: Springer, 251–259.

Hoffmann-Widhalm, H. (1999) Anwendung gestalttherapeutischer Grundprinzipien und Techniken in der Behandlung des posttraumatischen Syndroms am Beispiel der Arbeit mit bosnischen Flüchtlingen. In: Hutterer-Krisch, R./Luif, I./Baumgartner, G. (Hg.) Neue Entwicklungen in der Integrativen Gestalttherapie. Wiener Beiträge zum Theorie-Praxis-Bezug. Wien: Facultas, 195–214.

Hoffmann-Widhalm, H. (2004) Traumatherapie. In: Hochgerner, M./Hoffmann-Widhalm, H./Nausner, L./Wildberger, E. (Hg.) Gestalttherapie. Wien: Facultas, 331–350.

Hoffmann-Widhalm, H. (2005) Traumatherapie in der Integrativen Gestalttherapie. In: Deutsche Vereinigung für Gestalttherapie (Hg.) Gestalttherapie. Köln: Edition Humanistische Psychologie, 82–100.

Hoffmann-Widhalm, H. (2016) Traumafolgentherapie in der Integrativen Gestalttherapie. Skriptum Propädeutikum ÖAGG, Wien.

Höger, D. (2007) Der personzentrierte Ansatz und die Bindungstheorie. In: Kriz, J./Slunecko, T.: Gesprächspsychotherapie. Die therapeutische Vielfalt des personzentrierten Ansatzes. Stuttgart: UTB, 64–78.

Hole, G. (1997) Die therapeutische Hypnose. Formen, Möglichkeiten und Grenzen. Deutsches Ärzteblatt 94/49, 2713–2718 (auch München: Sonderdruck der Milton Erickson Gesellschaft für Klinische Hypnose, 1998).

Höll, K. (1999) Politische, soziologische und ökologische Dimensionen der Gestalttherapie. In: Fuhr, R./Sreckovic, M./Gremmler-Fuhr, M. (Hg.) Handbuch der Gestalttherapie. Göttingen: Hogrefe, 513–544.

Holzhey, A. (2008) Daseinsanalyse. In: Längle, A./Holzhey, A.: Existenzanalyse und Daseinsanalyse. Stuttgart: UTB.

Holzhey-Kunz, A. (2014) Daseinsanalyse. Der existenzphilosophische Blick auf seelisches Leiden und seine Therapie. Wien: Facultas.

Horkheimer, M./Adorno, T.W. (1969) Dialektik der Aufklärung. Frankfurt/M.: S. Fischer.

Hoyndorf, S./Reinhold, M./Christmann, F. (1995) Behandlung sexueller Störungen: Ätiologie, Diagnostik, Therapie. Weinheim: Beltz.

Huber, D./Henrich, G./Clarkin, J./Klug, G. (2013) Psychoanalytic versus psychodynamic therapy for depression: A three-year follow-up study. Psychiatry 76, 132–49.

Huber, D./Zimmermann, J./Henrich, G./Klug, G. (2012) Comparison of cognitive-behaviour therapy with psychoanalytic and psychodynamic therapy for depressed patients – a three-year follow-up study. Zeitschrift für Psychosomatische Medizin und Psychotherapie 58, 299–316.

Hull, C.L. (1937) Mind, mechanism, and adaptive behavior. Psychological Review 44, 1–32.

Husserl, E. (1962) Phänomenologische Psychologie. Husserliana, Bd. IX. Den Haag: M. Nijhoff.

Hutterer, R. (1998) Das Paradigma der Humanistischen Psychologie. Entwicklung, Ideengeschichte und Produktivität. Wien: Springer.

Hutterer, R./Pawlowsky, G./Schmid, P.F./Stipsits, R. (Hg.) (1996) Client-centered and experiential psychotherapy. A paradigm in motion. Frankfurt/M.: Peter Lang.

Hutterer-Krisch, R. (Hg.) (1996) Psychotherapie mit psychotischen Menschen. Wien, New York: Springer.

Hutterer-Krisch, R. (1999) Gestalttherapie bei Menschen mit psychotischen Störungen. In: Fuhr, R./Sreckovic, M./Gremmler-Fuhr, M.: Handbuch der Gestalttherapie. Göttingen: Hogrefe, 747–765.

Hutterer-Krisch, R. (2001) Fragen der Ethik in der Psychotherapie. Konfliktfelder, Machtmissbrauch, Berufspflichten. Wien: Springer.

Hutterer-Krisch, R. (2005a) Paul Goodman. Gestalttherapeut und Anarchist. In: Erkenntnis. E-Journal der Pierre-Ramus-Gesellschaft 13/13, 12–18.

Hutterer-Krisch, R. (2005b) Gestalttherapie und Gesellschaftskritik. Gesellschaftspolitische Implikationen des gestalttherapeutischen Krankheitsbegriffs. In: Erkenntnis. E-Journal der Pierre-Ramus-Gesellschaft 13/13, 19–25.

Hutterer-Krisch, R. (2007) Grundriss der Psychotherapieethik. Praxisrelevanz, Behandlungsfehler und Wirksamkeit. Unter Mitarbeit von Riedler-Singer, R./Gutmann, T./Hillebrand, V./Parfy, E./Schleu, A./Vetter, J. Wien, New York: Springer.

Hutterer-Krisch, R. (2013) Vom Machtkampf zur Liebe. From Power Struggle to Love. Psychologie in Österreich 33/5, 358–363.

Hutterer-Krisch, R./Amendt-Lyon, N. (2004) Gestalttherapeutische Diagnostik. In: Hochgerner, M./Hoffmann-Widhalm, H./Nausner, L./Wildberger, E. (Hg.) Gestalttherapie. Wien: Facultas, 153–175.

Hutterer-Krisch, R./Amendt-Lyon, N. (2014) Gestaltdiagnostik – Gestalttradition und grundlegende diagnostische Modelle und Konzepte. Gestalt Zeitung. Jahresschrift des Gestalt-Instituts Frankfurt am Main e.V. (GIF) 27, 44–53.

Hutterer-Krisch, R./Luif, I./Baumgartner, G. (Hg.) (1999) Neue Entwicklungen in der Integrativen Gestalttherapie. Wiener Beiträge zum Theorie-Praxis-Bezug. Wien: Facultas.

Hutterer-Krisch, R./Pfersmann, V./Farag, I.S. (Hg.) (1996) Psychotherapie, Lebensqualität und Prophylaxe. Beiträge zur Gesundheitsvorsorge in Gesellschaftspolitik, Arbeitswelt und beim Individuum. Wien, New York: Springer.

Hycner, R.H. (1991) The I-thou relationship and Gestalt therapy. Gestalt Journal 13/1, 41–54.

Hycner, R.H. (2003) Für eine dialogische Gestalttherapie. In: Doubrawa, E./Staemmler, F.-M. (Hg.) Heilende Beziehung. Dialogische Gestalttherapie. Wuppertal: Peter Hammer, 59–82.

Imber-Black, E./Roberts, J./Whiting, R. (1993) Rituale. Rituale in Familien und Familientherapie. Heidelberg: Carl Auer.

Iseli, C./Keil, W./Korbei, L./Nemeskeri, N./Rasch-Owald, S./Schmid, P.F./Wacker, P. (Hg.) (2002) Identität – Begegnung – Kooperation. Person-/Klientenzentrierte Psychotherapie und Beratung an der Jahrhundertwende. Köln: GwG.

Izard, C.E. (1977) Human emotions. New York: Plenum (dt.: Die Emotionen des Menschen: Eine Einführung in die Grundlagen der Emotionspsychologie. Weinheim: Beltz, 1994).

Jacobson, E. (1929) Progressive relaxation. Chicago: University of Chicago Press.

Jaeggi, E. (1994) Das Flimmern auf der Leinwand: Psychotherapieforschung und Psychotherapie. Journal für Psychologie 2/1, 53–64.

Jaeggi, E. (1995) Zu heilen die zerstossnen Herzen. Die Hauptrichtungen der Psychotherapie und ihre Menschenbilder. Reinbek b. Hamburg: Rowohlt.

Janssen, N. (1999) Therapie von Borderline-Störungen. In: Fuhr, R./Sreckovic, M./Gremmler-Fuhr, M. (Hg.) Handbuch der Gestalttherapie. Göttingen: Hogrefe, 767–788.

Jones, M.C. (1924) The elemination of children's fears. Journal for Experimental Psychology 7, 382–390.

Joseph, B. (1978) Verschiedene Ängste und ihre Handhabung in der analytischen Situation. In: Joseph, B.: Psychisches Gleichgewicht und psychische Veränderung. Stuttgart: Klett-Cotta, 1994, 158–172.

Joseph, B. (1985) Übertragung: Die Gesamtsituation. In: Joseph, B.: Psychisches Gleichgewicht und psychische Veränderung. Stuttgart: Klett-Cotta, 1994, 231–248.

Joseph, B. (2013) Here and now: My perspective. International Journal of Psychoanalysis 94, 1–5.

Joseph, St. (2015) Positive therapy: Building bridges between positive psychology and person-centred psychotherapy (2nd ed.). London: Routledge.

Joseph, St./Worsley, R. (Hg.) (in Druck) Psychopathology and the person-centered approach. Ross-on-Wye: PCCS.

Jung, C.G. (1902) Die Dynamik des Unbewussten. Grundwerk, Bd I. Düsseldorf: Patmos, 1971, 1–150.

Jung, C.G. (1906) Experimentelle Untersuchungen. In: Jung, C.G.: Grundwerk, Bd. II. Düsseldorf: Patmos, 1979.

Jung, C.G. (1912) Wandlungen und Symbole der Libido. Beiträge zur Entwicklungsgeschichte des Denkens von C.G. Jung. Leipzig, Wien: Deuticke.

Jung, C.G. (1948a) Über die Energetik der Seele. In: Jung, C.G.: Die Dynamik des Unbewußten. Grundwerk, Bd. VIII. Düsseldorf: Patmos, 1967, 11–78.

Jung, C.G. (1948b) Allgemeines zur Komplextheorie. In: Jung, C.G.: Die Dynamik des Unbewußten. Grundwerk, Bd. VIII. Düsseldorf: Patmos, 1967, 109–123.

Kabat-Zinn, J. (1990) Full catastrophe living: Using the wisdom of your body and mind to face stress, pain and illness. New York: Delta.

Kabat-Zinn, J. (1994) Wherever you go, there you are: Mindfulness meditation in everyday life. New York: Hyperion.

Kandel, E. R. (1999) Biology and the future of psychoanalysis: A new intellectual framework for psychiatry revisited. American Journal of Psychiatry 156, 505–524.

Kanfer, F.H./Karoly, P. (1972) Self-control: A behavioristic excursion into the lion's den. Behavior Therapy 3, 398–416.

Kanfer, F.H./Marston, A.R. (1963) Determinants of self-reinforcement in human learning. Journal of Experimental Psychology 66, 245–254.

Kanfer, F.H./Reinecker, H./Schmelzer, D. (1990) Selbstmanagement-Therapie als Veränderungsprozeß. Berlin, New York: Springer.

Kanitschar, H. (2000) Hypnosetherapie, Hypnotherapie. In: Stumm, G./Pritz, A. (Hg.) Wörterbuch der Psychotherapie. Wien: Springer, 284–285.

Kast, V. (2007) Die Tiefenpsychologie nach C.G. Jung. Eine praktische Orientierungshilfe. Stuttgart: Kreuz.

Katz-Bernstein, N./Zaepfel, H. (2004) Ali und sein Schweigen – aus der Gestalt-Integrativen Arbeit in der Kinder- und Jugendpsychotherapie. In: Hochgerner, M./Hoffmann-Widhalm, H./Nausner, L./Wildberger, E. (Hg.) Gestalttherapie. Wien: Facultas, 369–390.

Kegan, R. (1986) Die Entwicklungsstufen des Selbst. München: Kindt.

Keil, W./Stumm, G. (2002) Die vielen Gesichter der Personzentrierten Psychotherapie. Wien: Springer.

Kempler, W. (1975) Grundzüge der Gestalt-Familien-Therapie. Stuttgart: Klett.

Kempler, W. (1981) Experiential psychotherapy within families. New York: Brunner & Mazel.

Kernberg, O. (1978) Borderline Störungen und pathologischer Narzißmus. Frankfurt/M.: Suhrkamp.

Kernberg, O. (1985) Schwere Persönlichkeitsstörungen. Stuttgart: Klett-Cotta.

Kernberg, O. (1986) Institutional problems of psychoanalytic education. Journal of American Psychoanalytical Association 34, 799–834.

Kernberg, O. (1995) „Nicht technische Hochschule oder theologisches Seminar, sondern eine Kombination von Universitätsinstitut und Kunstakademie". Otto Kernberg im Gespräch mit B. Handlbauer über das ideale psychoanalytische Ausbildungsinstitut. Werkblatt 35, 3–6.

Kernberg, O. (1996) Schwere Persönlichkeitsstörungen. Theorie, Diagnose und Behandlungsstrategien. Stuttgart: Klett-Cotta, 5. Aufl.

Kernberg, O. (2000) Ideologie, Konflikt und Führung: Psychoanalyse von Gruppenprozessen und Persönlichkeitsstruktur. Stuttgart: Klett-Cotta.

Keys, S./Prüller-Jagenteufel, V. (2008) Gender and PCE Therapies. Themenheft Person-Centered and Experiential Psychotherapies 2.

Kibed, V.v./Sparrer, I. (2016) Ganz im Gegenteil: Tetralemmaarbeit und andere Grundformen Systemischer Strukturaufstellungen – für Querdenker und solche, die es werden wollen. Heidelberg: Auer, 9.Aufl.

Kierkegaard, S. (1849) Die Krankheit zum Tode. Jena: Diederichs, 1924.

Kirschenbaum, H. (2007) The life and work of Carl Rogers. Ross-on-Wye: PCCS.

Klampfl, P. (2003) Was ist selbstfürsorglich an der Selbstzerstörung von Borderline-PatientInnen? Eine Betrachtung selbstverletzenden Verhaltens aus gestalttherapeutischer Sicht. In: Deutsche Vereinigung für Gestalttherapie (Hg.) Gestalttherapie. Köln: Edition Humanistische Psychologie, 114–141.

Klampfl, P. (2015) Selbstzerstörung und Selbstfürsorge im klinischen Kontext. Stationäre Krisentherapie bei strukturellen Störungen. Saarbrücken: Akademikerverlag.

Klampfl, P. (2016) Selbstzerstörung und Selbstfürsorge bei Menschen mit strukturellen Störungen. In: Neumayr, H./Klampfl, P. (Hg.) Integrative Gestalttherapie im klinischen Feld. Gestalt aktuell, Band 1. Wien: Facultas, 75–123.

Klein, M. (1928) Frühstadien des Ödipuskomplexes. In: Gesammelte Schriften I/1. Stuttgart, Bad Cannstatt: frommann-holzboog, 1995, 287–305.

Klein, M. (1935) Beitrag zur Psychogenese der manisch-depressiven Zustände. In: Gesammelte Schriften, Bd. I/2. Stuttgart, Bad Cannstatt: frommann-holzboog, 1996, 29–75.

Klein, M. (1940) Trauer und ihre Beziehung zu manisch-depressiven Zuständen. In: Gesammelte Schriften I/2. Stuttgart, Bad Cannstatt: frommann-holzboog, 1996, 159–199.

Klein, M. (1946) Bemerkungen über einige schizoide Mechanismen. In: Gesammelte Schriften, Bd. III. Stuttgart, Bad Cannstatt: frommann-holzboog, 2000, 7–41.

Klußmann, R. (1993) Psychotherapie. Berlin, Heidelberg: Springer.

Knill, P.J. (1979) Ausdruckstherapie. Halle/Westfalen: Ohlsen.

Knill, P.J. (2005) Kunstorientiertes Handeln in der Begleitung von Veränderungsprozessen – Gesammelte Aufsätze zu Methodik, Ästhetik und Theorie. Zürich: EGIS.

Knox, R./Murphy, D./Wiggins, S./Cooper, M. (Hg.) (2013) Relational depth. New perspectives and developments. Houndmills: Palgrave.

Köhler, W. (1947) Gestalt psychology. New York: Liveright.

Kohut, H. (1979) The two analyses of Mr. Z. International Journal of Psychoanalysis 60, 3–27.

Koppenhöfer, E./Lutz, R. (1984) Therapieprogramm zum Aufbau positiven Erlebens und Handelns bei depressiven Patienten. Weinsberg: Weissenhof.

Korbei, L. (2001) Der Personzentrierte Ansatz im Verhältnis zu anderen psychotherapeutischen Schulen. In: Frenzel, P./Keil, W.W./Schmid, P.F./Stölzl, N. (Hg.): Klienten-/Personzentrierte Psychotherapie. Kontexte, Konzepte, Konkretisierungen. Wien: Facultas, 427–448.

Korunka, Ch. (1997) Begegnungen. Psychotherapeutische Schulen im Gespräch. Dialoge der Person-Centered Association in Austria (PCA). Wien: WUV.

Korunka, Ch. (2001) Die philosophischen Grundlagen und das Menschenbild der Personzentrierten Therapie. In: Frenzel, P./Keil, W.W./Schmid, P.F./Stölzl, N. (Hg.) Klienten-/Personzentrierte Psychotherapie. Kontexte, Konzepte, Konkretisierungen. Wien: Facultas, 33–56.

Kossak, H.C. (1993) Hypnose. München: Psychologie Verlags Union.

Kraft, H. (1996) Autogenes Training. Methodik, Didaktik und Psychodynamik. Stuttgart: Hippokrates.

Kraiker, C./Peter, B. (Hg.) (1998) Psychotherapieführer. Wege zur seelischen Gesundheit. München: Beck.

Krisch, R./Ulbing, M. (Hg.) (1992) Zum Leben finden. Beiträge zur angewandten Gestalttherapie. Köln: Edition Humanistische Psychologie.

Kriz, J. (1999) Systemtheorie für Psychotherapeuten, Psychologen und Mediziner. Eine Einführung. Stuttgart: UTB.

Kriz, J. (2004) Personzentrierte Systemtheorie. Grundfragen und Kernaspekte. In: Schlippe, A.v./Kriz, W.C. (Hg.) Personzentrierung und Systemtheorie. Göttingen: Vandenhoeck & Ruprecht, 13–67.

Kriz, J. (2008) Gestalttheorie und Systemtheorie. In: Metz-Goeckel, H. (Hg.) Gestalttheorie aktuell. Handbuch zur Gestalttheorie Bd. 1. Wien: Krammer, 39–70.

Kriz, J. (2011) Chaos, Angst und Ordnung. Wie wir unsere Lebenswelt gestalten. Göttingen, Zürich: Vandenheock & Ruprecht, 3. Aufl.

Kriz, J. (2014) Grundkonzepte der Psychotherapie. Weinheim: Beltz, 7. überarb. und erw. Aufl.

Kriz, J. (2017) Subjekt und Lebenswelt. Personzentrierte Systemtheorie in Psychotherapie, Beratung und Coaching. Göttingen: Vandenhoeck & Ruprecht.

Kriz, J./Schlippe, A.v./Westermann, B. (1996) Kontexte für Veränderung schaffen. Die Arbeit mit dem „Reflecting Team". In: Schlippe, A.v./Kriz, J. (Hg.) Kontexte für Veränderung schaffen. Systemische Perspektiven in der Praxis. Forsch.ber. Nr. 111, FB Psychologie, Uni Osnabrück, 81–95.

Kriz, J./Slunecko, T. (2011) Gesprächspsychotherapie. Die therapeutische Vielfalt des personzentrierten Ansatzes. Wien: Facultas.

Kühnlein, I. (2002) Wie Psychotherapie verändert. Eine Langzeitstudie über Bedeutung und Auswirkung psychotherapeutischer Behandlung im Lebensverlauf. Weinheim: Juventa.

Kuhn, T. (1962) The structure of scientific revolutions. In: Neurath, O./Carnap, R./Morris, C. (Hg.) Foundations of the unity of science. Toward an encyclopedia of unified science. Chicago: University of Chicago Press, 1970, 53–272.

Labov, W./Fanshel, D. (1977) Therapeutic discourse: Psychotherapy as conversation. New York: Academic Press.

Lacan, J. (2015) Schriften II. Wien: Turia und Kant.

Lambert, M.J. (1992) Psychotherapy outcome research: Implications for integrative and eclectic therapists. In: Norcross, J.C./Goldfried, M.R. (Hg.) Handbook of psychotherapy integration. New York: Basic Books, 94–129.

Lambert, M.J./Bergin, A.E. (1994) The effectiveness of psychotherapy. In: Garfield, S.L./ Bergin, A.E. (Hg.) Handbook of psychotherapy and behavior change (4th ed.). New York: Wiley, 143–189.

Land, D.A. (1992) Der Erfolg: „Manchmal spiele ich Weisen, die ich noch nie zuvor gehört habe". Wirksamkeit von Psychotherapie als Dekonstruktion. Eine notwendige und hinreichende Freiheit von Bedingungen. In: Frenzel, P./Schmid, P./Winkler, M. (Hg.) Handbuch der Personzentrierten Psychotherapie. Köln: Edition Humanistische Psychologie, 263–276.

Längle, A. (1994) Existenzanalyse und Logotherapie. In: Stumm, G./Wirth, B. (1994) Psychotherapie: Schulen und Methoden. Eine Orientierungshilfe für Theorie und Praxis. Wien: Falter, 187–196.

Längle, A. (1998) Viktor Frankl. Ein Porträt. München, Zürich: Piper.

Längle, A. (2016) Existenzanalyse. Existentielle Zugänge der Psychotherapie. Wien: Facultas.

Längle, A./Holzhey-Kunz, A. (2008) Existenzanalyse und Daseinsanalyse. Stuttgart: UTB.

Laplanche, J. (2011) Neue Grundlagen für die Psychoanalyse. Gießen: Psychosozial.

Laschenko, M./Slunecko, T. (2006) Psychologiestudium und Propädeutikum – *ein* Weg? *Psychologie in Österreich* (Themenheft Ausbildung) 26/6, 399–404.

Laska, K.M/Gurman, A.S./Wampold, B.E. (2014) Expanding the lens of evidence-based practice in psychotherapy: A common factors perspective. Psychotherapy 51, 467–481.

Lazarus, A.A. (1967) In support of technical eclecticism. Psychological Review 21, 415–416.

Lazarus, A.A. (1971) Behavior therapy and beyond. New York (dt.: Verhaltenstherapie im Übergang. München: Reinhardt, 1978).

Lazarus, A.A. (1973) Multimodal behavior therapy: Treating the BASIC ID. Journal of Nervous and Mental Disease 156, 404–411.

Lehner, B. (2000) Familiengefühle in der Familienskulptur. In: Sulz, S./Lenz, G. (Hg.) Von der Kognition zur Emotion. München: CIP-Medien, 249–262.

Leichsenring, F./Luyten, P./Hilsenroth, M.J./Abbass, A./Barber, J.P./Keefe, J.R./Leweke, F. (2015b) Psychodynamic therapy meets evidence-based medicine: A systematic review using updated criteria. Lancet Psychiatry 2, 648–660.

Leichsenring, F./Rabung, S. (2011) Long-term psychodynamic psychotherapy in complex mental disorders: Update of a meta-analysis. British Journal of Psychiatry 199, 15–22.

Leichsenring, F./Salzer, S. (2014) Generalisierte Angststörung – Psychodynamische Therapie. Göttingen: Hogrefe.

Lenz, G./Demal, U./Bach, M. (1998) Spektrum der Zwangsstörungen. Forschung und Praxis. Wien: Springer.

Leuner, H. (1994) Lehrbuch der Katathym-imaginativen Psychotherapie. Bern: Huber.

Leuzinger-Bohleber, M./Benecke, C./Hau, S. (2015) Psychoanalytische Forschung: Methoden und Kontroversen in Zeiten wissenschaftlicher Pluralität. Stuttgart: Kohlhammer.

Leuzinger-Bohleber, M./Weiß, H. (2014) Psychoanalyse – Die Lehre vom Unbewussten. Geschichte, Klinik und Praxis. Stuttgart: Kohlhammer.

Levinas, E. (1961/1980) Totalité et infini. Essai sur l'extériorité. Den Haag: Nijhoff (dt.: Totalität und Unendlichkeit. Versuch über die Exteriorität. Freiburg: Alber, 1987).

Levinas, E. (1974) Autrement qu'être ou au delà de l'essence. Den Haag: Nijhoff (dt.: Jenseits des Seins oder anders als Sein geschieht. Freiburg: Alber, 1992).

Levinas, E. (1981) Gott und die Philosophie. In: Casper, B. (Hg.) Gott nennen. Phänomenologische Zugänge. Freiburg: Alber, 81–123.

Levinas, E. (1983) Die Spur des Anderen. Untersuchungen zur Phänomenologie und Sozialphilosophie. Freiburg: Alber, 1992, 3. Aufl.

Levitt, B.E. (Hg.) (2005) Embracing non-directivity. Reassessing person-centred theory and practice in the 21st century. Ross-on-Wye: PCCS.

Levitt, B.E. (Hg.) (2008) Reflections on human potential. Ross-on-Wye: PCCS.

Levy, K.N./Meehan, K.B./Kelly, K.M./Reynoso, J.S./Weber, M./Clarkin, J.F./Kernberg, O.F. (2006) Change in attachment patterns and reflective function in a randomized control trial of transference-focused psychotherapy for borderline personality disorder. Journal of Consulting and Clinical Psychology 74/6, 1027–1040.

Lichtenberg, P. (1990) Community and confluence. Undoing the clinch of oppression. Ohio: Gestalt Institute of Cleveland.

Lietaer, G. (2002) The united colors of person-centered and experiential psychotherapies. Person-Centered and Experiential Psychotherapies 1/1–2, 4–13.

Lindmaier, A. (1999) Der Einfluß von Abstinenz und Engagement auf Entscheidungsprozesse in gestalttherapeutischen Gruppen. In: Hutterer-Krisch, R./Luif, I./Baumgartner, G. (Hg.) Neue Entwicklungen in der Integrativen Gestalttherapie. Wiener Beiträge zum Theorie-Praxis-Bezug. Wien: Facultas, 100–120.

Linehan, M.M. (1993) Cognitive-behavioral treatment of borderline personality disorder. New York: Guilford (dt.: Dialektisch-Behaviorale Therapie der Borderline-Persönlichkeitsstörung. München: CIP-Medien, 1996).

List, E. (2009) Die Psychoanalyse. Geschichte, Theorien, Anwendungen. Stuttgart: UTB.

Looss, W. (2008) Gestalttherapie in der Organisationsberatung. In: Hartmann-Kottek, L. (Hg.) Gestalttherapie. Berlin, Heidelberg: Springer, 385–392.

Lopez, S.J./Snyder, C.R. (2009) The Oxford handbook of positive psychology. New York: Oxford University Press.

Luborsky, L. (2000) Principles of psychoanalytic psychotherapy: A manual for supportive-expressive treatment. New York: Basic Books.

Luborsky, L./Crits-Christoph, P. (1990) Understanding transference: The CCRT method. New York: Basic Books.

Luborsky, L./Singer, B./Luborsky, L. (1975) Comparative studies of psychotherapies: Is it true, that "everyone has won and all must have prizes?". Archives of General Psychiatry 32, 995–1008.

Luhmann, N. (1984) Soziale Systeme. Grundriß einer allgemeinen Theorie. Frankfurt/M.: Suhrkamp.

Luhmann, N. (1990a) Soziologische Aufklärung. Opladen: Westdeutscher Verlag.

Luhmann, N. (1990b) Die Wissenschaft der Gesellschaft. Frankfurt/M.: Suhrkamp.

Luhmann, N. (1995) Die Kunst der Gesellschaft. Frankfurt/M.: Suhrkamp.

Luhmann, N. (2002) Einführung in die Systemtheorie. Heidelberg: Carl Auer.

Luif, I. (1992) Gestalttherapie mit geistig behinderten Frauen. Ein Erfahrungsbericht. In: Krisch, R./Ulbing, M. (Hg.) Zum Leben finden. Beiträge zur angewandten Gestalttherapie. Köln: Edition Humanistische Psychologie, 237–248.

Luif, I. (1999) Arbeit mit kreativen Medien in der Feldsupervision. In: Hutterer-Krisch, R./

Luif, I./Baumgartner, G. (Hg.) Neue Entwicklungen in der Integrativen Gestalttherapie. Wiener Beiträge zum Theorie-Praxis-Bezug. Wien: Facultas, 215–221.

Lukas, E. (1980) Auch Dein Leben hat Sinn. Freiburg: Herder.

Lukas, E. (1984) Logotherapie. In: Petzold, H. (Hg.) Wege zum Menschen, Bd. I. Paderborn: Junfermann, 451–522.

Lukas, E. (2002) Lehrbuch der Logotherapie. Menschenbild und Methoden. München: Profil, 2., überarb. Aufl.

Luthman, S.G./Kirschenbaum, M. (1977) Familiensysteme. München: Pfeiffer.

Lutz, R. (1996a) Gesundheit und Genuß: Euthyme Grundlagen der Verhaltenstherapie. In: Margraf, J. (Hg.) Lehrbuch der Verhaltenstherapie. Berlin, New York: Springer, 335–351.

Lutz, R. (1996b) Euthyme Therapie. In: Margraf, J. (Hg.) Lehrbuch der Verhaltenstherapie. Berlin, New York: Springer, 113–128.

Lutz-Kopp, M. (2015) »Im Kern gesund.« Subjektive Krankheitstheorien und ihre Darstellung. Journal für Psychologie 23/2, 139–164.

Magnavita, J.J./Anchin, J.C. (2014) Unifying psychotherapy: Principles, methods, and evidence from clinical science. New York: Springer.

Mahoney, M.J. (1974) Cognition and behavior modification. Cambridge, Massachusetts: Ballinger (dt.: Kognitive Verhaltenstherapie. München: Pfeiffer, 1977).

Mannheim, K. (1980) *Strukturen des Denkens*. Frankfurt/M: Suhrkamp [Orig. 1922–1925].

Margraf, J. (1996) Therapieindikation. In: Margraf, J. (Hg.) Lehrbuch der Verhaltenstherapie. Berlin, New York: Springer, 103–112.

Margraf, J./Schneider, S. (1990) Panik: Angstanfälle und ihre Behandlung. Berlin, New York: Springer.

Martin, D.G (1972) Learning-based client-centered therapy. Monterey: Brooks & Cole.

Maslow, A. (1954) Motivation and personality. New York: Harper & Row (dt.: Motivation und Persönlichkeit. Olten: Walter, 1977).

Masters, W.H./Johnson, V.E. (1970) Human sexual inadequacy. Boston: Little Brown (dt.: Impotenz und Anorgasmie. Zur Therapie funktioneller Sexualstörungen. Frankfurt/M.: Goverts Krüger Stahlberg, 1973).

Maturana, H.R. (1982) Erkennen: Die Organisation und Verkörperung von Wirklichkeit. Braunschweig: Vieweg.

Maturana, H.R./Varela, F.J. (1987) Der Baum der Erkenntnis. Bern: Scherz.

Maul, B. (Hg.) (1991) Körperpsychotherapie. Berlin: Maul.

Mayntz, R./Rosewitz, B./Schimank, U./Stichweh, R. (1988) Differenzierung und Verselbständigung. Zur Entwicklung gesellschaftlicher Teilsysteme. Campus: Frankfurt/M.

McConville, M. (1995) Adolescence: Psychotherapy and the emergent self. San Francisco: Jossey-Bass.

McLeod, John (2013) An introduction to research in counselling and psychotherapy. London: Sage.

Mearns, D. (1997) Person-centred counselling training. London: Sage.

Mearns, D. (1999) Person-centred therapy with configurations of self. Counselling 10, 125–130.

Mearns, D. (2002) Further theoretical propositions in regard to self theory within personcentered therapy. In: Person-Centered and Experiential Psychotherapies 1/1–2, 14–27.

Mearns, D./Cooper, M. (2005) Working at relational depth in counselling and psychotherapy. London: Sage.
Mearns, D./Thorne, B. (2000) Person-centred therapy today. New frontiers in theory and practice. London: Sage.
Mearns, D./Thorne, B. (2007) Person-Centred Counselling in action. London: Sage, 3. Aufl.
Mei, S.v.d./Petzold, H.G./Bosscher, R. (1997) Runningtherapie, Streß, Depression – ein übungszentrierter Ansatz in der Integrativen leib- und bewegungsorientierten Psychotherapie. Integrative Therapie 3, 374–428.
Meichenbaum, D.W. (1977) Cognitive-behavior modification: An integrative approach. New York: Plenum Press.
Mentzos, St. (1996) Psychodynamische Modelle in der Psychiatrie. Göttingen: Vandenhoeck & Ruprecht.
Merluzzi, T.V./Glass, C.R. (1996) Kognitive Diagnosemethoden. In: Margraf, J. (Hg.) Lehrbuch der Verhaltenstherapie. Berlin, New York: Springer, 201–215.
Merry, T. (2004) Classical client-centred therapy. In: Sanders, P. (Hg.) The tribes of the person-centred nation. An introduction to the schools of therapy related to the person-centred approach. Ross-on-Wye: PCCS, 21–44.
Mertens, W. (1992/93) Einführung in die psychoanlytische Therapie, 3 Bde. Stuttgart: Kohlhammer.
Mey, G./Mruck, K. (2007) *Grounded Theory Reader*. Köln: Zentrum für Historische Sozialforschung.
Meyer, A.E. (1990) Eine Taxonomie der bisherigen Psychotherapieforschung. Zeitschrift für Klinische Psychologie 19, 287–291.
Miller, M.V. (1995) Liebe Macht Angst. Wege aus dem Beziehungsterror. München: Hanser.
Miller, W.R./Rollnick, St. (2015) Motivierende Gesprächsführung. Freiburg: Lambertus (orig.: Motivational Interviewing. Helping people change (3rd ed.). New York: Guilford, 2012).
Milrod, B./Busch, F./Cooper, A./Shapiro, T. (1997) Manual of panic-focused psychodynamic psychotherapy. Arlington, VA: American Psychiatric Publishing.
Minsky, R. (2014) Psychoanalysis and gender: An introductory reader. London: Routledge.
Minuchin, S. (1977) Familie und Familientherapie. Theorie und Praxis struktureller Familientherapie. Freiburg: Lambertus.
Minuchin, S./Fishman, H. (1983) Praxis der strukturellen Familientherapie. Freiburg: Lambertus.
Minuchin, S./Rosman, B./Baker, L. (1981) Psychosomatische Krankheiten in der Familie. Stuttgart: Klett-Cotta.
Moreno, J.L. (1946) Psychodrama. New York: Beacon House.
Moreno, J.L. (1959) Gruppenpsychotherapie und Psychodrama. Stuttgart: Thieme, 1988.
Morris, C.W. (1938) Foundations of the theory of signs. Chicago: University Press.
Müller, B. (1999) Ein kategoriales Modell gestalttherapeutischer Diagnostik. In: Fuhr, R./Sreckovic, M./Gremmler-Fuhr, M. (Hg.) Handbuch der Gestalttherapie. Göttingen: Hogrefe, 647–672.
Müller-Hohagen, J. (2005) verleugnet verdrängt verschwiegen. Seelische Nachwirkungen der NS-Zeit und Wege zu ihrer Überwindung. München: Kösel.
Münch, R. (1995) Dynamik der Kommunikationsgesellschaft. Frankfurt/M.: Suhrkamp.

Muntigl, P./Horvath, A.O. (2014) The therapeutic relationship in action: How therapists and clients co-manage relational disaffiliation. Psychotherapy Research 24/3, 327–345.

Murphy, D. (2013) Mutuality and relational depth in counselling and psychotherapy. In: Knox, R./Murphy, D./Wiggins, S./Cooper, M. (Hg.) Relational depth. New perspectives and developments. Houndmills: Palgrave, 185–195.

Nausner, L. (2004) Anthropologische Grundlagen der Integrativen Gestalttherapie. In: Hochgerner, M./Hoffmann-Widhalm, H./Nausner, L./Wildberger, E. (Hg.) Gestalttherapie. Wien: Facultas, 37–52.

Nausner, L. (2016) Integration und Identität. In: Gahleitner, S./Hintenberger, G./Kreiner, B./Pieh, Ch./Reichel, R. (Hg.) Integrative Entwicklungen. Das biopsychosoziale Leibkonzept in Theorie und Praxis. Wien: Facultas, 100–108.

NEAPCEPC (2009) Europäische Standards für personzentrierte und experienzielle Ausbildung. Person 13/1.

Neisser, U. (1967) Cognitive psychology. New York: Appleton-Century-Crofts (dt.: Kognitive Psychologie. Stuttgart: Klett-Cotta, 1974).

Neisser, U. (1976) Cognition and reality. San Francisco: Freeman and Company (dt.: Kognition und Wirklichkeit. Stuttgart: Klett-Cotta, 1979).

Neumayr, B. (2016) Ich bin Viele – Ich bin Eine. Die dissoziative Identitätsstörung und Aspekte der therapeutischen Arbeit mit multiplen Persönlichkeiten. In: Neumayr, H./Klampfl, P. (Hg.) Integrative Gestalttherapie im klinischen Feld. Gestalt aktuell, Band 1. Wien: Facultas, 124–168.

Neumayr, H./Klampfl, P. (2016) Integrative Gestalttherapie im klinischen Feld. Gestalt aktuell, Band 1. Wien: Facultas.

Nevis, E.C. (1988) Organisationsberatung. Ein Gestaltansatz. Köln: Edition Humanistische Psychologie.

Nevis, E.C. (2006) Kreativitätshemmnisse in Organisationen. In: Spagnuolo Lobb, M./Amendt-Lyon, N. (Hg.) Die Kunst der Gestalttherapie. Eine schöpferische Wechselbeziehung. Wien, New York: Springer, 331–344.

Nichols, M.P. (1984) Family therapy. New York: Gardner.

Norcross, J.C./Goldfried, M.R. (1992) Handbook of psychotherapy integration. New York: Harper.

Norcross, J.C./Strausser-Kirtland, D./Missar, C.D (1988) The processes and outcomes of psychotherapist's personal treatment experiences. Psychotherapy 25, 36–43.

Oaklander, V. (1989) Gestalttherapie mit Kindern und Jugendlichen. Stuttgart: Klett-Cotta.

Orlinsky, D.E. (1994) Learning from many masters. Psychotherapeut 39, 2–9.

Orlinsky, D.E./Grawe, K./Parks, B.K. (1994) Process and outcome in psychotherapy. In: Bergin, A.E./Garfield, S.L. (Hg.) Handbook of psychotherapy and behavior change. New York: Wiley, 311–381.

Orth, I./Petzold, H. (2001) Integrative Therapie. Das „biopsychosoziale" Modell kritischer Humantherapie und Kulturarbeit. Theorie, Praxis, Wirksamkeit. In: Petzold, H. (Hg.) Integrative Therapie. Jubiläumsausgabe 25 Jahre Integrative Therapie 1975–2000. Paderborn: Junfermann, 131–144.

Papp, P. (1976) Family choreography. In: Guerin, P.J. (Hg.) Family therapy. New York: Gardner, 350–364.

Papp, P. (1989) Die Veränderung des Familiensystems. Stuttgart: Klett-Cotta.

Parfy, E. (1998) Psychotherapie: Eine Profession auf dem Weg zur Integration. Psychoanalytische Teiltheorien im Kontext der Verhaltenstherapie. Wien: Facultas.

Parfy, E./Schuch, B./Lenz, G. (2016) Verhaltenstherapie. Moderne Ansätze für Theorie und Praxis. Stuttgart: UTB, 2., vollst. überarb. Aufl.

Parin, P. (1990) Die Beschädigung der Psychoanalyse. Psyche 44, 191–201.

Paul, S./Charura, D. (2014a) The therapeutic relationship handbook: Theory and practice. Maidenhead: Open University Press.

Paul, S./Charura, D. (2014b) An introduction to the therapeutic relationship in counselling and psychotherapy. London: Sage.

Pauli, P./Rau, H./Birbaumer, N. (1996) Biologische Grundlagen der Verhaltenstherapie. In: Margraf, J. (Hg.) Lehrbuch der Verhaltenstherapie. Berlin, New York: Springer, 67–81.

Pauls, H. (2008) Gestalttherapie im Kinder- und Jugendbereich. In: Hartmann-Kottek, L.: Gestalttherapie. Berlin, Heidelberg: Springer, 363–371.

Perleberg, K./Schütze, F./Heine, V. (2006) Sozialwissenschaftliche Biographieanalyse von chronisch kranken Patientinnen auf der empirischen Grundlage des autobiographischnarrativen Interviews. Exemplifiziert an der Lebensgeschichte einer jungen Patientin mit Morbus Crohn. Psychotherapie & Sozialwissenschaft 8/1, 95–145.

Perls, F.S. (1981) Gestalt-Wahrnehmung. Verlorenes und Wiedergefundenes aus meiner Mülltonne. Frankfurt/M.: Humanistische Psychotherapie.

Perls, F.S. (1985) Traumseminare. In: Perls, F.S.: Gestalt, Wachstum – Integration. Aufsätze, Vorträge, Therapiesitzungen. Hg. v. Petzold, H. Paderborn: Junfermann, 217–234.

Perls, F.S. (1987) Das Ich, der Hunger und die Aggression. Stuttgart: Klett-Cotta, 4. Aufl.

Perls, F.S. (1992) Grundlagen der Gestalt-Therapie. Einführung und Sitzungsprotokolle. München: Pfeiffer (Reihe Leben lernen), 8. Aufl.

Perls, F.S./Hefferline, R.F./Goodman, P. (1992) Gestalttherapie. Grundlagen. Stuttgart: Klett-Cotta/dtv.

Perls, F.S./Hefferline, R.F./Goodman, P. (1993) Gestalttherapie. Praxis. Stuttgart: Klett-Cotta/dtv.

Perls, L. (1985) Begriffe und Fehlbegriffe der Gestalttherapie. In: Perls, F.S.: Gestalt, Wachstum – Integration. Aufsätze, Vorträge, Therapiesitzungen. Hg. v. Petzold, H. Paderborn: Junfermann, 255–261.

Perls, L. (1989) Leben an der Grenze. Köln: Edition Humanistische Psychologie.

Peter, B. (1987) Hypnotherapie. In: Corsini, R. (Hg.) Handbuch der Psychotherapie, Bd. I. München, Weinheim: PVU.

Petzold, H. (Hg.) (1977) Die neuen Körpertherapien. Paderborn: Junfermann.

Petzold, H. (Hg.) (1980) Die Rolle des Therapeuten und die therapeutische Beziehung. Paderborn: Junfermann.

Petzold, H. (1982) Das Therapeutische Theater. Die Methode Vladimir N. Iljines. In: Petzold, H. (Hg.) Dramatische Therapie. Neue Wege der Behandlung durch Psychodrama, Rollenspiel, Therapeutisches Theater. Stuttgart: Hippokrates, 88–109.

Petzold, H. (1985a) Psychodrama-Therapie. Paderborn: Junfermann.

Petzold, H. (Hg.) (1985b) Einleitung. Perls und die Gestalttherapie. In: Perls, F.S.: Gestalt, Wachstum – Integration. Aufsätze, Vorträge, Therapiesitzungen. Paderborn: Junfermann, 7–16.

Petzold, H. (1990) Integrative Bewegungs- und Leibtherapie. Ein ganzheitlicher Weg leibbezogener Psychotherapie. Paderborn: Junfermann, 2. Aufl.

Petzold, H. (1991–1993) Integrative Therapie. Modelle, Theorien und Methoden für eine schulenübergreifende Psychotherapie; Bd. I: Klinische Philosophie (1991); Bd. II: Klinische Theorie (1992); Bd. III: Klinische Praxeologie (1993). Paderborn: Junfermann.

Petzold, H. (1999) Gestalttherapie aus Sicht der Integrativen Therapie. In: Fuhr, R./Sreckovic, M./Gremmler-Fuhr, M. (Hg.) Handbuch der Gestalttherapie. Göttingen: Hogrefe, 309–327.

Petzold, H. (2009) Integrative Bewegungs- und Leibtherapie. Bielefeld: Edition Sirius.

Petzold, H./Frühmann, R. (Hg.) (1986) Modelle der Gruppe in Psychotherapie und psychosozialer Arbeit, 2 Bde. Paderborn: Junfermann.

Petzold, H./Michailowa, N. (2008) Alexander Lurija – Neurowissenschaft und Psychotherapie. Integrative und biopsychosoziale Modelle. Wien: Krammer.

Petzold, H./Orth, I. (Hg.) (2007) Die neuen Kreativitätstherapien. Handbuch der Kunsttherapie, 2 Bde. Bielefeld: Aisthesis, 4. Aufl.

Pfingsten, U. (1996) Training sozialer Kompetenz. In: Margraf, J. (Hg.) Lehrbuch der Verhaltenstherapie. Berlin, New York: Springer, 361–369.

Pfingsten, U./Hinsch, R. (Hg.) (1991) Gruppentraining Sozialer Kompetenzen (GSK). Weinheim: Beltz.

Piaget, J. (1936) The origin of intelligence in children. New York: International Universities Press (dt.: Das Erwachen der Intelligenz beim Kinde. Stuttgart: Klett-Cotta, 1975).

Piaget, J. (1967) Biologie et connaissance. Paris: Edition Gallimard (dt.: Biologie und Erkenntnis. Frankfurt/M.: S. Fischer, 1992).

Pokorny, V./Hochgerner, M./Cserny, S. (1996) Konzentrative Bewegungstherapie. Wien: Facultas.

Polster, E. (1987) Jedes Menschen Leben ist einen Roman wert. Köln: Edition Humanistische Psychologie.

Polster, M. (1994) Evas Töchter. Frauen als heimliche Heldinnen. Köln: Edition Humanistische Psychologie.

Polster, E./Polster, M. (2001) Gestalttherapie. Theorie und Praxis der integrativen Gestalttherapie. Köln: Peter Hammer.

Polster, E./Polster, M. (2002) Das Herz der Gestalttherapie. Beiträge aus vier Jahrzehnten. Köln: Peter Hammer.

Pontalis, J.B./Laplanche, J. (1972) Das Vokabular der Psychoanalyse. Frankfurt/M.: Suhrkamp.

Presslich-Titscher, E. (2008) Der Psychoanalytiker Alfred Adler und das Selbstverständnis der heutigen Individualpsychologie. Zeitschrift für Individualpsychologie 4/33, 394–404.

Pritz, A. (1996) Psychotherapie – eine neue Wissenschaft vom Menschen. Wien: Springer.

Proctor, G. (2002) The dynamics of power in counselling and psychotherapy. Ethics, politics and practice. Ross-on-Wye: PCCS.

Proctor, G./Cooper, M./Sanders, P. (2006) Politicizing the person-centred approach. An agenda for social change. Ross-on-Wye: PCCS.

Proctor, G./Napier, M.B. (Hg.) (2004) Encountering feminism. Intersections between feminism and the person-centred approach. Ross-on-Wye: PCCS.

Prouty, G.F. (1994) Theoretical evolutions in person-centered/experiential therapy. Applications to schizophrenic and retarded psychoses. New York: Praeger.

Prouty, G.F. (2001) Carl Rogers und die experienziellen Therapieformen. Eine Dissonanz? Person 5/1, 52–57.

Prouty, G.F./Pörtner, M./van Werde, D. (2015) Prä-Therapie, Stuttgart: Klett-Cotta.

Quindeau, I. (2008) Verführung und Begehren: Die psychoanalytische Sexualtheorie nach Freud. Stuttgart: Klett-Cotta.

Quitmann, H. (1996) Humanistische Psychologie. Psychologie, Philosophie, Organisationsentwicklung. Göttingen: Hogrefe, 3. überarb. u. erw. Aufl.

Racker, H. (1970) Übertragung und Gegenübertragung: Studien zur psychoanalytischen Technik. München: Reinhardt.

Rahm, D./Otte, H./Bosse, S./Ruhe-Hollenbach, H. (1993) Einführung in die Integrative Therapie. Grundlagen und Praxis. Paderborn: Junfermann, 2. Aufl.

Raskin, N.J./Rogers, C.R. (1989) Person-centered therapy. In: Corsini, R.J./Wedding, D. (Hg.) Current psychotherapies. Itasca, Ill.: Peacock, 155–194.

Rau, H. (1996) Biofeedback. In: Margraf, J. (Hg.) Lehrbuch der Verhaltenstherapie. Berlin, New York: Springer, 415–422.

Reddemann, L. (2016) Kriegskinder und Kriegsenkel in der Psychotherapie. Folgen der NS-Zeit und des Zweiten Weltkriegs erkennen und bearbeiten – Eine Annäherung. Stuttgart: Klett-Cotta.

Reimer, C./Eckert, J./Hautzinger, M./Wilke, E. (2007) Psychotherapie. Ein Lehrbuch für Ärzte und Psychologen. Berlin: Springer, 3. Aufl.

Reiter, L. (1991) Vom „Reflektierenden Team" zum „Fokussierenden Team". Eine Weiterentwicklung der Idee von Tom Andersens. System Familie 4/2, 119–120.

Reiter, L./Steiner, E. (1996) Psychotherapie und Wissenschaft. Beobachtungen einer Profession. In: Pritz, A. (Hg.) Psychotherapie – eine neue Wissenschaft vom Menschen. Wien: Springer, 159–203.

Revenstorf, D. (1993) Klinische Hypnose. Berlin, Heidelberg: Springer.

Revenstorf, D. (1996) Klinische Hypnose. In: Margraf, J. (Hg.) Lehrbuch der Verhaltenstherapie, 2 Bde. Berlin: Springer, Bd. I, 315–333.

Revenstorf, D. (2005) Das Kuckucksei. Über das pharmakologische Modell in der Psychotherapieforschung. Psychotherapie 10/1, 22–32.

Richter, H.-E. (1963/69) Eltern, Kind und Neurose. Reinbek b. Hamburg: Rowohlt.

Richter, K.F. (2011) Erzählweisen des Körpers. Kreative Gestaltarbeit in Therapie, Beratung, Supervision und Gruppenarbeit. Göttingen: Vandenhoeck & Ruprecht.

Richter, S. (2006) Essstörung. Eine fallrekonstruktive Studie anhand erzählter Lebensgeschichten betroffener Frauen. Bielefeld: transkript.

Rick, C. (1996) Bewegungsanalytische Therapie. Gontenschwil: Institut für Bewegungsanalyse.

Roediger, E./Behary, W.T./Zarbock, G. (2013) Passt doch! Paarkonflikte verstehen und lösen mit der Schematherapie. Weinheim, Basel: Beltz.

Rösing, I./Petzold, H. (1992) Die Begleitung Sterbender. Theorie und Praxis der Thanatotherapie. Paderborn: Junfermann.

Rogers, C.R. (1942) Counseling and psychotherapy. Newer concepts in practice. Boston: Houghton Mifflin (dt.: Die nicht-direktive Beratung. München: Kindler, 1972).

Rogers, C.R. (1951) Client-centered therapy. Its current practice, implications, and theory. Boston: Houghton Mifflin (dt.: Die klient-bezogene Gesprächstherapie. München: Kindler, 1973).

Rogers, C.R. (1957) The necessary and sufficient conditions of therapeutic personality change. Journal of Consulting Psychology 21/2, 95–103 (dt.: Die notwendigen und hinreichenden Bedingungen für Persönlichkeitsentwicklung durch Psychotherapie. In: Rogers, C.R./Schmid, P.F. [2007] Person-zentriert. Grundlagen von Theorie und Praxis. Mainz: Grünewald, 6. Aufl., 165–184).

Rogers, C.R. (1959) A theory of therapy, personality, and interpersonal relationships, as developed in the client-centered framework. In: Koch, S. (Hg.) Psychology. A study of a science. Vol. III: Formulations of the person and the social context. New York: McGraw Hill, 184–256 (dt.: Eine Theorie der Psychotherapie, der Persönlichkeit und der zwischenmenschlichen Beziehungen, entwickelt im Rahmen des klientenzentrierten Ansatzes. Köln: GwG, 1987).

Rogers, C.R. (1961a) On becoming a person. A therapist's view of psychotherapy. Boston: Houghton Mifflin (dt.: Entwicklung der Persönlichkeit. Psychotherapie aus der Sicht eines Therapeuten. Stuttgart: Klett-Cotta, 1973).

Rogers, C.R. (1961b) The loneliness of contemporary man, as seen in "The case of Ellen West". Review of Existential Psychology and Psychiatry 1/2, 94–101 (dt.: Ellen West – und Einsamkeit. In: Rogers, C.R./Rosenberg, R.L. [1980] Die Person als Mittelpunkt der Wirklichkeit. Stuttgart: Klett-Cotta, 94–103).

Rogers, C.R. (1962a) The interpersonal relationship. The core of guidance. Harward Educational Review 4/32, 416–429 (dt.: Die zwischenmenschliche Beziehung: Das tragende Element in der Therapie. In: Rogers, C.R. [1977]: Therapeut und Klient. Grundlagen der Gesprächspsychotherapie. München: Kindler, 180–196).

Rogers, C.R. (1962b) Some learnings from a study of psychotherapy with schizophrenics. Pennsylvania Psychiatric Quarterly, Summer, 3–15 (dt.: Einige Untersuchungsergebnisse aus der Psychotherapie mit Schizophrenen. In: Rogers, C.R./Stevens, B. [1987] Von Mensch zu Mensch. Möglichkeiten, sich und anderen zu begegnen. Paderborn: Junfermann, 209–222).

Rogers, C.R. (1963) The actualizing tendency in relation to "motives" and to consciousness. In: Jones, M.R. (Hg.) Nebraska Symposium on Motivation. Lincoln: University of Nebraska Press, 1–24.

Rogers, C.R. (1969) Freedom to learn. A view of what education might become. Columbus: Charles Merrill (dt.: Lernen in Freiheit. Zur Bildungsreform von Schule und Universität. München: Kösel, 1974).

Rogers, C.R. (1970) On encounter groups. New York: Harper & Row (dt.: Encounter-Gruppen. Das Erlebnis der menschlichen Begegnung. München: Kindler, 1974).

Rogers, C.R. (1971) Interview with Dr. Carl Rogers. In: Frick, W.B. (Hg.) Humanistic psychology. Interviews with Maslow, Murphy and Rogers. Columbus: Charles Merrill, 86–115.

Rogers, C.R. (1972) Becoming partners. Marriage and its alternative. New York: Delacorte (dt.: Partnerschule. Zusammenleben will gelernt sein – Das offene Gespräch mit Paaren und Ehepaaren. München: Kindler, 1975).

Rogers, C.R. (1974) Remarks on the future of client-centered therapy. In: Wexler, D.A./ Rice, L.N. (Hg.) Innovations in client-centered therapy. New York: Wiley, 7–13.

Rogers, C.R. (1975) Empathic – an unappreciated way of being. The Counseling Psychologist 5/2, 2–10 (dt.: Eine neue Definition von Einfühlung. In: Jankowski, P./Tscheulin,

D./Fietkau, H.-J./Mann, F. [Hg.] [1976] Klientenzentrierte Psychotherapie heute. Göttingen: Hogrefe, 33–51).

Rogers, C.R. (1977a) On personal power. Inner strength and its revolutionary impact. New York: Delacorte (dt.: Die Kraft des Guten. Ein Appell zur Selbstverwirklichung. München: Kindler, 1978).

Rogers, C.R. (1977b) Therapeut und Klient. Grundlagen der Gesprächspsychotherapie. München: Kindler.

Rogers, C.R. (1980a) A way of being. Boston: Houghton Mifflin (dt. [teilweise]: Der neue Mensch. Stuttgart: Klett-Cotta, 1981).

Rogers, C.R. (1980b) Client-centered psychotherapy. In: Kaplan, H.I./Sadock, B.J./Freedman, A.M. (Hg.) Comprehensive textbook of psychiatry III. Baltimore, MD: Williams and Wilkins, 2153–2168 (dt.: Klientenzentrierte Psychotherapie. In: Rogers, C.R./ Schmid, P.F. [2007] Person-zentriert. Grundlagen von Theorie und Praxis. Mainz: Grünewald, 6. Aufl., 185–237).

Rogers, C.R. (1983) Freedom to learn for the 80's. Columbus: Charles Merrill (dt.: Freiheit und Engagement. Personenzentriertes Lehren und Lernen. München: Kösel, 1984).

Rogers, C.R. (1985) Toward a more human science of the person. Journal of Humanistic Psychology 25/4, 7–24 (dt.: Zu einer menschlicheren Wissenschaft des Menschen. Zeitschrift für Personzentrierte Psychologie und Psychotherapie 1 [1986], 69–77).

Rogers, C.R. (1986) A client-centered/person-centered approach to therapy. In: Kutash, I.L./Wolf, A. (Hg.) Psychotherapist's casebook. Theory and technique in the practice of modern times. San Francisco: Jossey-Bass, 197–208 (dt.: Ein klientenzentrierter bzw. personzentrierter Ansatz in der Psychotherapie. In: Rogers, C.R./Schmid, P.F. [2007] Person-zentriert. Grundlagen von Theorie und Praxis. Mainz: Grünewald, 6. Aufl., 238–256).

Rogers, C.R. (1992) Die beste Therapieschule ist die selbst entwickelte. Wodurch unterscheidet sich die Personzentrierte Psychotherapie von anderen Ansätzen? In: Frenzel, P./Schmid, P./Winkler, M. (Hg.) Handbuch der Personzentrierten Psychotherapie. Köln: Edition Humanistische Psychologie, 13–38.

Rogers, C.R./Buber, M. (1960) Martin Buber and Carl Rogers. Psychologia. An International Journal of Psychology in the Orient (Kyoto University) 3/4, 208–221 (dt.: Carl Rogers im Gespräch mit Martin Buber. In: Arbeitsgemeinschaft Personenzentrierte Gesprächsführung [Hg.] [1984] Persönlichkeitsentwicklung durch Begegnung. Das personenzentrierte Konzept in Psychotherapie, Erziehung und Wissenschaft. Wien: Deuticke, 52–72).

Rogers, C.R./Dymond, R.F. (1954) Psychotherapy and personality change. Co-ordinated research studies in the client-centered approach. Chicago: University of Chicago Press.

Rogers, C.R./Gendlin, E.T./Kiesler, D.J./Truax, Ch.B. (1967) The therapeutic relationship and its impact. A study of psychotherapy with schizophrenics. Madison: University of Wisconsin Press.

Rogers, C.R./McGaw, W.H., Jr./Farson, R.E. (1968) Journey into self [Film]. Berkeley: UCLA Extension Media Center.

Rogers, C.R./Schmid, P.F. (2017) Person-zentriert. Grundlagen von Theorie und Praxis. Mainz: Grünewald, 9. Aufl.

Rogers, C.R./Tillich, P. (1966) Dialogue between Paul Tillich and Carl Rogers, Parts I u. II. San Diego: San Diego State College (dt.: Paul Tillich und Carl Rogers im Gespräch. In:

Rogers, C.R./Schmid, P.F. [2007] Person-zentriert. Grundlagen von Theorie und Praxis. Mainz: Grünewald, 6. Aufl., 257–273).

Rogers, C.R./Wood, J.K. (1974) The changing theory of client-centered therapy. In: Burton, A. (Hg.) Operational theories of personality. New York: Brunner & Mazel, 211–258 (dt.: Klientenzentrierte Theorie. In: Rogers, C.R. [1977] Therapeut und Klient. Grundlagen der Gesprächspsychotherapie. München: Kindler, 113–141).

Ronall, R./Feder, B. (1983) Gestaltgruppen. Stuttgart: Klett-Cotta.

Rosenblatt, D. (1986) Türen öffnen – Was geschieht in der Gestalttherapie? Köln: Edition Humanistische Psychologie.

Rose, N. (1989) Governing the soul: The shaping of the private self. London: Routledge.

Rose, N. (1998) Inventing our Selves: Psychology, power and personhood. Cambridge: Cambridge University Press.

Rosenfeld, H. (1971) Beitrag zur psychoanalytischen Theorie des Lebens- und Todestriebes aus klinischer Sicht: Eine Untersuchung der aggressiven Aspekte des Narzißmus. Psyche 25, 476–492.

Rosenfeld, H. (1990) Sackgassen und Deutungen. München: Verlag Internationale Psychoanalyse.

Rosenzweig, S. (1936) Some implicit common factors in diverse methods of psychotherapy. American Journal of Orthopsychiatry 6, 412–415.

Rudolf, G. (1990) Die Beziehung zwischen Psychotherapieforschung und psychotherapeutischer Praxis. In: Buchheim, P./Cierpka, M./Seifert, T. (Hg.) Psychotherapie im Wandel. Lindauer Texte. Heidelberg: Springer.

Rudolf, G. (1991) Die therapeutische Arbeitsbeziehung. Untersuchungen zum Zustandekommen, Verlauf und Ergebnis analytischer Psychotherapien. Heidelberg: Springer.

Rudolf, G. (1996) Psychotherapieforschung bezogen auf die psychotherapeutische Praxis. Psychotherapie Forum 4, 124–134.

Rudolf, G. (2012) Strukturbezogene Psychotherapie: Leitfaden zur psychodynamischen Therapie struktureller Störungen. Stuttgart: Schattauer, 3. Aufl.

Ruhs, A. (2010) Lacan: Eine Einführung in die strukturale Psychoanalyse. Wien: Löcker.

Russell, R.L. (1994) Reassessing psychotherapy research. New York/London: Guilford Press.

Sachse, R. (2003) Klärungsorientierte Psychotherapie. Göttingen: Hogrefe.

Salem, E. (1999) Gestalttherapie und narzißtische Störungen. In: Fuhr, R./Sreckovic, M./Gremmler-Fuhr, M. (Hg.) Handbuch der Gestalttherapie. Göttingen: Hogrefe, 733–746.

Salem, E. (2004) Frühe Störungen als Anwendungsgebiet von Gestalttherapie. In: Hochgerner, M./Hoffmann-Widhalm, H./Nausner, L./Wildberger, E. (Hg.) Gestalttherapie. Wien: Facultas, 289–306.

Samuels, A. (1989) Jung und seine Nachfolger. Neuere Entwicklungen in der Analytischen Psychologie. Stuttgart: Klett-Cotta.

Sanders, P. (Hg.) (2012) The tribes of the person-centered nation. An introduction to the schools of therapy related to the person-centered approach (2nd ed.). Ross-on-Wye: PCCS.

Sanders, P. (2013) The "family" of person-centred and experiential therapies. In: Cooper, M./O'Hara, M./Schmid, P.F./Wyatt, G. (Hg.) The handbook of person-centred psychotherapy and counselling (2nd ed.). Houndmills: Palgrave, 46–65.

Sandler, J. (1976) Gegenübertragung und Bereitschaft zur Rollenübernahme. Psyche 30, 297–305.

Sandler, J./Sandler, A. M. (1999) Innere Objektbeziehungen: Entstehung und Struktur. Stuttgart: Klett-Cotta.

Satir, V. (1975) Selbstwert und Kommunikation. München: Pfeiffer.

Scaturo, D.J. (2005) Clinical dilemmas in psychotherapy: A transtheoretical approach to psychotherapy integration. Washington, DC: American Psychological Association.

Schachter, S./Singer, J.E. (1962) Cognitive, social and physiological determinants of emotional states. Psychological Review 69, 379–399.

Schay, P./Petzold, H.G./Jakob-Krieger, C./Wagner, M. (2004) Laufen streichelt die Seele. Lauftherapie mit Drogenabhängigen – eine übungs- und erlebniszentrierte Behandlungsmethode der Integrativen Therapie. Integrative Therapie 1–2, 150–175.

Schegloff, E.A. (2007) Sequence organization in interaction. A primer in conversation analysis. Cambridge: Cambridge University Press.

Schiepek, G./Schütz, A./Köhler, M./Richter, K./Strunk, G. (1995) Die Mikroanalyse der Therapeut-Klient-Interaktion mittels Sequentieller Plananalyse. Psychotherapie Forum 3, 1–17.

Schiepek, G./Tschacher, W. (1997) Selbstorganisation in Psychologie und Psychiatrie. Braunschweig: Vieweg.

Schigl, B. (1999) Wirkungen und Wirkfaktoren von Gestalttherapie aus katamnestischer Sicht der KlientInnen – Ausgewählte Ergebnisse einer evaluativen Studie. In: Hutterer-Krisch, R./Luif, I./Baumgartner, G. (Hg.) Neue Entwicklungen in der Integrativen Gestalttherapie. Wiener Beiträge zum Theorie-Praxis-Bezug. Wien: Facultas, 222–250.

Schigl, B. (2006) Doing gender by doing therapy. Überlegungen zu einer gendersensiblen Gestalttherapie. In: Deutsche Vereinigung für Gestalttherapie (Hg.) Gestalttherapie. Köln: Edition Humanistische Psychologie 2, 97–107.

Schigl, B. (2011) Risiken, Nebenwirkungen und Schäden durch Supervision und Beratung. Integrative Therapie 37 (1/2), 113–136.

Schigl, B. (2012) Psychotherapie und Gender. Konzepte. Forschung. Praxis. Welche Rolle spielt die Geschlechtszugehörigkeit im therapeutischen Prozess? (Integrative Modelle in Psychotherapie, Supervision und Beratung). Wiesbaden: VS Verlag für Sozialwissenschaften.

Schigl, B. (2016) Wissenschaft und Forschung – biopsychosoziale Perspektiven. In: Gahleitner, S./Hintenberger, G./Kreiner, B./Pieh, Ch./Reichel, R. (Hg.) Integrative Entwicklungen. Das biopsychosoziale Leibkonzept in Theorie und Praxis. Wien: Facultas, 111–119.

Schigutt, R. (2004) Grundsätzliche Überlegungen zur gestalttherapeutischen Praxis. In: Hochgerner, M./Hoffmann-Widhalm, H./Nausner, L./Wildberger, E. (Hg.) Gestalttherapie. Wien: Facultas, 197–207.

Schindler, L./Hahlweg, K./Revenstorf, D. (1998) Partnerschaftsprobleme: Diagnose und Therapie. Berlin, New York: Springer.

Schindler, L./Hahlweg, K./Revenstorf, D. (1999) Partnerschaftsprobleme: Möglichkeiten zur Bewältigung. Ein Handbuch für Paare. Berlin, New York: Springer.

Schlegel, L. (1993) Handwörterbuch der Transaktionsanalyse. Freiburg: Herder.

Schlippe, A.v. (1984) Familientherapie im Überblick – Basiskonzepte, Formen, Anwendungsmöglichkeiten. Paderborn: Junfermann.

Schlippe, A.v. (2003) Grundlagen systemischer Beratung. In: Zander, B./Knorr, M. (Hg.)

Systemische Praxis in der Erziehungs- und Familienberatung. Göttingen: Vandenhoeck & Ruprecht, 30–54.

Schlippe, A.v./Kriz, J. (1996) Das „Auftragskarussell". Eine Möglichkeit der Selbstsupervision in systemischer Therapie und Beratung. System Familie 9/3, 106–110.

Schlippe, A.v./Schweitzer, J. (2016) Lehrbuch der systemischen Therapie und Beratung I. Das Grundlagenwissen. Göttingen: Vandenhoeck & Ruprecht, 3. Aufl.

Schmid, P.F. (1994) Personzentrierte Gruppenpsychotherapie. Ein Handbuch, Bd. I: Solidarität und Autonomie. Köln: Edition Humanistische Psychologie.

Schmid, P.F. (1996) Personzentrierte Gruppenpsychotherapie in der Praxis. Ein Handbuch, Bd. II: Die Kunst der Begegnung. Paderborn: Junfermann.

Schmid, P.F. (1997) „Einem Menschen begegnen heißt, von einem Rätsel wachgehalten werden" (E. Levinas). Perspektiven zur Weiterentwicklung des Personzentrierten Ansatzes. Person 1/1, 14–24.

Schmid, P.F. (1998a) Im Anfang ist Gemeinschaft. Personzentrierte Gruppenarbeit in Seelsorge und Praktischer Theologie, Bd. III: Beitrag zu einer Theologie der Gruppe. Stuttgart: Kohlhammer.

Schmid, P.F. (1998b) State of the Art personzentrierten Handelns als Vermächtnis und Herausforderung. Person 2/1, 15–23.

Schmid, P.F. (2001) Personzentrierte Persönlichkeits- und Beziehungstheorie. In: Frenzel, P./Keil, W.W./Schmid, P.F./Stölzl, N. (Hg.) Klienten-/Personzentrierte Psychotherapie. Kontexte, Konzepte, Konkretisierungen. Wien: Facultas.

Schmid, P.F. (2001/2002) Authenticity/Acknowledgment/Comprehension/Presence. In: Wyatt, G. (Hg. der Serie) Rogers therapeutic conditions. Evolution, theory and practice. Bd. I–IV. Ross-on-Wye: PCCS. I: 217–232; II: 53–71, III: 49–64, IV: 182–203.

Schmid, P.F. (2002a) Die Person im Zentrum der Therapie. Zu den Identitätskriterien Personzentrierter Therapie und zur bleibenden Herausforderung von Carl Rogers an die Psychotherapie. Person 6/1, 16–33.

Schmid, P.F. (2002b) Anspruch und Antwort. Personzentrierte Psychotherapie als Begegnung von Person zu Person. In: Keil, W./Stumm, G.: Die vielen Gesichter der Personzentrierten Psychotherapie. Wien: Springer, 75–105.

Schmid, P.F. (2005a) Kreatives Nicht-Wissen. Zu Diagnose, störungsspezifischem Vorgehen und zum gesellschaftskritischen Anspruch des Personzentrierten Ansatzes. Person 9/1, 4–20.

Schmid, P.F. (2005b) Facilitative responsiveness. Non-directiveness from an anthropological, epistemological and ethical perspective. In: Levitt, B.E. (Hg.) Embracing non-directivity. Reassessing person-centred theory and practice in the 21st century. Ross-on-Wye: PCCS, 74–94.

Schmid, P.F. (2006) The challenge of the other. Towards dialogical person-centered psychotherapy and counseling. Person-Centered and Experiential Psychotherapies 5/4, 241–254.

Schmid, P.F. (2007a) The anthropological and ethical foundations of person-centred therapy. In: Cooper, M./O'Hara, M./Schmid, P.F./Wyatt, G. (Hg.) The handbook of person-centred psychotherapy and counselling. Houndmills: Palgrave, 30–46.

Schmid, P.F. (2007b) Begegnung von Person zu Person. Die anthropologischen Grundlagen personzentrierter Therapie. In: Kriz, J./Slunecko, T. (2007) Gesprächspsychotherapie. Die therapeutische Vielfalt des personzentrierten Ansatzes. Stuttgart: UTB, 34–49.

Schmid, P.F. (2007c) Personale Begegnung. Der personzentrierte Ansatz in Psychotherapie, Beratung, Gruppenarbeit und Seelsorge. Würzburg: Echter, 5. Aufl.

Schmid, P.F. (2008a) Eine zu stille Revolution? Zur Identität und Zukunft des Personzentrierten Ansatzes. Gesprächspsychotherapie und personzentrierte Beratung 3, 124–130.

Schmid, P.F. (2008b) Resonanz – Konfrontation – Austausch. Personzentrierte Psychotherapie als kokreativer Prozess des Miteinander und Einander-Gegenüber. Person 12/1, 22–34.

Schmid, P.F. (2008c) A personalizing tendency. Philosophical perspectives on the actualizing tendency axiom and its dialogical and therapeutic consequences. In: Levitt, B. (Hg.) Reflections on human potential. Bridging the person-centered approach and positive psychology. Ross-on-Wye: PCCS, 84–101.

Schmid, P.F. (2009a) Carl Rogers (1902–1987). In: Biographisch-Bibliographisches Kirchenlexikon (BBKL). Nordhausen: Bautz, Bd. XXX, Sp. 1166–1193.

Schmid, P.F. (2009b) Prinzipien personzentrierter und experienzieller Aus- und Fortbildung in Psychotherapie und Beratung. Person 1, 84.

Schmid, P.F. (2009c) ‚Hier bin ich.' Zu einem dialogischen Verständnis des Personzentrierten Ansatzes. Person 2, 155–165.

Schmid, P.F. (2010a) Ein Prozess der Personalisierung. Zum dialektisch-dialogischen Verständnis der Aktualisierungstendenz. Person 2, 147–149.

Schmid, P.F. (2010b) Für sich und andere etwas sichtbar machen. Personzentrierte Aufstellungsarbeit. Person 2, 125–134.

Schmid, P.F. (2012) Psychotherapy is political or it is not psychotherapy. The person-centered approach as an essentially political venture. Person-Centered and Experiential Psychotherapies 11/2, 95–108.

Schmid, P.F. (2013a) The anthropological, relational and ethical foundations of person-centred therapy. In: Cooper, M./O'Hara, M./Schmid, P.F./Wyatt, G. (Hg.) The handbook of person-centred psychotherapy and counselling (2nd ed.). Houndmills: Palgrave, 66–83.

Schmid, P.F. (2013b) Dialogue as the foundation of person-centered therapy, in: Knox, R./Murphy, D./Wiggins, S./Cooper, M. (Hg.) Relational depth. New perspectives and developments. Houndmills: Palgrave, 155–174.

Schmid, P.F. (2013c) The most personal is the most political. Der Therapeut als Politiker – Eine Analyse, ein personzentriertes Plädoyer und eine Konfliktanzeige. Person 17/1, 47–59.

Schmid, P.F. (2013d) A practice of social ethics. Anthropological, epistemological and ethical grounding of the person-centered approach. In: Cornelius-White, J./Motschnig-Pitrik, R./Lux, M. (Hg.) Interdisciplinary handbook of the person-centered approach. Research and theory. New York: Springer, 353–368.

Schmid, P.F. (2014) Psychotherapy and politics – "Either ... or?" or "Both ... and"? Psychotherapy & Politics International, Special Issue 12/1, 65–69.

Schmid, P.F. (2015a) Encounter-oriented learning programs for person-centered psychotherapists: Some learnings from decades of experience and their theoretical background. Person-Centered and Experiential Psychotherapies 14/1, 100–114.

Schmid, P.F. (2015b) Person and society. Towards a person-centered sociotherapy. Person-Centered and Experiential Psychotherapies 14/3, 217–235.

Schmid, P.F. (2015c) Memento mori and carpe diem. Love and death. In: Charura, D./Paul, St. (Hg.) Love and therapy. In relationship. London: Karnac Books, 117–128.

Schmid, P.F. (in Druck a) Personzentrierte Anmerkungen zum Personbegriff. Person 20/2.

Schmid, P.F. (in Druck b) "All you need is love". Is psychotherapy healing through love? Paper, 12th PCE World Conference, New York City.

Schmid, P.F. (in Druck c) On the art of being anxious in the right way. Person-centered, dialogical and existential perspectives on anxiety. Person-Centered and Experiential Psychotherapies.

Schmid, P.F. (in Druck d) "The readiness is all" (Shakespeare). Death and psychotherapy. Person-Centered and Experiential Psychotherapies.

Schmid, P.F. (in Druck e) Authenticity and alienation. Towards an understanding of the person beyond the categories of order and disorder. In: Joseph, St./Worsley, R. (Hg.) Psychopathology and the person-centered approach. Ross-on-Wye: PCCS.

Schmid, P.F. (2017) Souveränität und Engagement. Zu einem personzentrierten Verständnis von „Person". In: Rogers, C.R./Schmid, P.F.: Person-zentriert. Grundlagen von Theorie und Praxis. Mainz: Grünewald, 9. Aufl., 15–164.

Schmid, P.F./Mearns, D. (2006) Being-with and being-counter. Person-centered psychotherapy as an in-depth co-creative process of personalization. Person-Centered and Experiential Psychotherapies 5/3, 174–190.

Schmid, P.F./O'Hara, M. (2007) Group therapy and encounter groups. In: Cooper, M./O'Hara, M./Schmid, P.F./Wyatt, G. (Hg.) The handbook of person-centred psychotherapy and counselling. Houndmills: Palgrave, 93–106.

Schmid, P.F./O'Hara, M. (2013) Working with groups. In: Cooper, M./O'Hara, M./Schmid, P.F./Wyatt, G. (Hg.) The handbook of person-centred psychotherapy and counselling (2nd ed.). Houndmills: Palgrave, 223–236.

Schmid, P.F./Winkler, M. (2002) Die Person als Frau und Mann. Zur Geschlechterdifferenz in Personzentrierter Therapie und Beratung. In: Iseli, C./Keil, W./Korbei, L./Nemeskeri, N./Rasch-Owald, S./Schmid, P.F./Wacker, P. (Hg.) Identität – Begegnung – Kooperation. Person-/Klientenzentrierte Psychotherapie und Beratung an der Jahrhundertwende. Köln: GwG, 65–91.

Schmidt, N.B./Joiner T.E/Young, J.E/Telch, M.J (1995) The schema questionnaire: Investigations of psychometric properties and the hierarchical structure of a measure of maladaptive schemata. Cognitive Therapy and Research 19/3, 295–321.

Schmoll, D. (2013) Arbeit mit Tätern und andere gewaltpräventive Interventionen im psychosozialen Feld. In: Deutsche Vereinigung für Gestalttherapie (Hg.) Gestalttherapie. Köln: Edition Humanistische Psychologie, 123–134.

Schneider, B. (1999) Der Gestaltansatz in der Arbeit mit älteren Menschen. In: Fuhr, R./Sreckovic, M./Gremmler-Fuhr, M. (Hg.) Handbuch der Gestalttherapie. Göttingen: Hogrefe, 985–1001.

Schneider, K. (Hg.) (1983) Familientherapie in der Sicht psychotherapeutischer Schulen. Paderborn: Junfermann.

Schneider, K. (1990) Grenzerlebnisse. Zur Praxis der Gestalttherapie. Köln: Edition Humanistische Psychologie.

Schneider, K.J. (2008) Existential-integrative psychotherapy: Guideposts to the core of practice. New York: Routledge.

Schorr, A. (1984) Die Verhaltenstherapie. Ihre Geschichte von den Anfängen bis zur Gegenwart. Weinheim, Basel: Beltz.

Schülein, J.A (1986) Selbstbetroffenheit. Über Aneignung und Vermittlung sozialwissenschaftlicher Kompetenz. Gießen: Focus.

Schülein, J.A. (2002) Autopoietische Realität und konnotative Theorie. Über Balanceprobleme sozialwissenschaftlichen Erkennens. Weilerswist: Velbrück.

Schülein, J.A (2016) Die Logik der Psychoanalyse. Eine erkenntnistheoretische Studie. Gießen: Psychosozial.

Schultz, J.H. (1928) Über autogenes Training. Deutsche Medizinische Wochenschrift 54, 1200–1204.

Schultz, J.H. (1970) Das autogene Training. Stuttgart: Thieme.

Schulz v. Thun, F. (1981) Miteinander reden. Reinbek b. Hamburg: Rowohlt.

Schweitzer, J./Schlippe, A.v. (2014) Lehrbuch der systemischen Therapie und Beratung II. Das störungsspezifische Wissen. Göttingen: Vandenhoeck & Ruprecht, 5. Aufl.

Schwendenwein, W. (1990) Profession, Professionalisierung, professionelles Handeln. In: Alisch, L.-M./Baumert, J./Beck, K. (Hg.) Professionswissen und Professionalisierung. Braunschweiger Studien zur Erziehungs- und Sozialarbeitswissenschaft, 359–381.

Segal, H. (1983) Melanie Klein: Eine Einführung in ihr Werk. Frankfurt/M.: Brandes & Apsel.

Seligman, M.E. (1996) Die Effektivität von Psychotherapie. Die Consumer Report-Studie. Integrative Therapie 2–3, 264–287.

Selvini Palazzoli, M. (1999) Anorexie und Bulimie. Neue familientherapeutische Perspektiven. Stuttgart: Klett-Cotta.

Selvini Palazzoli, M./Boscolo, L./Cecchin, G./Prata, G. (1977) Paradoxon und Gegenparadoxon. Stuttgart: Klett-Cotta.

Selvini Palazzoli, M./Boscolo, L./Cecchin, G./Prata, G. (1981) Hypothetisieren – Zirkularität – Neutralität. Familiendynamik 4, 123–139.

Senf, W./Broda, M. (Hg.) (2000) Praxis der Psychotherapie. Stuttgart: Thieme.

Shapiro, F. (1998) EMDR – Grundlagen und Praxis. Paderborn: Junfermann.

Shlien, John (2003) To lead an honorable life. Ross-on-Wye: PCCS.

Simon, F.B./Stierlin, H. (1984) Die Sprache der Familientherapie. Stuttgart: Klett-Cotta.

Skala, E. (1992) Gestaltpädagogik. Warum gibt es eine Gestaltpädagogik? In: Krisch, R./ Ulbing, M. (Hg.) Zum Leben finden. Beiträge zur angewandten Gestalttherapie. Köln: Edition Humanistische Psychologie, 281–304.

Skinner, B.F. (1938) The behavior of organisms: An experimental analysis. New York: Appleton-Century.

Skinner, B.F. (1953) Science and human behavior. New York: The Free Press (dt.: Wissenschaft und menschliches Verhalten. München: Kindler, 1973).

Sloane, R.B./Staples, F.R./Cristol, A.H./Yorkston, N.J./Whipple, K. (1975) Psychotherapy versus behavior therapy. Cambridge: Harvard University Press.

Sloterdijk, P. (1985) Der Zauberbaum. Die Entstehung der Psychoanalyse im Jahr 1785. Ein epischer Versuch zur Philosophie der Psychologie. Frankfurt/M.: Suhrkamp.

Slunecko, T. (1996) Wissenschaftstheorie und Psychotherapie. Ein konstruktiv-realistischer Dialog. Wien: WUV.

Slunecko, T. (1997) Vom Minimalkonsens zum Maximaldissens. Psychotherapie Forum 5, 219–232.

Slunecko, T. (1998) Diesseits und jenseits von Begegnung. Zur Integration psychotherapeutischer Schulen aus personzentrierter Sicht. Person 2/1, 24–31.

Slunecko, T. (1999a) Das Hindernis und die Schwelle. In: Slunecko, T./Vitouch, O./Korunka, Ch./Bauer, H./Flatschacher, B. (Hg.): Psychologie des Bewußtseins – Bewußtsein der Psychologie. Wien: WUV, 219–232.

Slunecko, T. (1999b) On harvesting diversities into a dynamic directedness. International Journal of Psychotherapy 4/2, 127–144.

Slunecko, T. (2006) Immersive Kunst als therapeutische Option. Psychologie in Österreich 26/4, 5, 281–288.

Slunecko, T. (2008) Von der Konstruktion zur dynamischen Konstitution. Wien: WUV.

Slunecko, T. (2012) Zur Kritik der Zuschauerontologie der Psychoanalyse – vorbereitende Arbeiten. In: Gödde, G./Buchholz, M. (Hg.) Der Besen, mit dem die Hexe fliegt. Wissenschaft und Therapeutik des Unbewussten. Band II. Gießen: Psychosozial-Verlag, 563–582.

Slunecko, T./Fischer-Kern, M./Zimmerleiter, O./Ponocny-Seliger, E. (2007) Initiale Therapiemotivation und institutionelles Schicksal von ambulanten Psychotherapiepatienten. Journal für Psychologie 15/3.

Slunecko, T./Przyborski, A./Frommer J. (2015) Editorial zum Themenheft „Qualitative Psychotherapieforschung – Eine Standortbestimmung“. Journal für Psychologie 23/2, 1–9.

Solms, M./Turnbull, O.H. (2011) What is neuropsychoanalysis? Neuropsychoanalysis 13, 133–145.

Sorgatz, H. (1986) Psychophysiologie und Verhaltensmedizin. In: Deutsche Gesellschaft für Verhaltenstherapie (Hg.) Verhaltenstherapie, Theorien und Methoden. Tübingen: DGVT, 207–231.

Sparrer, I./Varga v. Kibed, M. (2000) Ganz im Gegenteil. Tetralemmaarbeit und andere Grundformen systemischer Strukturaufstellungen. Heidelberg: Carl Auer.

Spielhofer, H. (2008) Rezensionsartikel zu Kriz, J./Slunecko, T. (2007). Person 12/1, 58–66.

Stadler, B. (2016) Behandlung von Substanzabhängigkeit im Einzelsetting. In: Deutsche Vereinigung für Gestalttherapie (Hg.) Gestalttherapie. Köln: Edition Humanistische Psychologie, Heft 1, 122–140.

Stadler, B. (in Vorbereitung) Behandlung von Paardynamik im Paar- und Einzelsetting. Gestalttherapie. Köln: Edition Humanistische Psychologie.

Staemmler, F.-M. (1993) Therapeutische Beziehung und Diagnose. Gestalttherapeutische Antworten. München: Pfeiffer.

Staemmler, F.-M./Bock, W. (1987) Neuentwurf der Gestalttherapie. Ganzheitliche Veränderung im therapeutischen Prozeß. München: Pfeiffer.

Staemmler, F.-M./Bock, W. (2016) Ganzheitliche Veränderung in der Gestalttherapie. Köln: gikPress.

Stemberger, G./Lustig, B. (2004) Gestalttheoretische Beiträge zur Krankheitslehre der Psychotherapie. In: Hochgerner, M./Hoffmann-Widhalm, H./Nausner, L./Wildberger, E. (Hg.) Gestalttherapie. Wien: Facultas, 176–193.

Stern, D.N. (2007) Die Lebenserfahrung des Säuglings. Stuttgart: Klett-Cotta.

Stevens, J.O. (1993) Die Kunst der Wahrnehmung. München: Kaiser, 13. Aufl.

Stichweh, R. (1992) Professionalisierung, Ausdifferenzierung von Funktionswissen, Inklusion. In: Dewe, B./Ferchhoff, W./Radtke, F.O.: Erziehen als Profession. Zur Logik professionellen Handelns in pädagogischen Feldern. Opladen: Leske & Budrich, 36–48.

Stierlin, H. (1982) Dynamische Familientherapie. In: Bastine, R. et al. (Hg.) Grundbegriffe der Psychotherapie. Weinheim: edition psychologie, 98–103.

Stiles, W.B./Barkham, M./Twigg, E./Mellor-Clark, J./Cooper, M. (2007) Wirksamkeit Personzentrierter Therapie im Vergleich zu kognitiv-behavioralen und psychodynamischen Therapien. Person 11/2, 105–113.

Stoffl-Höll, K. (1992) Philosophische und gesellschaftspolitische Aspekte der Gestalttherapie. In: Krisch, R./Ulbing, M. (Hg.) Zum Leben finden. Beiträge zur angewandten Gestalttherapie. Köln: Edition Humanistische Psychologie, 29–62.

Stolorow, R./Brandchaft, B./Atwood, G. (1996) Psychoanalytische Behandlung. Ein intersubjektiver Ansatz. Frankfurt/M.: S. Fischer.

Stolze, H. (2002) Die Konzentrative Bewegungstherapie. Grundlagen und Erfahrungen. Berlin: Springer.

Strachey, J. (1935) Die Grundlagen der therapeutischen Wirkung der Psychoanalyse. Internationale Zeitschrift für Psychoanalyse 21, 486–516.

Strauss, A.L./Corbin, J. (1996) Grounded Theory: Grundlagen Qualitativer Sozialforschung. Weinheim: Beltz Psychologie Verlags Union.

Streeck, W./Leichsenring, F. (2015) Handbuch psychoanalytisch-interaktionelle Therapie: Behandlung von strukturellen Störungen und schweren Persönlichkeitsstörungen. Göttingen: Vandenhoeck & Ruprecht.

Streeck, J./Streeck, U. (2002) Mikroanalyse sprachlichen und körperlichen Interaktionsverhaltens in psychotherapeutischen Beziehungen. Zeitschrift für Psychotherapie und Sozialwissenschaft 5/1, 61–79.

Stricker, G./Gold, J.R. (2006) A casebook of psychotherapy integration. Washington, DC: American Psychological Association.

Strümpfel, U. (2006) Therapie der Gefühle. Forschungsbefunde zur Gestalttherapie. Bergisch Gladbach: EHP.

Strupp, H.H. (1993) Psychotherapie: Zeitgenössische Strömungen. Psychotherapie Forum 1, 1–7.

Stuhr, U. (1997) Therapieerfolg als Prozeß. Leitlinien für eine künftige Psychotherapieforschung. Heidelberg: Asanger.

Stumm, G. (Hg.) (2014) Psychotherapie: Schulen und Methoden. Eine Orientierungshilfe für Theorie und Praxis. Wien: Falter, 3. vollst. überarb. und erw. Aufl.

Stumm, G./Keil, W. (2014) Praxis der Personzentrierten Psychotherapie. Wien: Springer.

Stolorow, R./Brandchaft, B./Atwood, G. (1996) Psychoanalytische Behandlung. In: Stumm, G./Wirth, B. (2006) Psychotherapie: Schulen und Methoden. Eine Orientierungshilfe für Theorie und Praxis. Wien: Falter.

Subic-Wrana, C./Milrod, B./Beutel, M.E. (2012) Panikfokussierte Psychodynamische Psychotherapie. Göttingen: Hogrefe.

Sulz, S.K.D./Lenz, G. (Hg.) (2000) Von der Kognition zur Emotion. München: CIP-Medien.

Swildens, H. (2015) Prozessorientierte Gesprächspsychotherapie. Einführung in eine differenzielle Anwendung des Klientenzentrierten Ansatzes bei der Behandlung psychischer Erkrankungen. Köln: GwG, 2. Aufl.

Sydow, K.v./Beher, S./Retzlaff, R./Schweitzer, J. (2007) Die Wirksamkeit der Systemischen Therapie/Familientherapie. Göttingen: Hogrefe.

Tausch, R. (1960) Das psychotherapeutische Gespräch. Erwachsenen-Psychotherapie in nicht-directiver Orientierung. Göttingen: Hogrefe.

Taylor, D. (2015) Treatment manuals and the advancement of psychoanalytic knowledge: The treatment manual of the Tavistock adult depression study. The International Journal of Psychoanalysis 96, 845–75.

Teachworth, A. (1999) Why we pick the mates we do. A step-by-step program to select a better partner or improve the relationship you're already in. New Orleans/New York: The Gestalt Institute Press.

Tenschert, E. (2015) Nur Spielen – über das Spielen in der gestalttherapeutischen Einzelpsychotherapie mit männlichen Kindern und Jugendlichen. Saarbrücken: Akademikerverlag.

Thomä, H./Kächele, H. (1986/1992) Lehrbuch der psychoanalytischen Therapie, Bd. I: Grundlagen; Bd. II: Praxis. Berlin, Heidelberg: Springer.

Thorne, B. (1991) Person-centred counselling. Therapeutic and spiritual dimensions. London: Whurr.

Thorne, B. (1992) Carl Rogers. London: Sage.

Thorne, B. (1998) Person-centred counselling and Christian spirituality. The secular and the holy. London: Whurr.

Till, W. (2004) Krisenintervention oder: Beziehung gibt Halt. In: Hochgerner, M./Hoffmann-Widhalm, H./Nausner, L./Wildberger, E. (Hg.) Gestalttherapie. Wien: Facultas, 232–252.

Tillich, P. (1956) Systematische Theologie, Bd. I. Berlin: de Gruyter.

Toman, W./Egg, R. (Hg.) (1988) Psychotherapeutische Verfahren. Darmstadt: Wissenschaftliche Buchgesellschaft.

Tschacher, W./Schiepek, G./Brunner, E.J. (1992) Selforganization and Clinical Psychology. Berlin: Springer.

Tscheulin, D. (1992) Wirkfaktoren psychotherapeutischer Intervention. Göttingen: Hogrefe.

Tuschen, B. (1996) Problemanalyse. In: Margraf, J. (Hg.) Lehrbuch der Verhaltenstherapie. Berlin, New York: Springer, 179–187.

Tuzcai, M./Stumm, G. (Hg.) (2008) Offenheit und Vielfalt. Personzentrierte Psychotherapie: Grundlagen, Ansätze, Anwendungen. Wien: Krammer.

Ulbing, M. (1999) Geschlechtsspezifische Aspekte der Gestalttherapie. In: Fuhr, R./Sreckovic, M./Gremmler-Fuhr, M. (Hg.) Handbuch der Gestalttherapie. Göttingen: Hogrefe, 599–612.

Ullrich de Muynck, R./Ullrich, R. (1976) Das Assertiveness-Training-Programm ATP. München: Pfeiffer.

Votsmeier, A. (1999) Grundsätze der Gestalttherapie bei strukturellen Störungen. In: Fuhr, R./Sreckovic, M./Gremmler-Fuhr, M. (Hg.) Handbuch der Gestalttherapie. Göttingen: Hogrefe, 715–732.

Votsmeier-Röhr, A. (2011) Gestalttherapie und Neurowissenschaft. Befruchtende Verwandtschaften mit Implikationen für die Borderline-Behandlung. In: Deutsche Vereinigung für Gestalttherapie (Hg.) Gestalttherapie. Köln: Edition Humanistische Psychologie, 35–45.

Waibel, M./Petzold, H.G. (2009) Integrative Ausdauertherapie bei depressiven Erkrankungen. In: Waibel, M./Jakob-Krieger, C.: Integrative Bewegungstherapie. Stuttgart: Schattauer, 81–97.

Walach, H./Loef, M. (2015) Using a matrix-analytical approach to synthesizing evidence solved incompatibility problem in the hierarchy of evidence. Journal of Clinical Epidemiology 68, 1251–1260.

Walch, S. (2013) Dimensionen der menschlichen Seele. Ostfildern: Patmos, 5. Aufl.

Walker, W. (2014) Abenteuer Kommunikation: Bateson, Perls, Satir, Erickson und die Anfänge des Neurolinguistischen Programmierens (NLP). Stuttgart: Klett-Cotta, 4.Aufl.

Wallerstein, R.S. (1989) Eine Psychoanalyse – oder viele? Zeitschrift für Psychoanalytische Theorie und Praxis 4, 126–153.

Walter, H.J. (1985) Gestalttheorie und Psychotherapie. Opladen: Westdeutscher Verlag.

Wampold, B.E. (2001) The great psychotherapy debate. Models, methods, and findings. Mahwah, NJ/London: Lawrence Erlbaum Associates.

WAPCEPC (1997) World Association for Person-Centered and Experiential Psychotherapy and Counseling, Statutes. Person 1/2, 172–173.

Wardetzki, B. (2004) Weiblicher Narzißmus. Der Hunger nach Anerkennung. München: Kösel.

Warner, M. (2000) Person-centred therapy at a difficult edge. A developmentally based model of fragile and dissociated process. In: Mearns, D./Thorne, B.: Person-centred therapy today. New frontiers in theory and practice. London: Sage, 144–171.

Warner, M. (2013) Client incongruence and psychopathology. In: Cooper, M./O'Hara, M./ Schmid, P.F./Wyatt, G. (Hg.) The handbook of person-centred psychotherapy and counselling (2nd ed.). Houndmills: Palgrave, 343–358.

Warsitz, R.P. (2004) Der Andere im Ich: Antlitz-Antwort-Verantwortung. Psyche 58, 783–810.

Warta, D. (2004) Therapie im Strafvollzug. In: Hochgerner, M./Hoffmann-Widhalm, H./ Nausner, L./Wildberger, E. (Hg.) Gestalttherapie. Wien: Facultas, 351–368.

Watson, J.B. (1913) Psychology as the behaviorist views it. Psychological Review 20, 158–177.

Watson, N. (1984) The empirical status of Rogers's hypotheses of the necessary and sufficient conditions for effective psychotherapy. In: Levant, R.F./Shlien, J.M. (Hg.) Client-centered therapy and the person-centered approach. New York: Praeger, 17–40.

Watzlawick, P./Beavin, J.H./Jackson, D.D. (1967) Pragmatics of human communication. New York: Norton & Company (dt.: Menschliche Kommunikation. Bern: Huber, 1969).

Weber, G. (1993) Zweierlei Glück. Heidelberg: Carl Auer.

Weerth, R. (1992) NLP & Imagination. Grundannahmen, Methoden, Möglichkeiten und Grenzen. Paderborn: Junfermann.

Weiste, E./Peräkylä, A. (2014) Prosody and empathic communication in psychotherapy interaction. Psychotherapy Research 24/6, 687–701.

Weitlaner, M. (2016) Auf der Suche nach dem Sinn. Subjektorientierte Psychosenpsychotherapie und Integrative Gestalttherapie. In: Klampfl, P./Neumayr, H. (Hg.) Integrative Gestalttherapie im klinischen Feld. Gestalt aktuell, Band 1. Wien: Facultas, 27–74.

Wells, A. (2011) Metakognitive Therapie bei Angststörungen und Depression. Weinheim: Beltz.

Welter-Enderlin, R./Hildenbrand, B. (Hg.) (1998) Gefühle und Systeme. Die emotionale Rahmung beraterischer und therapeutischer Prozesse. Heidelberg: Carl Auer.

Wertheimer, M. (1964) Produktives Denken. Frankfurt/M.: Kramer & Co.

Wexler, D.A. (1974) A cognitive theory of experiencing, self-actualization, and therapeutic process. In: Wexler, D.A./Rice, L.N. (Hg.) Innovations in client-centered therapy. New York: Wiley, 49–116.

Wheeler, G. (1993) Kontakt und Widerstand. Ein neuer Zugang zur Gestalttherapie. Köln: Edition Humanistische Psychologie.

Whitaker, C.A./Keith, D.V. (1981) Symbolic-experiential family therapy. In: Gurman, A.S./ Kniskem, D.P. (Hg.) Handbook of family therapy. New York: Brunner & Mazel, 187–225.

Wilkins, P. (2012) Person-centred sociotherapy. Applying person-centred attitudes, principles and practices to social situations, groups and society as a whole. Hellenic Journal of Psychology 9, 240–254.

Williams, M./Teasdale, J./Segal, Z./Kabat-Zinn, J. (2007) The mindful way through depression: Freeing yourself from chronic unhappiness. New York: The Guilford Press.

Willke, E. (2007) Tanztherapie. Theoretische Kontexte und Grundlagen der Intervention. Bern: Huber.

Willke, E./Hölter, G./Petzold, H.G. (1999) Tanztherapie – Theorie und Praxis. Ein Handbuch. Paderborn: Junfermann, 3. Aufl.

Winkler, M. (1992) Das Geschlecht: Du Tarzan – ich Jane. Geschlechterdifferenz in der therapeutischen Interaktion. In: Frenzel, P./Schmid, P./Winkler, M. (Hg.) Handbuch der Personzentrierten Psychotherapie. Köln: Edition Humanistische Psychologie, 193–205.

Winnicott, D.W. (1953) Transitional objects and transitional phenomena. The International Journal of Psychoanalysis 34, 89–97.

Winnicott, D.W. (2004) Reifungsprozesse und fördernde Umwelt. Frankfurt/M.: Suhrkamp/Psychosozial.

Wittchen, H.U./Vossen A. (1996) Komorbiditätsstrukturen bei Angststörungen. In: Margraf, J. (Hg.) Lehrbuch der Verhaltenstherapie. Berlin, New York: Springer, 217–233.

Wittrahm, A. (1995) Ethische Leitlinien für personzentriertes Handeln in Therapie und Beratung. In: GwG (Hg.) Konkurrenz und Solidarität. Europäischer Kongress für Personzentrierte Psychotherapie und Beratung. Aachen, Abstracts, 94.

Wolf, U. (1999) Psychosomatik – die Leib-Seele-Einheit in der Gestalttherapie. In: Fuhr, R./Sreckovic, M./Gremmler-Fuhr, M. (Hg.) Handbuch der Gestalttherapie. Göttingen: Hogrefe, 789–811.

Wolpe, J. (1958) Psychotherapy by reciprocal inhibition. Stanford: Stanford University Press.

Wood, J.K. (1988) Menschliches Dasein als Miteinandersein. Gruppenarbeit nach personenzentrierten Ansätzen. Köln: Edition Humanistische Psychologie.

Worsley, R. (2012) Integrating with integrity. In: Sanders, P. (Hg.) The Tribes of the Person-Centred Nation (2nd ed.). Ross-on-Wye: PCCS, 161–186.

Wyatt, G. (Hg. der Serie) (2001/2002) Rogers therapeutic conditions. Evolution, theory and practice, 4 Bde. Ross-on-Wye: PCCS.

Wyatt, G. (2007) Psychological contact. In: Cooper, M./O'Hara, M./Schmid, P.F./Wyatt, G. (Hg.) The handbook of person-centred psychotherapy and counselling. Houndmills: Palgrave, 140–153.

Wyl, A.v./Tschuschke, V./Crameri, A./Koemeda-Lutz, M./Schulthess, P. (2016) Was wirkt in der Psychotherapie? Ergebnisse der Praxisstudie ambulante Psychotherapie zu 10 unterschiedlichen Verfahren. Gießen: Psychosozial-Verlag.

Yablonski, L. (1992) Psychodrama. Frankfurt/M.: S. Fischer.

Yalom, I. (2005) Existentielle Psychotherapie. Köln: Edition Humanistische Psychologie.

Yates, A.J. (1970) Behavior therapy. New York: Wiley.

Yeomans, F.E./Clarkin, J.F./Kernberg, O.F. (2016) Psychotherapie der Borderline-Persönlichkeit: Manual zur psychodynamischen Therapie. Stuttgart: Schattauer.

Yontef, G.M. (1993) Awareness dialogue & process. Essays on Gestalt therapy. New York: The Gestalt Journal Press (dt.: Awareness, Dialog, Prozess. Wege zu einer relationalen Gestalttherapie. Köln: Edition Humanistische Psychologie, 1999).

Yontef, G.M. (2003) Gestalttherapie als dialogische Methode. In: Doubrawa, E./Staemmler, F.-M. (Hg.) Heilende Beziehung. Dialogische Gestalttherapie. Wuppertal: Peter Hammer, 27–58.

Young, J.E. (1994) Cognitive therapy for personality disorders: A schema-focused approach. Sarasota: Professional Resource Press.

Young, J./Klosko, J./Weishaar, M. (2005) Schematherapie. Ein praxisorientiertes Handbuch. Paderborn: Junfermann.

Zaretsky, E. (2006) Freuds Jahrhundert. Die Geschichte der Psychoanalyse. Wien: Zsolnay.

Zeigarnik, B. (1927) Über das Behalten von erledigten und unerledigten Handlungen. Psychologische Forschung 9, 1–85.

Zinker, J.C. (1987) Gestalttherapie als kreativer Prozeß. Paderborn: Junfermann.

Zinker, J.C. (1997) Auf der Suche nach gelingender Partnerschaft. Gestalttherapie mit Paaren und Familien. Paderborn: Junfermann.

Zurhorst, G. (1989) Skizze zur phänomenologisch-existentialistischen Grundlegung des personzentrierten Ansatzes. In: Behr, M./Petermann, F./Pfeiffer, W.M./Seewald, C. (Hg.) Jahrbuch für personenzentrierte Psychologie und Psychotherapie, Bd. 1. Salzburg: O. Müller, 21–59.

Zurhorst, G. (2007) Die therapeutische Beziehung in der Gesprächspsychotherapie. Jenseits von Deutungs- und Manipulationsmacht. In: Kriz, J./Slunecko, T.: Gesprächspsychotherapie. Die therapeutische Vielfalt des personzentrierten Ansatzes. Stuttgart: UTB, 79–92.

Autorenporträts

Victor Blüml, Ass.-Prof. Mag. phil. Dr. med. univ. et scient. med.
Facharzt für Psychiatrie und Psychotherapeutische Medizin sowie Psychoanalytiker i.A.u.S. bei der Wiener Psychoanalytischen Vereinigung (WPV/IPA). Assistenzprofessor an der Universitätsklinik für Psychoanalyse und Psychotherapie der Medizinischen Universität Wien. Forschungsschwerpunkte: Suizidalität, psychotische Störungen, psychoanalytische Konzeptforschung.
victor.blueml@meduniwien.ac.at
www.meduniwien.ac.at/hp/psychoanalyse/

Stephan Doering, Univ.-Prof. Dr. med.
Facharzt für Psychiatrie und Psychotherapeutische Medizin, Psychoanalytiker (IPA) der Wiener Psychoanalytischen Vereinigung (WPV). Leiter der Klinik für Psychoanalyse und Psychotherapie an der Medizinischen Universität Wien. Forschungsschwerpunkte: Psychotherapieforschung, Diagnostik und Behandlung von Persönlichkeitsstörungen.
stephan.doering@meduniwien.ac.at
www.meduniwien.ac.at/hp/psychoanalyse/

Renate Hutterer-Krisch, Dr. phil.
Psychologin, Psychotherapeutin, Lehrtherapeutin der Fachsektion Integrative Gestalttherapie im ÖAGG, Supervisorin. Zahlreiche Vorträge, Lehrtätigkeiten, Publikationen, v. a. im Bereich von Psychotherapieethik, Diagnostik und Behandlung, Paardynamik. Paartherapeutische gestalttherapeutische Fortbildung, Imago-Beziehungstherapie. Praxis für Paarcoaching.
hutterer-krisch@paarcoaching.at
www.paarcoaching.at

Petra Klampfl, Mag. art., MSc.
Psychotherapeutin (Integrative Gestalttherapie) und Musiktherapeutin. Lehrtherapeutin der Fachsektion Integrative Gestalttherapie im ÖAGG. Therapeutische Tätigkeit im klinisch-stationären Bereich (Psychosomatik) und in freier Praxis.
petra.klampfl@gmail.com
praxisgemeinschaft-psychotherapie.com

Jürgen Kriz, Univ.-Prof. Dr.
Psychotherapeut, Emeritus für Psychotherapie und Klinische Psychologie an der Universität Osnabrück, Gastprofessuren in Wien, Zürich, Riga, Moskau und den USA, Ehrenmitglied mehrerer psychotherapeutischer Fachgesellschaften. Auszeichnungen: u. a. Viktor-Frankl-Preis der Stadt Wien (2004), AGHPT-Award der Arbeitsgemeinschaft Humanistische Psychotherapie (2014), Ehrenpreis der Gesellschaft für Personzentrierte Psychotherapie und Beratung (GwG) (2016).
kriz@uos.de
www.jkriz.de

Erwin Parfy, Mag. Dr. phil.
Klinischer Psychologe und Psychotherapeut (VT) in freier Praxis. Lehrtherapeut und gegenwärtiger Vizepräsident der Österreichischen Gesellschaft für Verhaltenstherapie (ÖGVT). Leiter eines Ausbildungscurriculums der Internationalen Gesellschaft für Schematherapie (ISST).
erwin.parfy@psychologe.org
www.oegvt.at; www.schematherapysociety.org

Thomas Slunecko, Mag. rer. nat., Dr. phil. habil.
Psychotherapeut, außerordentlicher Universitätsprofessor an der Fakultät für Psychologie der Universität Wien, Mitglied des österreichischen Psychotherapiebeirates. Herausgeber (mit Jürgen Kriz) der UTB-Reihe „Psychotherapie – Ansätze und Akzente". Wissenschaftlicher Leiter des Instituts für Kulturpsychologie und qualitative Sozialforschung.
thomas.slunecko@univie.ac.at
www.slunecko.info; vereinikus.wordpress.com

Peter F. Schmid, Univ.-Doz., HS Prof. Mag. Dr.
KFU Graz & SFU Wien. Begründer der personzentrierten Ausbildung in Österreich. Psychotherapieausbilder am *Institut für Personzentrierte Studien (APG-IPS)*. Zusammenarbeit mit C. Rogers in den 1980er-Jahren. Initiator & Mitbegründer des Personzentrierten Weltverbandes & des Europäischen Netzwerks sowie der Fachzeitschriften *PCEP* und *PERSON*. Mehr als 350 facheinschlägige Bücher & Publikationen. Carl-Rogers-Award der *American Psychological Association* 2009.
pfs@pfs-online.at
www.pfs-online.at

Barbara Stadler, Mag. rer. nat.
Psychotherapeutin (Integrative Gestalttherapie), Psychologin, Klinische Psychologin und Gesundheitspsychologin, Imago-Paartherapeutin, Supervisorin; tätig in eigener Praxis in Wien; Lehrtherapeutin für IG in der FS IG im ÖAGG.
psychotherapie@barbarastadler.com
www.barbarastadler.com

Gerhard Stumm, Dr. phil.
Klinischer Psychologe und Gesundheitspsychologe, Personzentrierter Psychotherapeut in freier Praxis, Ausbilder des „Forum Personzentrierte Psychotherapie, Ausbildung und Praxis"; u.a. (Co-)Herausgeber „Wörterbuch der Psychotherapie" (2000), „Personenlexikon der Psychotherapie" (2005), „Psychotherapie: Schulen und Methoden" (2011).
gstumm@chello.at
www.gerhardstumm.at

Personenregister

Sachregister